1. 시험과목 및 시험시간표

① 시험과목

시험과목 수	문제수	배점	총점	문제형식
8	295	1점/1문항	295점	객관식 5지선다형

② 시험시간표

교시	시험과목(문항수)	교시별문항수	시험시간
1교시	1. 성인간호학(70) 2. 모성간호학(35)	105	09:00 ~ 10:35(95분)
2교시	1. 아동간호학(35) 2. 지역사회간호학(35) 3. 정신간호학(35)	105	11:05 ~ 12:40(95분)
점심시간 12:40 ~ 13:40 (60분)			
3교시	1. 간호관리학(35) 2. 기본간호학(30) 3. 보건의약관계법규(20)	85	13:50 ~ 15:10(80분)

2. 합격 기준

간호사 국가고시는 총 295문항으로 합격자 결정은 전 과목 총점의 60% 이상, 각 과목 40% 이상 득점한 자, 즉 총 295 문항 중 177문항 이상 득점 시 국가고시 합격으로 인정한다.

※ 응시자격미달, 결격사유에 해당이 확인된 경우, 합격자 발표 이후에도 합격을 취소한다.

3. 과락 및 평락 기준 확인

과목	과목별 문항 수	과락기준(미만)	평락기준
성인간호학	70문항	28개	총 정답문항 177개 미만일 경우 평락
모성간호학	각 35문항	각 14개	
아동간호학			
지역사회간호학			
정신간호학			
간호관리학			
기본간호학	30문항	12개	
보건의약관계법규	20문항	8개	

간호사 국가고시 총 문항수 295문항 중 정답이 177 미만인 경우 '평락'이며, 8개 과목 중 한 과목이라도 40% 미만의 정답률이 있는 경우 '과락'입니다.

출제범위 및 영역별 예상 문항수

시험과목	분야	영역	문항수
성인간호학	1. 안전과 안위 간호	면역·신체손상(면역이상, 감염환자 문제, 응급환자 문제, 수술환자 문제, 피부통합성 장애)	5
		안위변화(통증, 암, 호스피스·완화 간호, 성인간호, 노인간호, 재활간호)	3
	2. 영양·대사·배설 간호	섭취·흡수·대사장애(소화기계)	12
		체액불균형·배뇨장애(항상성 및 비뇨생식기계)	8
	3. 활동·휴식 간호	활동·자기돌봄장애(근골격계)	4
		심혈관·혈액장애(심장계·혈관계·혈액계)	15
		호흡기능장애(호흡기계)	8
	4. 인지·조절·감각 간호	인지·신경기능장애(신경계)	8
		조절기능장애(내분비계)	5
		감각기능장애(감각계)	2
모성간호학	1. 여성건강의 이해	여성건강 개념 성 건강 간호 생식기 건강 사정	3
	2. 생애전환기 여성	월경 간호 완(폐)경 간호	3
	3. 생식기 건강문제 여성	생식기 종양 간호 생식기 감염질환 간호 자궁내막질환 간호 생식기 구조이상 간호 난(불)임 여성 간호	6
	4. 임신기 여성	정상임신 간호 고위험 임신 간호 태아 건강사정	9
	5. 분만기 여성	정상분만 간호 고위험 분만 간호	8
	6. 산욕기 여성	정상산욕 간호 고위험 산욕 간호	6
아동간호학	1. 아동간호의 개념	아동과 가족, 간호사	5
	2. 아동의 성장발달	아동의 성장발달 특성 아동의 성장발달 사정	5
	3. 아동의 건강 증진	아동의 건강증진 간호	2
	4. 발달단계별 건강유지 증진	신생아 건강유지, 증진 간호 영아 건강유지, 증진 간호 유아와 학령전기 아동 건강유지, 증진 간호 학령기 아동과 청소년 건강유지, 증진 간호	5
	5. 아동의 건강회복	입원아동 간호의 기본원리 고위험 신생아 간호 영양/대사 문제를 가진 아동 간호 호흡기 문제를 가진 아동 간호	4
		인지/감각 문제를 가진 아동 간호 운동/신경 문제를 가진 아동 간호	3
		심혈관 문제를 가진 아동 간호 내분비/조절 문제를 가진 아동 간호 배설 문제를 가진 아동 간호	3
		혈액 문제를 가진 아동 간호 면역 문제를 가진 아동 간호	3
		전염성 감염문제를 가진 아동 간호	3
		종양을 가진 아동 간호	2
지역사회간호학	1. 지역사회건강요구 사정	국.내외 보건정책 이해	3
		역학지식 및 통계기술 실무적용	2
		지역사회 간호사정	4
		건강형평성 이해 및 문화적 다양성의 실무 적용	5
	2. 보건사업 기획 및 자원활용	보건사업 기획(학교, 산업, 노인, 방문) 자원 활용	7
	3. 인구집단별 건강증진 및 유지	건강증진사업 운영	6
		일차보건의료 제공	4
		감염성질환과 만성질환 관리	2
	4. 안전과 환경관리	환경보건 관리	1
		재난관리	1
정신간호학	1. 정신건강	정신건강과 정신질환의 개념	3
	2. 정신건강 간호	치료적 인간관계와 의사소통	3
		정신건강 사정	1
		정신간호 중재기법(환경요법, 활동요법, 인지행동요법, 스트레스 관리기법, 개인·집단·가족 정신요법, 약물요법 등)	2
	3. 지역사회 정신건강	지역사회 정신건강 간호	2
		위기 간호(자살, 학대 및 폭력 대상자 포함)	2

과목	분류	세부내용	문항수
정신간호학	4. 정신질환 간호	조현병 및 망상장애 간호	3
		기분 관련 장애(상실, 우울, 양극성장애) 간호	4
		불안 관련 장애(공포장애, 공황장애, 광장장애, 범불안장애, 외상후스트레스장애, 적응장애, 반응성애착장애, 전환장애, 허위성장애) 간호	4
		인격(성격)장애 간호	2
		물질 및 중독 관련 장애(알코올, 약물, 도박) 간호	2
		신경인지 관련 장애(치매, 섬망) 간호	1
		식사 관련 장애(신경성 식욕부진증, 신경성 폭식증) 간호	2
		수면 관련 장애(불면증, 발작수면) 간호	1
		성 관련 장애(성기능부전, 성도착증) 간호	1
		발달 및 행동조절 장애(자폐성스펙트럼장애, 주의력결핍과다행동장애, 행동장애) 간호	2
간호관리학	1. 간호전문직의 이해	간호역사 간호전문직관 간호윤리 간호사의 법적 의무와 책임	5
	2. 기획	관리의 이해 기획과 의사결정 예산과 의료비지불제도 간호서비스마케팅	8
	3. 조직	조직화와 조직구조 직무관리 간호전달체계 조직문화와 변화	4
	4. 인적자원관리	확보관리 개발관리 보상관리 유지관리	4
	5. 지휘	리더십과 동기부여 의사소통과 주장행동 조정과 협력 갈등과 직무스트레스관리	6
	6. 통제	간호의 질관리 환자안전	4
	7. 간호단위관리	간호단위 환자관리 환경과 감염관리 물품과 약품관리 간호정보와 기록관리	4
기본간호학	1. 산소화요구	산소화요구 사정 산소화 간호	4
	2. 영양요구	영양요구 사정 영양간호	3
	3. 배설요구	배설요구 사정 배설 간호	4
	4. 활동과 운동요구	활동과 운동요구 사정 활동과 운동 간호	3
	5. 안위요구	수면과 휴식 사정 및 간호 체온 사정 및 조절 간호 임종 징후 사정 및 간호	3
	6. 안전요구	낙상 및 사고위험 사정 낙상 및 사고예방 간호	2
		감염 사정 감염 관리	4
		투약 간호	5
		욕창 사정 욕창 간호	2
보건의약관계법규	1. 의료법	총칙 의료인의 자격과 면허 의료인의 권리와 의무 의료행위의 제한과 의료인단체 의료기관의 개설 감독	5
	2. 감염병의 예방 및 관리에 관한 법률	총칙과 신고 및 역학 조사 예방접종과 감염 전파 차단조치	3
	3. 검역법	총칙과 검역조사	2
	4. 후천성면역결핍증 예방법	신고, 검진 및 감염인의 보호	1
	5. 국민건강보험법	가입자와 공단 및 심평원의 업무 보험급여	1
	6. 지역보건법	지역보건 의료계획과 건강검진의 신고 지역보건의료기관의 설치와 업무, 지도·감독	2
	7. 마약류 관리에 관한 법률	총칙과 마약류 중독자	1
	8. 응급의료에 관한 법률	총칙, 응급의료종사자의 권리와 의무 및 응급의료기관 등	1
	9. 보건의료기본법	국민의 권리와 의무, 보건의료의 제공과 이용 등	1
	10. 국민건강증진법	국민 건강의 관리	1
	11. 혈액관리법	혈액매매행위 등 금지, 헌혈자 건강진단, 혈액의 안전성 확보, 특정수혈부작용 등	1
	12. 호스피스·완화의료 및 임종과정에 있는 환자의 연명의료결정에 관한 법률	총칙과 호스피스·완화의료	1

문제편 목차

1회차

1교시 | 성인간호학 / 모성간호학 ·· 6
2교시 | 아동간호학 / 지역사회간호학 / 정신간호학 ··· 17
3교시 | 간호관리학 / 기본간호학 / 보건의약관계법규 ····································· 28

2회차

1교시 | 성인간호학 / 모성간호학 ·· 38
2교시 | 아동간호학 / 지역사회간호학 / 정신간호학 ··· 50
3교시 | 간호관리학 / 기본간호학 / 보건의약관계법규 ····································· 61

3회차

1교시 | 성인간호학 / 모성간호학 ·· 71
2교시 | 아동간호학 / 지역사회간호학 / 정신간호학 ··· 82
3교시 | 간호관리학 / 기본간호학 / 보건의약관계법규 ····································· 93

4회차

1교시 | 성인간호학 / 모성간호학 ·· 103
2교시 | 아동간호학 / 지역사회간호학 / 정신간호학 ··· 114
3교시 | 간호관리학 / 기본간호학 / 보건의약관계법규 ····································· 126

5회차

1교시 | 성인간호학 / 모성간호학 ·· 137
2교시 | 아동간호학 / 지역사회간호학 / 정신간호학 ··· 148
3교시 | 간호관리학 / 기본간호학 / 보건의약관계법규 ····································· 159

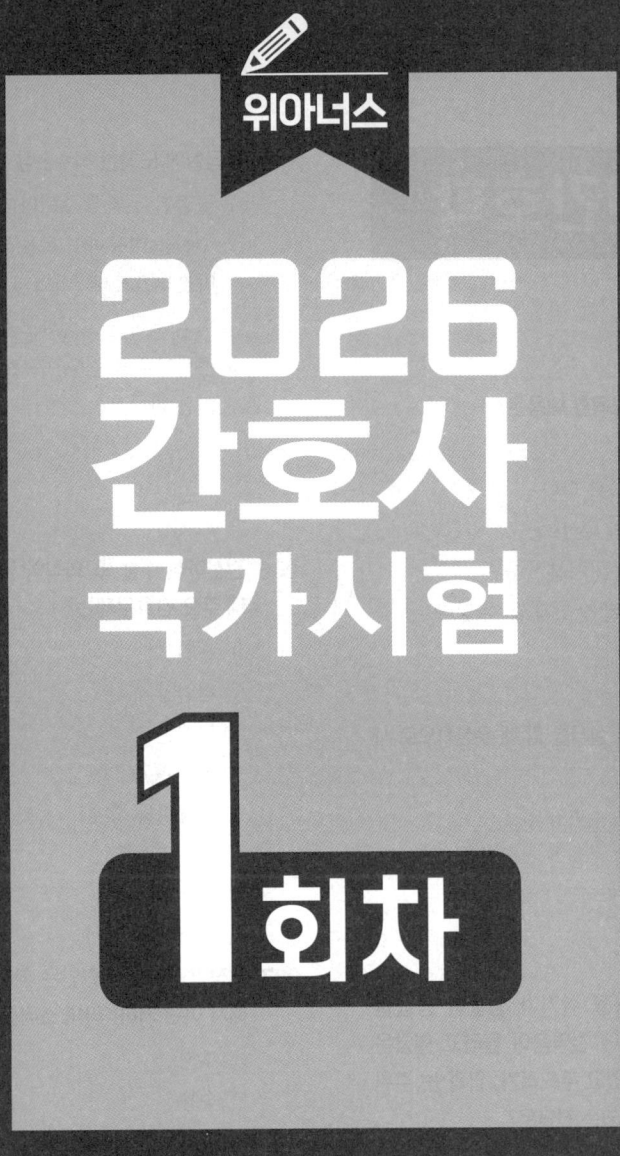

1회차 1교시

1회차 1교시 성인간호학

001. 항암화학요법을 받는 환자에게 교육할 내용은?
① 생식능력에 영향이 없다.
② 생과일과 생선회 위주의 식사를 한다.
③ 멍이나 반상출혈이 쉽게 생길 수 있다.
④ 알코올이 함유된 구강청결제를 사용한다.
⑤ 공연장과 같은, 사람이 밀집된 장소에 갈 수 있다.

002. 항암화학요법을 받는 환자가 계속 설사를 할 때 우선적으로 사정해야 할 것은?
① 피부색　　　② 수면양상
③ 평형감각　　④ 수분과 전해질
⑤ 신경학적 반사

003. 조개구이를 먹은 후 갑자기 숨을 쉬기가 힘들어 응급실에 온 환자의 사정결과 청진 시에 천명음이 들리고 혈압은 85/50mmHg이며 목소리가 쉬었고 두드러기, 입과 눈 주위에 부종이 있었다. 환자에게 예상되는 진단은?
① 면역복합체 과민반응
② 심인성 쇼크
③ 아나필락틱 쇼크(급성중증과민증)
④ 신경성 쇼크
⑤ 저혈량성 쇼크

004. 교통사고로 다발성 손상을 입은 환자의 다리 출혈로 정맥으로 수액을 주입하였다. 수액주입의 목적은?
① 기도유지　　　② 교감신경 흥분
③ 헤모글로빈 증가　④ 순환혈액량 증가
⑤ 안위간호 수행

005. 응급실에 도착한 척수손상 환자를 옮길 때 간호로 옳은 것은?
① 골절된 부위에 주의하며 활체어로 옮긴다.
② 수건을 이용하여 목을 굴곡시켜 몸을 돌린다.
③ 바로누운자세 (앙와위) 로 목을 옆으로 돌리고 옮긴다.
④ 머리나 목을 고정하고 통나무굴리기 기법으로 옮긴다.
⑤ 손상부위를 움직여보도록 하여 아픈 부위를 고정하고 이동 한다.

006. 전신마취 수술 후 의식이 명료하지 않은 환자가 구토를 했을 때 주요 간호문제는?
① 흡인
② 저혈압
③ 저체온
④ 인후 통증
⑤ 심장리듬 장애

007. 췌장암 3기로 진단받은 환자가 "병원에서 조기에 발견을 못해서 이런 거야!"라며 소리를 지르는 환자의 심리 상태는?
① 부정　　② 분노
③ 수용　　④ 우울
⑤ 타협

008. 오른쪽 유방절제를 받고 퇴원하는 환자가 환측 팔 합병증을 예방하는 교육내용을 잘 이해한 반응은?
① "오른쪽으로 돌아누워 잘게요."
② "오른쪽 팔에서 혈압을 잴게요."
③ "고무장갑을 끼고 설거지를 할게요."
④ "시계와 팔찌를 양 손목에 나누어서 착용할게요."
⑤ "근력을 증가하기 위해 오른쪽 팔로 무거운 물건을 들게요."

009. 두경부암으로 방사선요법을 적용받는 환자의 안위를 증진 하기 위한 간호중재는?
① 피부 보습을 위해 뜨거운 물로 씻긴다.
② 식욕을 돋우기 위해 신 음식을 제공한다.
③ 구내염을 예방하기 위해 입안을 자주 헹구게 한다.
④ 체력을 회복하기 위해 실내수영장에서 수영을 하게 한다.
⑤ 골밀도를 높이기 위해 매일 치료부위에 햇빛을 쏘이게 한다.

010. 식도열공탈장 진단을 받은 환자에게 올바른 생활습관에 대해 시행해야 할 교육은?
① 식도벽에 자극을 줄 수 있으므로 수분섭취를 제한한다.
② 식사 직후 반좌위를 취해준다.
③ 우유, 요구르트 등 유제품 섭취를 권장한다.
④ 밤에 역류를 방지하기 위해서 취침 전 2~3시간 음식섭취를 금한다.
⑤ 식도에 자극을 유발할 수 있으므로 빨대를 사용한다.

011. 위식도역류병(GERD)으로 가슴앓이, 연하통, 작열감을 호소하는 환자를 위한 중재는?
① 경장영양 제공
② 발살바조작 격려
③ 취침 전 간식 제공
④ 양성자펌프억제제 투여
⑤ 식후 바로누운자세(앙와위) 유지

012. 소화궤양의 합병증인 천공 발생 시 나타나는 특징적인 임상증상은?
① 서맥
② 피로
③ 연하장애
④ 체중 감소
⑤ 극심한 상복부 통증

013. 간경화 환자의 암모니아 수치가 200㎍/dL로 환자의 진전 및 의식저하 증상을 악화시킬 수 있는 요인은?
① 저단백식이
② 고칼륨혈증
③ 식도정맥류 출혈
④ 장내 세균 감소
⑤ 저염식이

014. 급성췌장염 환자의 혈액검사에서 나타날 수 있는 결과는?
① 혈청빌리루빈 감소
② 혈당 감소
③ 혈청 리파아제 감소
④ 혈청 아밀라아제 상승
⑤ ALP(alkaline phosphatase) 감소

015. 간경화증 환자의 사정 결과 알부민 2.1 g/dL, 알라닌아미노기전달효소(ALT) 120 U/L, 복부팽만, 좌위호흡(orthopnea), 3일 전보다 체중 3 kg 증가가 있는 경우 나타날 수 있는 임상증상은?
① 복수
② 흉통
③ 다뇨
④ 회색변
⑤ 안면홍조

016. 급성담낭염과 총담관폐쇄가 동반된 환자의 사정 결과 구역, 구토 및 우측 상복부 압통과 황달, 짙은 황갈색 소변이 예상되는 혈액검사 결과는?
① 백혈구 감소
② 혈소판 증가
③ 총빌리루빈 증가
④ 알칼리성인산염분해효소(A내) 감소
⑤ 크레아틴인산화효소MB동종효소(CK-MB) 증가

017. 궤양대장염의 특징적인 임상증상은?
① 누공
② 변비
③ 복벽탈장
④ 출혈성 설사
⑤ 의존성 부종

018. 최근에 배변습관이 변화하고, 좌하복부의 막연한 불편감과 통증을 호소하는 환자는 섬유질이 적고 육식을 즐겨 먹는 식이습관을 가지고 있다. 대상자를 사정하였을 때 예상되는 질환은?
① 크론병
② 게실염
③ 장폐색
④ 장중첩증
⑤ 궤양성 대장염

019. 음식을 삼키기 힘들어하는 식도암 환자의 사정 결과가 다음과 같을 때 우선적인 간호진단은?

· 체질량지수 17.5 kg/m2
· 일일 섭취량/배설량 700 mL/600 mL
· 혈청총단백질 5.5g/dL

① 오심
② 체액과다
③ 운동장애
④ 영양불균형
⑤ 의사소통장애

020. 장폐색을 진단 받은 환자가 금식을 하며 TPN을 받다가 중단하였다. 중단한 다음 날 허약감, 떨림, 식은땀, 불안, 배고픔 등을 호소하였다. 이 현상은 무엇인가?

① 반동성 저혈당
② 케톤산증
③ 공기색전
④ 체액과다
⑤ 감염증상

021. 만성 신부전으로 혈액투석을 위해 왼쪽 팔에 동정맥루 수술 받은 환자에게 제공해야하는 교육은?

① 수술 후 다음날부터 동정맥루를 통해 혈액투석이 가능하다.
② 왼쪽 팔의 근력강화를 위해 아령을 드는 운동을 한다.
③ 동정맥루에서 진동감이 느껴진다면 이상있는 것으로 즉시 보고한다.
④ 정확한 혈압 측정을 위해 오른쪽 팔로 혈압을 측정한다.
⑤ 혈액순환을 촉진하기 위해 채혈은 왼쪽 팔로 한다.

022. 체액소실로 인한 고나트륨혈증 환자의 전해질을 교정하기 위해 사용하는 것은?

① 신선동결혈장(FFP)
② 15% 만니톨(mannitol)
③ 20% 알부민(albumin)
④ 1/2생리식염수(0.45 %식염수)
⑤ 메트로니다졸(metronidazole)

023. 칼슘결석이 발생할 수 있는 원인으로 알맞은 것은?

① 부갑상선 기능저하
② 부동
③ 비타민 D 부족
④ 요세뇨관 재흡수 증가
⑤ 복수

024. 양성전립샘비대 환자가 소변줄기에 힘이 없고, 배뇨 후 소변방울흘림(dribbling)과 빈뇨가 나타나는 원인은?

① 음낭수종
② 요도폐쇄
③ 고환염전
④ 덩굴정맥류
⑤ 서혜부 탈장

025. 보름 전 감기를 심하게 앓은 후 갑작스럽게 소변량이 감소하고 부종으로 입원한 환자의 혈압은 150/100mmHg, 소변검사에서 혈뇨와 단백뇨가 나왔을 때 간호중재는?

① 고칼륨식이를 제공한다.
② 저염식이를 제공한다.
③ 부종 감소를 위해 유산소 운동을 권장한다.
④ 요로감염을 예방하기 위해 도뇨를 한다.
⑤ 충분한 수분을 공급한다.

026. 만성 신부전으로 진단받은지 8년된 환자는 최근 심한 전신 부종으로 입원하였다. 혈압은 160/90mmHg, BUN과 Cr 수치 모두 상승하였고 혈중 포타슘은 6.0mEq/L로 측정되었다. 환자에게 제공할 수 있는 음식은?

① 바나나
② 오렌지
③ 생선류
④ 견과류
⑤ 생채소

027. 급성신우신염으로 진단받은 20대 여자 환자가 퇴원 교육 내용을 잘 이해한 표현은?

① "코르셋을 입을게요."
② "항생제는 처방대로 복용할게요."
③ "물은 평소보다 적게 마실게요."
④ "성교 후 소변보는 것을 참을게요."
⑤ "배뇨 시 화끈거리는 증상은 무시할게요."

028. 유방암으로 근치유방절제술을 시행한 환자에게 림프부종을 감소를 위해 시행해야 할 교육은?

① "원활한 순환을 위하여 수술한 쪽 팔에서 채혈을 해야 합니다."
② "심장보다 팔꿈치를 높게, 팔꿈치보다 손은 낮게 위치 합니다."
③ "수술 받은 쪽 팔은 수술 후 즉시 운동을 합니다."
④ "장갑이나 탄력붕대를 착용해야 합니다."
⑤ "수술 받은 쪽 팔에 꽉 끼는 의복을 착용합니다."

029. 전체고관절치환(total hip replacement) 후 다리 사이에 베개를 대어주는 이유는?
① 내전 예방
② 골수염 예방
③ 근육경련 감소
④ 관절운동범위 증가
⑤ 심부정맥혈전증 예방

030. 골다공증이 의심되어 외래를 방문한 환자에게 골다공증에 대해 제공해야 하는 교육은?
① "골다공증은 어깨와 무릎에 많이 발생합니다."
② "에스트로겐과 스테로이드를 규칙적으로 복용해야 합니다."
③ "충분히 많은 양의 육류를 섭취해야 합니다."
④ "초기부터 통증이 있으니 통증관리를 해야 합니다."
⑤ "골다공증은 여성 호르몬 감소와 관련이 있습니다."

031. 간헐적 통증이 왼쪽 뺨, 입술, 아래턱 부위에서 심하게 나타나는 환자의 통증 양상이 다음과 같을 때 악화를 예방하기 위한 방법은?

· 몇 초에서 몇 분간 짧고 발작적이며 반복적임
· 안면부에 국한하고 칼로 베는 듯하며 타는 듯함

① 저열량 식사를 하기
② 통증 부위 냉찜질하기
③ 전동칫솔로 양치질하기
④ 음식물을 왼쪽으로 씹기
⑤ 실온 정도의 음식 섭취하기

032. 아침강직과 통증이 있고 손가락에서 단추구멍변형(boutonniere deformity), 백조목변형(swan neck deformity)이 확인되는 환자에게 나타날 수 있는 검사 결과는?
① 항산균 양성
② 류마티스인자 양성
③ 황색포도알균 양성
④ 적혈구침강속도 감소
⑤ 알파태아단백질(AFP) 증가

033. 심혈관계 증상으로 응급실에 내원한 환자에게 신체사정을 하였을 때 사정 순서는?
① 시진 - 촉진 - 타진 - 청진
② 시진 - 타진 - 청진 - 촉진
③ 시진 - 청진 - 타진 - 촉진
④ 시진 - 청진 - 촉진 - 타진
⑤ 시진 - 타진 - 촉진 - 청진

034. 최근 심부전을 진단받은 환자 입원치료 후 퇴원하게 되어 간호사는 퇴원교육을 시행하고자 한다. 간호사는 환자가 퇴원 후 재발 증상 시 즉시 병원을 방문하도록 교육해야 할 때 해당 재발 증상으로 부적절한 것은?
① 활동 시 호흡곤란
② 야간 빈뇨
③ 피로
④ 체중증가
⑤ 지속적인 기침

035. 고혈압이 있는 환자는 최근 피로감 및 허약감과 함께 호흡곤란, 마른기침, 기좌호흡, 핍뇨 등의 증상으로 내원하여 울혈성 심부전을 진단 받은 환자에게 제공한 간호중재로 부적절한 것은?
① 단백질 및 고칼로리 식이를 제공한다.
② 체위변경과 압력 매트리스를 적용한다.
③ 호흡곤란을 경감하기 위해 좌위를 취한다.
④ 충분한 염분 및 수분섭취를 하도록 격려한다.
⑤ 혈관이완제를 투여한다.

036. 심부전 환자의 심전도 모니터링 결과가 다음과 같을 때 간호중재로 옳은 것은?

· PR 간격: 0.18초, 규칙적임
· RR 간격: 규칙적임
· ST 분절: PR 분절과 같은 높이로 편평함

① 심실세동이므로 제세동 시행
② 이상이 없으므로 계속 모니터 관찰
③ 폐부종을 의미하므로 소변배출량 확인
④ 조기심방수축이므로 12유도 심전도 확인
⑤ 심근경색증이 예상되므로 심장효소검사 결과 확인

037. 심근경색증이 심부전으로 진행했는지를 확인하는 검사는?
① C반응단백질(CRP)
② 근색소(myoglobin)
③ 트로포닌(troponin)
④ 동맥혈기체분석(ABGA)
⑤ 뇌나트륨배설펩타이드(BNP)

038. 심근경색을 진단받고 중환자실에 입원한 환자의 심장 모니터를 확인한 결과, 세 개의 심실조기수축(PVC)이 연달아 나타나 리도카인(lidocaine)을 투여하였다. 투여한 목적은?
① 심박동수를 증가시키기 위해 투여한다.
② 심실세동을 방지하기 위해 투여한다.
③ 심실수축력을 강화하기 위해 투여한다.
④ 심방조동을 방지하기 위해 투여한다.
⑤ 색전증을 예방하기 위해 투여한다.

039. 심부정맥혈전증 환자에게 피하로 투여할 수 있는 저분자량 항응고제는?
① 와파린(warfarin)
② 베라파밀(verapamil)
③ 에녹사파린(enoxaparin)
④ 클로피도그렐(clopidogrel)
⑤ 사슬알균인산화효소(streptokinase)

040. 다음과 같은 심전도를 보이는 부정맥은?

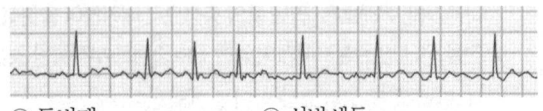

① 동빈맥
② 심방세동
③ 심실빈맥
④ 완전방실차단
⑤ 조기심실수축

041. 고혈압으로 약물을 복용하는 환자가 최근 항고혈압제를 임의로 복용하지 않았고 심한 두통을 동반한 갑작스러운 혈압 상승(180/110mmHg)과 어지러움으로 응급실에 내원하였다. 우선적인 간호중재는?
① 심전도를 적용하여 관찰한다.
② 산소를 공급하도록 한다.
③ 반좌위를 취하도록 한다.
④ 수분을 제한하도록 한다.
⑤ 신경계 및 심혈관계 합병증을 관찰한다.

042. 환자가 "예전에는 50미터 정도 걸으면 다리가 아파 잠시 쉬었다 걸으면 괜찮았는데, 근래에는 10미터만 걸어도 다리가 뻐근하고 아프네요."라고 호소할 때 예상되는 사정자료는?
① 따뜻한 피부
② 발목위팔지수(ABI) 1.2
③ 하지 상승 시 통증 완화
④ 모세혈관재충만시간 지연
⑤ 호먼스징후(Homans sign) 양성

043. 흡연하는 남성이 발바닥과 장딴지의 통증, 궤양, 감각이상, 청색증을 호소하며 내원하였다. 환자에게 제공해야할 교육 내용은?
① 통증완화를 위해 차가운 물로 족욕을 한다.
② 금연하도록 한다.
③ 혈관수축제를 복용하도록 한다.
④ 운동은 피하고 침상안정을 한다.
⑤ 다리를 심장보다 높게 올려준다.

044. 와파린(warfarin)을 복용 중인 환자의 혈액응고검사 결과에 영향을 미치는 비타민은?
① 비타민A
② 비타민B
③ 비타민D
④ 비타민E
⑤ 비타민K

045. 위절제술을 받은 환자의 검사결과가 다음과 같을 때 예상되는 진단명은?

· 혈색소 7.3g/dL   · 헤마토크릿 28%
· 적혈구가 비정상적으로 큼

① 겸상적혈구 빈혈
② Vit. B 결핍성 빈혈
③ 용혈성 빈혈
④ 재생불량 빈혈
⑤ 철분결핍성 빈혈

046. 복부대동맥류가 파열되어 응급수술을 준비하는 환자에게 프로프라놀롤(propranolol)을 투여하는 목적은?
① 진정 효과
② 수면 유도
③ 통증 관리
④ 분비물 감소
⑤ 혈관압력 감소

047. 피로감과 소양증, 허약, 장기비대, 무통성 림프절 비대 등이 발생하는 호지킨병 질환 환자에게 가장 우선적인 간호중재는?
① 빈혈을 예방한다.
② 통증을 관리하도록 한다.
③ 피부간호를 시행한다.
④ 감염을 예방하도록 한다.
⑤ 적절한 영양섭취가 이루어지도록 한다.

048. 재생불량빈혈 환자의 간호중재로 옳은 것은?
① 변비 시 관장
② 저단백질 식사
③ 신선한 채소 섭취
④ 식사 후 치실 사용
⑤ 약물은 주사보다 경구로 투여

049. 노화에 따른 폐기능의 변화로 옳은 것은?

① 폐활량(VC)이 감소한다.
② 흉벽의 순응도가 증가한다.
③ 강제날숨량(FEV)이 증가한다.
④ 기능잔기용량(FRC)이 감소한다.
⑤ 고이산화탄소혈증에 대한 반응이 증가한다.

050. 통증, 호흡곤란, 마른기침, 체중감소 증상으로 병원에 내원한 환자는 흉막삼출을 진단받았다. 환자에게 시행해야 할 간호중재는?

① 증상이 악화되는 것을 예방하기 위해 수분을 제한한다.
② 객담이 많이 형성되기 때문에 배출을 위해 기침을 격려한다.
③ 흉막유착으로 doxycycline을 투약 한 후 절대안정을 취하도록 한다.
④ 통증을 완화하기 위해 빠르고 얕은 호흡을 하도록 한다.
⑤ 흉곽천자 후에는 폐 확장을 위해 천자부위가 위로 가게 한다.

051. 중등도 이상의 만성폐쇄폐질환이 있는 환자에게 기관지 확장을 목적으로 사용되는 베타작용제로, 약물의 효과가 12시간 이상 지속되는 것은?

① 알부테롤[albuterol (Ventolin)]
② 살메테롤[salmeterol (Serevent)]
③ 프레드니손[prednisone (Deltasone)]
④ 부데소나이드[budesonide (Pulmicort)]
⑤ 이프라트로피움[ipratropium (Atrovent)]

052. 동맥혈기체분석(ABGA) 결과가 다음과 같은 환자에게 보상으로 나타날 수 있는 징후는?

pH 7.30, PaO2 93 mmHg, PaCCh 44 mmHg, HCO3_ 19mEq/L

① 서맥　　　　② 발열
③ 과호흡　　　④ 혈압 상승
⑤ 소변배출량 감소

053. 노란 가래가 많이 나오는데 효과적으로 배출하지 못하고 호흡이 가쁘며 가슴 답답함을 호소하는 환자에게 가습기를 적용하려는 목적은?

① 약물투여 시 효과적으로 폐내로 전달하기 위해서이다.
② 체위배액을 통해 분비물을 체내 유지하기 위해서이다.
③ 효과적인 검사를 진행하기 위해서이다.
④ 분비물을 묽게 하여 배출을 용이하게 하기 위해서이다.
⑤ 심리적 안정을 도모하기 위해서이다.

054. 후두암 수술 후 2일째인 환자의 기관절개관이 갑자기 빠져서 호흡곤란을 호소할 때 우선적인 간호중재는?

① 진정제를 투여한다.
② 구강 대 구강 인공호흡을 한다.
③ 빠진 기관절개관을 즉시 삽입한다.
④ 기관 절개부위 개구부에 거즈를 덮는다.
⑤ 지혈집게(hemostatic forceps)를 이용하여 기도를 개방한다.

055. 환자가 급성 폐수종으로 호흡곤란 증상을 보였고 산소포화도 측정 시 SpO₂ 87%로 측정되어 시행 해야 할 간호중재는?

① 정맥으로 수액을 주입하도록 한다.
② 갈증예방을 위해 충분한 수분을 섭취하도록 한다.
③ 앙와위를 취하고 침상안정을 취할 수 있도록 한다.
④ 아미노필린을 투여하여 기관지를 확장하도록 한다.
⑤ 윤번지혈대를 적용하여 정맥 귀환량을 줄인다.

056. 최근 피로감과 팔 다리가 축 처지고 안검하수와 복시 증상으로 내원한 환자가 중증근무력증이 의심되어 텐실론 2mg을 정맥 주사하였다. 이때 환자가 근무력증이라는 것을 의미하는 변화는?

① 반사작용이 저하된다.
② 근력이 증가된다.
③ 팔, 다리의 힘이 약해진다.
④ 호흡수가 저하된다.
⑤ 전신 허약감이 나타난다.

057. 항경련제를 복용하는 환자에게서 갑자기 의식을 잃고 호흡곤란과 함께 전신이 뻣뻣해지며 고개가 한 쪽으로 돌아가는 강직 현상이 나타나는 발작 발생 시 간호중재는?

① 발작을 하는 동안 낙상의 위험이 있으므로 억제대를 적용한다.
② 위험하지만 평소에 익숙한 물건이면 안정을 위해 옆에 둔다.
③ 흡인 예방을 위해 발작을 하는 동안 설압자를 이용하여 구강을 사정한다.
④ 발작이 발생하면 환자를 안전한 곳으로 옮긴다.
⑤ 흡인을 예방하기 위해 측위를 취해준다.

058. 교통사고로 두부손상을 입은 환자가 입원하였다. 신체사정 동안 코와 귀에서 맑은 액체가 흘러나왔을 때 추가로 확인해야 할 것은?

① 뇌파 검사
② 심부건반사
③ 머리x선 검사
④ 혈액배양 검사
⑤ 분비물의 포도당 검사

059. 다음 사례를 읽고 해당하는 의식수준은?

> 환자의 이름을 불렀을 때 한 두마디로 답을 하였고 밝은 빛이나 큰 소리와 같은 강한 자극에는 눈을 뜨고 통증을 주었을 때는 피하려는 듯 한 움직임을 보였다.

① 혼수
② 명료
③ 혼미
④ 반혼수
⑤ 기면

060. 낙상 후 심한 두통으로 응급실에 온 환자가 갑자기 호흡수가 감소하면서 의식수준이 혼미 상태가 되었을 때 우선적인 간호중재는?

① 쇼크체위 유지
② 욕창위험 사정
③ 기도유지기(airway) 삽입
④ 수동 관절운동범위 운동 제공
⑤ 폴리도뇨관(Foley catheter) 삽입

061. 말초신경의 탈수초화로 인하여 호흡곤란, 빈호흡, 빈맥, 청색증 등의 증상을 보이는 길랭-바레 증후군 환자에게 할 수 있는 간호중재는?

① 심호흡 및 기침을 하도록 격려한다.
② 기관지 확장제를 투여하여 기관지 평활근을 이완한다.
③ 즉시 산소를 제공하고 기관내삽관을 준비한다.
④ 앉은 자세를 취하여 호흡을 원활하도록 돕는다.
⑤ 침상안정을 위해 체위변경을 자제하도록 한다.

062. 뇌 손상으로 인해 투사성 구토, 극심한 두통, 유두부종이 발생한 환자에게 예상할 수 있는 상태는?

① 면역력이 급격히 저하된 상태이다.
② 체내 산소량이 부족한 상태이다.
③ 뇌로 가는 혈류량이 감소한 상태이다.
④ 혈당이 급격히 떨어진 상태이다.
⑤ 두개내압 상승한 상태이다.

063. 뇌경색으로 입원한 환자에게 재발을 방지하기 위해 투여하는 약물은?

① 진정제
② 혈전용해제
③ 삼투이뇨제
④ 항혈소판제
⑤ 저장성 식염수

064. 처음 당뇨병을 진단받은 환자에게 퇴원 전 당뇨병 환자의 운동치료에 대해 교육하였다. 다음 환자의 반응 중 재교육 해야 하는 내용은?

① "인슐린의 혈당 강하 효과가 최고에 이를 때 운동을 할게요."
② "운동 직후 간식을 섭취할게요."
③ "오래 운동할 때 운동 전, 중, 후 혈당을 확인할게요."
④ "장기간의 강도가 낮은 유산소 운동을 할게요."
⑤ "운동의 효과는 LDL이 감소하고 HDL 상승이 나타나요."

065. 심한갈증과 탈수, 두통, 시력장애, 체중감소를 호소하고 1일 8L의 이상 물을 마시는 환자가 요붕증이 의심되어 소변검사를 실시하였을 때 예상할 수 있는 결과는?

① 포도당 검출
② 케톤체 검출
③ 소변량 감소
④ 요 비중 1.010
⑤ 소변삼투압이 70mOsm/kg

066. 쿠싱증후군을 진단받고 양측 부신 절제술을 받은 환자에게 호르몬 대체 요법에 대해 설명할 내용은?

① "임신 하셨을 경우 분만까지 투여를 중단해야 합니다."
② "약의 효과를 위해 공복 시 복용해야 합니다."
③ "매일 같은 시간에 체중을 측정합니다."
④ "아침에 약 용량의 2/3, 오후 9-10에 1/3을 복용해야 합니다."
⑤ "독감, 고열, 정서적 스트레스 같은 스트레스가 증가하게 되면 처방에 따라 용량을 감소해야 합니다."

067. 애디슨병 환자가 식욕부진, 구역, 구토를 호소할 때 우선적인 간호진단은?

① 나트륨 부족과 관련된 체액부족
② 분비물 정체와 관련된 가스교환장애
③ 고혈당과 관련된 신체적 외상의 위험
④ 대사율 증가와 관련된 대사증후군의 위험
⑤ 부신수질부전과 관련된 불안정한 혈당수치의 위험

068. 부적절항이뇨호르몬분비증후군(SIADH) 환자의 혈청 나트륨 수치가 115mEq/L일 때 우선적인 간호중재는?
① 신체활동 격려
② 수분섭취 격려
③ 밝은 환경 조성
④ 저장성 수액 공급
⑤ 신경학적 증상 관찰

069. 급성 중이염을 진단받은 환자가 "제가 말할 때 제 목소리가 울리고 귀가 잘 안들려요."라고 호소하였다. 이 환자에게 시행할 수 있는 간호중재는?
① 고막절개 수술 후 이도를 완전히 막아 삼출물이 잘 배액되도록 한다.
② 코를 풀 때에는 입을 벌리고 한 번에 한 쪽씩 번갈아 푼다.
③ 빨대를 사용하여 귀에 압력을 가해 막힌 느낌을 해소한다.
④ 급성중이염의 일반적인 증상으로 지켜본다.
⑤ 통증은 예상할 수 있는 증상이므로 중재가 필요하지 않다.

070. 녹내장 수술 후 산동제와 축동제를 교대로 투여하는 목적은?
① 동공 이완
② 황반변성 예방
③ 방수 배출 감소
④ 안구 후방의 유착 방지
⑤ 안구 전방각의 폐쇄

1회차 1교시 모성간호학

071. 여성중심간호의 광의의 목적으로 옳은 것은?
① 여성개인과 가족중심 관점으로 포괄적 간호를 하는 것이다.
② 여성 생식기의 건강문제를 중심으로 간호하는 것이다.
③ 가임기와 관련된 초경과 폐경에 관한 간호를 하는 것이다.
④ 임신, 분만, 출산 과정에서의 어머니 역할에 중점을 두어 간호하는 것이다.
⑤ 여성 개인의 정신적 건강에 초점을 맞추어 간호하는 것이다.

072. 성폭력에 대한 개념으로 올바른 것은?
① 젊고 나이가 어린 여자에게만 일어난다.
② 가족 간에는 성립되지 않는다.
③ 타인의 성적자율권을 침해하는 폭력행위이다.
④ 대부분 낯선장소, 낯선 사람에 의해 행해진다.
⑤ 가해자의 폭행과 피해자의 강한 저항이 있어야 한다.

073. 자궁경부암의 조기발견을 위해 추천하는 선별검사는?
① 자궁경부질세포진 검사
② 자궁난관검사
③ 초음파 검사
④ 자궁조영술
⑤ 소변검사

074. 초등학생 여자아이에게 초경에 대해 교육하였다. 올바른 설명은?
① 초경은 유방 봉우리 발현 전에 시작된다.
② 배란은 초경 1년 후부터 시작된다.
③ 월경주기는 초경 1년 후 규칙적이 된다.
④ 초경은 생식기의 생리적 성숙을 의미한다.
⑤ 비만한 여자는 초경의 시작 시기가 늦어진다.

075. 월경이 규칙적인 29세 여성이 3개월 동안 무월경 증상으로 병원에 내원하였다. 우선적으로 시행해야 할 간호사정은?
① 배란유무
② 임신여부
③ 요실금여부
④ 알레르기 여부
⑤ 폐경 여부

076. 폐경의 정의에 대해 옳은 것은?
① 프로게스테론 분비량의 증가
② 난소 크기의 증가
③ 난포 소실의 가속화
④ 에스트로겐 분비량의 증가
⑤ 난포자극호르몬 분비량의 감소

077. 유피낭종의 증상으로 옳은 것은?
① 종양 안에서 치아, 머리카락, 피부, 뼈 등이 발견되는 난소 종양이다.
② 난소의 난포가 여러 개의 낭종을 형성하는 낭종이다.
③ 자궁내막에 발생하는 악성종양이다.
④ 자궁의 근조직에서 발생하는 악성종양이다.
⑤ 편평원주상피세포 접합부위에 발생하는 종양이다.

078. 매달 월경이 규칙적인 가임기 여성이 난소낭종으로 한쪽 난소 절제술을 받았다. 올바른 생리적 변화는?
① 무배란
② 무월경
③ 매달마다 배란, 매달마다 월경
④ 두 달마다 배란, 두 달마다 월경
⑤ 두 달마다 배란, 매달마다 월경

079. 만성경관염 진단을 받은 여성이 "끈적거리는 분비물이 나와요. 성관계 시 아프고 통증과 출혈이 있었어요." 라고 호소하였다. 치료방법으로 옳은 것은?
① 냉동치료
② 자궁내막생검
③ 전자궁절제술
④ 자궁내막 소파술
⑤ 에스트로겐 투여

080. 자궁내막증 치료를 하지 않을 경우 일어날 수 있는 예측되는 문제는?
① 난임 초래
② 과소 월경
③ 폐경증상
④ 질에 빈번한 염증
⑤ 질의 위축

081. 65세 여성의 생식기를 검진한 결과 자궁경부가 질 밖으로 나와 있는 것을 확인했다. 나타날 수 있는 증상은?
① 두통
② 안면홍조
③ 오심, 구토
④ 상복부의 압통
⑤ 질의 생식기 하수감

082. 34세 난임 진단 받은 여성이 있다. 원인이 난관 문제일 때 확인 할 수 있는 방법으로 옳은 것은?
① 난관결찰술
② 기초체온 검사
③ 자궁난관조영술
④ 자궁경관점액 검사
⑤ 자궁내막조직 검사

083. 임신에 대해 교육중이다. 수정란이 어느 부위에 착상되어야 정상임신이라고 하는가?
① 난관채
② 자궁경관 외구
③ 자궁내막
④ 난관 간질부
⑤ 난관 팽대부

084. 6년 전 40주에 첫 아이를 출산한 현재 임신 14주 된 임부를 면담하였다. 4년 전 임신 8주에 유산을 하였고 2년 전 임신 34주에 쌍둥이를 출산하였다. 첫아이와 쌍둥이들은 모두 건강하게 자라고 있다. 이 임부의 산과력(T-P-A-L)은?
① 1-1-1-3
② 1-2-1-3
③ 2-2-2-3
④ 2-1-1-3
⑤ 2-2-1-4

085. 자궁저부(자궁바닥)의 위치를 검진하였다. 임신 36주인 초임부의 정상적인 위치는?
① 배꼽과 칼돌기(검상돌기) 사이
② 칼돌기(검상돌기) 부위
③ 치골결합과 배꼽 사이
④ 배꼽 부위
⑤ 치골결합 바로 위

086. 임신 17주인 초임부에게 철분제 복용을 교육하려 한다. 철분 흡수를 돕기 위해 함께 섭취하도록 권장하는 것은?
① 홍차
② 우유
③ 커피
④ 오렌지 주스
⑤ 제산제

087. 임신 7주의 초임부에게 제공해야 할 우선적인 간호교육 내용은?
① 유방관리
② 부모역할 적응
③ 출산준비 교육
④ 신생아 건강관리
⑤ 임신 중 생리적 변화

088. 쌍둥이를 임신한 임신 34주인 임부에게 나타날 수 있는 문제로 올바른 설명은?
① 거대아
② 조산
③ 과숙아
④ 양수과소증
⑤ 포상기태

089. 임부에게 식이교육을 하고 있다. 자간전증을 진단받은 임부에게 권장해야 하는 식이는?
① 고염분 식이
② 고단백 식이
③ 저칼슘 식이
④ 저섬유질 식이
⑤ 고탄수화물 식이

090. 임신 32주인 초임부의 혈액검사 결과에서 빈혈이라는 진단을 내릴 수 있는 검사 결과는?
① 헤모글로빈 9.0g/dL
② 공복혈당 80mg/dL
③ 백혈구 13,000/mm³
④ 헤마토크리트 50%
⑤ 혈소판 200,000/mm³

091. 유도분만 중인 산부의 전자태아 감시기(EFM) 모니터에 후기 감퇴(late deceleration) 반복적으로 나타난다. 임상적 의미는?
① 제대 압박을 의미한다.
② 태아가 건강한 상태를 의미한다.
③ 분만이 임박했음을 의미한다.
④ 태아의 아두가 압박받는 상태를 의미한다.
⑤ 태반관류가 저하된 상태를 의미한다.

092. "진통이 온 것 같아요"라며 임신 39주 된 임부가 통증을 호소하며 내원하였다. 간호사정시 진진통이라고 판단할 수 있는 내용은?
① 자궁수축이 불규칙적이다.
② 하복부 위주로 통증을 느낀다.
③ 자궁수축의 간격이 점차 길어진다.
④ 자궁수축의 기간과 강도가 점점 증가한다.
⑤ 걷거나 물을 마시면 자궁수축이 사라진다고 한다.

093. 태향을 확인 할 때, 태아가 두정위인 경우 지적부위는 어디인가?
① 후두골
② 턱
③ 천골
④ 전정부
⑤ 안면

094. 만삭 임부의 분만 진행 중 관장이 가능한 경우는?
① 질출혈이 있는 경우
② 분만 1기 이행기에 배변감을 호소하는 경우
③ 발로 현상이 나타나는 경우
④ 분만 1기 잠재기에 태아가 두정위인 경우
⑤ 태위가 횡위인 경우

095. 정상분만 시 가장 흔한 태향은?
① LOP
② LOA
③ ROA
④ LMP
⑤ ROP

096. 다음 중 진통 시간이 길어지고 분만 진행에 어려움이 발생할 것으로 예상되는 경우는?
① 임신 39주의 분만 시
② 생리적 수축륜 발생 시
③ 산모가 힘주기를 잘 못할 때
④ 분만시작 시 양수파막이 되었을 때
⑤ 수축과 이완이 반복되는 자궁수축의 경우

097. 34주 된 임부가 진통을 호소하며 내원하였다. 조산이 우려되어 베타메타손을 투여할 때, 그 이유는 무엇인가?
① 임부의 체중 증가
② 태아의 감염 예방
③ 임부의 부종 완화
④ 태아의 폐 성숙 도모
⑤ 임부의 자궁수축 억제

098. 30주 된 임부가 리토드린을 투여받고 있다면, 우선적인 간호사정은 무엇인가?
① 요단백 검사
② 심부건반사 확인
③ 자궁수축 정도
④ 시간당 소변량
⑤ 상복부 통증 여부

099. 질분만 시 회음절개술을 하는 목적으로 옳은 것은?
① 방광염 예방
② 제대의 손상 방지
③ 자궁경관의 열상 예방
④ 분만 2기 단축
⑤ 자궁근 이완 예방

100. 산후 4일째인 모유수유 산모에게 수유방법을 교육하였다. 유두열상을 예방하기 위한 방법으로 옳은 것은?
① 수유 전후 유두를 소독약으로 씻도록 한다.
② 수유 시 열상이 시작된 유방부터 오래 물리도록 한다.
③ 수유할 때 매번 같은 쪽 유방부터 젖을 빨리도록 한다.
④ 수유 후에 유방을 압박붕대로 단단히 고정하도록 한다.
⑤ 수유 시 아기 입속에 유륜까지 완전히 들어가는 자세를 취하도록 한다.

101. 분만 후 산모에게 침상안정이 아닌 조기이상을 권하는 이유는 무엇을 예방하기 위함인가?
① 유방염
② 사구체신염
③ 자궁경부염
④ 산후 우울증
⑤ 혈전성 정맥염

102. 산모가 분만 12~48시간 후 체온을 측정했더니 36.9℃였고, 땀이 많이 나서 옷이 다 젖었다고 호소하고 있다. 이 산모에 상태에 대해 옳게 설명한 것은?
① "자궁 내 출혈이 예상되므로 자궁마사지를 할 것입니다."
② "분만 스트레스로 인한 현상입니다."
③ "산후 피부의 과민반응인 것 같습니다."
④ "감염의 초기 증상임으로 검사를 시행하겠습니다."
⑤ "임신 중 증가 된 체액이 배출되는 과정에서 나타납니다."

103. 다태아를 분만 후 1시간이 지난 산모의 자궁을 촉진한 결과 자궁저부가 부드럽고 물렁하며, 자궁을 압박하니 다량의 질 출혈이 있다. 어떤 문제가 예측 할 수 있는가?
① 자궁파열
② 질혈종
③ 자궁이완
④ 자궁내번증
⑤ 자궁내막염

104. 임신 38주에 분만한 고혈압 산모가 옥시토신(oxytocin)을 투여하였다. 올바른 이유는?
① 산도열상 방지
② 자궁 수축
③ 혈압 상승
④ 태아 감염예방
⑤ 심한 경련

105. 산욕기 산모의 체온이 38℃로 측정되었고, 오로는 양이 많고 악취가 나는 상태였다. 오로 배출을 돕는 간호중재로 옳은 것은?
① 회음부에 냉찜질을 해준다
② 금식과 절대안정을 하도록 한다.
③ 수분섭취를 제한하도록 한다.
④ 반좌위 자세를 유지하도록 한다.
⑤ 베개를 이용하여 무릎을 올리도록 한다.

1회차 2교시

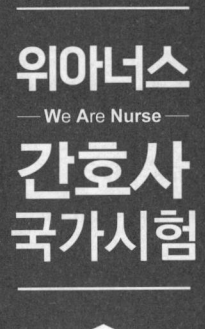

1회차 2교시 — 아동간호학

001. 우리나라 아동의 입원을 초래하는 질환 중 이환율이 가장 높은 질환은?
① 면역계 질환
② 소화기계 질환
③ 비뇨생식기계 질환
④ 혈액계 질환
⑤ 호흡기계 질환

002. 아동의 성장발달의 원리로 옳은 것은?
① 성장발달은 상호관련성이 없다.
② 발달은 연속적으로 일어나지 않는다.
③ 발달 순서는 예측할 수 있다.
④ 성장속도는 일정하다.
⑤ 성장이 촉진되는 특정시기는 없다.

003. 아동의 복부검진 시 순서로 올바른 것은?
① 시진 → 청진 → 타진 → 촉진
② 시진 → 청진 → 촉진 → 타진
③ 시진 → 촉진 → 타진 → 청진
④ 청진 → 시진 → 촉진 → 타진
⑤ 청진 → 타진 → 촉진 → 시진

004. 아동의 치아관리에 대한 내용으로 옳은 것은?
① 치과 첫 방문은 유치가 나오기 시작할 때 방문해야 한다.
② 생후 1년이 되면 유치는 2~4개 정도가 된다.
③ 젖병 충치의 원인은 사탕이나 초콜릿이다.
④ 이가 날 때 얼린 베이글을 주는 것이 좋다.
⑤ 칫솔질은 하루 한 번 거즈로 해주면 된다.

005. 아동의 예방접종 중에서 가장 먼저 시행하는 것은?
① 결핵
② B형간염
③ 디프테리아
④ 소아마비
⑤ 백일해

006. 출생 직후 신생아의 간호로 옳은 것은?
① 신생아의 호흡은 느리고 불규칙적이나 시간이 지나면 나아지므로 관찰을 해도 무방하다.
② 폐 확장을 위해 복위를 취해준다.
③ 분비물을 제거한 후 측위를 취해준다.
④ 출생 직후 구강점액과 양수를 제거하기 위해 기계적 흡인을 한다.
⑤ 체온이 상승할 수 있으니 시원한 환경을 제공한다.

007. 신생아 젖병 수유 방법으로 옳은 것은?
① 1회 수유시간은 5분 이내가 적당하다.
② 상체를 상승시킨 자세로, 아기의 뺨과 턱을 지지하며 수유한다.
③ 남은 우유는 보관하다가 전자레인지에 돌려 수유한다.
④ 젖병을 흔들면 수유에 도움이 된다.
⑤ 신생아는 대부분의 시간에 수면을 취하므로 잠을 깨워 계획된 수유를 하는 것이 좋다.

008. 다음 중 기저귀 발진의 간호중재로 옳은 것은?
① 물로 씻어주고 공기 중에 자주 노출시켜 건조하게 한다.
② 배변, 배뇨 후에 거품 나는 비누로 씻어 청결을 유지한다.
③ 전신적인 스테로이드제를 복용하게 한다.
④ 피부건조를 위하여 heat lamp 등을 이용한다.
⑤ 기저귀 교환 시 베이비오일이나 베이비 파우더를 적용한다.

009. 출생한지 9개월이 된 아동에게 아직 남아 있을 수 있는 반사는?
① 빨기반사　　② 파악반사
③ 모로반사　　④ 바빈스키반사(바뱅스키)
⑤ 긴장성경반사

010. 영아가 4~6개월 정도가 되면 이유식을 시작하게 되는데, 그 이유로 옳은 것은?
① 열량 보충　　② 칼슘 보충
③ 철분 보충　　④ 지방 보충
⑤ 단백질 보충

011. 5개월 된 영아가 고개를 가누지 못한다. 다음 중 간호사가 보호자에게 적절하게 설명한 것은?
① "늦은 영아도 있으니 안심하세요."
② "적절한 운동을 매일 하면 호전될 것 입니다."
③ "종양이 의심되므로 진단검사를 해보는 것이 좋습니다."
④ "소천문이 열려 있어서 일시적이므로 지켜봐야 합니다."
⑤ "발달지연이 있는지 확인하기 위해 검사를 실시해 볼 예정입니다."

012. 3.2kg으로 태어난 영아가 12개월이 되었다. 아동이 정상발육 시 대략적인 몸무게로 옳은 것은?
① 6kg　　② 8kg
③ 10kg　　④ 12kg
⑤ 14kg

013. 다음 중 돌 전에 먹일 수 있는 음식은?
① 꿀　　② 생우유
③ 시금치　　④ 등푸른 생선
⑤ 땅콩

014. 아동의 성장발달 중 끝없는 에너지와 만족할 줄 모르는 호기심으로 인지력이 폭발적으로 성장하는 시기는 언제인가?
① 영아기　　② 유아기
③ 학령전기　　④ 학령기
⑤ 청소년기

015. 에릭슨의 심리사회발달의 시기와 특징을 올바르게 연결한 것은?
① 영아기 - 근면감
② 유아기 - 자율감
③ 학령전기 - 신뢰감
④ 학령기 - 정체성
⑤ 청소년기 - 솔선감

016. 분노발작을 보이는 아동에게 부모로서의 적절한 대응은 무엇인가?
① 아동이 이해할 때까지 설명한다.
② 아동의 말을 들으면서 다른 것으로 반응한다.
③ 아동에게 관심을 보이지 않는다.
④ 아동이 원하는 것을 들어준다.
⑤ 분노발작을 보이면 즉시 나무란다.

017. 학령전기 아동의 심리사회적 발달 특징으로 옳은 것은?
① 부모로부터 신뢰감을 형성한다.
② 독립성의 표현으로 거부증이 나타난다.
③ 친구의 인정과 거부를 통해 정체성을 형성한다.
④ 자율감을 달성하지 못하면 수치심을 느낀다.
⑤ 동성의 부모를 동일시함으로 성정체성이 발달한다.

018. 청소년기의 발달특성으로 옳은 것은?
① 성적 호기심이 감소하게 된다.
② 솔선감이 실패할 때 죄의식이 발달한다.
③ 자신을 부모와 동일시 한다.
④ 자아정체감이 형성되고 성정체성이 발달한다.
⑤ 자율성이 발달하여 또래 집단의 영향이 적다.

019. 아동에게 골수검사를 시행하려고 한다. 5세 아동의 골수검사 부위는?
① 경골　　② 후장골능
③ 척골　　④ 경추
⑤ 대퇴골

020. 다음 중 미숙아에게 고농도 산소를 투여할 때 가장 흔히 발생하는 합병증은?
① 신생아 일과성 빈호흡　　② 영아돌연사
③ 간헐적 무호흡　　④ 태변흡인증후군
⑤ 미숙아 망막증

021. 다음 중 생후 2개월 이하의 영아에서 발작적인 울음과 보챔이 하루 3시간, 최소 한 주 동안 3회 이상 발생하고 있다. 예측할 수 있는 진단으로 옳은 것은?
① 신생아 황달
② 신생아 변비
③ 영아 산통
④ 영아 충수돌기염
⑤ 영아 분리불안장애

022. 다음 중 구개열 수술 전 수유방법으로 옳은 것은?
① 주사기를 이용한다.
② 빨대를 이용한다.
③ 상처가 아물 때까지 위관영양을 시행한다.
④ 길고 구멍이 큰 젖꼭지로 된 우유병을 사용한다.
⑤ 완전비경구영양을 실시한다.

023. 5세 아동이 폐렴이 의심되어 입원하였는데, X선 촬영 결과 우측의 일측성 폐렴이 관찰되었다. 이때, 가장 적절한 체위는?
① 복위
② 우측위
③ 좌측위
④ 쇄석위
⑤ 반좌위

024. 영아가 땅콩을 삼키다 목에 걸려 기침을 하면서 숨을 잘 쉬지 못하고 얼굴이 파랗게 변해간다고 보호자가 다급하게 전화를 하였다. 조치방법으로 설명한 간호사의 답변 중 가장 적절한 것은?
① "빨리 병원으로 데리고 오세요."
② "입에 손가락을 넣어 땅콩을 꺼내세요."
③ "한 손바닥으로 복부를 검상돌기 방향으로 세게 누르세요."
④ "아이를 바닥에 눕히고 양쪽 유두 사이를 두 손가락으로 1.5cm 깊이로 누르세요."
⑤ "아기를 엎드린 채 머리를 아래 방향으로 하여 기울이고 등을 세게 두드리세요."

025. 다음 중 크룹 아동의 특징적 증상으로 가장 적절한 것은?
① 마른 기침
② 술통형 흉곽
③ 귀를 잡아당김
④ 개 짖는 듯한 쇳소리 기침
⑤ 끈적하고 진한 객담

026. 다음 중 선천성 심장질환 교정술 이후 심박출량 감소를 예측할 수 있는 증상으로 옳은 것은?
① 대사성알칼리증
② 따뜻한 사지
③ 소변량 증가
④ 혈압 상승
⑤ 약한 맥박

027. 팔로 4징후 아동에게 TET 발작이 나타났다. 간호중재로 적절한 것은?
① 아동에게 수유를 한다
② 수액을 공급한다.
③ 산소공급을 중단한다.
④ ibuprofen을 투여한다.
⑤ 슬흉위를 취한다.

028. 혈우병을 앓고 있는 6세 아동이 입원하였다. 아동에게 관찰할 수 있는 증상으로 옳은 것은?
① 복통
② 무릎 관절 동통
③ 대칭적 자반
④ 고혈압
⑤ 소양증

029. 1형 당뇨병에 대한 설명으로 옳은 것은?
① 소아 비만과 관련성이 있다.
② 인슐린 근육 주사를 투여한다.
③ 경구용 혈당하강제를 투약한다.
④ 다뇨, 다갈, 다식의 증상이 있다.
⑤ 주로 성인기에 발병한다.

030. 아구창 환아의 간호중재로 옳은 것은?
① 구강 내 흰 반점은 억지로 떼지 않는다.
② 증상이 사라지면 nystatin 투여를 중지한다.
③ nystatin은 수유 전 한 번만 바른다.
④ 다른 아동으로부터 완전 격리시킨다.
⑤ 오염된 젖병은 버리고 새로 구매한다.

031. 아동의 비뇨생식기계의 설명으로 옳은 것은?
① 아동은 요도가 길어서 요로 감염에 취약하다.
② 미숙아의 경우 포도당, 나트륨 재흡수율이 높아서 배설 기능이 떨어진다.
③ 영아는 헨레고리의 길이가 짧아 소변 농축 기능이 미숙하다.
④ 영아는 사구체 여과율이 높아서 소변 비중이 높다.
⑤ 6세가 되면 성인의 신장기능과 유사해진다.

032. 뇌수종으로 입원해 있는 아동의 뇌압 상승을 의심하게 하는 증상으로 옳은 것은?
① 천문이 함몰되었다.
② 수유량이 늘어난다.
③ 두위가 감소하였다.
④ 하루 종일 수면 중이다.
⑤ 불안정한 모습을 보이고 구토를 한다.

033. 대퇴골 골절로 장기간 골격견인장치를 해야 하는 아동에게 내릴 수 있는 간호진단으로 가장 옳은 것은?
① 체액불균형 위험성
② 변비의 위험성
③ 피부손상 위험성
④ 감염의 위험성
⑤ 출혈 위험성

034. 얼굴과 귀 뒤부터 시작해서 손, 발, 전신적으로 퍼지고, 사라질 땐 발생순서로 사라지는 법정 감염병으로 옳은 것은?
① 이하선염 ② 수족구
③ 홍역 ④ 성홍열
⑤ 백일해

035. 다음 중 흔히 아동의 신아세포종과 감별 진단이 필요한 질환으로 옳은 것은?
① 신경모세포종 ② 호지킨병
③ 흑색종 ④ 골수세포종
⑤ 방광암

1회차 2교시 지역사회간호학

036. 가족과 이웃처럼 상호교류가 빈번하여 소식이 쉽게 전달되고, 구성원간에 서로 친근감과 공동의식을 소유하고 있는 지역사회 유형은?
① 대면공동체
② 자원공동체
③ 지정학적 공동체
④ 문제해결공동체
⑤ 특수흥미공동체

037. 행정적인 절차는 간료화 될 수 있으나 과소진료로 의료의 질적 저하를 초래할 수 있는 진료비 지불제도는?
① 봉급제 ② 포괄수가제
③ 행위별 수가제 ④ 총괄계약제
⑤ 인두제

038. 급성 질환이나 만성질환 관계없이 질병의 원인을 찾는 연구에서 가장 필요한 측정지표는?
① 유병률 ② 발병률
③ 이환률 ④ 발생률
⑤ 치사률

039. 당뇨환자를 두 개의 집단으로 나눈 후 한쪽 집단에만 현미와 채소로 식이요법을 실시하고, 나머지는 그대로 둔 이후에 두 집단 간 질병상태의 변화를 비교하였다. 이는 어떤 역학적 연구방법인가?
① 단면적 연구 ② 환자 대조군 연구
③ 실험연구 ④ 전향적 코호트 연구
⑤ 후향적 코호트 연구

040. 지역사회의 환경, 주거형태, 이동수단 분포정도 등의 생활상을 신속하게 파악하고자 할 때 활용할 수 있는 자료 수집 방법은?
① 참여 관찰 ② 설문지 조사
③ 정보원 면담 ④ 차창 밖 조사
⑤ 집단 면담

041. 지역사회간호사업의 평가계획을 수립하는 시기는?
① 사업 시작 전 ② 사업 종료 후
③ 사업 시작 직후 ④ 사업 진행 중간
⑤ 사업 종료 직전

042. 한 명의 여성이 일생 동안 몇 명의 여자아이를 낳는가를 나타내는 지표는?
① α-index ② 조출생율
③ 재생산율 ④ 일반출산율
⑤ 합계출산율

043. 보건소 간호사가 지역사회 보건사업의 목표를 설정하려고 한다. 이 때 지켜야할 원칙은?
① 사업에 대한 전반적인 방향을 제시한다.
② 측정 가능한 행동용어로 진술한다.
③ 기대되는 결과에 대하여 포괄적으로 진술한다.
④ 실현하려는 의도가 강조된 추상적 표현을 사용한다.
⑤ 지역사회가 공유할 수 있는 궁극적인 가치를 제시한다.

044. 보건사업의 질 구성요소 중에서 "필요한 보건사업을 제공할 수 있는 여건이 구비된 정도"를 나타내는 것은?
① 가용성 ② 수용성
③ 효과성 ④ 적정성
⑤ 형평성

045. 체계모형에 근거하여 지역사회 간호사가 "사업의 적합성"을 평가하려 한다. 이에 해당하는 것은?
① 대상자의 요구 충족도
② 계획의 진행상황 파악
③ 방문간호 회수
④ 목표 성취를 위한 투입비용
⑤ 대상자의 목표성취 여부

046. PRECEDE-PROCEED 모형의 교육적 진단 단계에서 타인으로부터 영향을 받거나 중단되기도 하는 요인은?
① 성향요인 ② 촉진요인
③ 강화요인 ④ 행위요인
⑤ 영향요인

047. 합리적 행위이론의 확대된 이론으로 지각된 행위통제 개념을 추가한 이론은?
① 범이론 ② 건강신념이론
③ 사회인지이론 ④ 합리적 행위이론
⑤ 계획적 행위이론

048. 사업의 우선순위를 건강 문제의 중요성과 변화 가능성을 기준으로 결정하였다면 어떤 방법이 적용된 것인가?
① BPRS ② NIBP
③ CLEAR ④ PATCH
⑤ PEARL

049. A지역의 높은 비만율을 해소하기 위해 실시한 금연프로그램을 사업을 평가할 때 구조평가에 해당하는 것은?
① 금연교실 참여자 수
② 3개월 후 금연자 수
③ 1년 후 금연자의 삶의 질
④ 금연교실 운영 및 캠페인
⑤ 금연사업의 예산 및 인력

050. 지역사회 주민의 참여단계 중에서 주민의 자발적인 자주관리가 강조되는 형태로 지역주민의 주도적 접근이 최고조에 올라간 단계는?
① 동원단계 ② 협조단계
③ 협력단계 ④ 개입단계
⑤ 주도단계

051. 보건소에서 이루어지는 방문간호사업과 의료기관에서 이루어지는 가정방문사업의 공통적인 요소는 무엇인가?
① 비용부담 ② 서비스 제공장소
③ 법적 근거 ④ 이용절차
⑤ 제공인력

052. 근로시간 1,000시간 당 재해로 인한 근로손실일수를 의미하며, 재해에 의한 손상의 정도를 나타내는 산업재해 지표는?
① 재해율 ② 도수율
③ 강도율 ④ 건수율
⑤ 평균작업손실일수

053. 다음 인구현상을 이해할 때 사용하는 성비에 대한 내용으로 옳은 것은?
① 1차 성비는 현재 인구의 성비이다.
② 보통 남자 100명에 대한 남자의 수로서 표시된다.
③ 성비는 남자인구의 균형상태를 나타낸 것이다.
④ 3차 성비는 출생 시의 성비이다.
⑤ 성비가 100보다 크면 남자의 수가 많은 것을 의미한다.

054. 지역사회간호사가 대상자를 다른 기관에 의뢰할 때 가장 먼저 고려해야 할 사항은?
① 의뢰절차가 간편한가
② 의뢰기관의 위치는 가까운가
③ 비용이 적절한가
④ 대상자가 의뢰를 수용하는가
⑤ 문제해결 효율성이 높은가

055. 지역주민을 대상으로 당뇨병에 대해 인지적 영역에 해당하는 학습목표를 설정하려고 한다. 대상자가 인슐린을 맞으면 당뇨병이 조절된다고 말하고 있다면 인지적 영역 중 어느 단계에 해당되는가?
① 이해   ② 종합
③ 적용   ④ 분석
⑤ 지식

056. 보건전문가가 자신의 경험과 지식에 비추어 바람직하다고 판단하는 요구는 브래드쇼(Bradshaw)가 제시한 보건교육 요구 중 어떤 유형에 해당하는가?
① 규범적 요구   ② 내면적 요구
③ 외향적 요구   ④ 상대적 요구
⑤ 절대적 요구

057. 지역사회에서 많은 사람에게 중요한 정보를 집중적으로 반복 교육 할 때 가장 적합한 방법은?
① 시범   ② 역할극
③ 분단토의   ④ 심포지엄
⑤ 캠페인

058. 다음에서 설명하는 학습이론은?

* 학습이란 본질적으로 내적인 사고과정의 변화로 동화와 조절을 통해 이루어진다.
* 외부의 자극에 대해 능동적으로 재조직하고 의미를 구성하는 존재로 인간을 인식한다.

① 구성주의 학습이론
② 사회주의 학습이론
③ 인본주의 학습이론
④ 인지주의 학습이론
⑤ 행동주의 학습이론

059. 보건소 방문간호사가 가족의 요구를 사정하기 위하여 여러 세대에 걸친 가족관계를 파악하면서 가족원의 연령, 성별, 생존 여부, 질병정보 등을 도식화하였다. 이러한 가족간호 사정도구로 옳은 것은?
① 가계도   ② 외부체계도
③ 가족밀착도   ④ 가족연대기
⑤ 가족기능평가도구

060. 가족의 내적인 과정에 초점을 두어 가족 내 개인의 역할과 역할기대를 이해하는데 적합한 가족간호이론은?
① 교환이론   ② 상징적 상호작용론
③ 체계이론   ④ 구조기능이론
⑤ 가족발달이론

061. 다음 중 의사 면허가 있는 사람 중에서 보건소장으로 임용하기 어려운 경우 대신하여 임용할 수 있는 사람에 해당되지 않는 것은?
① 한의사
② 조산사
③ 치과의사
④ 간호사
⑤ 행정 등에 관련된 업무를 하는 공무원

062. 다음 중 모유수유 후 획득한 면역의 종류는?
① 자연능동면역   ② 자연피동면역
③ 인공능동면역   ④ 선천성면역
⑤ 인공피동면역

063. 지역사회 주민을 대상으로 새로운 집단검진을 계획하려 한다. 이 때 적합한 질병은 다음 중 무엇인가?
① 발병률이 낮은 질병　② 유병률이 낮은 질병
③ 잠복기가 있는 질병　④ 조기진단이 어려운 질병
⑤ 예후가 좋지 않은 질병

064. 초등학교에서 수두 환아가 발생하였을 때 지역사회간호사가 가장 우선해야 할 간호중재는?
① 초등학교 건물 전체를 소독한다.
② 환아 및 환아와 접촉한 아동을 격리한다.
③ 통증을 호소하는 환아에게 진통제를 투여한다.
④ 전체 학생에게 추가로 수두 예방접종을 접종한다.
⑤ 감염전문가를 지역사회 내에서 확보한다.

065. 다음 국가 인구정책 중 출산억제 정책에 해당하는 것은?
① 해외이민 제한
② 인공임신중절 금지
③ 피임교육과 기구 보급
④ 육아 및 유아교육시설 확대
⑤ 출산 및 육아휴직 제도 도입

066. 65세 이상 고령이나 노인성 질병 등의 사유로 일상생활을 혼자서 수행하기 어려운 노인에게 신체활동 또는 가사활동을 지원함으로써 노후 건강증진과 생활안정을 도모하고 가족의 부담을 경감시킬 수 있는 사업은?
① 병원가정간호사업
② 보건소방문건강관리사업
③ 국가통합건강증진사업
④ 동주민센터 방문간호사업
⑤ 노인장기요양 방문간호사업

067. 지역사회간호사가 복잡한 제반 건강문제를 가진 대상자에게 질병관리 이외에도 필요로 하는 서비스를 받을 수 있도록 포괄적 서비스를 제공하기 위한 방법은?
① 집단검진　　　② 사례관리
③ 지역보건사업 기획　④ 방문간호사업
⑤ 건강생활실천 계획

068. 근로자 건강관리 구분 판정에 대한 설명으로 옳은 것은?
① C1: 일반질병으로 진전될 우려가 있어 추적 관찰이 필요한 자
② C2: 일반질병의 소견을 보여 사후관리가 필요한 자
③ D1: 직업병의 소견이 있어 적절한 의학적 및 직업적 사후 관리 조치가 필요한 자
④ A: 건강관리상 사후관리가 필요 없는 자
⑤ D2: 질병의 소견을 보여 야간작업 시 사후관리가 필요한 자

069. 증기 또는 분진을 흡입하여 발생하며, 급성인 경우 과뇨증이나 무뇨증 등의 신장장해를 보이고 만성으로 진행 시 폐나 위장 점막의 병변과 함께 비중격 천공을 일으키는 중금속은?
① 납　　　② 카드뮴
③ 크롬　　④ 수은
⑤ 니켈

070. 대형 교통사고로 많은 부상자가 발생하였다. 재난유형별 분류 원칙에서 가장 우선적으로 조치를 해야하는 대상자는?
① 다발성 골절, 척수 손상이 있는 자
② 폐쇄성 골절, 약한 화상이 있는 자
③ 두부손상이 있으면서 반응이 없는 자
④ 쇼크나 조절되지 않는 출혈이 있는 자
⑤ 합병증을 동반한 부상을 가졌으나 저산소증이나 쇼크 상태는 없는 자

1회차 2교시 정신간호학

071. 프로이드의 정신성적 발달단계 중 항문기(Anal stage)의 특징으로 옳은 것은?
① 물고 빠는 행동을 통해 만족을 얻는다.
② 또래와의 상호작용을 통해 사회성을 키운다.
③ 배변 훈련을 통해 자율성과 통제력을 학습한다.
④ 이성 부모에게 성적 감정을 느낀다.
⑤ 주 양육자와의 신뢰 형성이 중요한 시기이다.

072. 남편에게 야단을 맞은 뒤 참았던 분노를 점심시간에 식당 종업원에게 무례하게 쏟아낸 환자의 방어기제는?
① 억압
② 전위
③ 승화
④ 투사
⑤ 동일시

073. 간호사와 신뢰관계를 형성하는 초기 단계에서 대상자가 "간호사님은 진짜 제 편 맞아요?"라고 말할 때, 간호사의 반응으로 가장 적절한 것은?
① "그렇게 느끼는 건 당신 문제예요."
② "신뢰하지 않으면 더 이상 도와드릴 수 없어요."
③ "그런 생각이 드는 이유를 설명해보세요."
④ "그런 마음이 드셨군요. 저는 언제나 당신을 돕고 싶어요."
⑤ "당신을 돕고자 하는 마음은 변함없어요."

074. 대상자가 "죽고 싶어요. 아무 의미가 없어요."라고 말할 때, 간호사의 반응으로 가장 적절한 것은?
① "왜 그런 생각을 해요?"
② "그런 생각은 하면 안 되죠."
③ "기분이 나아질 수 있도록 노력해보세요."
④ "지금 기분이 어떤지 좀 더 말해줄래요?"
⑤ "그런 말 자꾸 하면 입원해야 해요."

075. 30세 남자 환자가 "텔레비전 속 인물이 나한테 신호를 보내요. 내가 뭘 하면 거기서 반응하거든요."라고 말한다. 이 대상자의 증상은?
① 강박사고
② 사고의 두절
③ 피해망상
④ 신체망상
⑤ 관계망상

076. 주요우울장애의 생물학적 요인으로 가장 관련 있는 신경전달물질은?
① 도파민
② 아세틸콜린
③ 세로토닌
④ 글루타메이트
⑤ 가바(GABA)

077. 다음 중 정적 강화(positive reinforcement)의 원리를 적용한 행동치료 기법은?
① 홍수법
② 바이오피드백
③ 체계적 둔감화
④ 모델링
⑤ 토큰경제

078. 할로페리돌(haloperidol)의 주요 치료기전과 관련된 신경전달물질은?
① 멜라토닌
② 세로토닌
③ 도파민
④ 아세틸콜린
⑤ 노르에피네프린

079. 학교에서 청소년을 대상으로 우울증 예방을 위한 마음건강 교육을 실시하는 활동은 어떤 수준의 예방인가?
① 1차 예방
② 2차 예방
③ 3차 예방
④ 사후관리
⑤ 재활 예방

080. 지역사회 정신건강서비스의 주요 특성으로 가장 적절한 것은?
① 장기 입원을 통한 집중 치료
② 증상 관리를 위한 약물 중심 접근
③ 병원 환경에서의 폐쇄적 보호
④ 환자의 사회적 역할 복귀 지원
⑤ 제한된 가족 접근과 분리 유지

081. 다음 중 우발적(재난) 위기에 해당하는 상황은?
① 직장 퇴직
② 자녀의 출산
③ 배우자와의 이혼
④ 태풍으로 인한 주택 침수
⑤ 장기간 준비한 시험에서 불합격함

082. 가정에서 함께 생활 중인 아들이 고령의 어머니를 여러 차례 밀치고 멍이 들 정도로 때리는 경우, 해당하는 노인학대의 유형으로 가장 적절한 것은?
① 유기
② 성적 학대
③ 경제적 학대
④ 정서적 학대
⑤ 신체적 학대

083. 조현병 대상자가 "집 앞 전봇대에 있는 CCTV가 날 감시하고 있어요. 내가 움직이면 따라 움직이잖아요."라고 말할 때, 이 증상에 해당하는 망상 유형으로 가장 적절한 것은?
① 신체망상
② 조종망상
③ 피해망상
④ 관계망상
⑤ 허무망상

084. 조현병 대상자가 하루 종일 방 안에만 머물며, 공동식사도 거부하고 대화 시 시선을 피한다. 가장 적절한 간호진단은?
① 사고과정장애
② 사회적 고립
③ 감각지각장애
④ 언어적 의사소통장애
⑤ 만성적 자존감 저하

085. "지금도 머릿속에서 죽으라고 말해요."라고 말하는 환청을 경험하는 대상자에게, 가장 적절한 간호사의 반응은?
① "그건 착각이에요."
② "무시하세요."
③ "음악 들어보세요."
④ "누가 그랬는지 말해보세요."
⑤ "그 목소리가 들리면 무섭겠군요. 제가 곁에 있을게요."

086. "간호사가 날 해치려 해요. 독을 탔어요."라고 말할 때 적절한 간호중재는?
① "그럴 리 없어요."
② "왜 그렇게 느끼죠?"
③ "시간 지나면 나아져요."
④ "제가 지켜볼게요."
⑤ "그런 느낌이 들 수 있겠지만, 지금은 안전해요."

087. "내가 없어지는 게 가족한테 더 나을 거예요."라고 말하며 고개를 떨구는 대상자에게, 가장 우선 적용할 간호진단은?
① 지식 부족
② 만성 혼동
③ 상황적 자존감 저하
④ 언어적 의사소통 장애
⑤ 비효과적 건강관리

088. 우울증 대상자가 "나는 실패자야. 아무 가치도 없어."라고 말할 때 가장 적절한 간호중재는?
① "그런 말 하지 마세요."
② "그건 전혀 사실이 아니에요."
③ "다들 그런 시기 있죠."
④ "생각을 멈추도록 노력해보세요."
⑤ "그런 생각이 들 수 있어요. 어떤 상황이었는지 말해보시겠어요?"

089. 다음 중 양극성 장애의 조증 삽화에 해당하는 행동으로 가장 적절한 것은?
① 무기력과 주의력 결핍
② 말수가 줄고 반응이 느림
③ 상실감과 무력감 호소
④ 자극에 민감하고 수면이 늘어남
⑤ 말이 많고 주제에서 벗어나며 흥분이 빠름

090. 조증 환자가 음식을 매우 빠르게 먹고, 다른 사람의 음식을 뺏으려는 행동을 보일 때, 우선 적용할 간호진단으로 가장 적절한 것은?
① 감각지각장애
② 자존감 저하
③ 사고과정 장애
④ 충동 조절 장애
⑤ 사회적 상호작용 장애

091. 다음 중 중등도 불안 상태에서 보이는 특징으로 가장 적절한 것은?
① 감각이 선명해지고 학습능력이 향상된다.
② 환경의 변화에 관심을 보인다.
③ 선택적 주의가 나타나고 집중력이 저하된다.
④ 지남력이 손상되고 방향 감각을 잃는다.
⑤ 의식이 혼탁해지고 망상이 발생한다.

092. 무대에 서는 상황에서 심한 긴장과 두려움을 보이며 반복적으로 회피하는 경우, 해당하는 진단으로 가장 적절한 것은?
① 특정공포증
② 광장공포증
③ 사회불안장애
④ 범불안장애
⑤ 외상 후 스트레스 장애

093. 강박장애 대상자가 손을 계속 씻는 행동을 멈추지 못할 때 우선 적용할 간호중재는?

① 무시하고 대화 시도
② 반복하지 않도록 경고
③ 억제시키고 다른 활동 유도
④ 불안한 감정을 표현하도록 지지
⑤ 물리적으로 행동을 제한함

094. 전환장애(기능적 신경학적 증상장애)의 대표적인 특징으로 가장 적절한 것은?

① 항상 통증이 동반된다.
② 호소하는 증상은 대체로 진실하지 않다.
③ 신체 증상은 있으나 의학적으로 설명 가능하다.
④ 의도적이며 외적 보상이 뚜렷하다.
⑤ 운동마비, 실어증 등의 신경학적 증상이 나타난다.

095. 신체증상장애(somatic symptom disorder)의 간호중재로 가장 적절한 것은?

① 증상에 집중하도록 격려
② 반복 진단을 장려
③ 정기적이고 일관된 간호접근
④ 증상 관련 상담 회피
⑤ 모든 증상을 기록하고 감별

096. 다음 중 의존성 성격장애의 특징으로 가장 적절한 것은?

① 일시적 기억 상실을 경험한다.
② 사회적 관계에 전혀 관심이 없다.
③ 자신의 감정을 과장되게 표현한다.
④ 타인에 대한 불신으로 관계를 회피한다.
⑤ 중요한 결정을 타인의 조언 없이는 내리지 못한다.

097. 다음 중 반사회성 성격장애(Antisocial Personality Disorder)의 대표적인 특징으로 가장 적절한 것은?

① 규칙에 대한 강박
② 감정 표현의 제한
③ 공상과 망상의 반복
④ 애정 결핍에 대한 우울감
⑤ 타인의 권리를 침해하면서 죄책감을 느끼지 않음

098. 다음 중 메스암페타민(Methamphetamine) 중독 시 나타나는 증상으로 가장 적절한 것은?

① 언어 지연, 동작 느림
② 눈동자 축소, 저혈압
③ 무기력, 운동 감소, 체온 저하
④ 반사저하, 집중력 저하
⑤ 과도한 흥분, 식욕 저하, 피해망상

099. 만성 알코올 중독자의 금단 증상 중 가장 먼저 나타날 수 있는 증상으로 가장 적절한 것은?

① 동공 축소
② 식욕 증가
③ 손의 진전(tremor)
④ 혈압 저하
⑤ 체온 저하

100. 다음 중 섬망 환자에게 흔히 나타나는 증상으로 가장 적절한 것은?

① 착각(misinterpretation)
② 언어 빈곤
③ 장기기억 손실
④ 기분 변화의 지속
⑤ 점진적인 인지기능 저하

101. 신경성 식욕부진증(anorexia nervosa) 환자에게서 관찰되는 행동 특성으로 가장 적절한 것은?

① 수면과다, 과식
② 운동에 대한 무관심
③ 체중 증가에 대한 무관심
④ 체중이 매우 적음에도 비만에 대한 왜곡된 인식
⑤ 식사 전후 수분 섭취 증가

102. 다음 중 기면증(narcolepsy)의 특징으로 가장 적절한 것은?

① 원치 않게 갑자기 잠에 빠지는 발작적 수면
② 수면 중 반복적으로 호흡이 정지된다.
③ 잠들기 어려워 수면 시작에 지연이 생긴다.
④ 수면시간이 지나치게 많고 각성이 어려움
⑤ 새벽에 자주 깨며 꿈을 반복적으로 느낌

103. 다음 중 타인의 사적인 신체 부위를 몰래 관찰함으로써 성적 흥분을 얻는 장애는?

① 노출장애
② 마찰도착장애
③ 관음장애
④ 성기능부전
⑤ 성별 불쾌감

104. 자폐스펙트럼장애(ASD)의 대표적인 행동특성으로 가장 적절한 것은?

① 대인관계에서 의존성 증가
② 과도한 언어 구사와 감정이입 능력
③ 급격한 기분 변화와 과잉활동
④ 또래 관계에서 높은 의사소통 기술
⑤ 상동적인 행동과 의사소통의 결함

105. 주의력결핍과잉행동장애(ADHD)의 약물 치료제로 가장 적절한 것은?

① 도네페질
② 설트랄린
③ 메틸페니데이트
④ 다이설피람
⑤ 프로프라놀롤

1회차 3교시

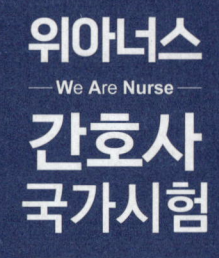

1회차 3교시 간호관리학

001. 전 세계 사람들의 최고의 건강상태를 추구하는 것을 목표로 하는 기구의 이름은 무엇인가?

① 세계보건기구(WHO)
② 국제간호협의회(ICN)
③ 유니세프(UNICEF)
④ 국제연합(UN)
⑤ 대한간호협회

002. 미군정시대의 간호에 대한 설명으로 옳은 것은?

① 분야별 간호사제도 신설
② 간호교육기관의 교육기간을 3년으로 통일
③ 입학자격을 고등 졸업 이상으로 규정
④ 간호교육의 표준화, 교과서 출판
⑤ 의료인에 대한 규정과 의료인 명칭의 개정

003. 간호 전문직의 주의의무를 판단할 수 있는 객관적인 기준으로 가장 적합한 것은?

① 간호소송판례   ② 행위의 긴급성
③ 통상적인 의료관행   ④ 간호실무표준
⑤ 유권해석

004. 다음의 내용에 해당하는 의료오류와 관련된 용어로 옳은 것은?

> 관절경 시술을 위해 입원한 A씨는 오후 2시에 시술을 받기로 되어 있었는데 아침 7시로 시간이 바뀌었다고 연락을 받고 수술실에 입실한 이후 회복실에서 일어나 보니 왼쪽 다리가 절단되어 있었다.

① 근접오류(near misses)
② 주의의무태만(negligence)
③ 적신호 사건(sentinel event)
④ 위해사건(adverse event)
⑤ 빠뜨림(slips, lapse)

005. "국가 정부의 예산 대부분이 예방접종에만 집중될 경우, 이것은 옳은가?"라는 질문은 간호윤리의 원칙 중 어디에 속하는가?

① 무해성의 원칙   ② 정의의 원칙
③ 선행의 원칙   ④ 자율성 존중의 원칙
⑤ 신의의 원칙

006. 환자의 낙상을 방지하지 위해 침상 난간을 올려두는 것에 해당하는 간호사의 법적 의무는?

① 사생활 보호의무   ② 주의의무
③ 기록보존의 의무   ④ 비밀유지의 의무
⑤ 설명 및 동의의 의무

007. 공리주의에 대한 설명으로 옳은 것은?

① 다수에게 이익이 되는 것이 선이다.
② 목적이 수단을 정당화할 수 없다.
③ 모든 생명은 동일한 가치를 지니고 있다.
④ 소수개인의 권리가 지켜진다.
⑤ 상황에 좌우되지 않는 행위의 일반적인 원칙을 제시한다.

008. 간호사들이 수행하는 간호업무를 표준화하기 위해 각 간호 행위별로 시간-동작 분석을 한 후 핵심간호술기 가이드라인을 개발하였다. 이때 적용된 관리이론은?
① 상황이론 ② 체계이론
③ 관료제이론 ④ 행정관리론
⑤ 과학적 관리론

009. 간호관리 체계모형에서 산출요소가 아닌 것은?
① 간호사의 만족도 ② 환자의 만족도
③ 간호연구개발 ④ 환자의 간호사에 대한 태도
⑤ 환자의 재원일수

010. 올해 간호부는 '최상의 간호를 실현하는 인간중심, 고객중심의 간호부'라는 비전을 선포하였다. 이 간호부가 수행한 의사결정의 유형은?
① 전략적 의사결정 ② 수평적 의사결정
③ 정형적 의사결정 ④ 운영(업무)적 의사결정
⑤ 전술(관리)적 의사결정

011. 간호의 질 향상 활동을 주제로 "환자의 회복률 증진"을 선정하고 성공적인 전략을 수립하기 위해 간호사들이 함께 모여 다양한 아이디어를 자유롭게 이야기하도록 유도하여 창의적 방안을 도출하고자 한다. 이 때 적용되는 의사결정 기법은?
① 델파이기법 ② 의사결정나무
③ 명목집단기법 ④ 브레인스토밍
⑤ 인터뷰기법

012. 다음 중 간호단위관리자가 목표관리(MBO) 이용 시 나타나는 결과로 옳은 것은?
① 구성원의 목표에 대한 몰입과 동기부여가 증진된다.
② 조직의 장·단기 목표가 계량적으로 정확하게 나타난다.
③ 목표의 신축성이 나타난다.
④ 계량화될 수 없는 목표도 이룰 수 있다.
⑤ 조직의 관리자가 원하는 방향으로 목표가 설정된다.

013. 포괄수가제의 한계점에 해당하는 것은?
① 새로운 의료기술 개발의 촉진
② 의료비 통제의 어려움
③ 불필요한 의료제공량의 증가
④ 진료에 투입하는 비용 감소로 의료의 질 저하
⑤ 의료행정 절차의 복잡함으로 비용 증가

014. 마케팅 전략 수립을 위한 시장 세분화 개념을 간호서비스에 적용했을 때, 시장세분화 분류가 옳지 않은 것은?
① 간호사 - 내부시장
② 의료용품 제조업자 - 고객시장
③ 국민건강보험공단 - 영향자시장
④ 간호협회 등 의료관련 전문단체 - 간호서비스 의뢰시장
⑤ 환자 및 그 가족 - 간호고객 시장

015. 프로젝트 조직이 전통적 라인조직에 완전히 통합되어 두 구조가 한 조직에 섞인 형태로 생산과 기능에 모두 중점을 두는 이중적 조직유형은 무엇인가?
① 직능 조직 ② 매트릭스 조직
③ 네트워크 조직 ④ 위원회 조직
⑤ 계선조직

016. 내과병동에서 6년이 넘은 경력간호사의 밤 근무 부담을 덜어주고, 전문성을 발휘하도록 하기 위해 신장투석실 순환근무를 시키기로 했다. 이 관리자가 고려한 직무설계 방법은?
① 직무순환 ② 직무확대
③ 직무충실화 ④ 직무특성모형
⑤ 직무단순화

017. 한 명의 간호사가 환자의 입원부터 퇴원까지 24시간 전체의 간호를 책임지고 수립된 간호계획에 따라 지속적인 간호가 제공될 수 있도록 하는 간호전달체계 방법은?
① 팀간호 ② 일차간호
③ 사례관리 ④ 모듈간호
⑤ 기능적간호

018. 조직 구성원들이 공유하는 가치, 신념, 관습, 규범, 전통, 상징체계 등을 총칭하는 개념으로 조직 구성원의 행동에 영향을 주는 것은?
① 조직화 ② 조직개발
③ 조직문화 ④ 조직변화
⑤ 조직설계

019. 간호인력 산정을 위해 간호업무량을 측정하고자 한다. 간접간호 활동에 해당하는 것은?
① 상처사정 ② 신체사정
③ 투약간호 ④ 업무인수인계
⑤ 개인적 휴식시간

020. 특정요소가 특출하게 우수해서 다른 것까지 높게 평가되는 것은?
① 혼효과 ② 후광효과
③ 관대화 효과 ④ 논리적 오류
⑤ 중심화 효과

021. 수간호사가 자신의 병원의 간호사를 추천하여 상을 주는 권력은?
① 합법적 권력(legitimate power)
② 보상적 권력(reward power)
③ 강압적 권력(coercive power)
④ 전문적 권력(expert power)
⑤ 준거적 권력(referent power)

022. 직원 훈육 시 고려해야 할 사항으로 옳은 것은?
① 업무 규칙과 규정을 위배한 직원 당사자의 요청이 있는 경우에만 개인적으로 알려준다.
② 위반을 명확히 규명한 후 적절한 교정행위를 신속하고 공개적으로 시행한다.
③ 화가 날 때는 훈육이 긍정적인 방향으로 가기 어려우므로 행동하지 않는다.
④ 교정이 필요한 행위뿐만 아니라 전문직인으로서의 인성, 소양 문제까지도 포함해서 다룬다.
⑤ 서면경고, 구두경고, 해고 순으로 벌칙을 적용한다.

023. 최근 호흡기 중증병동에 발령받은 간호관리자는 모든 간호사가 의사결정에 참여하고 병동이 추구해야 하는 목표를 함께 만들어 가야 한다는 신념으로 병동을 이끌어 가려 한다. 이 간호관리자가 발휘하려고 하는 리더십 유형으로 옳은 것은?
① 전제적 리더십 ② 상황적 리더십
③ 민주적 리더십 ④ 자유방임적 리더십
⑤ 독보적 리더십

024. 동기유발에 관한 이론은 내용이론과 과정이론으로 구분할 수 있는데, 다음 중 과정이론에 해당하는 것은?
① 매슬로우의 욕구계층이론
② 앨더퍼의 ERG이론
③ 허즈버그의 2요인이론
④ 브룸의 기대이론
⑤ 맥그리거의 X-Y이론

025. 다음은 무엇을 설명한 것인가?

• 정보가 빠르게 전달된다.
• 정보가 선택적이며, 임의적으로 전달된다.
• 직원의 50%가 이것을 통해 정보를 얻는다.

① 비공식적 의사소통 ② 수직적 의사소통
③ 공식적 의사소통 ④ 수평적 의사소통
⑤ 상향적 의사소통

026. 간호조직에서 경력개발이 필요한 이유 중 가장 맞는 것은?
① 간호서비스 관련 비용을 절감하기 위함
② 간호사들의 독립적인 창업이 활성화되기 위함
③ 간호사의 직업만족도와 조직의 생산성 향상을 위함
④ 간호사 급여체계의 공정성 확보, 이직률 감소를 위함
⑤ 간호사 간의 경쟁을 통해 승진과 급여에 반영하기 위함

027. 간호사와 의사 간에 서로 의견의 차이로 갈등이 있을 때 서로 문제에 집중하여 갈등을 해결하고자 한다. 이러한 상황에서 가장 적합한 갈등해결 방법은 무엇인가?
① 강압 ② 회피
③ 경쟁 ④ 협상
⑤ 협력

028. 간호업무의 질평가 접근 방법이 올바르게 연결된 것은?
① 구조 - 환자만족도
② 결과 - 병원감염률
③ 과정 - 소화기 설치 여부
④ 결과 - 환자와의 의사소통
⑤ 과정 - 환자의 건강회복 수준

029. 간호단위과리자가 업무과정을 분석하고 문제점을 확인하고자 할 때 활용할 수 있는 도구는?
① 런챠트 ② 흐름도
③ 인과관계도 ④ 파레토챠트
⑤ 히스토그램

030. A병동에서 의료오류가 발생하여 환자에 대한 위해의 가능성이 있었으나, 의료진의 신속한 회복조치에 의해서 원하지 않는 결과가 예방되었다. 어떤 상황인가?
① 근접오류가 발생하였다.
② 위해사건이 발생하였다.
③ 빠뜨림 사건이 발생하였다.
④ 적신호 사건으로 간주된다.
⑤ 업무상과실치사상죄로 간주된다.

031. 병원감염에 관한 설명으로 옳은 것은?
① 가장 흔한 원인병원체는 그람 양성간균이다.
② 가장 흔한 감염부위는 수술 후 창상감염이다.
③ 병원직원들에게 정기적인 건강검진과 예방접종을 실시한다.
④ 병원의 모든 공간은 동일한 기준을 적용하여 청소한다.
⑤ 병원직원이 감염에 노출된 경우에는 특별한 조치가 필요하지 않다.

032. 사고를 미연에 방지하여 사고를 예방하는 것은?
① 안전관리   ② 감염관리
③ 환경관리   ④ 물품관리
⑤ 재난관리

033. 병원감염을 예방하기 위한 방법들 중 가장 효과가 적은 것은?
① 효과적인 감염 발생 감시체계를 확립한다.
② 병원직원들을 위한 계속적인 교육사업을 유지한다.
③ 교차감염을 막기 위해 격리시설을 구비한다.
④ 간호사는 환자 접촉 전·후 반드시 손을 씻는다.
⑤ 면회 온 어린이에게 덧가운을 착용하여 면회시킨다.

034. '병실 소음을 조절하기 위해 환자방은 몇 dB 정도를 유지하는 것이 바람직한가?
① 30dB   ② 40dB
③ 50dB   ④ 60dB
⑤ 70dB

035. 의료사고로 분쟁이 야기되었을 때 간호기록이 법적 근거가 되는데 일반적으로 발생하는 간호기록상의 과오에 해당되는 것은?
① 적절한 서명
② 객관적인 견해를 기록
③ 정확한 약어를 사용한 기록
④ 수행한 간호활동의 누락
⑤ 간호수행 직후에 한 기록

기본간호학

036. 37세 여자 환자의 활력징후이다. 본 환자는 어떠한 상태인가?

혈압 70/50mmHg, 맥박 118회/분, 호흡 29회/분, 체온 38℃

① 저혈압, 빈맥, 빈호흡, 발열
② 고혈압, 빈맥, 빈호흡, 발열
③ 저혈압, 서맥, 빈호흡, 저체온
④ 고혈압, 빈맥, 정상호흡, 고열
⑤ 저혈압, 서맥, 서호흡, 정상 체온

037. 만성폐쇄폐질환(COPD)을 오랫동안 앓고 있는 환자에게 호흡수 감소, 일호흡 용적 증가, 기능적 잔료량 감소 등을 위해 권장하는 호흡운동은?
① 복식호흡   ② 입술 오므리기 호흡
③ 지속호흡   ④ 과소호흡
⑤ 흉식호흡

038. 다음 중 폐에서 조직으로의 산소 전달능력이 가장 취약한 환자는 누구인가?
① 헤모글로빈 8.0g/dL인 환자
② 당뇨환자
③ 연수 종양 환자
④ 늑골 골절환자
⑤ 세균감염 환자

039. 다음 중 강화 폐활량계에 대한 설명이 아닌 것은 무엇인가?
① 최대 환기를 촉진
② 자발적 심호흡을 격려하는 장치
③ 무기폐를 예방하고 수술 후 대상자에게 유용
④ 흡입량을 보여줌
⑤ 내쉬는 공기의 양을 보여주기 위해 무거운 공이 상승함

040. 섭취량과 배설량 측정에 대해 옳은 것은?
① 수혈은 섭취량에 포함한다.
② 얼음의 양은 섭취량의 3배로 측정한다.
③ 변실금은 배설량에서 제외한다.
④ 위관영양 후 위관을 통과시킨 물은 섭취량에서 제외한다.
⑤ 약을 먹을 때 마신 물은 섭취량에서 제외한다.

041. 단기간 갈증 해소와 수분공급을 위해 복부 수술 후 가스 배출이 된 환자에게 처음으로 제공하는 식이는?
① 연식 ② 경식
③ 저섬유식 ④ 일반식
⑤ 맑은 유동식

042. L-tube를 적용한 여자 환자에게 위관영양을 시행하려고 한다. 이때의 간호로 옳은 것은?
① 가능한 최대한 빠른 속도로 주입한다.
② 영양 주입 전 20~30ml 식염수를 주입한다.
③ 주입이 끝나자마자 바로 또 주입하여 포만감을 주도록 한다.
④ 환자의 체위는 앙와위로 한다.
⑤ 영양 주입 후 100ml 식염수를 주입한다.

043. 다음 설명 중 배뇨와 관련된 옳은 내용은 무엇인가?
① 배뇨곤란 : 소변 생산이 중단된 경우
② 요실금 : 밤에 소변이 자주 보고 싶어짐
③ 핍뇨 : 24시간 배설량이 400ml 이하
④ 무뇨 : 24시간 소변량이 200ml 이하
⑤ 야뇨 : 배뇨의 조절능력 상실

044. 다음 중 분변매복을 유발할 수 있는 경우는?
① 크론씨병으로 장절제술을 받은 경우
② 다량의 섬유소 섭취
③ 정신적 스트레스
④ 바륨 조영제를 이용한 상부위장관조영술
⑤ 하제의 지속적인 사용

045. 32세 회사원인 김오뚝은 가끔씩 변비가 있어 힘들다고 호소하였다. 김오뚝의 다음 자료 중에서 "변비의 위험성" 간호진단과 관련이 높은 요인은?
① 매일 아침 변기에 앉아 변을 보려고 노력함
② 매일 왕복 30분 정도 걸어서 출퇴근함
③ 야채와 과일을 일상적으로 매끼마다 섭취함
④ 1일 2L 정도의 물을 섭취함
⑤ 빈혈을 치료하기 위해 매일 철분제를 복용하고 있음

046. 대변촉진을 위해 직장좌약을 사용하는 경우 반드시 지켜야 할 사항은 무엇인가?
① 삽입 전 좌약을 체온과 비슷한 온도로 따뜻하게 한다.
② 직장벽에 닿도록 삽입한다.
③ 좌약이 대변 속에 삽입되도록 한다.
④ 좌약 삽입 즉시 화장실에 가도록 한다.
⑤ 좌약을 내항문괄약근(조임근)과 외항문괄약근(조임근) 사이에 삽입한다.

047. 다음 중 증상 및 원인에 따른 대상자의 체위가 바르게 연결된 것은 무엇인가?
① 잭나이프 – 뇌압상승 ② 쇄석위 – 쇼크
③ 복위 – 요추천자 ④ 파울러씨 체위 – 호흡곤란
⑤ 슬흉위 – 비위관 삽입

048. A 환자가 교통사고로 왼쪽 대퇴관절에 외과적 수술을 받은 후 대퇴관절 견인장치를 하고 있다. 이 환자의 왼쪽 다리 근육의 힘과 긴장도를 유지시키기 위한 운동이 필요한 상황이다. 다음 환자에게 적용할 수 있는 간호중재는 무엇인가?
① 유산소운동
② 자전거타기
③ 등척성(isometric) 운동
④ 등장성(isotonic) 운동
⑤ 수영

049. 대상자 목발보행에 대한 다음의 설명 중 옳지 않은 것은?
① 보행을 시작하기 전에 대상자의 보행에 대한 능력과 도움을 필요로 하는 정도를 사정한다.
② 팔꿈치는 30도 굴곡하도록 한다.
③ 대상자가 기립성 저혈압이 있는지 사정하고 어지럽다고 호소하면 즉시 대상자를 앉힌다.
④ 대상자가 목발을 사용하는 동안 체중의 지지는 액와 부위로 해야 한다.
⑤ 계단을 내려갈 때는 환측과 목발을 먼저 내리고 계단을 올라갈 때는 건강한 다리를 먼저 올린다.

050. 운동 후 근육통을 호소하는 대상자에게 적용 가능한 열요법은 무엇인가?
① 더운물 주머니 ② 가열 램프
③ 가열 크래들 ④ 얼음 주머니
⑤ 미온수 스펀지 목욕

051. 35세 남자가 신체검사 중 손톱이 스푼형으로 움푹 파여 있는 것을 발견하였다. 이러한 경우 결핍되어 있는 요소는 다음 중 무엇인가?
① 철분 ② 단백질
③ 비타민 A ④ 비타민 C
⑤ 칼슘

052. 다음 체온에 영향을 미치는 요인 중 가장 옳은 것은 무엇인가?
① 노인의 정상체온은 일반적으로 낮다.
② 남성이 여성보다 체온변화가 심하다.
③ 영아는 체온조절 능력이 뛰어나다.
④ 스트레스는 체온을 떨어트린다.
⑤ 여성은 배란기에도 평상시와 같은 체온 범위를 유지한다.

053. Z-track 방법으로 옳은 것은 무엇인가?
① 피하조직에 자극이 있는 약물의 근육주사 시 자극을 최소화하는 기법이다.
② 주사기에 1ml 이상 많은 양의 공기를 넣어준다.
③ 약물 주입 후 마사지한다.
④ 피부 소독 후 피부가 평평하게 펴지도록 늘린다.
⑤ 약물을 주입할 때는 빠르게 시행한다.

054. 투약 과오를 예방하기 위해 간호사가 고려해야 할 사항으로 옳지 않은 것은?
① 과민반응을 일으킬 수 있는 주사약물을 투여할 때에는 반드시 피부반응검사를 해야 한다.
② 간호력 수집 시 약물사용에 대한 과거력을 확인한다.
③ 의사의 처방내용이 의심될 때에는 처방내용을 확인하기 전에는 투여하지 않는다.
④ 약 복용하는 것을 잊어버리고 건너 뛰면 다음 회에 이전 약을 같이 한꺼번에 복용하도록 한다.
⑤ 구두처방 시 간호사가 다시 한 번 약의 이름과 용량을 의사에게 확인한다.

055. 다음 중 수혈 부작용으로 틀린 것은?
① 두드러기 ② 호흡곤란
③ 청색증 ④ 체온상승
⑤ 혈압 하강

056. 다음 중 욕창 발생 위험이 가장 큰 환자는 누구인가?
① 산소텐트를 적용중인 7세 천식 환아
② 추간판 탈출증으로 하지에 견인장치를 하고 있는 환자
③ 거동을 하지 못하고 요실금이 있는 80세 저단백혈증 환자
④ 임신성 고혈압이 있고 하지 부종이 심한 임신 8개월 임부
⑤ 혼동 상태인 80세 치매 환자

057. 내시경 검사를 한 환자가 사용한 기구의 렌즈를 소독하려고 한다. 소독 방법으로 옳은 것은?
① 건열소독 ② 자외선 소독
③ 자비소독 ④ 여과소독
⑤ EO gas 소독

058. 정맥주사 후 환자는 주사 약물이 혈관 주위 조직으로 스며들어 조직에 손상을 입고 조직괴사가 유발된 상태이다. 이를 발견한 담당간호사가 가장 우선적으로 취해야 할 간호중재는 무엇인가?
① 혈액순환을 위해 정맥주사를 서서히 주입한다.
② 조직 통합성 회복을 위해 광범위 변연절제술을 시행한다.
③ 정맥 카테터를 즉시 제거한다.
④ 의사에게 즉시 보고한다.
⑤ 수액세트를 즉시 교환한다.

059. 다음 중 투약 시 5 Right에 포함되지 않는 것은?
① 정확한 인계   ② 정확한 시간
③ 정확한 용량   ④ 정확한 대상자
⑤ 정확한 약

060. 25세 건강한 청년들에게 단체로 예방접종을 근육 주사하려고 한다. 적절한 주사 부위는?
① 삼각근   ② 외측광근
③ 둔부 복면   ④ 둔부 배면
⑤ 상완 외측면

061. 환자에게 입과 코를 막고 재채기하도록 하는 것은 전염의 어느 경로를 차단하는 것인가?
① 병원소   ② 출구
③ 입구   ④ 숙주
⑤ 저장소

062. 사망 후 신체 내의 글리코겐 부족으로 ATP가 합성되지 않아 근육이 수축되고 관절을 움직이지 못하게 되는 신체적 변화는?
① 사후강직   ② 사후액화
③ 사후연화   ④ 사후시반
⑤ 사후한랭

063. 정맥약물을 투여하기 위해 Heparin lock을 사용하는 경우로 옳은 것은?
① 정맥으로 Heparin을 투여하라는 처방이 있을 때
② 용액의 많은 양을 정맥이 견딜 수 없을 때
③ 잦은 채혈을 해야할 때
④ 정맥 주입용액이 소량일 때
⑤ 한 정맥을 한 번밖에 사용할 수 없을 때

064. 공기와 물이 투과되지 않아 감염과 상처건조를 막고 삼출물과 반응하면 반고형 겔을 형성하여 상처치유를 촉진시키나 불투명해서 상처를 관찰할 수 없는 드레싱의 종류는 무엇인가?
① 반투과성필름드레싱   ② 거즈드레싱
③ Hydrocolloid   ④ Hydrogel dressing
⑤ Calcium alginates dressing(Alginates)

065. 환자에게 수액불균형을 보정하기 위해 5%D/W 1L를 정맥수액요법으로 14시간 동안 주입하려고 한다. 수액 세트는 mL당 20방울로 되어 있다. 분당 몇 gtt로 주어야 하는가?
① 32gtt/min   ② 60gtt/min
③ 40gtt/min   ④ 24gtt/min
⑤ 50gtt/min

1회차 3교시 보건의약관계법규

066. 「의료법」상 전문병원에 관한 설명으로 옳은 것은?
① 병원급 의료기관 중에서 지정한다.
② 9개 이상의 필수진료과목을 갖추어야 한다.
③ 4년마다 평가를 실시하여 재지정할 수 있다.
④ 질병군별 환자구성 비율이 일정 기준에 해당하여야 한다.
⑤ 중증질환에 대하여 난이도가 높은 의료행위를 전문적으로 하는 의료기관이다.

067. 「의료법」에 근거하여 요건을 갖춘 병원 중에서 보건복지부장관이 중증질환에 대하여 난이도가 높은 의료행위를 전문적으로 하도록 지정하는 의료기관은?
① 전문병원
② 지역응급의료센터
③ 상급종합병원
④ 중증지정병원
⑤ 종합병원

068. 「의료법」상 중앙회가 의료인 보수교육을 실시하는 이유는?
① 회원의 자질을 향상하기 위해
② 회원의 복지와 처우를 개선하기 위해
③ 보건의료에 관한 국민의 권리를 보장하기 위해
④ 보건의료에 관한 의료인의 권리를 보호하기 위해
⑤ 의료인이 제공하는 보건의료의 형평성과 효율성을 제고하기 위해

069. 「의료법」상 가정전문간호사가 의사나 한의사의 진단과 처방 없이 수행할 수 있는 가정간호는?

① 검체의 채취 및 운반
② 주사
③ 투약
④ 응급처치에 대한 훈련
⑤ 치료적 의료행위인 간호

070. 「의료법」상 중환자실을 반드시 설치해야 하는 의료기관에 해당하는 것은?

① 병원
② 조산원
③ 요양병원
④ 100병상 이상인 종합병원
⑤ 300병상 이상인 종합병원

071. 「의료법」상 의료인이 정보 누설 금지조항을 위반한 경우는?

① 의사가 직접 진찰한 환자에게 진단서를 교부한 경우
② 간호사가 환자에게 환자 본인의 간호기록을 열람하게 한 경우
③ 의사가 환자의 처방전을 작성하여 환자가 원하는 약국에 팩스로 송부한 경우
④ 의사가 환자 본인의 동의서와 가족관계증명서를 첨부한 환자의 배우자에게 환자의 기록을 열람하게 한 경우
⑤ 직접 조산한 의사가 해외 학회 참석으로 부재중일 때 다른 의료기관에 종사하는 의사에게 부탁하여 출생증명서를 교부한 경우

072. 「감염병의 예방 및 관리에 관한 법률」상 감염병에 관한 신고를 받은 보건소장은 그 내용을 누구에게 보고하여야 하는가?

① 대통령
② 국무총리
③ 시장·군수·구청장
④ 질병관리청장
⑤ 보건복지부장관

073. 「감염병의 예방 및 관리에 관한 법률」상 관할 보건소를 통하여 필수예방접종을 실시하여야 하는 질병은?

① 유행성이하선염
② 보툴리눔독소증
③ 콜레라
④ E형간염
⑤ 라임병

074. 「검역법」상 다음 중 검역에 대한 업무나 검역감염병이 국외로 번지는 것을 대처하기 위한 책무를 가진 자는 누구인가?

① 국가
② 대통령
③ 보건복지부장관
④ 검역소장
⑤ 질병관리청장

075. 「후천성면역결핍증 예방법」상 혈액제제를 검사하는 중에 후천성면역결핍증 감염인을 발견한 경우 이 사실을 누가 어떻게 신고해야 하는가?

① 발견한 사람이 24시간 이내에 관할 보건소장에게 신고한다.
② 발견한 사람이 24시간 이내에 시장·군수·구청장에게 신고한다.
③ 검사한 기관의 장이 7일 이내에 보건복지부장관에게 신고한다.
④ 발견한 사람이 24시간 이내에 질병관리청장에게 신고한다.
⑤ 검사한 기관의 장이 7일 이내에 보건소장을 거쳐 보건복지부장관에게 신고한다.

076. 「국민건강보험법」상 직장가입자가 자기공명영상(MRI)을 촬영한 후에 자신이 부담한 비용이 요양급여 대상에서 제외되는 비용인지 여부에 대하여 확인을 요청할 수 있는 기관은?

① 직장
② 보건소
③ 의료기관
④ 국민건강보험공단
⑤ 건강보험심사평가원

077. 「국민건강보험법」상 요양급여에 해당하는 것은?

① 미용을 위한 성형수술 비용
② 칼라렌즈 구입비용
③ 일상생활에 지장이 없는 질환 치료 비용
④ 치아 교정 비용
⑤ 응급실에서의 처치 비용

078. 「지역보건법」에 의한 보건소의 업무로 맞는 것은?

① 급성질환에 대한 치료 및 관리
② 특수질환의 예방 및 관리
③ 감염병의 예방 및 관리
④ 난임의 치료 및 관리
⑤ 수입된 혈액제제들의 감염여부를 검사

079. 「지역보건법」상 지역주민 다수를 대상으로 건강검진과 순회진료를 하려는 경우에는 이에 대한 사항을 누구에게 신고하여야 하는가?

① 보건소장
② 보건지소장
③ 시장·군수·구청장
④ 시·도지사
⑤ 보건복지부장관

080. 「마약류 관리에 관한 법률」상 마약류, 예고임시마약류, 임시마약류의 보관 장소는?

① 잠금장치가 되어 있는 장소
② 견고한 장소
③ 잠금장치가 되어 있는 견고한 장소
④ 이중잠금장치가 되어 있는 장소
⑤ 철제금고

081. 「응급의료에 관한 법률」에 명시된 권역응급의료센터를 지정할 수 있는 사람은?

① 보건소장
② 시장·군수·구청장
③ 시·도지사
④ 보건복지부장관
⑤ 질병관리청장

082. 「보건의료기본법」상 당뇨병 환자 A는 주치의로부터 새로운 당뇨약의 효과를 실험하는 연구에 대한 충분한 설명을 듣고 연구에 참여하기로 동의하였다. 이는 국민이 갖는 보건의료서비스에 관한 어떤 권리인가?

① 건강권
② 알 권리
③ 자기결정권
④ 진료받을 권리
⑤ 비밀을 보장받을 권리

083. 「국민건강증진법」상 국민의 건강상태·식생활조사 등 국민의 건강과 영양에 관한 조사를 정기적으로 실시하는 자는?

① 보건소장
② 시·도지사
③ 질병관리청장
④ 시장·군수·구청장
⑤ 식품의약품안전처장

084. 「혈액관리법」상 혈액의 정의로 알맞은 것은?

① 인체에서 채혈한 혈구 및 혈장
② 인체에서 채혈한 혈구
③ 인체에서 채혈한 혈장
④ 인체 및 동물에서 채혈한 혈구 및 혈장
⑤ 인체 및 동물에서 채혈한 혈구

085. 「호스피스·완화의료 및 임종과정에 있는 환자의 연명의료결정에 관한 법률」상 임종과정에 있는 환자는?

① 담당의사와 해당 분야의 전문의 1명으로부터 수개월 이내에 사망할 것으로 예상되는 진단을 받은 환자
② 담당의사로부터 수개월 이내에 사망할 것으로 예상되는 진단을 받은 환자
③ 담당의사와 해당분야의 전문의 1명으로부터 임종과정에 있다는 의학적 판단을 받은 자
④ 담당의사로부터 임종과정에 있다는 의학적 판단을 받은 자
⑤ 해당분야의 전문의 1명으로부터 임종과정에 있다는 의학적 판단을 받은 자

위아너스

2026
간호사
국가시험

2회차

2회차 1교시

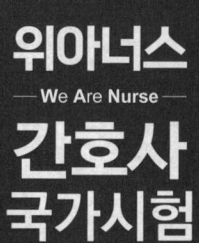

2회차 1교시 성인간호학

001. 전신성홍반성낭창 진단을 받은 환자에게 가장 흔하게 나타나는 증상은?

① 혈뇨
② 관절의 구축
③ 핍뇨
④ 안면의 나비모양의 발진
⑤ 얼굴 주위의 부종

002. 화상부위가 넓고 얕은 화상이 화상부위가 좁고 깊은 화상보다 더 위험한 이유는?

① 체온조절에 이상이 있기 때문이다.
② 수분 및 전해질의 감소가 크기 때문이다.
③ 출혈범위가 더 넓기 때문이다.
④ 통증이 더 심하기 때문이다.
⑤ 조직괴사 범위가 더 넓기 때문이다.

003. 위암으로 항암화학요법 중인 환자에게 우선적인 간호중재는?

① 침상안정을 취한다.
② 부종을 완화 한다.
③ 정서적 지지를 한다.
④ 혈전예방을 한다.
⑤ 감염예방을 한다.

004. 다음 중 성인의 심폐소생술(CPR)에 대한 내용으로 옳은 것은?

① 1인 구조자일 때, 가슴압박과 호흡의 비율은 15:2로 수행한다.
② 가슴압박은 3cm 깊이로 압박해야 한다.
③ 경동맥의 양쪽을 촉지하여 맥박과 호흡의 유무를 확인한다.
④ 가슴압박의 속도는 100회/분 이하로 맞춰 수행한다.
⑤ 가슴압박의 위치는 복장뼈 아래쪽 1/2 지점이다.

005. 당뇨병으로 발이 괴사되어 왼쪽 발을 절단한 환자가 "왼쪽 발이 따끔거리고 아파요."라고 통증을 호소하고 있다. 이 때 환자가 느끼는 통증으로 가장 알맞은 것은?

① 환상지통
② 수술 합병증으로 인한 통증
③ 염증으로 인한 통증
④ 수술부위를 부인하고자 허위로 만들어 낸 통증
⑤ 내장성 통증

006. 수술 후 환자에게 PQRST를 이용하여 통증을 사정하였다. Q를 확인하기 위한 질문은?

① "통증을 악화시키거나 완화시키는 요인이 무엇입니까?"
② "어떻게 아프십니까?"
③ "통증부위가 어디입니까?"
④ "얼마동안 통증이 있습니까?"
⑤ "통증이 0~10점 만점을 기준으로 몇 점 정도라고 생각하십니까?"

007. 식도천공환자에게 내시경 경피 위루술을 시행하는 목적은?

① 낙상을 예방하기 위해서이다.
② 부종을 방지하기 위해서이다.
③ 식도점막을 보호하기 위해서이다.
④ 출혈을 예방하기 위해서이다.
⑤ 영양을 공급하기 위해서이다.

008. 좌측 하복부의 극심한 통증으로 내원한 환자는 궤양성 대장염을 진단받고 침상안정을 취하고 있는 상태이다. 환자에게 내릴 수 있는 간호진단은?

① 질환 악화와 관련된 불안
② 장의 염증과 관련된 급성 통증
③ 설사와 관련된 수분전해질 불균형
④ 설사와 관련된 피부통합성 장애
⑤ 부적절한 식이 섭취와 관련된 활동 지속성 장애

009. 만성 염증성 장 질환인 궤양성 대장염의 증상에 대한 내용으로 옳은 것은?

① 변비가 발생한다.
② 갑작스러운 체중증가가 나타난다.
③ 간헐적으로 우측 하복부의 통증이 나타난다.
④ 잦은 점액성의 혈변이 나타난다.
⑤ 회장 말단에 궤양, 발적, 출혈 증상이 나타난다.

010. 종양 제거술 후 결장루를 갖게 된 환자에게 결장루 관리와 관련하여 교육을 하였다. 환자가 교육 내용을 잘못 이해하여 재교육이 필요한 내용은?

① "장루 주머니가 2/3정도 차거나 완전히 다 찼을 때 비우면 됩니다."
② "음식섭취에서는 냄새가 심한 식품이나 가스 유발 식품은 피해야 됩니다."
③ "장루 주머니의 크기는 장루의 크기보다 약간 크게 오려 붙이면 됩니다."
④ "장루는 내과적 무균술을 적용하여 세척하면 됩니다."
⑤ "적절한 양의 수분을 섭취하면 됩니다."

011. 20년 전에 소화성 궤양을 진단 받은 환자는 어제 밤부터 가슴이 답답하고 상복부 통증이 있어 응급실에 내원하였다. 평소 혈압은 140/80mmHg 정도였으나 내원 시 혈압은 85/45mmHg, 맥박은 105회/분, 호흡 22회/분, 체온 36.2℃ 였다. 혈액검사에서 혈색소 7g/dL, 백혈구 20,000/mm³로 나타났을 때 우선적인 간호중재는?

① 통증을 사정하고 처방된 진통제를 투여한다.
② 환자가 침상안정을 취할 수 있는 환경을 제공한 뒤 증상이 호전되기를 기다린다.
③ 다리를 올려주고 처방에 따라 수혈 및 수액을 주입한다.
④ 충분한 수분섭취가 이루어질 수 있도록 한다.
⑤ 관장을 시행하여 복부통증을 완화시킨다.

012. 환자가 담낭절제술 3일 후 식전에 튜브를 1~2시간 잠가도 복통 및 오심을 호소하지 않고 T-tube 피부 손상이 없어 튜브를 제거하고자 한다. 다음 중 튜브를 제거할 수 없는 경우는?

① T-tube를 잠가서 일주일 동안 특이증상이 없는 경우
② 대변 색깔이 갈색으로 돌아왔을 때
③ X-선 검사 상 담석이 발견되지 않을 때
④ 담관조영술 결과 폐쇄가 없을 때
⑤ 배액량이 500ml 일 때

013. 신결석으로 산통을 호소하고 있는 환자에게 체외 충격파 쇄석술을 시행하고자 한다. 시술에 대한 설명으로 옳은 것은?

① 시술 후 약 5일 정도 소변으로 결석이 배출된다.
② 결석 재발 예방을 위하여 유제품과 비타민 D 섭취를 하도록 한다.
③ 소변을 거즈에 걸러 결석 배출 여부를 확인한다.
④ 시술 후 가장 많이 나타나는 증상은 설사이다.
⑤ 체외 충격파 쇄석술은 침습적인 방법으로 결석을 제거하는 것이다.

014. 만성 신부전으로 혈액투석 중인 환자의 사정결과 얼굴부종, 소변량 감소, BUN 35mg/dL, Cr 3mg/dL 이었을 때 우선적인 간호중재는?

① 고열량, 고탄수화물 식이를 제공한다.
② 체액과다와 관련된 중재를 시행한다.
③ 기침과 심호흡을 규칙적으로 하게 한다.
④ 앙와위를 취해준다.
⑤ 절대안정을 취하도록 한다.

015. 기말고사를 앞둔 학생이 시험지를 받고 입술주위의 감각이상과 과호흡과 두통을 호소하였다. 동맥혈가스분석검사 결과, pH 7.50, PCO₂ 18mmHg, HCO₃⁻ 24mEq/L로 측정되었을 때 예상할 수 있는 환자의 상태와 적절한 간호중재는?

① 호흡성 알칼리증 - 종이봉투를 주어 호흡할 수 있도록 한다.
② 호흡성 산증 - 호흡을 저하시킬 수 있는 마약성 진통제는 투여하지 않는다.
③ 호흡성 알칼리증 - 수분을 충분히 공급하도록 하고 칼슘을 정맥주사 한다.
④ 호흡성 산증 - 빠르게 호흡하도록 하고 중탄산나트륨을 주사한다.
⑤ 대사성 알칼리증 - 경련여부를 사정한다.

016. 다음 중 세포내액량 과다의 원인은?

① 혈청 내 나트륨 수치 상승했을 경우
② 항이뇨 호르몬이 적게 분비되는 경우
③ 고삼투성 용액을 과다 투여했을 경우
④ 불감성 수분소실이 많을 경우
⑤ 0.45% 생리식염수 용액을 과다하게 정맥주사 했을 경우

017. 골다공증 위험이 가장 큰 환자는?

① 매일 음주하는 65세 남성
② 매일 조깅을 하는 26세 여성
③ 45세 남성 COPD환자
④ 주로 앉아서 생활하고 흡연을 하는 67세 여성
⑤ 초경을 시작한 14세 여자 중학생

018. 여성은 무릎 양쪽이 아프고, 발열이 나며, 체중이 감소하고 피로함을 호소하며 내원하였고 류마티스 관절염을 진단받았다. 간호사가 치료와 관리에 대해서 교육을 시행하고자 한다. 그 내용으로 적절하지 않은 것은?

① 관절 변형은 급성기가 지나면 원래대로 돌아올 수 있음을 알린다.
② 부목이나 보조기 적용의 도움을 받을 수 있다.
③ 활동과 휴식의 적절한 균형이 이루어지도록 교육한다.
④ 체중증가 예방에 대한 중요성을 설명한다.
⑤ 조조강직 시 더운물로 목욕한다.

019. 왼쪽 다리에 석고붕대를 적용하고 있는 환자가 "왼쪽 발가락은 창백하고 발을 만졌을 때 아무런 느낌이 없어요. 붕대 감은 곳은 아파요."라고 하였을 때 우선적인 간호중재는?

① 발가락 마사지를 시행한다.
② 즉시 의사에게 알리고 석고붕대를 제거하기 위한 준비를 한다.
③ 다리를 올리고 ROM하여 관절운동을 한다.
④ 온요법을 적용하여 혈액순환을 돕는다.
⑤ 통증을 사정하고 진통제를 투여한다.

020. 극심한 가슴통증으로 쓰러져 119를 통해 응급실에 내원한 환자의 의식과 움직임이 없으며, 맥박과 혈압이 측정되지 않는 상황에서 아래 심전도가 나타난 경우 우선적인 간호중재는?

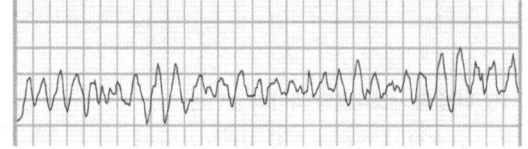

① 환자의 의식을 재사정하고 의사에게 알린다.
② 에피네프린을 투여한다.
③ 활력징후를 재측정한다.
④ 즉시 심폐소생술을 시행한다.
⑤ 통증을 사정하고 진통제를 투여한다.

021. 울혈성 심부전으로 진단받은 환자가 혈액을 포함한 다량의 객담을 배출하며 심한 호흡곤란을 호소할 경우 우선적인 간호중재는?

① 혈액검사를 시행한다.
② 조용하고 안정적인 환경을 조성하여 심리적 지지를 제공한다.
③ 환자를 사정하고 담당 의사에게 알린다.
④ 섭취량과 배설량을 확인하고 체중을 측정하여 기록한다.
⑤ 상체를 올려 호흡이 용이하도록 돕는다.

022. 울혈성 심부전을 진단받고 디기탈리스(digitalis) 복용중인 환자에게서 심전도 결과 정상적인 파형 및 규칙적인 리듬을 보이고 맥박이 50회/분일 때 해당하는 경우는?

① 심방세동
② 동성서맥
③ 심실세동
④ 동방블록
⑤ 심방조기수축

023. 극심한 흉통으로 내원한 환자가 심근경색을 진단받았다. 이때 심근경색 환자에게 투여하는 약물이 아닌 것은?

① 유로키나제(urokinase)
② 니트로글리세린(nitroglycerin)
③ 모르핀(morphine)
④ 디곡신(digoxin)
⑤ 리도카인(lidocaine)

024. 환자가 울혈성 심부전으로 입원하였고 신장검사를 시행하려고 한다. 환자가 "심장에 문제가 있는데 왜 신장을 검사하는 건가요?"라고 질문하였을 때 간호사의 답변으로 적절한 것은?

① "신장의 노폐물 배설정도를 확인하기 위해서입니다."
② "심부전으로 인하여 신장에 염증이 발생하였는지 확인하기 위해서입니다."
③ "심장의 관류 저하로 인하여 신장으로 가는 혈류량이 감소하여 이상여부를 확인하기 위해서입니다."
④ "이뇨제의 복용이 적절한 상태인지 확인하여 투약여부를 결정하기 위해서입니다."
⑤ "신장에서 동맥혈의 탄력성을 확인하기 위해서입니다."

025. 환자가 협심증으로 입원하였고 관상동맥 우회술(CABG)을 받았다. 다음 중 관상동맥 우회술(CABG)에 대한 설명 중 옳은 것은?
① 좌주심장동맥이 80% 이상 폐색을 보이는 경우 관상동맥 우회술이 적용될 수 없다.
② 동맥보다는 정맥을 사용하는 경우 장기간 사용할 수 있다.
③ 좌전하행동맥이 협착된 경우 척골동맥을 끌어당겨 이식한다.
④ 관상동맥 우회술 후 성생활은 1년간 금기이다.
⑤ 수술 1주일 전에 아스피린 및 항응고제를 중지해야 한다.

026. 냉동물류센터에서 일하는 남성이 혈관이 수축되어 손가락이 창백해지고 청색증이 나타났다. 손이 차가워지고 통증을 호소하며 내원한 환자에게 증상 완화를 위한 교육을 시행하였고 대상자의 반응을 확인하였다. 다음 중 재교육이 필요한 경우는?
① "보온유지를 할게요."
② "커피 마시는 양을 줄여야 겠네요."
③ "증상이 악화되면 항생제를 복용할게요."
④ "스트레스를 완화할 수 있도록 노력할게요."
⑤ "담배를 그만 피워야 겠어요."

027. 비만이며 다리에 부종, 압통 열감 등의 증상으로 내원한 환자의 건강사정 결과 호흡곤란이 나타나고 맥박은 빨라지며 약간의 미열이 동반되었고, 호만 징후(Homan's sign)가 양성으로 나타났을 때 간호중재는?
① 탄력스타킹을 신도록 하고 마사지는 시행하지 않는다.
② 침상안정 시 다리를 심장보다 아래로 내리도록 한다.
③ 순환증진을 위하여 냉습포를 적용하도록 한다.
④ 헤파린(heparin) 투여 시 프로트롬빈시간(PT)을 모니터링 한다.
⑤ 침상안정은 2주 정도 유지해야 한다.

028. 환자는 평소에 계속 되는 감기, 심한 피로와 가벼운 부딪힘에 쉽게 생기는 멍으로 인하여 병원에 내원하였다. 환자의 일반 혈액검사 결과 절대호중구수(ANC)가 420/mm³으로 측정되었을 때 우선적인 간호중재는?
① 꽃이나 화분을 두어 안정적인 병실 분위기를 조성한다.
② 부드러운 칫솔 및 전기면도기를 사용하도록 한다.
③ 변비 예방을 위해 대변완화제를 사용한다.
④ 환자를 역격리 하고 방문객을 제한한다.
⑤ 마스크를 착용하도록 한다.

029. 정맥류를 확진하기 위해 시행하는 검사는?
① 스트레이트 레그 검사 (Straight Leg test)
② 호만 징후 검사(Homan's sign test)
③ 프로트롬빈시간(PT)
④ 트렌델렌버그 검사(Trendelenburg test)
⑤ 알렌 검사(Allen test)

030. 최근 장절제술을 받은 환자가 심한 피로와 허약감, 무기력감과 체중감소를 보여 시행한 혈액검사 결과 적혈구 수가 2백만/mL, 혈색소 수치가 9g/dL이고, schilling 검사에서 방사선 비타민 B_{12}가 6%로 배출되었을 때 간호중재는?
① 주기적으로 수혈을 한다.
② 평생 비타민 B_{12}를 근육주사 한다.
③ 비타민 C의 섭취를 권장한다.
④ 철분이 많이 포함된 고기, 흰콩 등을 권장한다.
⑤ 유산소 운동을 권장한다.

031. 만성폐쇄성폐질환으로(COPD)로 진단받은 환자를 사정한 결과, SaO_2 87%, 호흡 30회/분, 호흡 시 보조근육을 사용하고 코를 벌렁거리는 경우에 적절한 간호중재는?
① 폐부종을 완화하기 위하여 수분섭취를 제한한다.
② 종이봉투를 주어 호흡할 수 있도록 한다.
③ 호흡 시 흡기(들숨)를 길게 하도록 한다.
④ 흉식호흡을 하도록 권장한다.
⑤ 침대 상부를 올려주어 호흡하도록 한다.

032. 습성 늑막염을 진단받고 흉관을 삽입하고 있는 환자의 밀봉배액병에서 파동이 관찰되지 않는 경우에 적절한 간호중재는?
① 즉시 의사에게 알리고 흉관 제거를 위한 물품을 준비한다.
② 흉관을 훑어주거나 짜내도록 한다.
③ 환자의 자세를 변경한다.
④ 밀봉배액병을 위로 들어올린다.
⑤ 흉관의 개방성이 잘 유지되고 있으므로 정상적인 상황이다.

033. 산소마스크를 통해 산소를 분당 4L/min로 주려고 할 때 흡입 산소농도(FiO_2)는 얼마인가?
① 40%   ② 36%
③ 32%   ④ 28%
⑤ 24%

034. 폐결핵을 진단받고 항결핵 약물을 복용중인 환자에게 제공해야할 적절한 교육은?

① rifampin을 복용하면 소변, 땀 등 분비물이 오렌지색으로 변한다.
② 결핵약은 저녁 식전에 복용하도록 교육한다.
③ 식사 중 약물을 복용하는 것은 약물의 흡수율을 높인다.
④ 2주 동안 약물을 꾸준히 복용하도록 교육한다.
⑤ 여러 약물의 혼합복용은 내성예방 및 약제간 효과를 감소시킨다.

035. 호흡곤란을 심하게 호소하는 천식환자에게 제공해야하는 우선적인 간호중재는?

① 공급하고 있는 산소의 양을 증가시킨다.
② 기관지 확장제를 투여한다.
③ 꽃가루, 털, 먼지 등 자극요인 물질과 접촉하지 않게 한다.
④ 앙와위로 침상안정을 시킨다.
⑤ 수분섭취를 제한한다.

036. 기관지 확장증을 진단받은 환자에게서 나타나는 증상이 아닌 것은?

① 저산소혈증 ② 호흡곤란
③ 술통형 가슴 ④ 악취나는 객담
⑤ 객혈

037. 만성적인 편도선염으로 인하여 편도선절제술을 받은 환자의 수술 후 간호중재는?

① 기침을 하거나 코를 푸는 것은 문제가 없다.
② 수술부위가 잘 아물 수 있도록 수분섭취를 제한한다.
③ 수술 후 검은 변을 보는 것은 출혈을 의미하므로 즉시 의사에게 알린다.
④ 목이 마를 때 오렌지 주스를 제공한다.
⑤ 수술 후 1~2일째 식사는 연식 또는 유동식을 제공한다.

038. 오토바이 교통사고로 인한 흉부외상으로 긴장성 기흉이 발생한 환자에게 나타나는 증상은?

① 손상되지 않은 쪽의 호흡음 상실
② 늑막내압 상승
③ 비공축소
④ 손상된 쪽의 기관변위
⑤ 침범되지 않은 쪽의 환기증가

039. 몇 개월 전에 후두암을 진단받고 전체 후두절제술 후 1일째에 나타날 수 있는 문제로 가장 중요한 간호진단은?

① 활동 지속성 장애
② 출혈에 의한 손상위험성
③ 부적절한 기도유지
④ 영양불균형
⑤ 의사소통장애

040. 호흡곤란과 잦은 기침, 많은 양의 객담을 호소하는 환자에게 기관지경 검사 시행 전에 설명한 것으로 옳지 않은 것은?

① 검사 전 국소마취를 시행한다.
② 검사 전 목적과 절차에 대해 설명한다.
③ 검사 후 6시간 동안 베개 없이 앙와위를 유지한다.
④ 검사 후 인후통이 느껴진다면 따뜻한 생리식염수로 가글을 하도록 한다.
⑤ 검사 후 연하반사가 돌아온 후 음식과 물을 섭취해야 한다.

041. 잦은 야근으로 인한 심한 피로, 체중감소, 기침, 객담, 야간 발한 등의 증상이 나타나서 내원하였고, 객담검사 결과 결핵 양성판정을 3회 연속 받은 환자에게 시행해야 하는 간호중재는?

① 약물치료를 시작하고 4주 정도 격리한다.
② 1인 양압병실을 사용한다.
③ 사용한 식기는 세척한다.
④ 객담은 1회용 가래용기에 뱉어 소각한다.
⑤ 침구는 서늘한 곳에 보관한다.

042. 만성폐쇄성폐질환 환자가 잦은 기침, 가슴답답함 및 호흡곤란, 많은 양의 객담을 호소하여 시행한 검사결과이다. 환자에게 산소요법을 시행하려 할 때 주의해야 할 사항은?

> 건강사정 : 호흡 시 코를 벌렁거리고 보조근육을 이용하여 호흡함
> V/S : 호흡 36회/분, 맥박 120회/분,
> ABGA : PaO_2 -75mmHg, $PaCO_2$ -47mmHg

① 호흡성 알칼리증이 발생할 수 있으므로 고농도의 산소를 투여한다.
② 산소포화도 수치가 90% 이하면 고농도 산소를 투여한다.
③ 스스로 호흡하지 않을 수 있으므로 고농도의 산소를 투여하지 않는다.
④ 만성적인 저산소증일 수 있으므로 산소를 충분히 공급한다.
⑤ 호기(날숨) 이산화탄소 농도가 45mmHg인 경우 고농도의 산소를 준다.

043. 교통사고로 머리를 다쳐 두개골 골절을 입은 환자를 사정한 결과 동공 대광 반사가 느리게 나타났고, 바빈스키 반사 -/+, 슬개건 반사 ++/+++였다. 간호사가 집중적으로 관찰해야 할 사항은?

① 혈압하강
② 맥압상승
③ 동공축소
④ 체온저하
⑤ 경련

044. 음식을 먹을 때 저작이 원활하지 않아 불편감이 있고 얼굴에 날카로운 통증과 감각이상을 호소하는 환자에게 손상이 의심되는 뇌신경은?

① 제8뇌신경
② 제7뇌신경
③ 제6뇌신경
④ 제5뇌신경
⑤ 제4뇌신경

045. 다발성 경화증 환자에게 시행하는 간호중재는?

① 복시완화를 위해 안대를 양쪽 눈에 교대로 적용한다.
② 근육보호를 위해 근육신전운동을 피한다.
③ 비뇨기계 문제를 예방하기 위해 수분섭취를 제한한다.
④ 저잔여식이를 제공하여 장 자극을 최소화한다.
⑤ 뜨거운 물로 통목욕을 한다.

046. 갑자기 의식을 잃고 쓰러진 환자가 구급차를 타고 응급실로 왔다. 글라스고우 혼수 척도(GCS)로 사정한 결과, 강한 통증을 주어야 눈을 뜨고, 언어의 혼돈을 보였으며, 자극을 주었을 때 피하려는 모습을 보였다. 환자의 GCS 점수는?

① 5점
② 6점
③ 7점
④ 8점
⑤ 9점

047. 세균성 뇌수막염 환자를 진단하는 검사법은?

① Babinski reflex 검사
② kerning 징후
③ Romberg 검사
④ Tensilon 검사
⑤ Lasegue 검사

048. 뇌절제술을 받고 휴식을 취하는 환자가 두통을 호소하고 혈압이 150/80mmHg일 때 적절한 간호중재는?

① 심호흡과 기침을 격려한다.
② 충분한 수분섭취를 권장한다.
③ 침상머리를 30° 상승시킨다.
④ 기도개방을 위하여 흡인을 시행한다.
⑤ 통증을 완화하기 위해 모르핀을 투여한다.

049. 운전 중 교통사고에 의해 경추(C5)손상을 받은 환자에게 시행하는 우선적인 간호중재는?

① 기도를 유지한다.
② 유치도뇨관을 삽입하여 배뇨를 돕는다.
③ 충분한 수분을 공급한다.
④ 통증을 조절한다.
⑤ 관절운동을 한다.

050. 파킨슨병을 진단받은 환자에게 레보도파를 투여 시 적절한 간호중재는?

① 아이스크림 같은 차가운 음식은 자극이 되므로 제한한다.
② 생선, 돼지고기, 해바라기씨 등을 제한한다.
③ 약물은 식사직후 즉시 투여한다.
④ 비타민B_6 보충제를 함께 투여한다.
⑤ 고단백식이를 충분히 제공한다.

051. 뇌하수체 후엽 기능장애로 입원한 환자가 지속적 다뇨, 심한 갈증, 두통, 탈수, 요비중 1.003, 삼투압 80mOsm/kg 등의 증상을 보였을 때 환자의 진단명은?

① 에디슨병
② 갈색세포종
③ 요붕증
④ 거인증
⑤ 쿠싱증후군

052. 당뇨병으로 입원 중인 환자가 식사를 거르고 병원 산책을 다녀온 뒤, 피로감와 발한, 전신허약감을 호소하며 손을 떨고 식은땀을 흘리고 있다. 혈당은 50mg/dL이고 활력징후는 혈압 130/85mmHg, 맥박 105회/분, 호흡 24회/분, 체온 36.7℃로 측정되었을 때 우선적인 간호중재는?

① 사탕 3~4개를 섭취하도록 한다.
② 50% 포도당 용액을 주입한다.
③ 인슐린을 피하주사한다.
④ 심전도를 모니터링한다.
⑤ 충분한 수분섭취를 권장한다.

053. 15년 전 당뇨병을 진단받은 환자에게 합병증으로 당뇨성 발궤양이 발생하였다. 환자에게 당뇨성 발 관리법에 대한 적절한 교육은?

① 청결을 위해서 발톱을 짧게 깎는다.
② 통풍이 잘 되도록 샌들이나 슬리퍼를 권장한다.
③ 발의 혈액순환을 증진시키기 위해 온습포를 적용한다.
④ 발톱은 일직선으로 자르도록 교육한다.
⑤ 발가락 사이에 로션을 충분히 바른다.

054. 제1형 당뇨병으로 진단받아 입원한 환자가 퇴원을 앞두고 있을 때 시행해야 할 교육 내용은?

① "스트레스나 감염으로 인하여 저혈당이 발생할 수 있으니 주의하십시오."
② "저혈당을 예방하기 위해 식사를 기다리는 사이 크래커를 먹는 것이 도움이 됩니다."
③ "포화지방산과 콜레스테롤은 적절히 섭취하는 것이 좋습니다."
④ "발에 티눈, 굳은살, 수포, 균열이 있는 것은 정상입니다."
⑤ "공복 시에 운동을 하는 것이 좋습니다."

055. 갑상샘 절제술을 받은 환자가 신경이 과민해지고 손과 입 주위가 얼얼하다고 하며 안면경련과 함께 얼굴이 찌푸려진다고 호소하였을 때 우선적인 간호중재는?

① 수술부위의 출혈을 모니터링 한다.
② 얼얼한 부위에 마사지를 적용한다.
③ 통증을 사정하고 진통제를 투여한다.
④ 근전도 검사를 시행한다.
⑤ 혈청 칼슘 수치를 측정한다.

056. 대상포진을 진단받은 환자에서 예상되는 증상 및 징후로 관찰해야 하는것은?

① 혈장 성분 이동으로 인한 부종과 발적
② 염증반응으로 인한 습진성 피부와 태선화
③ 전신 또는 국소적 두드러기
④ 신경절을 따라 일측성 수포와 발진
⑤ 입술, 입 등 얼굴주위의 작은 수포

057. 외상으로 응급실에 내원한 환자는 다발성 골절, 외상성 뇌출혈, 의식저하 및 차고 축축한 피부가 나타났다. 활력징후는 혈압 85/55mmHg, 맥박 105회/분, 호흡 26회/분, 체온 35.8℃로 측정되었을 때 예상할 수 있는 진단은?

① 저혈량성쇼크
② 아나필락시스쇼크(급성중증과민증)
③ 세포매개성 과민반응
④ 신경성쇼크
⑤ 패혈성쇼크

058. 전신마취로 수술 후 회복실에서 의식이 깨어나면서 통증을 호소하는 환자에게 시행해야 할 간호중재는?

① 낮잠을 충분히 자도록 하여 통증을 완화하도록 한다.
② 마사지는 통증을 자극하기 때문에 금한다.
③ 통증을 호소할 때 시끄러운 대화법을 이용하여 전환시킨다.
④ 전기치료는 만성통증보다 급성통증에 더 효과적이다.
⑤ 경한 통증일 때 기분전환요법을 적용하면 효과적이다.

059. 뇌졸중으로 오른쪽 마비가 온 환자가 지팡이를 이용한 보행훈련을 받고 있을 때 시행해야 할 교육은?

① 지팡이에 몸을 기대어 일어난다.
② 오른쪽 다리와 지팡이를 동시에 앞으로 나간다.
③ 지팡이에 체중을 전적으로 부하한다.
④ 오른손으로 지팡이를 잡는다.
⑤ 왼쪽 다리부터 앞으로 내딛으며 걷는다.

060. 환자는 오전에 대장내시경 검사를 하기로 예정이 되어있다. 다음 상황 중 검사를 연기해야하는 경우는?

① 전날 저녁부터 콜라이트 용액을 3~4시간 동안 복용하였다.
② 아침에 일어나서 항고혈압제를 복용하였다.
③ 전날 저녁부터 금식을 하였다.
④ 2일 전부터 유동식을 섭취하였다.
⑤ 전날 아침에 아스피린을 복용하였다.

061. 20대 여성이 구강과 입술에 경계가 뚜렷한 홍반과 함께 궤양성 병변이 나타났다. 알아본 결과, 이 질환은 전염성이 없고 반흔 없이 1~2주 이내에 자연치유된다. 이 질환은 무엇인가?
① 칸디다증   ② 아프타성 구내염
③ 참호성 구강염   ④ 백반증
⑤ 단순포진

062. 하부식도 괄약근(조임근)의 수축력을 증가시키는 요인은?
① 알코올   ② 카페인
③ 니코틴   ④ 콜린계약물
⑤ 고지방식이

063. 환자가 안면신경 부위를 가볍게 쳤을 때 안면근육에 경련이 발생하였다. 어떤 전해질 불균형으로 일어난 징후인가?
① 저칼슘혈증   ② 저칼륨혈증
③ 저나트륨혈증   ④ 고인산혈증
⑤ 고마그네슘혈증

064. 신장생검을 받을 환자에게 시행해야하는 간호중재는?
① 생검 준비를 할 때, 환자에게 우측위를 취하게 한다.
② 생검 후, 4시간 동안 복위를 취하도록 한다.
③ 생검 후, 첫 24시간 동안 3000cc이상의 수분을 공급한다.
④ 생검 후, 첫 24시간 동안 기침을 권장하여 폐합병증을 예방한다.
⑤ 생검 후, 24시간 후부터 규칙적인 운동을 권장한다.

065. 말기 신부전 환자가 전날 신장이식 수술을 받고 고열, 수술부위 통증, 소변량이 감소하는 증상이 나타났다. 환자의 증상으로 예측할 수 있는 이식거부반응 종류는?
① HLA 부적합   ② 초급성 이식거부반응
③ 만성 이식거부반응   ④ 급성 이식거부반응
⑤ 면역억제제 사용으로 인한 감염발생

066. 통풍 환자에게 섭취를 제한해야 하는 음식은?
① 감자   ② 치즈
③ 시금치   ④ 달걀
⑤ 우유

067. 왼쪽 유방절제수술을 받고 퇴원할 예정인 환자에게 교육한 내용으로 재교육이 필요한 것은?
① "화장실 청소를 할 때에는 고무장갑을 착용하도록 합니다."
② "수술한 부위의 손은 팔꿈치보다 낮은 곳에 위치하도록 합니다."
③ "수술한 부위의 팔꿈치는 밑에 베개를 넣어 심장보다 높게 하십시오."
④ "혈압 측정 시에는 수술한 부위의 팔은 피하십시오."
⑤ "손톱 정리 시 가위를 사용하지 마세요."

068. 엄지, 검지, 중지, 약지에 저리면서 무감각해지는 증상을 보여 정확한 진단을 위해 팔렌(Phalen)검사를 진행하였고 양성이었다. 환자의 증상과 징후로 예상할 수 있는 질환은?
① 골관절염   ② 류마티스 관절염
③ 통풍   ④ 염좌
⑤ 수근관증후군

069. 백내장 수술 후 적절한 간호중재는?
① 수술부위의 출혈을 방지하고자 수술받은 쪽으로 측위를 취한다.
② 수술직후 시력이 정상으로 돌아와 퇴원할 수 있다.
③ 자외선으로부터 눈을 보호하기 위하여 선글라스를 착용하도록 한다.
④ 수술 후 합병증 예방을 위하여 기침과 심호흡을 격려한다.
⑤ 부종이 있을 시 수술부위를 촉진하여 사정한다.

070. 메니에르 질환 환자의 식이요법으로 가장 적절한 것은?
① 고탄수화물식이   ② 저지방식이
③ 고단백식이   ④ 저염식이
⑤ 고섬유질식이

2회차 1교시 모성간호학

071. 여성건강간호학에서 가족중심접근이 필요한 이유는?
① 임신, 분만, 육아는 여성의 일이 아닌 가족 전체의 과업이기 때문이다.
② 임신, 분만 상황은 여성의 생애 주기에서 고위험 상황으로 가족의 도움이 필요하기 때문이다.
③ 가족의 역동성은 여성의 신체적 질병이나 요구에 초점을 두기 때문이다.
④ 결혼 여성의 임신부터 가족중심접근이 시작되기 때문이다.
⑤ 가정분만을 활성화시켜야 하기 때문이다.

072. 여성의 외생식기 중 바르톨린샘에 대한 설명으로 옳은 것은?
① 혈관의 분포가 많이 되어 있다.
② 임균의 감염이 잘 발생한다.
③ 질 위쪽 2시, 10시 방향으로 분비샘이 위치한다.
④ 산성 분비물을 분비하여 질내 균이 침입하지 못하게 하는 역할을 한다.
⑤ 염증이 잘 발생하지 않는다.

073. 뇌하수체 전엽에서 분비되는 난포자극호르몬이 난소의 원시 난포를 성숙시키면서 분비되는 난소호르몬은?
① 부신피질호르몬 ② 에스트로겐
③ 프로락틴 ④ 옥시토신
⑤ 융모생식샘자극호르몬

074. 폐경 전 여성이 유방자가검진을 실시하려고 한다. 검진의 시기로 가장 적절한 것은?
① 월경이 규칙적인 여성은 배란기 중에 검진한다.
② 월경이 불규칙한 경우 월경 시작하는 날 실시한다.
③ 월경 중 검진하는 것이 제일 정확하다.
④ 폐경 후 여성은 유방자가검진을 시행하지 않아도 된다.
⑤ 월경이 불규칙한 경우 매월 일정한 날을 정해 놓고 실시 한다.

075. 35세 여성의 Pap smear 결과 class I로 나타났다. 이것은 무엇을 의미하는가?
① 정상이므로 정기적으로 자궁경부세포진 검사를 시행한다.
② 원추조직절제술을 시행할 필요가 있다.
③ 염증상태이므로 염증 치료계획을 세운다.
④ 정확한 검사를 위해 질확대경 검사와 생검이 필요하다.
⑤ 정확한 결과를 위해 한 번 더 Pap smear를 시행한다.

076. 남편과 사별한 54세의 부인이 무월경의 증상이 3개월째 지속되어 병원에 방문하였다. 진료 결과 특이 소견은 발견되지 않았을 때, 이 부인에게 가장 먼저 시행할 수 있는 검사는?
① HCG 농도
② 티록신 농도
③ 테스토스테론 농도
④ 난포자극호르몬 농도
⑤ 안드로겐 농도

077. 전자궁적출술을 시행하였을 때 성생활에 대한 올바른 설명은?
① 월경과 성교는 가능하다.
② 월경은 없으나 성교는 가능하다.
③ 출산과 성교는 가능하다.
④ 출산도 할 수 없고 성교도 할 수 없다.
⑤ 성의욕을 상실하여 성교가 불가능하다.

078. 임질을 치료중인 여성이 있다. 이 여성에게 치료에 대한 설명과 교육으로 옳은 것은?
① 광범위 항생제를 사용한다.
② 치료 기간 중 성교는 특별히 금하지 않는다.
③ 시간이 지나면 증상이 호전되는 경우가 있다.
④ 배우자와 함께 치료한다.
⑤ 증상이 사라지면 약을 중단한다.

079. 질염에 관한 연결로 옳은 것은?
① 모닐리아성 질염 - 성교, 수건, 기구 등으로 오염, 녹황색 악취나는 질 분비물
② 원충성 질염 - 질 정상세균총의 파괴에 의한 감염
③ 칸디다성 질염 - 다수의 임산부, 희고 치즈 같은 분비물
④ 트리코모나스 질염 - 폐경 후 에스트로겐 혈중농도 저하로 인함
⑤ 노인성 질염 - 항생제 장기 복용자, 면역억제제 복용자

080. 27세 여성이 골반결핵을 진단 받았다. 결핵균이 혈행이나 임파선을 통해 이 여성의 생식기에 침습되었다면 가장 많이 의심할 수 있는 부위는?
① 난소 ② 난관
③ 자궁 ④ 외음
⑤ 질

081. AIDS의 감염경로에 대한 설명으로 옳은 것은?
① AIDS 감염자와 면도기는 같이 사용해도 된다.
② AIDS 감염자와의 성접촉은 괜찮다.
③ AIDS 감염자와 욕실을 같이 사용하는 것은 문제가 되지 않는다.
④ AIDS 감염된 혈액이나 혈액제제는 투여 가능하다.
⑤ AIDS 감염자와 생활접촉은 반드시 피해야한다.

082. 난임여성의 황체기능 평가를 위한 검사는?
① 성교 후 검사 ② 루빈검사
③ 자궁난관조영술 ④ 자궁내막 생검
⑤ 정액 검사

083. 임신 중 장의 연동운동을 저하시켜 음식물이 장에 머무는 시간이 길어져서 변비를 발생시키는 호르몬은?
① 에스트로겐 ② 프로게스테론
③ 프로락틴 ④ 태반락토겐
⑤ 융모생식샘자극호르몬

084. 다음 중 임신 24주 된 임부에게 모아애착을 형성시켜주는 임신 징후 무엇인가?
① 자궁수축 ② 복부증대
③ 태동 ④ 태아심음
⑤ 오심

085. 임신 시 영양에 대한 올바른 간호중재는?
① 태아를 위해 고열량, 고칼로리를 섭취하게 한다.
② 임신 전부터 철분제를 복용하도록 교육한다.
③ 좋아하는 음식을 먹고 싶은 만큼 먹는다.
④ 임신 2기에 비 임산부보다 700kcal 증가한다.
⑤ 임신 초기 엽산제를 복용하도록 한다.

086. 산모의 혈당변화로 인해 임신성 당뇨가 잘 발생하게 되는데, 임신 기간 중 인슐린 요구량이 증가하는 시기는?
① 임신 1달 전 ② 임신 1기
③ 임신 3기 ④ 분만 시
⑤ 분만 후

087. 포상기태 진단을 받은 임부의 치료로 적절한 것은?
① 개복술 ② 쉬로드카 시술
③ 절대안정 ④ 자궁적출술
⑤ 흡입소파술

088. 태아의 선진부가 두정위이며, 양수 내에서 대변이 확인되었을 때, 유발될 수 있는 증상은?
① 빈혈 ② 저산소증
③ 뇌수종 ④ 두부손상
⑤ 감염

089. 제대압박으로 인해 태아심음의 가변성 하강이 발생하였다면, 가장 우선적으로 시행해야 할 간호중재는?
① 산모의 상태를 확인하기 위해 산모의 심음을 청취한다.
② 산모를 좌측위로 취해주어 태반의 산소공급을 촉진한다.
③ 의사에게 상황을 보고하고 기록한다.
④ 옥시토신을 투여한다.
⑤ 응급상황에 대비하여 산모의 정맥을 확보한다.

090. 자궁 외 임신으로 진단할 수 있는 증상은?
① cullen's sign
② 백혈구 저하와 서맥
③ 단백뇨
④ 무통성 질출혈
⑤ 태아의 갑작스런 배출

091. 임신 27주 된 임부의 수축기 혈압이 180mmHg로 측정되며, 조절되지 않는 경련이 관찰되고 있다. 이때 필요한 간호로 옳은 것은?
① 적절한 영양을 위해 음식물을 섭취하도록 한다.
② 옥시토신을 투여한다.
③ 재발 가능성이 높으므로 지켜본다.
④ 산모의 서맥, 저산소증을 사정한다.
⑤ 황산마그네슘을 투약한다.

092. 정상분만 가능성 여부를 결정하는 데 중요한 경선은?

① 태아머리 둘레와 좌골결절간 간격
② 대각결합선과 좌골극간 거리
③ 대각결합선과 태아머리 둘레
④ 산과적 결합선과 좌골결절간 간격
⑤ 산과적 결합선과 좌골극간 거리

093. 초산부의 분만 과정 중 station 0으로 표시되었다. 이때 골반 입구를 통과하는 아두경선은?

① 대사경선 ② 소사경선
③ 대횡경선 ④ 소횡경선
⑤ 후두하전후경선

094. 분만 중 자궁 내압이 75mmHg 이상이며, 태아 심박동이 170회/분으로 분만이 지연되고 있다. 이때 필요한 간호는?

① 제왕절개를 즉시 준비한다.
② 옥시토신을 주입하여 분만을 촉진한다.
③ 자궁이완제를 주어 분만을 지연시킨다.
④ 좌측위를 취하고 산소를 투여한다.
⑤ 하지를 거상시키고 수액을 공급한다.

095. 38주 임부가 샤워 중 제대가 탈출된 것 같다며 응급실로 내원하였다. 이 임부의 응급실에 대기하면서 취할 수 있는 자세로 가장 좋은 체위는?

① 좌측위 ② 앙와위
③ 반좌위 ④ 슬흉위
⑤ 쇄석위

096. 유도분만을 금기해야하는 증상은?

① 전치태반 ② 분만지연
③ 과숙임신 ④ 3번째 다산부
⑤ 24시간 이상 치료하여도 효과기 없는 임신성 고혈압

097. 분만 중 산부가 배뇨곤란을 겪게 되는 이유로 올바른 것은?

① 에스트로겐의 영향 때문이다.
② 금식 때문이다.
③ 자궁과 태아의 압박으로 요도와 방광이 압박되기 때문이다.
④ 방광 근육의 긴장도 증가 때문이다.
⑤ 자세의 불편감 때문이다.

098. 유도분만을 위해 옥시토신을 사용하는 중 투여를 중단해야하는 경우는?

① 자궁 수축 시간이 40~60초 정도 지속될 때
② 소변량이 늘었을 때
③ 고혈압이 나타날 때
④ 진통이 유발될 때
⑤ 조기하강이 나타날 때

099. 과거 인공유산을 했던 임부가 갑자기 복부의 통증을 호소하며, 자궁파열 증상을 나타낼 때 임부에게 해줄 수 있는 가장 적절한 치료는?

① 반좌위를 취해주고 산소를 공급한다.
② 진통제를 투여한다.
③ 유도분만을 준비한다.
④ 자궁저부를 서서히 밀어 넣는다.
⑤ 활력징후와 출혈량을 사정하여 저혈량 쇼크를 관리한다.

100. 분만 후 산모의 첫 자연배뇨를 확인하는 목적은 무엇인가?

① 산후 감염을 확인하기 위해서
② 직장기능을 확인하기 위해서
③ 자궁 수축 정도를 확인하기 위해서
④ 산후 출혈을 예방하기 위해서
⑤ 식사를 제공하기 위해서

101. 분만 후 3시간이 지났는데 자연배뇨를 하지 못한 산부에게 일차적으로 시행할 수 있는 간호는?

① 유치도뇨관을 삽입한다.
② 이뇨제를 투여한다.
③ 자궁저부 마사지를 지속한다.
④ 미지근한 물 좌욕으로 자연배뇨를 촉진한다.
⑤ 충분한 수분을 공급한다.

102. 초산모인 이씨는 아기를 낳은 후 3일 동안 아기에게 무관심하고 의존 욕구가 강하지만 병원을 방문한 친지들과 이야기 하는 것을 즐긴다. 이 산모의 심리적 변화의 과정을 설명한 것으로 적절한 것은?

① 소극기이다.
② 적극기이다.
③ 이행기이다.
④ 산후 우울감이다.
⑤ 산후정신병이다.

103. 산후 2주 된 산부가 유방의 통증을 호소하며 체온이 올라가면서 오한을 느끼고 겨드랑이 림프절 증대를 호소하였다. 모유 수유를 시도했지만, 제대로 수유가 이루어지지 않았다고 한다. 이 산욕부의 간호중재로 가장 적합한 것은?

① 모유수유는 유선염을 일으키는 감염원이다.
② 유즙을 짜서 유방을 비워준다.
③ 진통제를 사용한다.
④ 산후 1주경에 주로 발생한다.
⑤ 브래지어 착용은 하지 않는다.

104. 산욕기 동안 브래지어 착용에 대해 어떻게 교육해야 하는가?

① 지속적으로 강한 압박을 주도록 착용한다.
② 임신 전 사용하던 브래지어를 착용하도록 한다.
③ 유방에 자극이 되지 않게 하기 위해 착용하지 않도록 한다.
④ 유방이 흉벽에 납작하게 눌리도록 딱 맞는 브래지어를 착용한다.
⑤ 유방을 지지하고 들어올리도록 하는 수유용 브래지어를 착용한다.

105. 산욕기 심박출량이 가장 최대가 되는 시기는?

① 분만 즉시
② 분만 후 48시간 동안
③ 분만 후 7일 동안
④ 분만 후 14일 동안
⑤ 분만 후 3개월까지

2회차 2교시 - 아동간호학

001. 호흡기 질환 아동에게 제공하는 비외상성 간호로 가장 적절한 것은?

① 아동의 신체적·정신적 스트레스를 최소화
② 아동에게 유익한 복지서비스 제공
③ 아동과 부모에게 정확한 정보 전달
④ 타 직종과 충분한 협력을 도모하는 간호
⑤ 아동의 특성을 고려한 개별 간호

002. 다음 중 아동의 성장과 발달의 원리에 관한 내용으로 옳은 것은?

① 발달단계에 따른 아동의 성장속도는 동일하다.
② 발끝에서 머리 방향으로 발달이 진행된다.
③ 말초에서 중심방향으로 진행된다
④ 단순한 형태에서 복잡한 형태로 발달한다.
⑤ 성장은 질적 변화이며, 발달은 양적 변화이다.

003. 덴버발달선별검사에 대한 설명으로 옳은 것은?

① 판정결과는 검사 한번으로 확실한 진단적 조치를 할 수 있다.
② 아동의 사회성 발달은 측정할 수 없다
③ 아동이 무엇을 할 수 있는지 확인하여 지능을 검사하는 방법이다.
④ 1세 미숙아의 연령교정은 필요없다.
⑤ 6세 이하 아동에게 할 수 있는 발달선별검사이다.

004. 영아의 예방접종 시 주의사항에 대한 내용으로 옳은 것은?

① DTaP 접종 후 주로 나타나는 부작용은 전신홍반이다.
② 면역 결핍성 질환을 앓는 경우 생백신을 접종한다.
③ 접종 후 경련이 나타나면 즉시 진찰을 받도록 한다.
④ 접종 후 휴식을 위해서 가급적 오후 늦게 예방접종을 한다.
⑤ 예방접종을 예정일보다 빨리 맞는 것은 상관없다.

005. 비만 아동을 위한 영양교육을 하려고 한다. 다음 중 옳은 것은?

① 성장기이므로 밥을 충분히 먹어도 문제가 없다.
② 과일음료로 수분섭취를 대신한다.
③ 바깥 놀이보다는 보드게임을 하는 것이 좋다.
④ 식사를 제한하여 다이어트를 하는 것이 좋다.
⑤ 식사시간에 텔레비전을 시청하지 않는 것이 좋다.

006. 초산인 보호자의 걱정에 정상 신생아의 특징이기 때문에 괜찮다고 이야기 할 수 있는 신생아의 모습으로 적절한 것은?

① "뺨에 손톱만한 작은 딸기 모양의 빨간 점이 보여요."
② "아이의 손톱이 계속 파래요."
③ "다리 길이가 다른 것 같아요."
④ "다리를 쭉 뻗고 있어 속싸개를 할 수 없어요."
⑤ "남자 아이인데 고환이 안 만져져요."

007. 신생아의 목욕 간호에 대한 설명이다. 옳은 것은?

① 스펀지 목욕 시 눈 분비물은 내안각에서 외안각으로 닦는다.
② 침상 목욕 시 간호사는 발에서 머리의 순서로 닦는다.
③ 신생아나 어린 영아의 목욕 시 비누를 사용하여 깨끗이 닦는다.
④ 기저귀 부위에 파우더나 전분은 습기가 차지 않게 하기 위해 꼭 사용한다.
⑤ 목욕물의 온도는 39~42℃가 적당하다.

008. 다음 중 Apgar 점수에 대한 설명으로 옳은 것은 무엇인가?
① 출생 후 신생아의 신체적 사정을 하는 방법으로 출생 후 3분과 7분에 측정한다.
② 총 합산 점수가 7점이면 중등도의 곤란을 나타낸다.
③ 총 합산 점수가 4점이면 즉각적인 소생술이 필요하다.
④ 총 5개의 관찰지표를 통해 총점이 합산된다.
⑤ 출생 후 1개월 전까지 소아과 방문 시에도 지속적으로 적용되는 신생아 신체사정 방법이다.

009. 물체를 입술에 대거나 입 안에 놓으면 빨기를 시도하는 반사와 뺨을 톡톡 치거나 접촉하면 자극방향으로 머리를 돌리는 반사를 순서대로 각각 맞게 짝지은 것은?
① 포유반사, 빨기반사
② 빨기반사, 긴장성경반사
③ 모로반사, 빨기반사
④ 파악반사, 모로반사
⑤ 빨기반사, 포유반사

010. 외래에 방문한 11개월 아동의 부모가 "지지해 주지 않으면 혼자 앉지 못해요"라고 걱정을 하고 있다. 간호사의 답변으로 적절한 것은?
① "정상소견입니다."
② "성장발달은 개인차가 있으니 기다려 보죠."
③ "신경학적 검사와 발달 검사를 받아보세요."
④ "기어 다니는 것을 먼저 할 수 있습니다."
⑤ "혼자 앉도록 연습을 시켜보세요."

011. 영아의 안전사고 예방을 위한 부모교육 내용으로 옳은 것은?
① 안전을 위해 보행기를 사용한다
② 노리개 젖꼭지는 바로 사용할 수 있게 끈을 이용하여 목에 걸어 둔다.
③ 화장실과 현관문을 닫아둔다.
④ 아기가 보챌 때는 수유병을 물린 채로 재운다
⑤ 자동차 안에서는 조수석에 카시트를 설치한다.

012. 프로이드는 이 시기에 욕구를 충족하지 못하면 과도한 흡연과 의존적 성격을 유발한다고 하였다. 애착형성에 중요한 이 시기는 언제인가?
① 영아기   ② 유아기
③ 학령전기   ④ 학령기
⑤ 청소년기

013. 다음 중 영아에게 이유식을 실시할 때의 간호중재로 옳은 것은?
① 아동이 선호하는 것부터 주면 좋다.
② 물보다는 쥬스를 공급한다.
③ 한 번에 한 가지씩 새로운 음식을 시도한다.
④ 4개월경 야채부터 시작하여 쌀, 과일 순서로 제공한다.
⑤ 조제유나 모유를 주고 이유식을 제공한다.

014. 4세 된 여자 아이가 기관지염으로 입원 후 소변을 가리지 못하고 있다. 이 아이의 부모에게 해줄 수 있는 간호사의 말로 적절한 것은?
① "기관지염이 악화되면서 나타난 증상입니다. 병이 호전되어야 좋아질 것입니다."
② "스트레스로 인한 정상적인 반응이니 살피며 기다려봅시다."
③ "대소변 가리기 훈련을 다시 해야 합니다."
④ "질병과 관련된 무력감으로 인해 나타난 증상 같습니다."
⑤ "부모와의 분리와 관련된 증상으로 영구적으로 영향을 끼칠 수 있습니다."

015. 학령전기의 말더듬 아동에 대한 부모의 적절한 중재는 무엇인가?
① 아동의 말을 정확하게 교정해 준다.
② 아동의 청력장애 여부에 대해 확인한다.
③ 스트레스로 인해 말더듬이 발생하므로 아동의 정서적인 불안을 확인한다.
④ 아동이 올바른 말을 따라하도록 훈련시킨다.
⑤ 아동의 말을 주의 깊게 들어준다.

016. 다음 중 아동의 대소변 가리기 훈련에 대한 설명으로 옳은 것은?
① 영아 때 부터 빨리 훈련을 시킨다.
② 실패할 때마다 따끔하게 혼을 낸다.
③ 소변을 먼저 가린 후 대변을 가린다.
④ 주간 소변가리기를 야간 소변가리기보다 먼저 훈련한다.
⑤ 대부분의 아동은 2~3세가 되면 야간소변을 조절한다.

017. 학령기 아동의 신체적 발달 특징으로 옳은 것은?
① 전체적으로 남아가 2년 정도 성장이 빠르다.
② 남아의 급성장은 10~12세에 시작된다.
③ 2차 성징이 9세 경에 이루어진다.
④ 체지방의 비율이 상당히 증가하여 비만 위험이 나타난다.
⑤ 편도선 크기가 성인보다 크다.

018. 청소년기 식이습관으로 나타날 수 있는 모습으로 가장 적절한 것은?
① 어금니가 없어 질긴 고기를 먹지 못한다.
② 규칙적인 식사를 위해 아침을 꼭 챙겨먹는다.
③ 신경성 식욕부진을 경험할 수 있다.
④ 부모의 식생활을 모방한다.
⑤ 올바른 자아상을 갖고 영양분을 골고루 섭취한다.

019. 생후 5주된 아동의 위관영양 간호중재로 옳은 것은?
① 영양액을 한 번에 주입 후 휴식을 제공한다.
② 구강을 통한 삽입은 빨기 반사에 방해가 되므로 시행하지 않는다.
③ 잔류량을 확인하였다면 다시 주입하지 않아야 한다.
④ 관류는 영양액 주입으로 대체해도 된다.
⑤ 영양액 주입이 끝난 후 아동의 두부를 약간 상승시키고 오른쪽 측위로 눕힌다.

020. 다음 중 영아돌연사증후군에 대한 설명으로 옳은 것은?
① 예방을 위해 신생아에게 애착인형을 제공한다.
② 임신 중 흡연한 산모의 미숙아에게 위험률이 높다.
③ 여아에게 자주 발생한다.
④ 대개 출생 직후 발생하는 돌연사를 말한다.
⑤ 부드러운 침대에서 재우는 습관을 기른다.

021. 3개월 아동이 선천성 심장질환의 진단을 받았다. 이 아동에게 발생할 수 있는 가장 흔한 건강 문제는?
① 발열과 고혈압
② 빈혈
③ 호흡곤란과 산소부족
④ 감염성 질환
⑤ 영양섭취 부족과 서맥

022. 4개월 된 영아가 심한 구토와 설사로 입원하였다. 영아에게 관찰할 수 있는 증상으로 옳은 것은?
① 정상의 피부
② 서맥
③ 높고 힘있는 울음소리
④ 혈압 저하
⑤ 팽대된 대천문

023. 유문협착증 아동간호에 대한 설명으로 옳은 것은?
① 성장발육이 좋지 않은 아동에게서 잘 발생한다.
② 담즙이 섞인 투사성 구토를 한다.
③ 우하복부에 올리브 모양의 유문근 덩어리가 있다.
④ 수술 후 상체를 올린 반좌위를 취해준다.
⑤ 남아보다 여아에게 더 많이 발생한다.

024. 폐렴으로 입원한 6개월 아동이 분비물을 뱉어 내는데 어려움이 있다. 간호사가 타진으로 분비물을 배출시키는 방법으로 옳은 것은?
① 30분 동안 등을 두드린다.
② 전면과 후면을 하루에 2~3번씩 두드린다.
③ 환의를 벗기고 두드린다.
④ 손바닥을 이용하여 골고루 두드린다.
⑤ 작은 타진컵을 이용하여 두드린다.

025. 세기관지염으로 입원한 호흡곤란이 있는 환아에게 제공할 수 있는 가장 적절한 간호중재는?
① 기관지확장제를 투여한다.
② 이차적 세균성 폐렴이 없어도 예방적 차원에서 항생제를 투여한다.
③ 산소를 공급해 준다.
④ 수분섭취를 제한한다.
⑤ 병실 환경을 건조하게 한다.

026. 다음 중 천식 환아의 증상은 무엇인가?
① 술통형 흉부
② 인후통
③ 비강충혈
④ 불쾌한 입냄새
⑤ 계속해서 삼키는 증상

027. 청색증형 심장질환으로 옳은 것은?
① 심방중격 결손
② 동맥관 개존증
③ 대동맥 협착증
④ 감염성 심내막염
⑤ 삼첨판 폐쇄

028. 철분결핍성 빈혈 환아의 증상과 간호중재에 대한 설명으로 옳은 것은?
① 비타민 A와 함께 섭취 시 흡수가 용이하다.
② 철분 부작용으로 위장관 자극, 오심, 변비의 증상을 보이므로 미리 설명한다.
③ 철분제는 물에 타서 마셔야 한다.
④ 만삭아는 2개월 이내에 철분보충을 시작한다.
⑤ 철분제 복용 시 대변이 황금색으로 변한다.

029. 꽃가루에 알레르기 반응을 보이며 외래에 내원한 아동이 양쪽 뺨에 붉은 색의 구진과 홍반을 보이고 심한 가려움증을 호소한다. 가장 우선되는 간호중재는?
① 서늘한 환경을 제공한다.
② 면제품 옷을 입힌다.
③ 2차 감염에 대비하여 항생제를 투약한다.
④ 찬물로 세수를 자주 하도록 한다.
⑤ 경구용 항히스타민제를 복용하도록 한다.

030. 요로감염의 가장 흔한 원인은?
① 탈수
② E. coli 감염
③ 설사
④ 발육부진
⑤ 광범위 항생제 사용

031. 가와사키 질환을 앓고 있는 3세 아동의 치료 중 아스피린을 중단해야 하는 증상으로 옳은 것은?
① 소양증
② 딸기모양의 혀
③ 피부 낙설
④ 부정형 발진
⑤ 혈액 응고시간 지연

032. 다음 중 이분척추 환아를 위한 적절한 간호중재로 옳은 것은?
① 저섬유식이
② 무균적 습윤 드레싱
③ 기저귀를 잘 채워 줌
④ 단단한 매트리스 사용
⑤ 수술 후 둔부를 보이지 않게 함

033. 15세 청소년이 평소 나쁜 자세로 인해 지적을 받아왔고, 척추가 바른 선열을 유지하지 못하고 있다. 나타날 수 있는 소견으로 옳은 것은?
① 골반이 수평이다.
② 양쪽 유방의 크기가 같다.
③ 양쪽 겨드랑이 선의 차이가 없다.
④ 왼쪽에 비해 오른쪽 어깨가 높다.
⑤ 좌우 견갑골 높이가 같다.

034. 수두에 걸린 9세 아동이 등교를 하고 싶어한다. 등교를 시작할 수 있는 피부 상태로 옳은 것은?
① 반점
② 수포
③ 구진
④ 가피
⑤ 병변없음

035. 백혈병 아동에 대한 간호중재로 적절한 것은?
① 고열량, 고단백식이를 제공한다.
② 항응고제를 투여한다.
③ 진통제로 아스피린을 투여한다.
④ 신경독성 증상을 확인한다.
⑤ 또래 친구들과 어울릴 수 있게 한다.

2회차 2교시 지역사회간호학

036. 사회주의형 보건의료전달체계의 특징으로 옳은 것은?
① 행위별 수가제 채택
② 의료의 전문화 추구
③ 형평성이 낮음
④ 의료자원의 균등한 분포
⑤ 국민의 의료인 선택 자유

037. 우리나라 사회보험 중에서 의료보장과 소득보장의 성격을 모두 가지고 있는 것은?
① 국민연금
② 고용보험
③ 건강보험
④ 노인장기요양보험
⑤ 산재보험

038. 특별자치도지사 또는 시장·군수·구청장은 관할 보건소를 통하여 필수예방접종을 실시하여야 한다. 다음 중 필수예방접종에 해당하는 질병으로 묶인 것은?

① 인플루엔자, 에볼라
② 파상풍, 결핵
③ b형헤모필루스인플루엔자, MRSA
④ 폐렴구균, C형간염
⑤ 풍진, 성홍열

039. 동일한 직업과 작업환경에서 근무하는 근로자 중 직업성 암이 발생한 근로자와 발생하지 않은 근로자를 대상으로 질병의 원인을 밝히기 위하여 위험 요인을 조사하였다. 이 연구 설계방법은?

① 실험역학 연구
② 단면조사 연구
③ 환자 - 대조군 연구
④ 전향적 코호트 연구
⑤ 종단적 코호트 연구

040. 다음 지역사회간호의 자료수집 방법 중 우선적으로 사정해야 하는 것은?

① 지역 시찰
② 주민센터의 인구 통계율
③ 지역 주민의 설문지 조사
④ 지역 행사 참여
⑤ 자동차로 지역사회 순회

041. 지역사회간호사가 비만관리 사업을 위해 자료를 분석하여 다음과 같은 결과를 얻었다. 이러한 상황에서는 어떠한 전략이 적합한가?

- 비만관리에 대한 사회적 높은 관심으로 비만관리 사업이 지역보건의료계획 중점과제에 선정되었다.
- 비만프로그램에 대한 체계가 확립되어 있지 않다.

① SO 전략
② ST 전략
③ WO 전략
④ WT 전략
⑤ SW 전략

042. 다음 중 분모가 같은 것끼리 짝지어진 것은?

① 조사망률 - 신생아사망률
② 모성사망률 - 조출생률
③ 보정영아사망률 - 출생사망비
④ 영아사망률 - 주산기사망률
⑤ 모성사망률 - 주산기사망률

043. 보건사업 기획 시 BPRS(Basic Priority Rating System) 방법으로 사업의 우선순위를 결정하고자 한다. 이 때 가장 크게 영향을 미치는 요소는 무엇인가?

① 사업의 추정효과
② 문제의 심각도
③ 주민의 관심도
④ 문제의 크기
⑤ 경제적 타당성

044. 다음은 무엇에 대한 설명인가?

- 지역사회 주민의 참여 및 자조와 자기결정 정신이 바탕이 된다.
- 주로 공공에 의해 수행되며 지역사회가 지불가능한 비용 내에서 이루어진다.

① 일차 의료서비스
② 포괄간호서비스
③ 일차보건의료
④ 자유방임주의
⑤ 총괄계약서비스

045. 직장인을 대상으로 금연 프로그램을 시행하였다. 결과평가에 해당하는 것은?

① 고위험 흡연율 변화비교
② 금연 프로그램 참여율 파악
③ 제공된 서비스의 질과 만족도
④ 프로그램의 행정적, 재정적 절차
⑤ 프로그램 시행 시 사용한 시설 및 장비

046. 로이(Roy)의 적응이론에서 국가시험과 같은 즉각적이고 직접적인 사건이나 상황변화에 해당하는 자극은?

① 초점자극
② 관련자극
③ 잔여자극
④ 지속자극
⑤ 조정자극

047. 건강증진 관련 이론 중 다음 그림에 해당하는 것은?

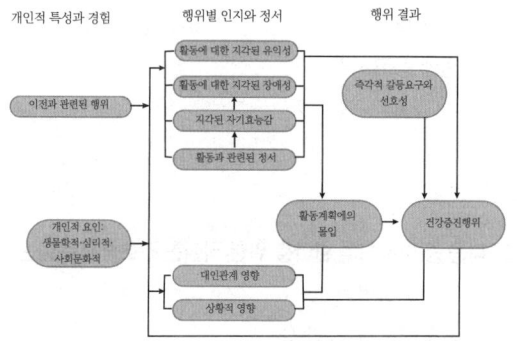

① 건강신념모형
② 범이론적 모형
③ 사회인지모형
④ 건강증진모형
⑤ PRECEDE-PROCEDE 모형

048. 어느 지역에서 출생 후 1주 이내에 사망한 비율이 영아사망률의 80%를 차지하였다. 이 지역에 필요한 대책으로 가장 적절한 것은?
① 모아 환경위생증진   ② 산전관리 확대
③ 영아 사고방지   ④ 영아 영양관리
⑤ 영아 교육관리

049. B지역의 비례사망지수가 전국 평균보다 낮았다. 이에 대한 해석으로 옳은 것은?
① 건강수준이 전국 평균보다 낮다.
② 노인인구 사망률이 전국 평균보다 높다.
③ 만성질환 사망률이 전국 평균보다 높다.
④ 감염성 질환 사망률이 전국 평균보다 낮다.
⑤ 건강관리서비스 수준이 전국 평균보다 높다.

050. 다음은 지역사회 간호활동 중 무엇에 대한 설명인가?

> 둘 이상의 사람 혹은 조직이 건강증진 및 유지를 위한 역량을 강화함으로써 공동목표를 달성하도록 하는 것

① 위임   ② 감시
③ 협력   ④ 스크리닝
⑤ 아웃리치

051. 다음 중 지역사회간호사가 하루 동안 가정방문 시 가장 마지막에 방문해야 할 곳은 어디인가?
① 생후 3주된 영아
② 고혈압환자
③ 성병환자
④ 결핵에 걸린 사람이 있는 가정
⑤ 임신 6개월 된 산모

052. 근로자 건강진단 결과에 대한 산업보건관리자의 조치로 옳은 것은?
① A 판정은 특별한 조치가 필요 없다.
② C2는 직업성 질병의 소견으로 사후관리가 필요한 자이다.
③ R 판정을 받은 사람은 야간근무를 중단시킨다.
④ D2는 직업성 질병으로 진전될 우려가 있어 추적검사 등 관찰이 필요한 자이다.
⑤ C1은 일반 질병으로 진전될 우려가 있어 추적검사 등 관찰이 필요한 자이다.

053. 다음 중 지역사회 간호사의 대변자 역할에 해당하지 않는 것은?
① 간호대상자가 자신의 이익을 위한 활동을 할 수 있도록 보호한다.
② 간호대상자가 좀 더 독립적으로 역할을 수행하도록 대변하거나 옹호한다.
③ 개인의 경우 대상자의 요구를 가족이나 다른 의료인 및 의료기관에 설명한다.
④ 변화 상황에 작용하는 방해요인과 촉진요인을 확인한다.
⑤ 대상자가 자신의 권리를 주장하도록 돕는 역할을 한다.

054. 모자보건지표 중에서 일반 출산율을 산출하는 공식은?
① 연간 총 출생수 / 연 중앙인구 × 1,000
② 0~4세 인구 / 15~45세의 가임여성 수 × 1,000
③ 연간 내 총출생수 / 15~45세의 가임여성 수 × 1,000
④ 합계출산율 × (여아출생 수 / 총 출생 수)
⑤ 합계출산율 × (여아출생 수 / 총 출생 수) × (가임여성 시 생존 수 / 여아출생 수)

055. 다음과 같은 상황에서 보건간호사가 보건교육 요구를 파악하여 교육을 실시하고자 할 때 보건간호사가 파악한 보건교육 요구는 Bradshow의 교육요구 유형 중 어디에 속하는가?

> 가족 발달 단계중 영유아단계에 있는 가족이며 이 가족의 가장인 아버지는 폐결핵으로 실직한 상태이다.

① 외향적 요구   ② 내면적 요구
③ 규범적 요구   ④ 상대적 요구
⑤ 절대적 요구

056. A보건소는 지역 주민 중 당뇨병환자를 대상으로 인슐린 자가 주사에 대한 교육을 시행하였다. 교육이 모두 끝난 후 대상자들을 상대로 인슐린 자가 주사 기술을 평가하는데 적합한 방법은 다음 중 무엇인가?
① 관찰법   ② 질문지법
③ 구두질문법   ④ 자가평가법
⑤ 자가감시법

057. 만성퇴행성질환의 일차 예방에 해당하는 것은?
① 재활치료사업   ② 집단검진사업
③ 보건교육사업   ④ 치료관리사업
⑤ 조기발견사업

058. 대학생 음주 집단에게 절주 학습목표를 제시한 후 스스로 학습내용을 수집하고 수행계획을 세우도록 함으로써, 음주에 따른 자신들의 건강문제를 이해하고 해결방안을 찾아 가도록 하는 자기주도형 보건교육 방법은?
① 시범
② 세미나
③ 심포지엄
④ 모의실험극
⑤ 프로젝트 학습

059. 보건소 박간호사가 김씨 할머니 댁을 방문하여 할머니를 대상으로 3대 가족에 대해 생존한 사람과 사망한 사람을 포함하여 성별, 연령과 질병력에 관하여 자료를 수집하려고 한다. 가장 적절한 가족 사정 도구는 무엇인가?
① 가족밀착도
② 외부체계도
③ 사회지지도
④ 가족구조도
⑤ 가족연대기

060. 김씨는 큰 아이가 20개월이며 안정된 부부관계를 유지하면서 가족 구성원의 필요에 따른 비용을 충족하기 위해 열심히 직장생활을 한다. 이 가족의 가족발달단계는 다음 중 무엇인가?
① 출산기(양육기)
② 학령전기
③ 중년기
④ 학령기
⑤ 노년기

061. 보건소 간호사가 심혈관질환 예방사업을 기획하고자 기존 사업들을 비교분석하여 가장 적은 인력과 비용으로 심혈관 질환 발생률을 가장 많이 줄인 사업방식을 선택하였다. 이는 지역사회 보건사업의 어떤 요건을 충족하기 위해 노력한 것인가?
① 지속성
② 포괄성
③ 효율성
④ 공공성
⑤ 접근성

062. COVID-19 대유행을 예방하기 위해 백신 예방접종을 시행하는 것은 감염병 전파를 막기 위한 노력 중 무엇에 해당되는가?
① 병원소 제거
② 보균자 격리
③ 병원체의 탈출 방해
④ 숙주의 면역력 증강
⑤ 숙주의 감수성 향상

063. 2025년 1월부터 6월까지 A지역 거주자 100명 중 희귀난치성 질환자가 5명이었다. 7월부터 12월까지 10명의 희귀난치성 질환자가 새로이 발생하였다면 같은 해 12월 31일 산출된 유병률은 얼마인가? (단, 2025년 한해 동안 A지역의 인구는 변동이 없었고 희귀난치성 질환은 만성질환에 속한다고 본다.)
① 5%
② 7.5%
③ 10%
④ 15%
⑤ 20%

064. 누적발생률과 평균발생률이 매우 낮은 질병에서 요인과 질병 발생과의 관련성을 보기 위한 수치는?
① 비교위험도
② 귀속위험도
③ 발생률의 차
④ 교차비
⑤ 특이도

065. 사례관리 원칙 중 임상에서의 치료 및 간호뿐만 아니라 퇴원 후에도 환자를 사후관리하는 것에 해당하는 원칙은?
① 책임성
② 포괄성
③ 연속성
④ 통합성
⑤ 개별성

066. 다음 노인장기요양보험에 대한 설명 중 맞는 것은 무엇인가?
① 노인장기요양보험은 사회보험 중 가장 먼저 시행되었다.
② 요양등급 1~3등급으로 되어있으며 요양보호사가 등급을 나눈다.
③ 장기요양보험 가입대상자는 건강보험 가입대상자와 같다.
④ 노인장기요양보험 보험료는 건강보험료과 별도로 청구된다.
⑤ 노인장기요양보험비는 건강보험심사평가원에서 운영한다.

067. 다음 중 1차 예방으로 맞는 것은?
① 환자 의뢰 및 위기 중재 제공
② 고 위험군에 대한 관심
③ 정신과 환자의 정신 장애 치료비용 절감
④ 주민을 대상으로 건강검진
⑤ 사회재적응 훈련과 자조 집단 활용

068. 산업장에서 일정기간 동안의 평균 종업원수, 재해건수, 연근로시간수를 알고 있는 경우 산출할 수 있는 산업재해지표로 묶은 것은?
① 건수율, 도수율
② 건수율, 재해일수율
③ 도수율, 강도율
④ 강도율, 중독률
⑤ 천인율, 평균손실일수

069. 분진사업장에서 근무하는 근로자 중에서 직업성 천식, 직업성 피부염, 기타 건강장해를 의심하는 증상을 보이거나 의학적 소견이 있을 경우 실시하는 건강진단은?
① 일반 건강진단
② 특별 건강진단
③ 수시 건강진단
④ 임시 건강진단
⑤ 배치 전 건강진단

070. 다음 중 재난 간호 시에 고려해야할 윤리적 행위가 아닌 것은 무엇인가?
① 대상자의 사생활 보호 및 비밀준수
② 대상자 자율권 존중
③ 재난관리 책임자의 사회적 위치
④ 의료인으로서의 책임과 사명
⑤ 희소자원분배

2회차 2교시 정신간호학

071. 에릭슨(Erikson)의 정신사회적 발달이론에서 자율성 대 수치심(Autonomy vs. Shame and Doubt)에 해당하는 아동의 특징적 행동은?
① 친구들과의 놀이에서 협동하여 소속감을 느낀다.
② 자신이 누구인지에 대한 탐색과 방황이 나타난다.
③ 부모의 기대에 부응하려 노력하며 죄책감을 경험한다.
④ 여러 번의 실패 경험을 통해 열등감을 형성하고 좌절한다.
⑤ 혼자서 옷을 입거나 스스로 음식을 먹는 등 독립적인 행동을 시도한다.

072. 환자가 "내가 술을 마신 건 아내가 잔소리를 했기 때문이에요. 내가 마신 게 아니라, 그 여자가 나를 그렇게 만든 거예요."라고 말할 때 나타난 방어기제는?
① 투사
② 억제
③ 주지화
④ 반동형성
⑤ 승화

073. 치료적 관계의 종결 단계에서 대상자가 "선생님이 떠난다니 불안하고 슬퍼요."라고 말할 때, 간호사의 반응으로 가장 적절한 것은?
① "이런 감정은 표현하지 않는 것이 더 좋아요."
② "끝났으니까 이제는 감정을 정리해야 합니다."
③ "지금까지 잘 해왔으니 앞으로도 잘 할 수 있을 거예요."
④ "종결에 대한 슬픈 감정이 당연한 거라고 이해할 수 있어요."
⑤ "함께했던 시간과 그때의 감정을 좀 더 이야기해볼까요?"

074. 환청을 듣는 조현병 대상자가 "지금도 누가 내게 죽으라고 해요."라고 불안하게 말할 때, 간호사의 적절한 반응은?
① "환청이니까 그냥 무시하세요."
② "다른 생각으로 주의를 돌려보세요."
③ "다른 사람들은 그런 소리를 듣지 않아요."
④ "그 목소리가 언제부터 시작되었는지 말해줄 수 있나요?"
⑤ "그 목소리에 대해 좀 더 자세히 설명해 주시겠어요?"

075. 조현병 대상자가 말없이 앉아 있으며, 표정이 거의 없고 간호사의 질문에도 단답형으로만 대답할 때, 나타난 증상은?
① 환청
② 언어압박
③ 관계망상
④ 운동초조
⑤ 감정둔마

076. 항정신병 약물 치료 시 나타나는 추체외로계 부작용(EPS) 발생과 가장 밀접하게 관련된 신경전달물질은?
① 도파민
② 세로토닌
③ 아세틸콜린
④ 노르에피네프린
⑤ 감마아미노부티르산

077. 대상자가 "한 번 면접에서 떨어졌어요. 저는 절대로 직장을 구하지 못할 거예요."라고 말할 때 나타난 인지적 오류는?
① 극소화
② 개인화
③ 이분법적 사고
④ 선택적 추상화
⑤ 과잉일반화

078. 리튬(lithium)을 복용 중인 대상자가 리튬 독성을 나타낼 때 간호사가 가장 우선적으로 확인해야 할 증상은?
① 체중 증가
② 혈압 상승
③ 불면과 식욕 증가
④ 일시적인 기억력 장애
⑤ 손 떨림, 오심, 구토, 설사 등

079. 우울증 고위험군 청소년을 조기에 선별(screening)하여 상담과 치료로 연계하는 것은 어떤 예방 수준에 해당하는가?
① 1차 예방
② 2차 예방
③ 3차 예방
④ 4차 예방
⑤ 건강 증진 예방

080. 다음 중 정신사회 재활모형에 해당하는 프로그램으로 가장 적절한 것은?
① 정신질환자의 사회적 격리와 보호를 위한 보호관찰
② 약물치료 순응도를 높이기 위한 입원 및 집중 약물치료
③ 자신의 감정을 인식하고 표현하기 위한 개인정신치료 프로그램
④ 정신질환자 가족의 스트레스 완화를 위한 가족 심리교육 프로그램
⑤ 직업재활, 사회기술훈련 및 일상생활 기술 훈련 등의 지역사회 재활 프로그램

081. 다음 중 상황(외적) 위기로 분류되는 것은?
① 결혼
② 정년퇴직
③ 자녀의 입학
④ 첫 자녀의 출산
⑤ 갑작스러운 실직

082. 병원에 오랫동안 입원 중인 노인을 보호자가 퇴원 후에도 돌보지 않고, 연락이나 방문도 하지 않는 상태가 계속될 때, 해당하는 학대 유형은?
① 유기
② 방임
③ 신체적 학대
④ 정서적 학대
⑤ 경제적 착취 또는 방임

083. 다음 중 조현병의 양성 증상에 해당하는 것은?
① 무감동
② 언어빈곤
③ 사회적 철수
④ 무쾌감증
⑤ 피해망상

084. 대상자가 같은 단어를 반복해서 중얼거리며, 질문에 응답하지 못할 때 간호진단으로 가장 적절한 것은?
① 자기돌봄 결핍
② 감각지각장애
③ 사회적 고립
④ 비효율적 대처
⑤ 언어적 의사소통장애

085. 환청을 경험하는 조현병 대상자에게 교육할 내용으로 가장 적절한 것은?
① "무시하세요."
② "TV를 보세요."
③ "의사를 불러야 해요."
④ "대화하지 마세요."
⑤ "산책하거나 음악 듣는 등 기분전환을 시도해보세요."

086. 조현병 대상자가 간호사에게 물건을 던지는 등 폭력적 행동을 보일 때, 가장 우선적으로 해야 할 중재는?
① 훈계
② 감정 표현 유도
③ 동영상 기록
④ 약물 처방 요청
⑤ 다른 대상자들이 다치지 않도록 안전한 곳으로 대피

087. 우울증을 앓고 있는 대상자가 "아무것도 할 수 없어요. 다 끝났어요."라고 반복해서 말할 때, 간호진단으로 가장 적절한 것은?
① 무감동
② 무력감
③ 우울한 기분
④ 자기돌봄 결핍
⑤ 사회적 상호작용의 감소로 인한 사회적 고립

088. 우울증 환자와의 첫 면담 시 간호사가 우선적으로 해야 할 중재로 가장 적절한 것은?
① 기분전환 활동 권유
② 약물교육 실시
③ 부정적 사고 중단 지시
④ 삶의 의미 되돌아보게 하기
⑤ 신뢰 형성을 위한 경청과 수용

089. 기분은 우울하지만 기능이 유지되고, 만성적으로 지속되는 경우 가장 적절한 진단명은?
① 주요우울장애
② 양극성 장애
③ 순환성 장애
④ 지속성 우울장애
⑤ 파괴적 기분조절부전장애

090. 조증 상태에서 흔히 나타나는 사고장애로 가장 적절한 것은?
① 사고의 지연
② 사고의 두절
③ 사고의 압출
④ 사고의 비약
⑤ 사고의 지리멸렬

091. 환자가 극심한 두려움을 느끼며 숨을 헐떡이고, "죽을 것 같아요!"라고 말할 때, 이 환자의 불안 수준으로 가장 적절한 것은?
① 경증 불안
② 일시적 불안
③ 중등도 불안
④ 중증 불안
⑤ 공황 수준의 불안

092. 엘리베이터나 밀폐된 공간에 들어가지 못하는 환자에게 가장 적절한 진단명은?
① 강박장애
② 광장공포증
③ 사회불안장애
④ 분리불안장애
⑤ 외상 후 스트레스 장애

093. 불안이 극심한 환자에게 간호사가 가장 먼저 해야 할 간호중재로 가장 적절한 것은?
① 논리적으로 현실 설명
② 감정을 분석하도록 격려
③ 심호흡과 이완요법 제시
④ 불안의 근거 설명 유도
⑤ 깊이 있는 통찰 촉진

094. 전환장애 환자가 마비된 다리를 보이며 별다른 불안 없이 웃으며 말할 때, 간호사가 의심해야 할 특징으로 가장 적절한 것은?
① 병식 결여
② 감정 둔마
③ 과대망상
④ 현실 왜곡
⑤ 만족스러운 무관심

095. 다음 중 인위성 장애(Factitious Disorder)의 설명으로 가장 적절한 것은?
① 증상에 대한 관심이 없다.
② 외적 보상을 얻기 위해 증상을 꾸민다.
③ 자신의 질병을 가장하거나 유발한다.
④ 대체로 타인의 주목을 피하려 한다.
⑤ 심리적 이득 없이 무의식적으로 증상을 만든다.

096. "나는 혼자 있으면 불안하고, 누군가가 날 떠나면 견딜 수 없어요."라는 말을 자주 하는 대상자는 어떤 성격장애일 가능성이 가장 높은가?
① 편집성
② 강박성
③ 회피성
④ 경계성
⑤ 자기애성

097. 반사회성 성격장애 대상자에게 가장 효과적인 간호사의 태도로 적절한 것은?
① 감정을 잘 공감해주는 간호사
② 허용적인 분위기를 조성하는 간호사
③ 반복적 질문에 응답해주는 간호사
④ 타인의 감정을 대신 표현해주는 간호사
⑤ 일관되게 규칙과 한계를 설정하는 간호사

098. 아편계(opioid) 약물 중독자의 치료에 사용되는 약물로 가장 적절한 것은?

① 메타돈(Methadone)
② 코카인(Cocaine)
③ 모르핀(Morphine)
④ 디아제팜(Diazepam)
⑤ 암페타민(Amphetamine)

099. 알코올 금단 후 2~3일 경과 시 주로 나타나는 증상으로 가장 적절한 것은?

① 진전섬망 (Delirium tremens)
② 말초신경염 (Peripheral neuropathy)
③ 후진성 기억상실 (Retrograde amnesia)
④ 베르니케 증후군 (Wernicke's syndrome)
⑤ 알코올성 치매 (Alcohol-related dementia)

100. 섬망 환자에게 간호사가 제공해야 할 환경으로 가장 적절한 것은?

① 자극을 최대한 제거한 암실
② 창문 없는 폐쇄적 공간
③ 자유로운 활동 공간
④ 대상자의 요구에 맞춘 조명 변화
⑤ 조용하고 익숙한 환경에서 시계, 달력 등 제공

101. 신경성 폭식증(Bulimia Nervosa) 대상자의 증상으로 가장 적절한 것은?

① 극단적인 음식 제한과 금식
② 식사 시 강박적인 씹기 반복
③ 불규칙한 수면과 지남력 저하
④ 심한 식욕 상실과 반사회적 행동
⑤ 폭식 후 죄책감과 자기 유발 구토 반복

102. 불면장애(insomnia disorder)를 가진 환자에게 간호사가 제공해야 할 교육 내용으로 가장 적절한 것은?

① 밤에 운동을 하며 피로를 유도한다.
② 잠이 안 오면 스마트폰을 보며 시간을 보낸다.
③ 낮잠을 충분히 자도록 격려한다.
④ 취침 전 당을 보충하면 숙면에 도움이 된다.
⑤ 매일 같은 시간에 자고 일어나는 습관을 유지한다.

103. 다음 중 다른 사람에게 자신의 성기를 노출함으로써 성적 흥분을 느끼는 장애는?

① 노출장애
② 성적피학장애
③ 성적가학장애
④ 물품음란장애
⑤ 성별 불쾌감

104. 자폐스펙트럼장애 아동에게 관찰되는 언어 특성으로 가장 적절한 것은?

① 말이 전혀 없는 경우는 드물다.
② 타인의 말을 따라하지 않음
③ 문장 구성은 가능하지만 감정 표현은 부족함
④ 어휘는 정확하나 억양이 부자연스러움
⑤ 의미 없는 말의 반복이나 대화의 상호성 부족

105. ADHD(주의력결핍과잉행동장애) 아동의 부모 교육 내용으로 가장 적절한 것은?

① 아이의 행동은 고의적이므로 강한 훈육이 필요하다.
② 복잡한 활동을 많이 시킨다.
③ 변화 있는 일상으로 유연성을 키워준다.
④ 감정적으로 반응해 주의를 집중시킨다.
⑤ 명확하고 일관된 규칙을 정하고 반복적으로 지도한다.

2회차 3교시

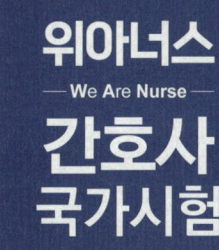

2회차 3교시 간호관리학

001. 국제간호협의회를 창설하였으며 간호사 시험제도의 중요성을 강조한 간호 지도자는?

① 리스(Lees) ② 존스(Joans)
③ 피셔(Fisher) ④ 펜위크(Fenwick)
⑤ 라스본(Rathbone)

002. 미국에서 나이팅게일식 간호교육을 실시한 교육기관은?

① 뉴욕대학 ② 하버드대학
③ 미네소타대학 ④ 보스턴간호학교
⑤ 콜롬비아대학

003. 2023년 5차 개정된 한국간호사 윤리강령에서 새롭게 추가된 내용에 해당하는 것은?

① 알권리 및 자기결정권 존중
② 취약한 대상자 보호
③ 정책 참여
④ 사생활 보호 및 비밀유지
⑤ 교육과 연구

004. 다음 설명에 해당하는 간호사의 의무는?

- 환자가 의료행위를 받을 것인지 여부를 결정하는 데 필요한 의무
- 환자의 생명 및 신체에 상당한 침해가 야기될 위험성이 있는 경우 필요한 정보를 제공하고 동의를 얻어야 하는 의무

① 주의의무 ② 확인의무
③ 설명 및 동의의무 ④ 감시 및 보고의무
⑤ 비밀누설 금지의무

005. 실습 간호 대학생이 행한 간호 행위에 대하여 간호사가 직접적으로 과실이 없음에도 그 과실에 대하여 책임추궁을 받았다면 무엇에 해당하는 것인가?

① 설명 및 동의 의무 ② 확인의 의무
③ 비밀유지 의무 ④ 결과예견 의무
⑤ 결과회피 의무

006. 비밀누설 금지의 예외조항으로 맞는 것은?

① 병원에 이익이 있는 경우
② 외국인환자의 경우
③ 중대한 공익상 필요가 있어 법원에서 증인으로 증언한 경우
④ 배우자나 배우자의 직계존비속이 요구하는 경우
⑤ 보험회사에 의해서 요구될 경우

007. 의료기관에서 간호사의 과실로 환자에게 손실이 발생하였을 때 의료기관이 손해배상을 하게 되는 근거는?

① 형사책임 ② 사용자 배상책임
③ 전단적 의료책임 ④ 이행보조자 과실책임
⑤ 업무상 과실치사상 책임

008. 최근 이직률이 높아지고 있는 A병원 간호부는 신규 직원들의 업무 적응력을 높이기 위해 프리셉터제도를 도입하고, 입사 백일잔치, 우수직원표창 활동 지원 등 다양한 프로그램을 개발하여 실시하고 있다. 이러한 프로그램들은 다음 중 어떤 관리이론을 근거로 한 것인지 옳은 것은?

① 행정관리론 ② 인간관계론
③ 행태과학론 ④ 관료제론
⑤ 과학적관리론

009. 간호관리 체계모형에서 산출요소에 속하는 것은?

① 간호인력 ② 자금
③ 병원건물 ④ 간호연구성과
⑤ 간호정보

010. 다음 내용이 설명하는 예산의 종류는?

> • 예산 편성 준비에 많은 시간과 노력이 필요하다.
> • 의사결정과 검토 과정에 구성원들을 참여시켜 혁신적인 분위기를 촉진한다.
> • 이전 회계연도의 예산을 반영하지 않고 모든 사업을 새롭게 분석·재평가하여 처음 수준에서 시작한다.

① 고정 예산　② 단기 예산
③ 기획 예산　④ 영기준 예산
⑤ 점진적 예산

011. 다음 중 개인의사결정보다 집단의사결정이 더 유효한 경우가 아닌 것은?

① 창의적인 과업
② 구조화가 높은 과업
③ 의사결정의 정확도가 요구될 때
④ 보충적인 정보가 요구될 때
⑤ 위험이 큰 의사결정

012. 목표관리(MBO)에서 강조되는 목표의 특성을 가장 잘 나타낸 것은?

① 참여적 목표, 단기적 목표, 결과지향적 목표
② 집권적 목표, 단기적 목표, 과정지향적 목표
③ 분권적 목표, 장기적 목표, 과정지향적 목표
④ 참여적 목표, 장기적 목표, 결과지향적 목표
⑤ 집권적 목표, 장기적 목표, 결과지향적 목표

013. 우리나라의 간호·간병 통합서비스에서 적용되는 수가산정방식은?

① 인두제　② 총액계약제
③ 일당수가제　④ 시간당 수가제
⑤ 행위별 수가제

014. 마케팅믹스 개발 관련 내용 중 제품전략에 해당하는 것은?

① 가정간호서비스와 같은 새로운 간호서비스를 개발한다.
② 병원 내 주차장 확보, 편의시설 등을 설치한다.
③ 새로운 간호수가체계를 개발한다.
④ 인터넷을 통한 건강상담서비스와 진료를 시작한다.
⑤ 신문 등 대중매체에 홍보를 강화한다.

015. 다음 프로젝트 조직에 대한 설명으로 옳은 것은?

① 일시적, 한시적인 혼성조직이므로 관리자의 관리능력에 의해 결과가 크게 좌우된다.
② 집단적 결정으로 합리적인 결정을 할 수 있다.
③ 조직에 기동성을 부여하며, 업무를 신속, 정확, 효과적으로 수행할 수 있다.
④ 조직의 이중권한으로 구성원에게 좌절과 혼란을 가중시킬 수 있다.
⑤ 공식 조직의 가장 오래된 조직구조로서 단순한 조직구조이며 계층적 구조를 이루는 조직이다.

016. 개인의 특성을 고려, 성취욕구가 높은 사람들에게 성취감을 느끼고 개인적인 성장을 할 수 있게 하는 설계 방법은?

① 직무단순화　② 직무충실화
③ 직무확대　④ 직무전문화
⑤ 직무특성모형

017. 다음 중 직무명세서에 명시되어야 할 내용은?

① 부서, 직무명, 근무위치
② 직무개요, 책임
③ 감독내용, 근무조건, 위험성
④ 인적요인, 경험, 교육의 수준 요건
⑤ 기구와 장비, 물품과 서식

018. 조직의 현 상태와 바라는 상태 간의 간격이 존재할 때 발생하며, 해빙기, 움직임기, 재결빙기를 거쳐 나타나는 것은?

① 조직기능　② 조직문화
③ 조직변화　④ 조직특성
⑤ 조직효과

019. 상대가치체계에 의한 간호원가 산정방법에 대한 설명은?

① 재원일수 단축　② 환자 중증도 판정
③ 질병군별 간호표준화　④ 간호행위별 표준화
⑤ 환자 대 간호사 수 기준 확인

020. 신규간호사가 입사 시 성적이 좋았다. 관리자가 이를 보고 다른 것도 좋게 평가하는 오류는?

① 혼효과　② 관대화 경향
③ 후광효과　④ 논리적 오류
⑤ 규칙적 오류

021. 간호사들의 이직률을 감소시키기 위한 내적 보상 강화 방법은?
① 시설이용 지원 ② 보험 및 퇴직금
③ 탄력적 근무시간 제도 ④ 기숙사 및 직원 주택 지원
⑤ 본인 및 자녀 학자금 지원

022. 간호사의 자발적 이직이 간호조직에 미치는 영향은?
① 간호의 양과 질이 향상
② 간호관리자의 관리능력 향상
③ 남아있는 직원의 사기 상승
④ 병원조직의 비용부담 증가
⑤ 간호 구성원 팀 기능이 증진

023. 모든 상황에서 이상적인 리더십은 없으며, 리더와 구성원의 관계, 과업구조, 리더의 직위권력과 같은 상황의 호의성에 따라 리더의 특성을 맞추어야 리더십의 효과가 달라진다는 리더십 이론으로 옳은 것은?
① 변혁적 리더십 ② 상황대응 리더십
③ 경로 – 목표 이론 ④ 상황적합성 이론
⑤ 행동이론

024. 기대이론의 주요 변수 중 어떤 일의 결과를 선호하는 정도로서 긍정적이거나 부정적일 수 있으며 무관심하다면 값이 '0'이 되는 것으로 옳은 것은?
① 노력 ② 수단성
③ 보상 ④ 유인가
⑤ 기대

025. 수직적 구조를 가지고 있는 조직과 관련된 것은?
① 인간관은 X이론에 바탕을 두고 있다.
② 자기통제(자율적)가 가능한 구성원이 많다.
③ 상향적 의사소통이 주로 일어난다.
④ 관리 폭이 넓다.
⑤ 인간관계론에 바탕을 두고 있다.

026. 주장행동의 필요성과 거리가 먼 것은?
① 인간관계 개선 ② 자기능력 신장
③ 정신건강 증진 ④ 권한위임 증가
⑤ 의사소통 증진

027. A병원에서 다음과 같은 방법으로 면접을 시행하였다. 어떤 방법인가?

> 다수의 면접자가 한 명의 피면접자를 면접 평가하는 방법으로, 면접이 끝나면 다수의 면접자들이 서로의 의견을 교환하여 피면접자에 대한 광범위한 자료를 얻는다.

① 패널면접 ② 집단면접
③ 정형적 면접 ④ 지시적 면접
⑤ 비지시적 면접

028. 간호관리과정에 있어 계획한 업무를 이행하고 있는지를 확인하고, 표준과 성과 간에 차이가 있을 경우 이를 개선하는 관리 기능은?
① 기획 ② 조직
③ 인사 ④ 지휘
⑤ 통제

029. 통제관리 과정으로 옳은 것은?
① 표준설정 – 표준과 성과 비교 – 업무성과측정 – 수정활동
② 업무성과측정 – 표준설정 – 표준과 성과 비교 – 수정활동
③ 업무성과측정 – 표준과 성과 비교 – 표준설정 – 수정활동
④ 표준설정 – 업무성과측정 – 표준과 성과비교 – 수정활동
⑤ 표준설정 – 업무성과측정 – 수정활동 – 표준과 성과비교

030. 질적인 간호평가를 위해 퇴원 후의 기록검사, 퇴원환자의 면담을 통해 평가하는 방법은?
① 동시평가 ② 구조적 평가
③ 과정적 평가 ④ 소급평가
⑤ 결과적 평가

031. CQI 활동 시 여러 가지의 질 관리 분석도구를 사용하는데 개선 가능성이 높은 문제를 찾아 중점적인 노력을 기울일 수 있도록 도와주는 도구로 왼쪽에서 오른쪽으로 갈수록 누적빈도가 감소하며 측정요소별로 빈도가 높은 것부터 제시하는 것은?
① Fishbone chart
② 파레토 차트
③ 레이더차트(Rader chart)
④ 흐름도
⑤ 런챠트

2회차 3교시 기본간호학

032. 간호단위관리에서 체계적인 물품 관리 방법으로 옳은 것은?
① 사용한 일회용 물품은 소독하여 재사용한다.
② 침상 수를 기준으로 하여 비품 기준량을 청구한다.
③ 소독 물품은 최근 소독한 물품을 앞쪽으로 배치한다.
④ 수시로 보관 장소를 바꾸어 물품이 좋은 상태를 유지하도록 한다.
⑤ 비품 수 유지를 위하여 매 근무 시 입원환자의 수만큼 비품 수를 보충한다.

033. 홍역, 결핵은 작은 입자가 공기 중에 먼지와 함께 떠다니다가 흡입에 의해 감염이 발생하는 질환으로 공기전파 주의 조치를 수행해야 한다. 감염 관리활동으로 옳은 것은?
① 격리실 내부는 양압을 유지한다.
② 격리실은 최소 1시간당 6~12회의 공기순환이 되어야 한다.
③ 처치 시 보호 장구로 장갑만 착용하면 된다.
④ 특별한 공기청정기나 환기장치는 필요 없으며 문을 열어놓아도 된다.
⑤ 접촉에 의한 감염이 아니므로 다른 질병에 걸린 환자와 함께 있도록 한다.

034. 노인들은 낙상사고 등 안전사고가 많이 일어난다. 노인 입원환자에 대한 안전사고 예방을 위한 간호로 옳은 것은?
① 환자에게 항상 신체보호대를 사용한다.
② 병실과 복도 바닥을 마른 상태로 유지한다.
③ 복도나 벽에 커다란 거울을 설치한다.
④ 환자에게 크기가 넉넉한 환자복을 입힌다.
⑤ 창문을 최대한 낮게 설치한다.

035. 간호정보관리체계 도입의 궁극적 목적은?
① 합리적인 인력관리
② 업무능률 증대
③ 환자간호의 질 향상
④ 간호업무의 표준화
⑤ 비용절감

036. 환자 이씨는 미열, 피로감, 호흡곤란으로 응급실로 입원했다. 이씨의 산소화가 개선되고 있다는 것을 즉시 확인하기 위한 가장 적절한 방법은 무엇인가?
① CBC 결과 중 Hb 농도를 확인한다.
② ABGA 결과 중 $PaCO_2$를 확인한다.
③ 호흡음을 청진한다.
④ 분당 호흡수를 측정한다.
⑤ 맥박 산소계측기로 산소포화도를 확인한다.

037. 만성폐쇄성 폐질환(COPD)을 진단받은 환자에게 36% 농도의 산소가 처방되었다. 이 환자의 경우와 같이 정확한 양의 산소투여를 위한 산소공급 체계는 무엇인가?
① 단순 안면 마스크
② 티 피이스(T-piece)
③ 비재호흡 마스크
④ 비강 캐뉼라
⑤ 벤츄리 마스크

038. 저산소증을 유발하는 일산화탄소는 어떤 특성 때문인가?
① 세포에 대한 심각한 독성
② 헤모글로빈의 산소운반 능력 저하
③ 기도의 폐쇄
④ 가스교환 방해
⑤ 조직호흡 방해

039. 진동법을 올바르게 수행한 것은?
① 손을 컵모양으로 하여 적용한다.
② 흡기(들숨)하는 동안 적용한다.
③ 진동 전 가습을 통해 분비물을 액화시킨다.
④ 유방, 척추, 늑골연 부위에 적용한다.
⑤ 진동 후 분비물은 삼키도록 한다.

040. 수술 후 회복기에 들어선 환자는 비위관 튜브를 삽입시 기침과 구역질을 하며 불편감을 호소했다. 카테터가 인두부위를 지날 때 적절한 간호중재는?
① 고개를 약간 들도록 격려한다.
② 머리를 숙이고 빨대로 물을 마시게 한다.
③ 체위를 앙와위로 변경해준다.
④ 코를 통해 호흡을 길게 하도록 한다.
⑤ 잠시동안 호흡을 멈추도록 한다.

041. 상처치유, 급성설사, 국소적 장염, 대장염. 외과수술 전, 수술 후 경우에 처방되는 식이의 종류는 무엇인가?
① 저단백식이   ② 고섬유식이
③ 전유동식이   ④ 저잔여식이
⑤ 경식

042. 환자에게 "영양불균형으로 인한 영양부족"이라는 간호진단이 내려졌다 이 상황에서 간호중재로 옳은 것은?
① 혈청 알부민 수치를 2.5g/dL로 유지한다.
② 식욕이 있을 때 한꺼번에 많이 섭취하도록 한다.
③ 식사 전에 구강간호를 잘 하여 식욕이 생기도록 돕는다.
④ 1일 열량을 성인 남자인 경우 1,000kcal 이하로 제한한다.
⑤ 수분섭취를 최대한 제한하여 1일 1L이하로 섭취하도록 한다.

043. 24시간 소변검사를 수집하기 위해 환자의 아침 첫 소변의 처치에 대해 옳은 것은?
① 소변을 버려야 한다.
② 소변을 실온에 보관한다
③ 그 소변을 24시간 소변 수집병에 포함시킨다.
④ 소변을 배양하기 위해 검사실로 보낸다.
⑤ 소변량의 1/2만 모은다.

044. 발살바수기 (Valsalva maneuver)에 대한 내용으로 옳은 것은?
① 호흡기질환 대상자에게 발살바수기를 시행한다.
② 배변 중 복부와 흉강내 압력이 4~5배 증가하여 순간적으로 심박출량이 감소한다.
③ 배변 후 압력이 감소되어 심장으로 평상시보다 적은 혈류량이 유입된다.
④ 심혈관질환, 뇌압상승 대상자에게 발살바수기를 시행한다.
⑤ 입과 콧구멍으로 숨을 들이마시고 배에 압박을 주지 않고 편안하게 하는 것이다.

045. 지속적으로 심하게 설사를 하거나 장루를 가지고 있는 환자에게 발생할 수 있는 산염기 불균형은 무엇인가?
① 저알부민혈증   ② 대사성 산증
③ 호흡성 산증   ④ 호흡성 알칼리증
⑤ 대사성 알칼리증

046. 무의식환자의 배뇨관리 방법으로 옳지 않은 것은?
① 단순도뇨   ② 유치도뇨
③ 청결 유지   ④ 피부간호
⑤ 발열, 혼탁뇨 관찰

047. 대상자가 목을 앞으로 숙이는 것은 어떤 관절가동범위인가?
① 굴곡   ② 회전
③ 신전   ④ 회내
⑤ 내전

048. 올바른 신체역학에 대한 설명으로 옳은 것은?
① 중력선이 기저면에서 멀어질수록 균형이 유지된다.
② 기저면이 좁을수록 안정성이 높아진다.
③ 중력 중심이 낮을수록 안정성이 낮아진다.
④ 길고 강한 큰 근육을 사용하면 근육의 긴장이 예방된다.
⑤ 축을 중심으로 회전시키거나 굴리면 들어 올리는 것보다 힘이 많이 든다.

049. '신체 손상 위험성'이라는 진단을 받고 4주간 침상안정을 취하던 환자가 보행연습을 처음 시도 할 때 가장 주의깊게 살펴야할 사항은?
① 체온하강   ② 기립성 저혈압
③ 폐 확장의 제한   ④ 폐 분비물의 정체
⑤ 피부압박

050. 수술 후 저체온의 원인이 될 수 있는 사항은 무엇인가?
① 마취제
② 고열의 환경에 장시간 노출
③ 근수축제
④ 높은 수술실의 온도
⑤ 복부통증

051. REM수면에 대한 내용으로 옳지 않은 것은?
① 생생한 꿈을 꾼다 ② 정신활동 회복
③ 위액분비 증가   ④ 상피세포 재생
⑤ 남성의 경우 발기

052. "우리 딸이 결혼하는 것만 보고 죽으면 좋을 텐데……."라고 임종을 앞둔 환자가 말했을 때 이는 무엇인가?
① 부정   ② 우울
③ 협상   ④ 분노
⑤ 수용

053. 통증을 호소하는 환자에게 아세트아미노펜이 처방되었다. 반감기가 4시간인 아세트아미노펜을 복용하고 4시간 후 약물의 농도로 옳은 것은?
① 15%   ② 25%
③ 50%   ④ 80%
⑤ 100%

054. 영아의 머리 부위에 정맥주사를 시행할 때 적용되는 신체 보호대는?
① 전신보호대   ② 조끼보호대
③ 장갑보호대   ④ 벨트보호대
⑤ 팔꿈치보호대

055. 환자에게 Warfarin을 투약하려고 한다. Warfarin 주사 시 1ml가 70unit이고, 14unit을 주사하려 한다면 몇 ml를 주사하여야 하는가?
① 0.1ml   ② 0.2ml
③ 0.5ml   ④ 0.4ml
⑤ 0.3ml

056. 노인의 낙상 위험 증가 요인이 아닌 것은?
① 보행장애   ② 편마비
③ 이뇨제   ④ 빈뇨
⑤ 소화불량

057. 위염증상이 있는 환자에게 장용피복정으로 된 위염약이 처방되었다, 복용방법 설명으로 옳은 것은?
① 반으로 잘라서 조금씩 드세요.
② 가루로 만들어 드세요.
③ 물과 함께 삼키세요.
④ 혀 밑에서 천천히 녹여서 드세요.
⑤ 씹어서 드세요.

058. 의료관련 감염으로 옳은 것은?
① 입원 2일째 수포가 생긴 수두
② 입원 당시 가지고 있던 요로감염
③ 무릎 인공관절 수술 3일 후 포도상구균 감염
④ 수술 봉합 부위 반창고 피부알러지 반응
⑤ 감기로 입원한 후 7일 된 환자의 폐렴

059. 감염회로를 차단하는 가장 중요한 간호중재는 무엇인가?
① 항생제   ② 건조드레싱
③ 장갑착용   ④ 살균제
⑤ 손씻기

060. 전파주의에 대한 설명으로 옳은 것은?
① 비말전파주의 환자는 방문객이 70cm정도 떨어져 있게 한다.
② 공기전파주의 환자는 방밖으로의 출입은 필요한 경우에만 한다.
③ 공기전파주의 환자는 양압이 유지되는 방에 있게한다.
④ 접촉전파주의 환자는 방 밖으로 출입시 마스크를 착용한다
⑤ 접촉전파주의 환자의 방밖으로 출입은 자유롭게 허용한다.

061. 외과적 무균술의 설명으로 옳은 것은?
① 끝이 젖은 섭자를 들때 끝을 위로 해서 든다.
② 용액을 따를 때 라벨이 붙은 쪽을 잡고 따른다.
③ 멸균포를 풀 때 간호사 먼쪽부터 잡는다.
④ 멸균된 영역에 다른 멸균물품을 첨가시 멸균상태가 깨진다.
⑤ 멸균된 물품이 일반 물품과 접촉했을 때 멸균이 유지된다.

062. 신씨는 이틀동안 말초정맥으로 수액을 공급받는 중 주사부위 통증, 발적, 종창과 함께 혈관을 따라 경결이 나타났다. 이 합병증은?
① 침윤
② 색전증
③ 수분공급과다
④ 정맥염
⑤ 근육자세

063. 피내주사의 장점은 무엇인가?
① 빠른 약물효과
② 많은 양의 약물주입
③ 약물을 희석하여 천천히 주입
④ 소화효소에 의한 영향방지
⑤ 약물의 반응 정도를 눈으로 쉽게 확인

064. Hydrocolloid 드레싱의 설명으로 옳은 것은?
① 삼출물이 적은 상처에 적용
② 드레싱 한달 정도 유지 가능
③ 임시 피부와 같은 역할로 효과적으로 세균 침입 방지
④ 감염상처에 적용이 가능
⑤ 건조하게 유지하는 드레싱

065. 측위 시 욕창 호발부위로 옳은 것은?
① 팔꿈치
② 후두
③ 귀
④ 견갑골
⑤ 좌골

2회차 3교시 보건의약관계법규

066. 「의료법」상 의사·치과의사·한의사 및 조산사는 최초로 면허를 발급 받은 후 몇 년마다 자신의 실태와 취업상황을 보건복지부장관에게 신고하여야 하는가?
① 1년
② 2년
③ 3년
④ 5년
⑤ 10년

067. 「의료법」에 의해 각 의료인 중앙회가 보건복지부장관의 협조 요청을 받아 실시하여야 하는 것은?
① 국가시험
② 보수교육
③ 면허의 조건 심의
④ 실태와 취업상황 신고
⑤ 보건의료의 적정성 평가

068. 의료인의 품위 손상 행위의 범위로 옳은 것은?
① 학문적으로 인정되지 아니하는 조산 업무
② 사실에 근거한 광고행위
③ 비영리 목적으로 환자를 의료기관으로 유인하는 행위
④ 정당하게 많은 진료비를 요구하는 행위
⑤ 자신이 처방전을 발급하여 준 환자를 비영리 목적으로 특정 약국에 유치하는 행위

069. 「의료법」상 진료기록부 등의 보존 기간으로 옳은 것은?
① 환자명부는 3년 동안 보존하여야 한다.
② 진료기록부는 5년 동안 보존하여야 한다.
③ 처방전은 3년 동안 보존하여야 한다.
④ 검사내용 및 검사소견기록은 5년 동안 보존하여야 한다.
⑤ 간호기록부는 10년 동안 보존하여야 한다.

070. 「의료법」상 의료인에 관련되는 의학 및 관계 전문분야의 연구·진흥기반을 조성하고 우수한 보건의료인을 발굴·활용하기 위하여 설치한 기관은 무엇인가?
① 대한민국의학한림원
② 중앙회
③ 전문학회
④ 의료인 연구진흥회
⑤ 신의료기술회

071. 「의료법」에 의해 면허자격이 정지될 수 있는 자는?
① 향정신성의약품에 중독된 의사
② 3회 이상 자격 정지 처분을 받은 치과의사
③ 자격 정지 처분 기간 중에 의료행위를 한 한의사
④ 면허 대여 금지 조항을 어기고 면허를 대여한 의사
⑤ 의료인의 품위를 심하게 손상시키는 행위를 한 한의사

072. 성매개감염병에 감염되어 그 전염을 매개할 상당한 우려가 있다고 해당 군수가 인정한 사람이, 「감염병의 예방 및 관리에 관한 법률」에 의해 성매개감염병과 관련하여 받아야 하는 것은?
① 건강진단
② 심리검사
③ 표본조사
④ 예방접종
⑤ 체력검사

073. 「감염병의 예방 및 관리에 관한 법률」상 제1급 - 제2급 - 제3급 감염병이 옳게 연결된 것은?
① 에볼라바이러스병 - 폴리오 - 일본뇌염
② 페스트 - 일본뇌염 - 한센병
③ 임질 - 일본뇌염 - 인플루엔자
④ 콜레라 - 수두 - 인플루엔자
⑤ 콜레라 - 결핵 - 파상풍

074. 중증급성호흡기증후군(SARS) 환자와 접촉한 자가 입국하여 체류 지역의 시장이 그의 건강상태를 감시하고자 한다. 「검역법」상 체류 지역의 시장이 그를 감시할 수 있는 최대 기간은?
① 1일
② 3일
③ 5일
④ 7일
⑤ 10일

075. 후천성면역결핍증 감염인의 보호, 지원 또는 치료를 위하여 질병관리청장이 설치 및 운영하는 기관은?
① 후천성면역결핍증 연구기관
② 전문진료기관
③ 공동 입주시설
④ 감염인을 위한 요양시설
⑤ 감염인을 위한 격리시설

076. 폐렴으로 입원 치료를 받은 50세 여성이 본인부담금 외에 자신이 부담한 비용이 요양급여 대상에서 제외되는 내용인지 궁금하다면 「국민건강보험법」상 확인을 요청할 수 있는 곳은?
① 보건복지부
② 국민건강보험공단
③ 건강보험심사평가원
④ 진료심사평가위원회
⑤ 건강보험정책심의위원회

077. 「국민건강보험법」상 부가급여에 해당하는 것은?
① 임신·출산 진료비
② 본인일부부담금
③ 건강검진비
④ 진단서비
⑤ 보조기기 구입비

078. 「지역보건법」에 의해 보건소를 1개소씩 설치해야 하는 행정단위는 무엇인가?
① 시, 도
② 읍, 면
③ 시, 군, 구
④ 읍, 면, 시, 군, 구
⑤ 도서·산간지역

079. 「지역보건법」의 보건지소에 대한 내용으로 옳은 것은?
① 보건복지부장관이 보건소의 지소를 설치할 수 있다.
② 보건지소는 시·군·구마다 1개씩 설치할 수 있다.
③ 보건지소는 읍·면마다 2개씩 설치할 수 있다.
④ 지역주민의 보건의료를 위하여 특별히 필요하다고 인정되는 경우에는 필요한 지역에 설치할 수 있다.
⑤ 보건복지부령으로 정하는 기준에 따라 해당 지방자치단체의 조례로 설치할 수 있다.

080. 「마약류 관리에 관한 법률」에 의하면 마약류취급 의료업자가 마약중독자를 치료하기 위해 마약을 투약하는 것이 금지된다. 다만 치료 보호기관에서 허가권자의 허가를 받으면 마약중독자에게 마약을 투약할 수 있다. 이때 허가권자는?
① 보건소장
② 시·도지사
③ 의료기관의 장
④ 시장·군수·구청장
⑤ 식품의약품안전처장

081. 「응급의료법」에 관한 법률상 응급환자 또는 그 법정대리인에게 응급의료에 관하여 설명하고 동의를 얻어야 할 사항이 아닌 것은?
① 환자에게 발생하거나 발생 가능한 증상의 진단명
② 응급검사의 내용
③ 응급처치의 내용
④ 응급처치의 비용
⑤ 응급의료를 받지 아니하는 경우의 예상결과 또는 예후

082. 「보건의료기본법」상 주요질병관리체계로 관리되는 것은?
① 산업 보건의료
② 정신 보건의료
③ 학교 보건의료
④ 장애인의 건강 증진
⑤ 여성과 어린이의 건강 증진

083. 「국민건강증진법」상 국민건강의식을 잘못 이끄는 광고를 한 자에 대하여 내용 변경을 명할 수 있는 자는?
① 행정안전부장관
② 문화체육관광부장관
③ 보건복지부장관
④ 시·도지사
⑤ 시장·군수·구청장

084. 「혈액관리법」상 헌혈을 하기에 부적합하다고 보건복지부령으로 정하는 사람은?
① 맥박이 1분에 55회인 자
② 체중이 50kg인 남자
③ 체온이 37.7℃인 자
④ 이완기 혈압이 98mmHg인 자
⑤ 맥박이 1분에 80회인 자

085. 「호스피스·완화의료 및 임종과정에 있는 환자의 연명의료결정에 관한 법률」상 호스피스와 연명의료 및 연명의료중단등결정에 관한 종합계획에 포함되어야 하는 사항은?
① 아동·여성·노인·장애인 등 건강취약 집단이나 계층에 대한 건강증진 지원방안
② 국민건강증진을 위한 주요 추진과제 및 추진방법
③ 헌혈 및 수혈의 안전성 향상 방안
④ 말기환자등과 그 가족의 삶의 질 향상을 위한 교육프로그램 및 지침의 개발·보급
⑤ 지역보건의료서비스에 관한 장기단기 공급·대책

위아너스

2026
간호사
국가시험

3회차

3회차 1교시

3회차 1교시 성인간호학

001. 흉부 수술 후 폐렴 합병증으로 호흡곤란, 발열 증세를 보여 시행한 혈액배양검사에서 VRE에 감염된 것이 확인된 환자에게 적용해야하는 간호중재는?

① 음압병실을 사용하도록 한다.
② N95 마스크를 착용한다.
③ 대상자가 병실에 나올 때는 마스크를 착용한다.
④ 접촉 전 장갑 및 가운을 착용한다.
⑤ 혈액에 노출되지 않도록 주의한다.

002. 항생제를 투여하고 30분 후에 재채기, 두드러기, 소양증, 호흡곤란, 부종 증상이 나타난 환자에게 투여하는 약물은?

① 아세트아미노펜 ② 에피네프린
③ 노에피네프린   ④ 아트로핀
⑤ 라식스

003. 의식이 없는 환자에 대한 적절한 심폐소생술 방법은?

① 순서는 기도유지-가슴압박-인공호흡 순이다.
② 가슴압박 속도는 분당 120회 이상으로 한다.
③ 가슴압박 깊이는 최대 4cm으로 한다.
④ 가슴압박 대 인공호흡 비율은 15:2로 한다.
⑤ 일반적 기도 폐쇄 시 머리 젖히기-턱들기로 기도유지 한다.

004. 척수마취 수술을 한 환자에서 나타날 수 있는 부작용은?

① 고혈압   ② 근육수축
③ 발한   ④ 두드러기
⑤ 하반신 감각마비

005. 업무 중 화재로 화상을 입고 치료를 받은 환자의 재활기 동안 간호중재는?

① 반좌위를 취하도록 한다.
② 오랜 시간 침상안정 한다.
③ 격렬한 운동을 시행한다.
④ 흉터 표면은 보호하도록 한다.
⑤ 부목으로 고정한다.

006. 기동성 저하 환자의 잠재적 간호문제에 대한 간호중재로 옳지 않은 것은?

① 상체 일으킬 때 천천히 시행하며, 갑자기 체위를 변경하지 않는다.
② 이동할 때 필요한 보조기구 및 지지를 제공한다.
③ 침상에 있을 때 발을 지지한다.
④ 다리 마사지를 하여 혈액순환을 증진한다.
⑤ 체중부하운동을 한다.

007. 항암화학요법을 하는 대장암 환자의 혈액검사 결과 ANC 320/mm³으로 환자에게 나타날 수 있는 문제는?

① 빈혈   ② 출혈
③ 감염   ④ 탈모
⑤ 변비

008. 암성 통증으로 마약성 진통제를 오랫동안 투여하는 경우 나타날 수 있는 부작용은?

① 간독성   ② 호흡억제
③ 혈압저하   ④ 이명
⑤ 설사

009. 비만 체형을 가지고 있고 음주를 일주일에 3회 이상 하는 환자가 5일 전부터 음식 섭취 시 가슴앓이, 트림, 소화불량, 음식 역류로 쓴맛, 신맛 증상을 호소할 때 간호진단은?
① 소화 흡수 장애와 관련된 영양부족
② 비만과 관련된 복압 증가 가능성
③ 위산 역류에 따른 식도자극과 관련된 통증
④ 정보 부족과 관련된 자가간호 결핍 가능성
⑤ 비효율적인 식습관과 관련된 비효율적 자기 대처

[010 ~ 012] 다음 사례를 읽고 문제에 답하시오.

> 남성은 평소 흡연을 하고 음주를 즐긴다. 식사 습관으로 뜨거운 국물과 생야채를 좋아하고 한번에 많은 양의 음식을 삼키는 버릇이 있다. 1달 전부터 음식 섭취 시 통증이 있고, 연하곤란을 호소하며 기침이 지속적으로 나오고 최근에는 목소리 변화가 와서 쉰 목소리가 나와 병원에 내원하였다.

010. 위 사례 환자에서 예상되는 진단은?
① 장게실	② 십이지장궤양
③ 식도암	④ 위궤양
⑤ 위암

011. 위 사례 환자의 질환의 위험요인이 아닌 것은?
① 흡연	② 음주
③ 생야채	④ 뜨거운 국물
⑤ 많은 양의 음식 삼키기

012. 위 사례 환자의 질환을 확진하기 위한 진단검사는?
① 잠혈 검사
② 위액분비 검사
③ 24시간 식도 산도검사
④ 식도내압측정 검사위액분비 검사
⑤ 내시경 검사 및 세포학적 검사

013. 만성 위염 환자에 대한 간호중재는?
① 유동식을 섭취한다.
② 지방섭취를 증가한다.
③ 하루 세 번만 음식을 섭취한다.
④ 헬리코박터균 양성일 경우 metronidazole을 복용한다.
⑤ 악성빈혈 시 비타민 C를 경구 투여한다.

014. T-tube를 가진 환자에서 나타난 증상 중 의사에게 보고해야 하는 것은?
① 3~4일 후 혈액 섞인 배액
② 첫날 배액량 400mL
③ 대변 색깔이 갈색일 경우
④ 3~4일 후 배액량 200mL
⑤ 피부의 담즙을 비누와 물로 제거

015. 장폐색의 원인은?
① 장근육의 손상	② 유전
③ 스트레스	④ 자극성 음식
⑤ 복강수술 후

016. 장게실염을 진단받은 환자에게 제공할 교육은?
① 급성기에 과일 채소를 섭취하도록 한다.
② 기침, 허리 굽히기, 힘주기 등의 활동을 격려하도록 한다.
③ 하루 1L 이하의 수분을 섭취하도록 한다.
④ 회복 후 묽은 고기, 지방을 섭취하도록 한다.
⑤ 콩 종류의 음식은 피하도록 한다.

017. 다음 질환 중 저단백 식이를 제공해야하는 환자는?
① 크론병	② 덤핑 신드롬
③ 간성혼수	④ 쿠싱 증후군
⑤ 궤양성 대장염

018. 담석증 환자의 특징적인 사정 결과는?
① 우측 상복부 불편감	② 좌측 어깨 방사통
③ 백혈구 증가	④ 식욕부진
⑤ 복수

[019 ~ 020] 다음 사례를 읽고 문제에 답하시오.

> 환자는 간경변으로 입원하였다. 복수로 인한 복부 팽만, 전신 부종, 호흡곤란 증상이 있었다.

019. 위 사례 환자에게 우선 적용 가능한 간호진단은?
① 면역장애 관련된 감염 위험성
② 근육소모 혈액손실과 관련된 피로
③ 분비물과 관련된 비효율적 호흡양상
④ 소화장애와 관련된 잠재적 영양 불균형
⑤ 간기능 저하와 관련된 신체손상 위험성

020. 위 사례 환자에게 식도정맥류가 있을 때 간호중재는?
① 기침, 재채기를 격려한다.
② 탄수화물 식이를 제공한다.
③ 항생제를 투여한다.
④ 규칙적인 복근운동을 한다.
⑤ 변비 예방을 위해 변완화제를 투여한다.

021. 유방절제술을 받은 환자를 위한 재활간호중재는?
① 수술 후 유방검진은 필요하지 않다.
② 수술 받은 팔의 팔꿈치 밑에 베개를 넣어준다.
③ 수술 받은 팔은 48시간 동안 안정을 위해 움직이지 않도록 한다.
④ 머리 빗기, 세수하기, 지퍼 올리기 등 자가간호를 격려한다.
⑤ 팔꿈치 팔 안쪽의 무감각이 나타나면 바로 의사에게 보고한다.

022. 경요도 전립샘 절제술 후 유치도뇨관으로 시간당 소변이 30mL 배출되고 있어 지속적 폐쇄에 대한 간호중재로 적절하지 않은 것은?
① 생리식염수를 사용하여 방광세척을 한다.
② 유치도뇨관 카테터 개방상태를 확인한다.
③ 꼬이거나 잘못 위치한 카테터의 경우 위치를 재고정 한다.
④ 세척액 주입 시 힘을 가해 개방을 유지한다.
⑤ 비누와 물로 성기 주위를 청결히 유지한다.

023. 요로결석으로 체외충격파 쇄석술을 받은 환자를 위한 교육 내용으로 옳은 것은?
① 하루에 약 2~3L 정도의 물을 섭취하도록 한다.
② 비타민 D 섭취를 권장하도록 한다.
③ 우유 등 칼슘이 많이 들어있는 제품을 섭취하도록 한다.
④ 고단백 식품 섭취를 권장하도록 한다.
⑤ 퇴원 후 침상 안정하고 활동을 제한한다.

[024 ~ 025] 다음 사례를 읽고 문제에 답하시오.

만성신부전으로 진단받고 복막투석 중인 남자 환자는 최근 전신 부종으로 입원하였다.
검사 결과 혈압 160/90mmHg, BUN 52mg/dL, Creatinine 5.2mg/dL, K^+ 6.4mEq/L 이다.

024. 위 사례환자의 검사결과에 대한 간호중재로 옳은 것은?
① 염화칼륨을 투여한다.
② 오렌지 주스를 섭취하도록 한다.
③ kalimate enema를 시행한다.
④ 저단백 식이를 제공한다.
⑤ 비타민 D 섭취를 제한한다.

025. 위 사례 환자에게 복막투석으로 나타날 수 있는 합병증은?
① 헤파린 투여로 인한 출혈
② 투석 불균형증후군
③ 혈관 협착
④ 저알부민혈증
⑤ 바늘 삽입부위감염

026. 신우신염 환자에게 수분 섭취를 권장하고 방광을 자극하는 음식을 피하도록 하였다. 증상으로 오심, 구토, 요통, 늑골척추각 통증이 나타났을 때 우선적인 간호진단은?
① 배뇨곤란
② 급성통증
③ 감염의 위험성
④ 출혈의 위험성
⑤ 체액불균형의 위험성

027. 방광의 종양을 확인하기 위한 방광경 검사 후 간호중재로 옳은 것은?
① 수분섭취를 제한한다.
② 빈뇨 시 차가운 물로 흐르는 물에 샤워한다.
③ 서서히 일어나도록 한다.
④ 검사 후 4시간 동안 기침을 피하도록 한다.
⑤ 소변의 색이 선홍색은 자연스러운 증상으로 관찰한다.

028. ABGA 검사 결과 아래와 같을 때 나타날 수 있는 증상으로 옳은 것은?

| pH: 7.50 | PaO_2: 98mmHg |
| $PaCO_2$: 38mmHg | HCO_3^-: 31mEq/L |

① 흐린 시야
② 과호흡
③ 테타니
④ 빈맥
⑤ 두통

029. 절단 환자의 환상지감 적응 돕기를 위한 간호중재로 옳은 것은?
① 단단한 매트리스를 적용한다.
② 만성 통증을 완화하고 제거된 부분을 보게 한다.
③ 다리 사이에 베개를 받치지 않도록 한다.
④ 손상사지를 수술 후 24~48시간 상승한다.
⑤ 절단 부위 오일, 크림을 바르도록 한다.

030. 류마티스성 관절염 환자에게서 나타날 수 있는 특징적인 사정 자료는?
① 국소적 통증
② 비대칭성
③ 백조목 기형
④ 헤베르덴 결절 형성
⑤ 관절비대

031. 슬관절대치술을 받은 환자의 수술 후 간호중재로 옳지 <u>않은</u> 것은?
① 앙와위로 머리 약간 높은 자세 유지한다.
② 수술 후 48시간 하지 하강한다.
③ 배출액 과다 냄새 등을 관찰한다.
④ 혈전방지 스타킹을 적용한다.
⑤ 손상 받지 않은 다리로 서고 수술한 다리에 체중 부하를 금지한다.

032. 60세 여성환자가 골다공증을 진단 받았을 때 원인으로 옳은 것은?
① 체중부하
② 자가면역
③ 연골파괴
④ 폐경기 여성
⑤ 염증

033. 호지킨병으로 진단받은 환자에게서 의심할 수 있는 특징적인 사정자료는?
① 뼈의 통증
② 척수신경 압박
③ 림프절, 간, 비장 비대
④ 감염
⑤ 출혈

034. 백혈병 환자에서 감염 예방을 위한 간호중재로 옳은 것은?
① 꽃이나 식물을 두도록 한다.
② 채소는 생으로 섭취한다.
③ 딱딱한 칫솔로 구강간호 시행한다.
④ 근육주사를 금지한다.
⑤ 수분을 제한한다.

[035 ~ 036] 다음 사례를 읽고 문제에 답하시오.

- 두통, 심계항진, 흐릿한 시야 증상
- 검사 결과: 적혈구 920만/mm^3, 혈색소 20g/dL, 헤마토크릿 56%, 혈소판 40만/mm^3

035. 위 사례 환자에서 예상되는 질환은?
① 과립구감소증
② 엽산 결핍성 빈혈
③ 원발성 다혈구혈증
④ 재생불량 빈혈
⑤ 비타민 B_{12} 결핍성 빈혈

036. 위 사례 환자를 위한 간호중재로 옳은 것은?
① 앉을 때 하지를 하강한다.
② 치실을 사용하여 구강간호 한다.
③ 최소 하루 3L 수분을 섭취한다.
④ 철분 함유량 많은 음식을 섭취한다.
⑤ 엽산 함유가 높은 식품을 섭취한다.

037. 복부대동맥류 질환에 대한 위험요인으로 옳지 <u>않은</u> 것은?
① 흡연
② 고혈압
③ 죽상경화증
④ 카페인
⑤ 유전

038. 환자에게 간헐적 공기압축기구와 탄력스타킹을 적용하였다. 질환 중 적용 가능한 경우는?
① 동맥류
② 레이노 질환
③ 버거씨 질환
④ 급성 동맥폐쇄
⑤ 심부정맥혈전증

[039 ~ 041] 다음 사례를 읽고 문제에 답하시오.

승모판막협착증으로 체외순환을 이용한 인공판막대치술을 받고 혈압유지가 어려워 대퇴정맥을 통해 ECMO를 적용하고 중환자실로 왔다. 환자 사정 결과 혈압 110/65 mmHg, 맥박 90회/분, 체온 36℃, 측정되었고 족배동맥 촉지를 확인하였다.

039. 위 사례 환자의 경우 말초맥박을 자주 측정하는 이유로 적절한 것은?
① 출혈
② 감염
③ 색전
④ 심실세동
⑤ 심인성 쇼크

040. 위 사례 환자를 위한 간호중재로 옳지 <u>않은</u> 것은?

① 따뜻한 담요나 워머를 적용한다.
② 헤파린을 투여한다.
③ 심전도 모니터링을 시행한다.
④ 동맥혈 가스분석검사 통해 환기 상태를 사정한다.
⑤ 반좌위로 체위를 유지한다.

041. 위 사례 환자에서 ECMO 적용으로 나타날 수 있는 합병증이 <u>아닌</u> 것은?

① 출혈　　　　② 혈전
③ 용혈　　　　④ 저산소증
⑤ 고혈압

042. 승모판막 폐쇄부전증 환자에서 나타날 수 있는 특징적인 사정자료는?

① 기좌호흡
② 두통
③ 발작성 야간 호흡곤란
④ 이완기 잡음
⑤ 협심증

043. 대동맥판막치환술 후 환자의 심전도 결과 다음과 같을 때 나타난 부정맥은?

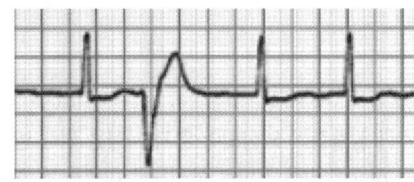

① 동성빈맥　　　　② 동성서맥
③ 심방조기수축　　④ 심실조기수축
⑤ 2도 방실블록

044. 재발성 부정맥으로 인공심박동기를 삽입하고 퇴원 예정으로 환자에게 시행한 교육으로 옳지 <u>않은</u> 것은?

① "시술 후 6주일간 무거운 물건을 들지 않도록 합니다."
② "맥박은 경동맥에서 30초 측정하여 곱하기 2하여 기록하도록 합니다."
③ "강한 자력이 있는 곳은 피하도록 합니다."
④ "전원 매몰부위 충격 받지 않도록 합니다."
⑤ "항상 인공심박동기 ID 카드를 소지하도록 합니다."

[045 ~ 047] 다음 사례를 읽고 문제에 답하시오.

> 당뇨와 고콜레스테롤혈증 환자가 30분 이상 지속되는 흉부 통증과 니트로글리세린 투여 후에도 흉부 통증이 지속되어 응급실로 내원하였다. 환자 사정 결과 호흡곤란이 있고, 심전도에서 ST분절 하강과 T파 역전이 있고, 혈액검사에서 CK-MB 상승, LDH 상승, CPK 상승되어 있다.

045. 위 사례 환자에서 예상되는 진단은?

① 죽상경화증　　　② 안정형 협심증
③ 불안정형 협심증　④ 이형성형 협심증
⑤ 심근경색증

046. 위 사례 환자에게 적용한 간호중재로 옳지 <u>않은</u> 것은?

① 흉통이 사라질 때까지 휴식하도록 한다.
② 반좌위 자세를 취한다.
③ 아스피린을 투여한다.
④ 섭취량과 배설량을 확인한다.
⑤ 침상에서 변기를 사용하도록 한다.

047. 위 사례 환자는 관상동맥우회술을 시행받기로 하였다. 수술 전·후 간호중재는?

① 체외순환을 반드시 적용한다.
② 수술 후에 항생제를 투여하지 않는다.
③ 수술 1주일 전에 아스피린을 중지한다.
④ 수술 전 혈중 Na의 정상 유지가 중요하다.
⑤ 수술 전 강심제를 투여한다.

048. 급성호흡곤란증후군 환자에게 적용 가능한 체위는?

① 앙와위　　　　② 반좌위
③ 측위　　　　　④ 하지거상
⑤ 복와위

049. 폐색전증으로 와파린을 복용하고 있는 환자에서 모니터링 해야 하는 혈액검사는?

① 적혈구　　　　② 혈소판
③ 헤마토크릿　　④ 프로트롬빈 시간(PT)
⑤ 활성화부분트롬보플라스틴 시간(aPTT)

050. 갑자기 발생한 흉부통증으로 응급실에 내원하였다. 환자 사정 결과 청진 시 호흡음 감소, 흉부 x-ray 검사결과 아래와 같았을 때 우선적인 간호중재는?

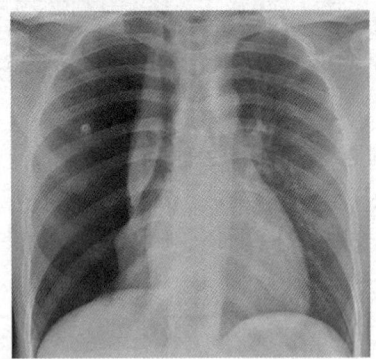

① 진통제 ② 흡인 시행
③ 흉관 삽입 ④ 인공호흡기 적용
⑤ 정맥으로 수액 주입

051. 3층 높이에서 떨어져 응급실로 내원한 환자에서 늑골골절이 진단되었다. 약 1시간 후 환자는 호흡곤란, 창백하고 의식이 저하되어 혈압 90/60mmHg, 맥박 128회/분, 흉부 타진 시 둔탁음이 관찰되었을 때 우선적인 간호중재는?

① 마약성 진통제 투여
② 항생제 투여
③ 정맥으로 수액 주입
④ 측위
⑤ 팔 올리기

052. 편도선염 환자에게 적용한 간호중재로 옳은 것은?

① 항히스타민제를 투여한다.
② 스테로이드 비강 내 스프레이 한다.
③ 아스피린을 투여한다.
④ 페니실린을 투여한다.
⑤ 목에 따뜻한 습포를 적용한다.

053. 폐결핵을 확진하는 검사로 알맞은 것은?

① 흉부 x-ray 검사 ② 객담배양검사 AFB
③ 실시간 PCR ④ 흉강천자
⑤ 혈액검사

054. 늑막성 흉통, 마른기침, 호흡곤란 증상 환자 사정 결과 타진 시 탁음, 호흡음 감소 흉부 x-ray 검사 결과 아래와 같을 때 예상되는 질환은?

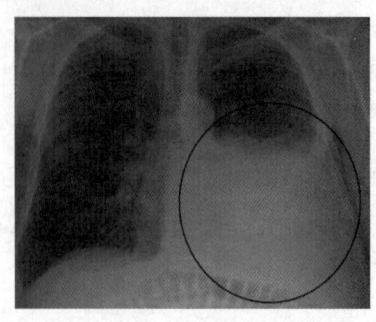

① 폐결핵 ② 폐렴
③ 폐기종 ④ 흉막삼출
⑤ 기흉

055. 만성기관지염의 증상으로 옳지 않은 것은?

① 1년에 3개월 이상 만성적인 객담을 동반한 기침을 유발한다.
② 만성 저산소혈증으로 청색증이 나타난다.
③ 손가락 고상지두가 나타난다.
④ 이른 아침 가래 섞인 기침이 나타난다.
⑤ 술통형 가슴이 나타난다.

056. 요추간판 탈출증이 의심되어 환자 사정을 위해 반드시 누워 무릎을 피고 다리를 곧바로 올리도록 하였을 때 하지에 심한 통증을 호소하였다. 환자에게 시행한 검사 방법은?

① Romberg 검사 ② Kernig 징후
③ Brudzinski 징후 ④ Lasegue 검사
⑤ Tensilon 검사

057. 고관절치환수술 후 2일 뒤 환자는 밤에 잠을 자지 못하고 묻는 말에 답하지 못하고 주변에 이상한게 보인다고 보호자에게 이야기 한다. 환자의 상태로 알맞은 것은?

① 무의식 ② 혼미
③ 섬망 ④ 실어증
⑤ 기면

058. 뇌졸중 환자에서 연하곤란 장애 시 제공하는 간호중재로 옳은 것은?
① 액체로 된 음식을 섭취한다.
② 혀 앞쪽에 음식을 넣어준다.
③ 물은 머리를 신전하여 섭취한다.
④ 머리와 목을 뒤로 젖힌 상태의 자세를 유지한다.
⑤ 편마비가 있다면 영향 받지 않은 쪽으로 음식을 넣어준다.

059. 뇌동맥류를 감별하기 위한 진단검사 방법으로 옳지 않은 것은?
① 요추천자   ② 혈관조영술
③ CT 검사   ④ MRA 검사
⑤ PET 검사

[060 ~ 061] 다음 사례를 읽고 문제에 답하시오.

뇌종양으로 뇌수술 2일 후 중환자실에서 환자를 사정한 결과 혈압 160/80mmHg, 맥박 55회/분, 체온 37.5℃, ICP 25mmHg 였고, 8시간 동안 배액량이 거의 나오지 않았다.

060. 위 사례 환자의 배액량에 따른 우선적인 간호중재는?
① 혈액검사를 한다.
② 의사에게 보고한다.
③ 드레싱을 새롭게 한다.
④ 심장모니터링을 시행한다.
⑤ 신경계 증상 모니터링을 시행한다.

061. 위 사례 환자에게 우선적인 약물 투여로 적절한 것은?
① Heparin   ② Aspirin
③ morphine   ④ Mannitol
⑤ Acetaminophen

062. 와파린은 3mg 복용하고 있는 환자에서 두통이 심하게 있다가 의식이 없어 응급실로 내원하였다. 환자의 PT(INR) 검사 결과 3.9이었다. 환자의 치료를 위해 투여할 약물은?
① Vitamin K   ② Protamine
③ Statin   ④ t-PA
⑤ Demerol

063. 안면신경마비 환자에게서 나타나는 특징적인 사정자료는?
① 틱 발생
② 감각, 운동 결손 동반
③ 마비된 입 쪽으로 비뚤어짐
④ 극심하고 참을 수 없는 통증 발작
⑤ 마비된 쪽에서 계속 눈물과 침 흐름

064. 뇌전증 환자의 발작 전후 교육 내용으로 옳지 않은 것은?
① "침대난간은 올려놓고 침대의 높이는 가능한 낮게 위치하도록 합니다."
② "대상자 침대 주변에 아무것도 두지 않도록 합니다."
③ "약물은 규칙적으로 복용하여야 합니다."
④ "발작 유발할 수 있는 스트레스는 피하도록 합니다."
⑤ "대상자는 인식표와 약을 가지고 다니도록 합니다."

065. 15년 전에 당뇨병을 진단받고 치료 중인 환자가 1달 전부터 발가락 통증, 감각 저하 증상이 있고 발에 상처가 나면 잘 아물지 않을 때 간호중재로 옳은 것은?
① 발톱은 둥글게 자른다.
② 되도록 맨발로 걷도록 한다.
③ 따뜻한 물과 산성 비누로 발을 씻는다.
④ 전기담요를 이용하여 발을 따뜻하게 한다.
⑤ 군살, 티눈 등은 가능한 병원에서 제거한다.

066. 당뇨병 진단을 위한 검사에서 당뇨병 범주에 속하는 결과는?
① FBS(공복 시 혈당) 118mg/dL
② HbA1c(당화혈색소) 6.8%
③ C-peptide(펩타이드 검사) 1.4ng/mL
④ PP2(식후 2시간 혈당) 130mg/dL
⑤ GTT(당부하 검사) 2시간 후 189mg/dL

067. 뇌하수체 후엽 호르몬의 과잉으로 나타나는 현상은?
① 수분 축적   ② 수분 배설
③ 고나트륨혈증   ④ 혈량 감소
⑤ 사구체여과율 감소

068. 쿠싱증후군 환자의 진단적 검사 결과로 옳은 것은?
① 고칼륨혈증   ② 저나트륨혈증
③ 혈소판 증가   ④ 백혈구 감소
⑤ 헤마토크릿 감소

069. 갑상샘 절제술을 받은 환자가 수술 후 입주위 발과 손의 저린 감각을 호소하였다. 환자에게 시행해야 하는 검사는?
① 혈중 인산
② 혈중 칼륨
③ 혈중 칼슘
④ 혈중 나트륨
⑤ 혈중 마그네슘

070. 일하던 중 이명과 어지러움 증상이 있는 환자 사정을 위해 눈을 감고 똑바로 서게 하여 직립반사를 한 결과 똑바른 자세 유지를 못하였다. 환자에게 시행한 검사 방법은?
① 지시검사
② 차안서자검사
③ 보행검사
④ Romberg 검사
⑤ One leg raising test

3회차 1교시 모성간호학

071. 여성중심간호에 대한 설명으로 옳은 것은?
① 여성과 남성의 관계를 지배자와 피지배자의 관계로 본다.
② 여성의 생식질환에 초점을 둔다.
③ 여성을 수동적으로 반응하는 연약한 존재로 본다.
④ 여성은 환경과 끊임없이 상호작용하며, 이러한 상호작용을 통해 스스로 조정하고 결정할 힘이 있는 존재로 본다.
⑤ 임산부와 가족에게 출산은 비정상적인 생의 전환으로 인식한다.

072. 생식기 검진을 받은 적이 없고, 성 경험이 없는 여성의 생식기 건강검진 시의 간호 중재법으로 옳은 것은?
① 감정표현을 격려하고 항문검사로 대신한다.
② 질 검사 시 모든 여성은 같은 크기의 질경을 사용한다.
③ 반좌위 자세를 취하게 한다.
④ 질의 마찰을 줄이기 위해 윤활제를 사용하여 검사한다.
⑤ 정확한 검진을 위해 소변을 참도록 안내한다.

073. 성교육을 하려고 한다. 옳은 방법은?
① 성교육 실시 전 궁금해하는 것을 파악하는 것이 좋다.
② 논리중심의 성교육이 좋다.
③ 성교육 시 남녀 따로 편성하여 실시한다.
④ 신체적 변화에 대한 성 지식 습득에 중점을 두어 교육한다.
⑤ 전문용어보다는 상징적 언어를 사용한다.

074. 생리적 무월경에 해당하지 않는 것은?
① 임신으로 인한 무월경
② 사춘기 이전의 무월경
③ 폐경기 이후 무월경
④ 수유로 인한 무월경
⑤ 난소부전증으로 인한 무월경

075. 52세 여성이 갱년기 증상으로 심한 열감과 얼굴 홍조를 호소하였다. 원인으로 적절한 것은?
① 피부대사 활동 증가
② 기초대사량 증가
③ 에스트로겐 분비 증가
④ 혈관운동 불안정
⑤ 칼슘대사 장애

076. 60세 이상 폐경기 여성이 자궁내막암 진단을 받았다. 증상이나 징후로 옳은 것은?
① 내분비장애
② 위장장애
③ 비정상적 자궁출혈
④ 월경통
⑤ 복부팽만

077. 외음부의 가려움증을 호소하는 33세 여성에 대한 간호 중재는?
① 에스트로겐 크림을 바른다.
② 질세척을 하게 한다.
③ 원인파악을 위해 병력을 조사하고 외음부를 눈으로 관찰 해본다.
④ 스테로이드제제를 도포한다.
⑤ 뜨거운 물로 외음부를 세척한다.

078. 다음 중 트리코모나스 질염에 대한 설명으로 옳은 것은?
① 녹황색 거품의 악취 나는 질 분비물이 나타난다.
② 임산부에게 흔하다.
③ 원인균은 candida albicans이다.
④ 성교 후 통증, 혈액 섞인 질 분비물을 호소한다.
⑤ 질벽에 노란 치즈 같은 반점이 나타난다.

079. 자궁내막증의 증상으로 옳은 것은?
① 고열
② 화농성 대하
③ 월경과다
④ 지연월경
⑤ 월경곤란증

080. 다낭성 난소증후군의 증상으로 옳은 것은?
① 무월경을 보인다.
② 질출혈이 있다.
③ 통증을 호소한다.
④ 자궁의 경련이 발생한다.
⑤ 하지의 편측 비대가 나타난다.

081. 육남매를 출산한 75세 여성이 자궁경부가 질 바깥에 위치하여 질이 뒤집힌 자궁탈출증으로 진단을 받았다. 예상할 수 있는 수술 방법은?
① 고식적자궁절제술
② 쉬로드카교정술
③ 질식자궁절제술
④ 근치적자궁절제술
⑤ 원추자궁절제술

082. 불임의 설명으로 옳은 것은?
① 속발성 불임은 한번도 임신한 경험이 없는 불임이다.
② 원발성 불임은 남성측으로 인한 불임이다.
③ 원발성 불임은 임신한 경험이 없는 불임이다.
④ 원발성 불임증은 자궁내막증, 클라미디아 감염 등 질병으로 인한 불임이다.
⑤ 원발성 불임은 35세 이후 수태능력 저하로 인한 불임이다.

083. 임신 초기 HCG의 영향으로 발생하는 증상은?
① 오심과 구토
② 변비
③ 가슴앓이
④ 색소침착
⑤ 척추전만

084. 심한 임신오조증으로 인해 입원한 산모에게 적용할 수 있는 간호중재 중 가장 먼저 이루어져야 할 부분은?
① 침상안정
② 기상 시 마른 크래커 섭취
③ 활동장려
④ 금식 후 정맥 내 수액주입과 I/O 측정
⑤ 포도당을 구강으로 천천히 섭취

085. 기형아 검사를 위한 양수천자 후 나타날 수 있는 합병증은?
① 자궁파열
② 감염
③ 두통
④ 구토
⑤ 하지부종

086. 무월경으로 내원하여 임신을 확진 받은 여성이 마지막 월경 이 2022년 9월 20일에 있었고 월경주기는 28일 주기로 규칙적인 편이다. 분만예정일을 알고 싶어 하였다. 적절한 대답은?
① 2023년 6월 27일
② 2023년 3월 20일
③ 2023년 3월 27일
④ 2023년 4월 27일
⑤ 2023년 5월 27일

087. 중반기에 조산과 습관성 유산의 원인은 무엇인가?
① 임신오조
② 포상기태
③ 자궁내막염
④ 자궁경관무력증
⑤ 임신성고혈압

088. 임신 5개월인 임부의 초음파검사 결과, 태아심음이 잘 들리고, 임신기간에 비해 태아가 작으며 태반이 자궁 아랫부분에 놓여있는 것을 알 수 있었다. 이 임부가 만삭까지 유지되도록 하기 위한 간호중재는?
① 수혈 및 수액공급
② 절대안정
③ 하루 30분 규칙적 운동
④ 내진을 자주 시행
⑤ 혈압강하제 투여

089. 임신성 고혈압 환자에게 $MgSO_4$를 투여하면서 중독증상을 고려해야 한다. 다음 중 중독증상으로 관찰될 수 있는 것은?
① 슬개근 반사 증가
② 호흡수 증가
③ 소변량 증가
④ 호흡수 감소
⑤ 맥박 상승

090. 태아의 신체 각 기관의 발달 내용 중 가장 빨리 일어나는 것은?
① 성별 구별이 가능함
② 태지와 솜털이 나타남
③ 비장에서 혈액 생성이 활발함
④ 간에서 조혈기능이 시작됨
⑤ 비뇨생식기관이 발달함

091. 임부의 신체 검진 시 Leopold 복부촉진법을 시행하려 한다. 3단계에서 시행하는 것으로 옳은 것은?
① 자궁 전체를 촉진하여 아기의 형태를 확인한다.
② 자궁 좌우를 촉진하여 태아의 등과 팔다리를 구분한다.
③ 치골상부를 촉진하여 태위, 태향 및 진입여부를 확인한다.
④ 자궁 저부를 촉진하여 태아, 태아의 머리와 엉덩이를 확인한다.
⑤ 치골상부를 깊숙이 촉진하여 신전, 굴곡, 함입, 선진부를 확인한다.

092. 자궁수축검사(CST) 결과 음성인 경우는?
① 20분간 태동과 동시에 태아 심박동이 15bpm 상승하면서 15초간 지속되는 것이 3회이다.
② 20분간 태동과 동시에 태아 심박동이 15bpm 상승하며, 후기하강이 없다.
③ 20분간 태동과 동시에 태아 심박동이 15bpm 상승하면서 15초간 지속되는 양상이 없다.
④ 10분 내에 40~60초간 지속되는 자궁수축이 적어도 3회 이상 있고 후기하강이 있다.
⑤ 10분 내에 40~60초간 지속되는 자궁수축이 적어도 3회 이상 있고 후기하강이 없다.

093. 38주 5일된 임부에게 이슬이 보였다. 임부의 상태로 적절한 것은?
① 태반조기박리　② 자간전증
③ 감염　　　　　④ 저산소증
⑤ 분만 개시

094. 태아의 분만 시 굴곡기전은 언제 일어나는가?
① 만출 직전
② 가진통이 있을 때
③ 태동이 일어날 때
④ 골반입구로 진입할 때
⑤ 신전 후 아두가 보일 때

095. 분만 중 산부가 방광팽만을 경험하다 소변이 잘 나오지 않는다고 호소하였다. 이유로 적합한 것은?
① 분만 중 수분제한 때문이다.
② 힘주기가 적절하지 않기 때문이다.
③ 산모가 저혈압 시에 주로 발생한다.
④ 방광근육의 긴장도가 증가하였기 때문이다.
⑤ 태아선진부가 방광을 지속적으로 압박하기 때문이다.

096. 분만 1기의 간호중재로 옳은 것은?
① 산모의 회음부는 분만 중의 청결을 위해 치구부터 철저히 삭모한다.
② 급속분만의 산모에게 관장을 실시하여 분만을 촉진한다.
③ 분만 1기 동안에는 수분섭취를 격려한다.
④ 2시간마다 이동식 변기로 배뇨를 권장한다.
⑤ 산모의 분만 초기의 증상과 분만 진행정도를 확인한다.

097. 태아 분만 시 가장 중요한 신생아 간호순서로 옳은 것은?
① 보온 → 기도유지 → 제대결찰
② 기도유지 → 보온 → 제대결찰
③ 기도유지 → 눈간호 → 신분확인
④ 기도유지 → 제대결찰 → 눈간호
⑤ 제대결찰 → 보온 → 기도유지

098. 다음 중 분만 시의 완전자궁파열과 관계있는 것은?
① 파열이 임박한 경우 생리적 수축륜이 나타난다.
② 태아심음이 증가한다.
③ 산모에게 날카로운 복부통증이 나타난다.
④ 산모의 혈압이 증가한다.
⑤ 파열 후 자궁수축이 강해진다.

099. 다음 중 양수색전증 주요 증상은?
① 다리의 부종　　　② 강직성 자궁수축
③ 호흡부전, 가슴통증　④ 팔, 다리의 저림
⑤ Milk leg

100. 분만 후 자궁퇴축 정도를 사정하려고 한다. 산모의 체위로 적절한 것은?
① 좌측위　　② 쇄석위
③ 슬흉위　　④ 앙와위
⑤ 배횡와위

101. 산후 5일된 산부가 분만 후 오로의 양상이 바뀌고 있는데 괜찮은 거냐며 간호사에게 질문하였다. 태반부착 부위가 치유될 때 나타나는 오로의 양상은?

① 적색의 혈괴 섞인 오로이다.
② 갈색의 혈괴 섞인 장액성 오로이다.
③ 백색 오로이다.
④ 백색에서 갈색으로 변한다.
⑤ 적색에서 갈색으로 색이 점점 옅어진다.

102. 산후 10일 째 혈액검사를 하였다. WBC 20,000/ml, Hb 10.7g/dl, Hct 36%였다. 산모가 자신의 혈액검사 결과를 궁금해 할 때 적절한 간호사의 대답은?

① "빈혈상태입니다."
② "혈액이 묽어졌습니다."
③ "정상적인 상태입니다."
④ "수혈이 필요하겠습니다."
⑤ "감염상태입니다."

103. 유두열상 시 관리 방법으로 적절한 것은?

① 수유 시 유두만 물려 수유한다.
② 수유 전 따뜻한 찜질을, 수유 후 냉찜질을 한다.
③ 수유시간을 10분 정도로 제한한다.
④ 유두 열상이 있는 쪽은 수유하지 않는다.
⑤ 열상이 심해도 수유를 금지시키면 안 된다.

104. 정상분만 후 오한을 느끼는 산모의 체온을 측정해보니 36.8℃ 였다. 이 산모에게 시행되어야 할 간호로 옳은 것은?

① 따뜻한 물을 마시게 한다.
② 진통제를 투여한다.
③ 해열제를 투여한다.
④ 산소를 준비한다.
⑤ 출혈예방 자세를 취해준다.

105. 3시간 전 겸자분만으로 출산한 산모가 질 출혈을 호소한다. 자궁저부는 제와부에서 단단하게 만져질 때, 출혈의 원인은 무엇인가?

① 자궁내막염　　② 색전증
③ 자궁 파열　　　④ 자궁복구부전
⑤ 산도열상

3회차 2교시

3회차 2교시 아동간호학

001. 아동간호의 원리로 옳은 것은?
① 아동의 성장과 발달은 이미 유전에 의해 결정되었기 때문에 최소한으로 간호를 제공 한다.
② 아동은 인지 능력이 부족하기 때문에 적절한 정보를 제공할 필요는 없다.
③ 아동간호사는 아동의 옹호자로서 책임감을 가진다.
④ 간호사는 아동의 사회적 요구를 충족시키기 위해 성장과 발달의 원리를 적용한다.
⑤ 효과적인 의사소통을 위해서 아동보다는 가족과의 의사소통에 중점을 두어야 한다.

002. 발달은 전 생애에 걸쳐 일어나는 신체적, 심리적 특성 및 행동, 적응방식 등 모든 변화의 양상과 과정을 의미한다. 그렇다면 성장의 개념으로 옳은 것은?
① 기술과 기능의 증가를 의미한다.
② 신체 크기가 증가하는 것을 의미하며 측정할 수 있다.
③ 성장의 개인차는 유전에 의해 결정된다.
④ 환경에 따른 변화양상을 의미한다.
⑤ 정신적, 정서적, 신체적, 사회적 변화를 모두 포괄한다.

003. 아동의 신체사정 중 귀의 사정에 대한 설명으로 옳은 것은?
① 영아에게는 이경 검사를 실시하지 않는다.
② 3세 미만 아동의 이경 검사 시 이개를 후하방으로 한다.
③ 7세 아동의 이경 검사 시 이개를 후하방으로 한다.
④ 고막을 시진하기 위해서 Weber 검사를 실시한다.
⑤ Rinne 검사는 골전도로 아동의 청력장애를 확인하기 위해 시행한다.

004. 영아의 예방접종 시 주의사항에 대한 내용으로 옳은 것은?
① 가벼운 상기도 감염으로 열이 나지 않아도 예방접종은 연기한다.
② 면역 결핍성 질환을 앓는 경우 생백신을 접종한다.
③ DTaP 접종 후 주로 나타나는 부작용은 국소종창이다.
④ 예방접종 후 38℃ 이상의 열이 나면 빨리 병원에 방문해야 한다.
⑤ 예방접종을 예정일보다 빨리 맞는 것은 상관없다.

005. 아동의 치아관리에 대한 내용으로 옳은 것은?
① 첫번째 영유아 구강검진 권고시기는 18~29개월이다.
② 이가 날 때 밤중 수유를 하는 것이 좋다.
③ 영구치 발현 후에는 철저히 관리하지 않아도 된다.
④ 이가 튼튼해지기 위해서 주기적으로 질긴 음식을 제공한다.
⑤ 칫솔질은 하루 한 번 해주면 된다.

006. 미숙아에게 수분전해질 불균형이 나타나기 쉬운 이유는?
① 신체 대사율이 낮다.
② 피부를 통한 불감성 수분 소실이 많다.
③ 피부의 수분 투과성이 낮다.
④ 소변 농축 능력이 과도하다.
⑤ 체중에 비해 체표면적이 좁다.

007. 생후 2일 된 남아의 유방에서 우유 같은 분비물이 나올 때, 부모에게 설명할 내용으로 옳은 것은?
① "대사 이상이므로 선천성 대사 이상 검사를 받아야 합니다."
② "양쪽 유방을 짜서 분비물을 배출시켜야 합니다."
③ "일시적으로 나타나는 현상이므로 걱정하지 않아도 됩니다."
④ "호르몬의 이상이므로 유전자 검사를 받아야 합니다."
⑤ "출산 중 감염된 것으로 치료해야 합니다."

008. 5분 전에 출생한 신생아의 신체사정을 통해 확인할 수 있는 Apgar 점수로 옳은 것은?

- 심박수 : 102회
- 호흡수 : 느리고 불규칙하며 얕은 호흡
- 코 안에 카테터로 약간 자극을 주니 사지를 움직이며, 재채기를 하고 울음
- 몸통은 분홍색이나 사지는 창백함

① 9점　② 8점　③ 7점　④ 6점　⑤ 5점

009. 신생아의 수면에 대한 설명으로 옳은 것은?
① 단단한 침요보다는 푹신한 침요가 신생아에게 좋다.
② 신생아는 하루 16~18시간의 잠을 잔다.
③ 각성상태가 길다.
④ 모든 신생아가 같은 수면 양상을 보인다.
⑤ 영아돌연사증후군 예방을 위해 엎드려 재운다.

010. 다음 중 영아의 머리를 한쪽으로 돌리면 그 쪽의 팔과 다리는 신장되고 반대쪽은 굴곡되는 신경계 반사로 옳은 것은?
① 보행반사
② 견인반사
③ 잡기반사
④ 바빈스키(바뱅스키) 반사
⑤ 긴장성경반사

011. 7개월 된 영아가 낯선 사람을 만나자 울음을 터뜨리며, 엄마와 떨어져 있지 않으려고 한다. 이에 대한 설명으로 옳은 것은?
① 주 양육자의 잦은 변화로 아이가 힘들어 하고 있다.
② 애착 형성이 잘 되지 않아 발생하는 문제 현상이다.
③ 분리불안과 관련된 모습으로 아이를 낯선 사람에게 보내고 엄마는 잠시 자리를 비켜준다.
④ 양육자와 낯선 사람을 구별할 수 있게 되는 현상이다.
⑤ 대상영속성이 생기면 이러한 현상이 사라진다.

012. 영아의 운동발달에 대한 설명으로 옳은 것은?
① 2개월 - 몸을 뒤집을 수 있음
② 3개월 - 머리를 가눌 수 있음
③ 5개월 - 기어 다닐 수 있음
④ 7개월 - 혼자 일어설 수 있음
⑤ 9개월 - 걸어 다닐 수 있음

013. 영아기 아동의 사고예방을 위한 방법이다. 올바른 방법은?
① 자동차 탑승시 부모가 아이를 안고 안전띠를 한다.
② 유아용 카시트를 앞 좌석에 뒷면을 보고 설치한다.
③ 4개월 된 영아에게 끈이 달린 인공 젖꼭지를 제공한다.
④ 독립적으로 움직이기 위해 보행기를 타고 놀 수 있게 한다.
⑤ 포도, 땅콩 등은 질식을 방지하기 위해 주지 않는다.

014. 30개월 아동에게 나타날 수 있는 인지발달 특성으로 옳은 것은?
① 타인에 대한 관심이 증가한다.
② 상징적 사고와 모방을 한다.
③ 가능성의 세계에 관심을 갖게 된다.
④ 인과관계를 알기 시작한다.
⑤ 보존개념을 갖게 된다.

015. 아동이 대소변 훈련을 시작하려고 한다. 적절한 시기는?
① 기저귀가 젖어도 표현하지 않을 때
② 병원에 입원해 있을 때
③ 한 살 많은 언니가 대소변 훈련을 할 때
④ 혼자 옷을 벗을 수 있을 때
⑤ 걷기 시작할 때

016. 학령전기에 대한 설명이다. 다음 〈보기〉 중 올바른 설명은 모두 몇 개 인가?

〈보기〉
- 의사소통 시 울음으로 요구를 강력하게 전달한다.
- 질병의 원인과 치료절차에 관한 설명을 원한다.
- 신체 절단에 관심이 높고, 아픈 것에 대한 죄의식이 높다.
- 질병으로 인한 신체상 변화에 대한 불안감은 높으나 통증 표현을 잘 하지 않는다.
- 신체 사정시 장난감을 활용하는 것이 효과적이다.

① 1개　② 2개　③ 3개　④ 4개　⑤ 5개

017. 잠을 잘 때 괴물이 나타날까 무서워서 잠을 자지 못하는 6세 아동에 대한 간호중재로 옳은 것은?
① 괴물은 없다고 과학적으로 이야기한다.
② 잠자기 전 피곤하도록 운동을 시킨다.
③ 문을 꼭 닫아주고 괴물이 들어오지 않는다고 이야기한다.
④ 미등을 켜주고 아동을 안심시킨다.
⑤ 무서울 땐 잠을 재우지 않고 잠이 들 때까지 기다린다.

018. 사물의 공통적인 속성에 따라 집단화 할 수 있는 능력과 논리적으로 사물을 배열하여 순서를 정하는 서열화의 개념이 형성되는 첫 시기는?
① 청소년기
② 영아기
③ 유아기
④ 학령전기
⑤ 학령기

019. 후기 학령기 아동의 흔한 양상으로 권위를 존중하고 규칙을 준수하며 사회적 질서를 유지하려고 한다. 이는 Kohlberg의 도덕발달 이론 중 몇 단계인가?
① 전인습적 수준 1단계
② 전인습적 수준 2단계
③ 인습 수준 3단계
④ 인습 수준 4단계
⑤ 인습 수준 5단계

020. 5세 아동이 수두로 입원하였다. 심한 소양감으로 인해 얼굴 부위를 긁으려고 하는데, 이 때 사용할 억제대(신체 보호대)의 종류는?
① 팔꿈치 억제대
② 전신 억제대
③ 요람덮개
④ 미라 억제대
⑤ 재킷 억제대

021. 뇌실 내 출혈이 있는 미숙아를 위한 체위로 적절한 것은?
① 침대 머리를 10~15° 가량 하강한다.
② 침대 머리를 20~30° 가량 상승한다.
③ 침대 발치를 15~20° 가량 상승한다.
④ 무릎 아래 베개를 올려놓아 30° 가량 상승시킨다.
⑤ 머리와 경추를 일직선으로 유지한다.

022. 영아기에 변비가 발생하게 되는 주된 원인은 무엇인가?
① 고섬유소 식이
② 모유수유
③ 영양불량
④ 감염
⑤ 조제유에서 이유식으로 전환

023. 생후 3일 된 신생아가 리본모양의 대변을 보고, 배가 볼록하며 구토를 하여 검사를 위해 입원하였다. 주치의는 바륨 관장과 직장 생검을 시행하자고 하였다. 간호사가 예상할 수 있는 신생아의 진단으로 옳은 것은?
① 장중첩증
② 식도폐쇄
③ 선천성 거대 결장
④ 비후성 유문 협착증
⑤ 괴사성 대장염

024. 급성 후두개염 환아의 증상으로 가장 옳은 것은?
① 다량의 콧물
② 개 짖는 듯한 기침
③ 복통
④ 말하기 어려움
⑤ 술통형 흉부

025. 미숙아가 무호흡 증상을 보일 때, 필요한 간호로 가장 적절한 것은?
① 계면활성제 투여
② 하임리히법
③ 미숙아의 발이나 등을 두드려 자극
④ 처방된 항생제 투여
⑤ 비위관 삽입

026. 편도선 절제술을 받은 아동에게 제공한 간호중재로 적절한 것은?
① 얼음 목도리를 제공한다.
② 감염예방을 위해 자주 칫솔질한다.
③ 기침을 격려한다.
④ 빨대를 사용하여 음료수를 마신다.
⑤ 통증 호소 시 아스피린을 투여한다.

027. 심장병 아동의 수유방법으로 적절한 것은?
① 구멍이 큰 젖꼭지를 사용한다.
② 수유 후 앙와위를 취해준다.
③ 자주 수유하지 않도록 한 번에 많은 양을 수유한다.
④ 수유 중 쉬지 않고 수유한다.
⑤ 반드시 정해진 시간에 수유하도록 한다.

028. 특발성 혈소판 감소성 자반증에 대한 설명으로 올바른 것은?
① 가장 효과적인 치료는 혈소판 수혈이다.
② 부딪히는 운동을 피한다.
③ 원인은 명확하지 않으나 세균성 감염이 선행된다.
④ 딱딱하고 거친 음식을 제공한다.
⑤ 통증 시 아스피린을 투여한다.

029. 가와사키병의 주요 진단 기준에 해당하는 내용으로 옳은 것은?
① 화농성의 양측성 결막 충혈
② 관절 구축
③ 딸기모양의 혀
④ 수포성 피부 병변
⑤ 발열 48시간 후 해열

030. 아토피성 피부염이 있는 10개월 아동의 부모에게 간호사가 시행해야 할 교육으로 옳은 것은?
① 수분 유지를 위해 오랜 시간 목욕한다.
② 염증 부위 소독은 필수이다.
③ 방을 따뜻하게 해준다.
④ 아동의 손톱을 짧고 깨끗하게 한다.
⑤ 자주 햇빛에 노출되도록 한다.

031. 당뇨병 아동의 인슐린 주사 시, 가장 일정하게 흡수되는 부위는?
① 삼각근　　② 복부
③ 둔부　　　④ 외측광근
⑤ 상완정맥

032. 다리골절로 석고 붕대를 한 아동의 간호중재로 옳은 것은?
① 석고 붕대는 방수가 되므로 목욕은 편하게 해도 된다.
② 소양감 해소를 위해 긴 막대기를 석고 붕대 안쪽에 넣고 긁는다
③ 석고붕대가 대소변으로 오염되지 않도록 한다.
④ 양발의 감각이나 온도는 다를 수 밖에 없다.
⑤ 관절과 근육의 능동적 운동을 시킨다

033. 척수 수막류 환아의 수술 전 간호 중 가장 중요한 것은?
① 낭의 압박과 오염을 방지한다.
② 앙와위를 취해준다.
③ 기저귀를 단단히 채워준다.
④ 감정적 자극을 주지 않고 안정시킨다.
⑤ 2시간마다 체위변경을 시켜준다.

034. 홍역 환아에게 있어 카타르기의 특징은 무엇인가?
① 손발의 구진　　② koplik 반점
③ 흰 딸기혀　　　④ 전신의 수포
⑤ 발진의 허물이 벗겨짐

035. 항암화학요법을 받고 있는 만성림프성 백혈병 환아의 부모에게 교육할 내용이다. 교육 내용으로 적절한 것은?
① 치아 청결을 위해 칫솔질을 열심히 한다.
② 좋아하는 꽃을 방 안에 두어 기분전환을 시켜준다.
③ 먹고 싶어 하는 생과일을 먹을 수 있게 한다.
④ 방문객을 제한한다.
⑤ 또래집단과 병원 산책로에서 어울릴 수 있게 도와준다.

3회차 2교시 지역사회간호학

036. 보건의료전달체계-대표적 국가-주요 진료비 지불방식의 연결이 옳은 것은?
① 사회주의형-일본-포괄수가제
② 자유기업형-미국-일당정액제
③ 사회보험형-한국-행위별수가제
④ 국민보건서비스형-영국-일당정액제
⑤ 사회보험형-러시아-행위별 수가제

037. 과잉진료와 의료서비스의 오남용을 억제하기 위해서 현재 우리나라에서 맹장수술 등 7개 질병군에 적용하고 있는 진료비 지불보상제도는?
① 인두제　　　　② 총액계약제
③ 포괄수가제　　④ 방문당수가제
⑤ 행위별 수가제 수 있다.

038. 코로나 19 바이러스로 전세계적으로 대규모의 환자가 발생하였다. 코로나 19가 어떠한 양상으로 발생하였는지에 대한 시간적, 공간적, 인적 정보를 얻기 위한 연구는 다음 중 무엇인가?
① 기술연구　　② 코호트연구
③ 생태학적 연구　④ 임상실험 연구
⑤ 환자대조군 연구

039. 질병 C를 집단검진 하는데 다음 선별검사도구를 사용할지를 결정하고자 한다. 도구의 민감도를 정확히 계산한 것은?

검사결과	질병C 있음	질병C 없음	계
양성(+)	20	40	60
음성(-)	10	160	170
계	30	200	230

① $10/20 \times 100$
② $10/30 \times 100$
③ $20/30 \times 100$
④ $20/60 \times 100$
⑤ $10/60 \times 100$

040. 보건교사가 학생의 건강수준을 사정하기 위해 이용할 수 있는 2차 자료 수집 방법은?
  ① 학생 대상 설문 조사
  ② 개별 학생 면접 시행
  ③ 학생 대상 관찰 시행
  ④ 학생의 학교 건강기록부 확인
  ⑤ 학생 대상 초점집단 면담 시행

041. 지역사회간호의 3대 구성요소로 바르게 짝지어진 것은?
  ① 대상, 수단, 간호과정
  ② 목표, 대상, 활동
  ③ 대상, 활동, 수단
  ④ 대상, 간호과정, 적정기능수준
  ⑤ 목표, 수단, 기능연속지표

042. 지역 인구집단의 성별, 연령, 사회계층 등 인구구조가 서로 다를 때 두 지역의 사망수준을 보다 정확히 비교할 수 있는 방법은?
  ① 조사망률 산출
  ② 특수사망률 산출
  ③ 출생사망비 산출
  ④ 표준화사망률 산출
  ⑤ 비례사망지수 산출

043. 보건사업계획서를 준비하기 위해 보건소 담당간호사가 간호분류체계를 활용하여 지역사회 간호진단을 내리고자할 때 가장 효율적인 진단방법은 무엇인가?
  ① 오마하 문제분류체계(OMAHA system)
  ② 가정간호분류체계(HHCC)
  ③ 국제 간호실무분류체계(ICNP)
  ④ 북미 간호진단분류체계(NANDA)
  ⑤ 간호중재분류체계(NIC)

044. 일차보건의료의 등장배경으로 옳은 것은?
  ① 건강에 대한 사회적 책임이 강조되었다.
  ② 보건의료 자원이 균형적으로 분포하였다.
  ③ 사회경제 수준에 따른 건강격차가 적었다.
  ④ 보건의료체계가 사회 경제와 함께 빠르게 발전하였다.
  ⑤ 시설중심 및 임상중심의 의료가 전 인구의 건강문제를 관리 하는데 효율적이었다.

045. 지역사회 간호사가 감시(monitoring)하는 가장 큰 이유는 무엇인가?
  ① 사업 수행자들이 일을 잘하나 못하나 감독하기 위하여
  ② 계획된 사업을 위한 수행자들의 책임감을 고취하기 위하여
  ③ 수행자들 간의 업무 관계를 명확하게 하기 위하여
  ④ 사업 진행자와 주민들 간의 화합을 위하여
  ⑤ 계획된 업무의 수준을 유지하기 위하여

046. 범이론적 변화단계 모형에서 흡연을 하는 사람이 한 달 이내에 금연을 하기 이해 구체적인 계획을 세우고 있다면 어떤 단계에 해당하는가?
  ① 계획 전 단계
  ② 계획 단계
  ③ 준비 단계
  ④ 행동 단계
  ⑤ 유지단계

047. PRECEDE-PROCEED 모형에 의한 보건교육 프로그램을 설정하는 진단단계는?
  ① 역학적 진단
  ② 행동 및 환경적 진단
  ③ 교육 및 생태학적 진단
  ④ 행정 및 정책적 진단
  ⑤ 사회적 진단

048. 건강문제의 크기와 해결방법의 효과로 우선순위를 결정한 후 그 결과에 따라 프로그램의 수행을 촉진하거나 금지해야 할 문제로 구분하는 방법은 무엇인가?
  ① PEARL
  ② BPRS
  ③ PATCH
  ④ NIBP
  ⑤ Golden diamond

049. 지역사회 치매관리사업을 위한 인력 및 약품 수급계획을 수립하고자 할 때 가장 유용한 지표는?
  ① 치매 발생률
  ② 치매 유병률
  ③ 치매 치명률
  ④ 노인 부양비
  ⑤ 노인인구 구성비

050. 방문건강관리사업의 건강관리서비스 내용으로 적절한 것은?
① 정신질환 평가
② 장애인 재활 치료
③ 건강문제 스크리닝
④ 생애주기별 만성질환 치료
⑤ 만성질환 조기발견 및 치료

051. A지역에 거주하는 35세 여자 박씨는 결핵환자임에도 자신의 질병을 방치하고 있다가 지역방문간호사와 상담 후 보건소에 내원하였다. 방문간호사가 박씨에게 한 행위는 다음 중 어떤 역할에 해당하는가?
① 관리자 역할
② 상담자 역할
③ 변화촉진자 역할
④ 대변자 역할
⑤ 직접간호제공자 역할

052. A공장에서 근무하는 박씨의 작업장 공정과 환경이 다음과 같이 바뀌었다. 이는 작업환경의 관리 방법 중 어느 것이 이용된 것인가?

- 석면을 섬유 유리나 식물성 섬유로 바꾸어 사용하도록 하였다.
- 금속을 두드려서 자르던 공정을 톱으로 자르는 방법으로 변경되었다.
- 페인트를 분무하여 도장하던 것을 전기를 이용한 흡착식 분무법으로 변경하였다.

① 격리
② 환기
③ 대치
④ 개인용 보호구
⑤ 유해물질 발생원 통제

053. 강력한 태풍의 영향으로 지역사회의 대부분이 물에 잠기면서 많은 지역주민들이 사망하고 수인성 감염병, 배고픔, 목 마름, 혹독한 더위 등을 견디지 못해 많은 사람들이 쓰러지고 약탈과 폭동 등의 피해가 발생하는 최악의 상황이 벌어졌다면 그 지역사회는 뉴만의 건강관리체계이론으로 보았을 때 어느 수준까지 파괴되었는가?
① 저항선
② 기본구조
③ 유연방어선
④ 정상방어선
⑤ 스트레스원

054. 연령별 출산율의 총합을 의미하는 것으로 출산력 수준을 나타내는 대표적인 지표는 무엇인가?
① 일반출산율
② 연령별 출산율
③ 합계출산율
④ 재생산율
⑤ 사산율

055. 다음 중 지역사회 간호사가 보건교육을 실시하려고 할 때 보건교육 계획 시 가장 먼저 해야할 것은?
① 목적의 설정
② 기준 및 시험의 설정
③ 우선순위의 결정
④ 교육요구의 사정
⑤ 지역의 경제수준 사정

056. 보건복지부는 국가보건의료체계를 구성하는 다양한 보건의료 자원을 개발 및 제공해야 한다. 다음 중 자원의 조직적 배치에 해당하는 것은 무엇인가?
① 보건의료 자원
② 보건의료 지식
③ 보건의료 장비
④ 경제적 자원 확보
⑤ 보건의료 당국

057. 간호대상자에게 자가간호기술을 교육할 때 가장 적합한 교육 방법은?
① 강의
② 전화
③ 상담
④ 시범
⑤ 역할극

058. 우리나라에서 시행되는 암검진 사업의 내용과 검진주기 및 검진대상연령으로 옳은 것은?
① 폐암 - 1년 - 40세 이상
② 간암 - 1년 - 40세 이상
③ 자궁경부암 - 2년 - 30대 이상
④ 대장암 - 1년 - 50세 이상
⑤ 위암 - 1년 - 40세 이상 남, 여

059. Duvall의 가족발달이론에서 자녀가 결혼을 하고 떠나가는 것에 대해 부모의 역할 적응이 발달과업이 되는 시기로 옳은 것은?
① 양육기
② 노년기
③ 진수기
④ 중년기
⑤ 청소년기

060. 엄마가 재혼한 가족의 경우 새아버지와의 의사소통, 스트레스 정도, 의사결정 과정을 중심으로 가족특성을 설명하는 이론적 접근 방법은?
① 체계이론
② 생의학모형
③ 구조기능주의론
④ 가족발달이론
⑤ 상징적 상호작용론

061. 다음 중 보건의료원에 대한 설명으로 맞는 것은?
① 「의료법」규정에 의한 의원의 요건을 갖춘 보건소
② 의사가 진료할 수 있도록 완벽한 시설이 갖춰진 보건소
③ 입원환자 30인 이상을 수용할 수 있는 보건소
④ 보건과 양호지도를 행할 수 있는 시설이 갖춰진 보건소
⑤ 「농특법」에 의해 개설된 보건소

062. 다음 중 인공수동면역에 해당하는 것은?
① 태반을 통한 면역
② 결핵예방백신 접종
③ 파상풍 항독소 주사
④ 모유수유를 통한 면역
⑤ 수두를 앓고 난 후 획득한 면역

063. 지역사회 간호사가 노인장기요양보험에서 제공하는 방문간호를 통해 대상자를 방문할 때의 수가산정 기준은?
① 방문 횟수당
② 간호 행위별
③ 급여 제공일수
④ 방문당 제공시간
⑤ 장기요양 등급별 수가

064. 「학교보건법」에 근거한 학교장의 직무내용에 속하지 않는 것은 무엇인가?
① 학생의 보건관리
② 휴교조치 명령
③ 건강검사 실시
④ 예방접종 완료 여부의 검사
⑤ 학생의 안전관리

065. 다음 중 숙주와 병원체 접촉에 의한 상호 반응의 결과로 불현성감염을 유발할 가능성이 높은 작용 요인은?
① 다량의 병원체
② 적절한 침입로
③ 숙주의 면역결여
④ 숙주의 높은 감수성
⑤ 병원체의 낮은 병원력

066. 지역사회보건 건강예방수준 중 3차 예방으로 맞는 것은?
① 지방자치단체의 건강대학 운영
② 비흡연자를 대상으로 한 금연교육
③ 초등학생 대상 손씻기 교육
④ 당뇨 환자 조기 진단 및 치료
⑤ 사회재적응 훈련과 자조 집단 활용

067. 유전적 요인, 사회적요인, 식이 요인, 생활행태적 요인 등 다양한 요인이 얽히고 연결되어 심근경색이 발생한다고 설명하는 역학모형은?
① 벌집모형
② 거미줄 모형
③ 수레바퀴 모형
④ 생태학적 모형
⑤ 역학적 삼각형 모형

068. 재활간호사업의 궁극적 목적으로 적절한 것은?
① 기능적 회복과 사회통합이다.
② 최상의 삶의 질을 성취하게 한다.
③ 최대한 외부 지원을 많이 받도록 한다.
④ 고급 재활간호서비스를 받도록 지원한다.
⑤ 최상의 재활서비스를 받도록 이동을 지원한다.

069. A산업장 근로자의 업무수행 적합여부 평가를 한 결과 "다"로 판정되었다면 이는 어떠한 상황인가?
① 건강관리상 현재의 조건하에서 작업이 가능하다.
② 건강장해의 악화가 우려되어 현재의 작업을 해서는 안된다.
③ 건강장해가 우려되어 한시적으로 현재의 작업을 할 수 없다.
④ 영구적인 장해의 발생이 우려되어 현재의 작업을 해서는 안된다.
⑤ 보호구 착용과 건강진단주기의 단축 조건하에서 현재의 작업이 가능하다.

070. 치명적인 호흡기계 바이러스가 전세계에 유입되어 많은 사상자가 발생하였다. 이러한 재난의 유형은 무엇인가?
① 자연 재난
② 인적 재난
③ 사회적 재난
④ 체계적 재난
⑤ 환경적 재난

정신간호학

071. 프로이드의 성격 구조에서 '초자아(Superego)'의 기능으로 옳은 것은?

① 본능적 욕구를 그대로 반영한다.
② 쾌락 원칙을 따라 즉각적인 만족을 추구한다.
③ 무의식적 충동을 행동으로 표현한다.
④ 현실 원칙을 바탕으로 중재 역할을 한다.
⑤ 도덕적 기준과 양심의 역할을 수행한다.

072. "전 아내가 저를 버리고 떠난 일은 아무렇지도 않아요. 다 지난 일이고 아무 감정도 없어요."라고 담담하게 말하는 환자의 방어기제로 가장 적절한 것은?

① 승화
② 억압
③ 해리
④ 주지화
⑤ 동일시

073. 치료적 관계의 활동 단계에서 대상자가 "이제는 저도 제 감정을 조금 알 것 같아요."라고 말했을 때, 간호사의 반응으로 가장 적절한 것은?

① "그렇다고 모든 게 해결된 건 아니에요."
② "그런 식으로 느끼는 건 흔한 일이에요."
③ "감정을 이해하게 된 점이 인상 깊어요."
④ "그래서 지금은 감정을 숨기지 않으시겠네요."
⑤ "그건 그저 감정 착각일 수도 있어요."

074. 대상자가 "내 인생은 실패뿐이에요."라고 말할 때, 간호사의 치료적 의사소통으로 가장 적절한 것은?

① "지금 그런 감정을 느끼고 계시는군요."
② "그런 말은 하지 마세요."
③ "모두가 다 그런 생각을 해요."
④ "그렇게 생각하면 진짜 실패자가 돼요."
⑤ "그건 그렇게까지 심각한 건 아니에요."

075. 조현병 환자가 "나는 신이 내린 사람이고, 세계를 구할 사명을 갖고 있어요."라고 말할 때 나타나는 증상은?

① 피해망상
② 신체망상
③ 사고방송사고
④ 과대망상
⑤ 관계망상

076. 정신상태사정(MSE) 항목 중 '판단력(judgment)' 평가에 해당하는 질문으로 가장 적절한 것은?

① 이름이 뭐예요?
② 현재 기분이 어떠세요?
③ 오늘이 무슨 요일인지 아시나요?
④ 3이라는 숫자에서 7을 계속 빼보세요.
⑤ 극장에서 불이 났다면 어떻게 하시겠어요?

077. 정신건강 간호사가 치료적 환경을 조성하기 위해 가장 우선적으로 고려해야 할 요소는?

① 간호사 중심으로 계획을 수립함
② 감정 표현을 자유롭게 허용함
③ 사회기술 향상 프로그램을 제공함
④ 자기결정권을 존중하고 지지함
⑤ 자조집단 참여를 권유하고 계획함

078. 다음 중 클로자핀(clozapine) 투약 시 간호사가 가장 주의 깊게 모니터링해야 할 부작용은?

① 고혈압성 위기
② 무과립구증
③ 간기능 이상
④ 빈맥
⑤ 전해질 불균형

079. 조현병 진단을 받은 대상자가 퇴원 후 지역사회에서 약물 복용을 유지하고 재발을 예방하기 위한 프로그램은 몇 차 예방에 해당하는가?

① 1차 예방
② 2차 예방
③ 3차 예방
④ 사후관리
⑤ 건강 증진

080. 조현병 환자가 지역사회에서 거주하면서 간헐적인 감독과 일상 지원을 받는 소규모 주거 형태는?

① 요양시설
② 공동생활가정
③ 주간재활시설
④ 직업재활시설
⑤ 정신건강복지센터

081. 다음 중 상황(외적) 위기에 해당하는 사례는?
① 결혼 후 새로운 역할에 적응하지 못하고 스트레스를 호소함
② 정년퇴직 후 역할 상실감으로 우울감을 느낌
③ 대학에 입학했으나 독립생활에 적응하지 못해 불안을 느낌
④ 가족과의 갈등으로 스트레스를 받던 중 갑작스런 실직을 경험함
⑤ 취업을 준비하며 자신감 부족과 불안을 지속적으로 느낌

082. 가정폭력 피해 여성 대상자가 "처음에는 맞아도 제 잘못인 줄 알았어요. 나중에는 그냥 포기하게 되더라고요..."라고 말할 때 보이는 심리적 특성은?
① 현실 부정
② 학습된 무력감
③ 자기애성 방어
④ 이타적 반응
⑤ 외상 후 성장

083. 다음 중 조현병 대상자에게 나타날 수 있는 사고의 흐름이나 표현 방식에 이상이 있는 사고장애를 가장 잘 설명하는 것은?
① 무의욕증 (avolition)
② 음송증 (verbigeration)
③ 보속증 (perseveration)
④ 과대망상 (grandiose delusion)
⑤ 신체망상 (somatic delusion)

084. "나는 세상의 구원자야. 특별한 존재야."라고 반복해서 말하는 대상자에게 가장 적절한 간호진단은?
① 사고과정장애
② 자기통찰 결여
③ 만성적 자존감 저하
④ 현실감 상실
⑤ 폭력 위험성

085. "간호사도 날 해치려는 사람 중 한 명이에요."라고 말하는 망상 대상자에게 간호사의 가장 적절한 반응은?
① "그건 망상이에요."
② "왜 그렇게 생각해요?"
③ "그런 느낌이 들 수 있겠지만, 저는 당신을 해치지 않아요."
④ "믿지 마세요."
⑤ "나를 믿어야 해요."

086. 환청과 언어적 흥분을 보이는 대상자에게 간호사가 취해야 할 가장 적절한 반응은?
① 무시
② 진정제 투여
③ 질문 회피
④ 대화 중단
⑤ 단호하고 안전한 어조 사용

087. 환자가 "누가 나랑 이야기하겠어요. 다 나를 피하잖아요."라고 말하며 혼자 식사하는 모습을 보일 때, 가장 적절한 간호진단은?
① 수면장애
② 사고과정장애
③ 사회적 고립
④ 외상 후 증후군
⑤ 비효율적 대처

088. 우울 대상자가 "모두 나를 미워해요."라고 말할 때, 간호사의 가장 적절한 반응은?
① "그건 사실이 아니에요."
② "다시 생각해보세요."
③ "그런 생각은 위험해요."
④ "긍정적으로 생각해요."
⑤ "그런 느낌이 드는군요. 누구에게 그런 감정을 느끼셨나요?"

089. 다음 중 주요우울장애(MDD)의 핵심 증상이 아닌 것은?
① 무가치감
② 기분 고양
③ 집중력 저하
④ 식욕 변화
⑤ 수면장애

090. 조증 환자가 병동 내 여기저기 돌아다니며 다른 환자에게 큰 소리로 말을 걸고 노래를 부르는 경우, 가장 적절한 간호중재는?
① 억제대를 사용해 움직임을 제한한다.
② 병동에서 자유롭게 표현하도록 격려한다.
③ 조용한 공간으로 이동시켜 자극을 줄인다.
④ 환자들과 대화할 기회를 제공한다.
⑤ 신체 활동을 제한하고 침상안정을 유도한다.

091. 불안 수준 중 학습능력이 가장 향상되고 문제해결이 가능한 상태는?
① 경증 불안
② 중등도 불안
③ 중증 불안
④ 공황
⑤ 혼란 상태

092. 분리불안장애 아동의 특징으로 가장 적절한 것은?
① 수면과다
② 부모가 보이지 않으면 두려워함
③ 망상 언급
④ 감정표현 과다
⑤ 반복적 놀이 제한

093. 공포증 환자에게 공포 유발 자극을 반복적으로 노출하여 불안을 감소시키는 치료기법은?
① 홍수법 (flooding)
② 체계적 둔감법 (systematic desensitization)
③ 점진적 노출법 (graded exposure)
④ 바이오피드백 (biofeedback)
⑤ 인지재구성 (cognitive restructuring)

094. 다음 중 해리성 기억상실의 특징으로 가장 적절한 것은?
① 언어를 잃는다.
② 특정 사건이나 기간에 대한 기억을 상실한다.
③ 현실 검증이 불가능하다.
④ 기분이 과도하게 고양된다.
⑤ 손발이 저린 감각이 지속된다.

095. 강박장애 대상자에게 적용 가능한 행동치료기법으로 가장 적절한 것은?
① 홍수법 (flooding)
② 토큰경제 (token economy)
③ 인지재구성 (cognitive restructuring)
④ 체계적 둔감화 (systematic desensitization)
⑤ 노출 및 반응방지법 (exposure and response prevention, ERP)

096. 연극성 성격장애 환자의 행동으로 가장 적절한 것은?
① 주의를 끌기 위해 감정 표현이 과장됨
② 자기비하적 표현이 두드러짐
③ 타인을 불신하며 피함
④ 계획을 세우는 데 집착함
⑤ 완벽하지 않으면 행동하지 않음

097. 강박성 성격장애의 행동 특성으로 가장 적절한 것은?
① 자기 연민이 강하다.
② 관계 중심적으로 감정적이다.
③ 타인에 대한 불신이 뚜렷하다.
④ 반복적으로 충동을 조절하지 못한다.
⑤ 계획, 정리, 통제에 과도하게 집착한다.

098. 다음 중 플래시백(flashback) 현상이 나타날 수 있는 약물은?
① 알코올
② 코카인
③ LSD 등 환각제
④ 메타돈
⑤ 디아제팜

099. 알코올 중독자에서 관찰되는 작화증(confabulation)은 어떤 상태와 가장 관련이 있는가?
① 일시적 혼란
② 단기 기억력 향상
③ 진정제 투여 효과
④ 기억상실을 채우기 위한 무의식적 이야기 지어내기
⑤ 환청과 망상의 혼합 상태

100. 다음 중 치매 대상자의 불안과 혼란을 증가시킬 수 있는 간호중재는?
① 안정된 환경을 제공한다.
② 반복적인 정보를 제공하여 기억을 돕는다.
③ 친숙한 물건과 사람을 활용한다.
④ 일상생활 활동을 최대한 독립적으로 수행하도록 격려한다.
⑤ 신속한 결정과 문제해결을 유도한다.

101. 섭식장애 환자에게 가장 우선 적용해야 할 간호진단은?

① 불면
② 영양 불균형: 신체 요구보다 적음
③ 사고과정 장애
④ 사회적 고립
⑤ 비효율적 대응

102. 수면장애가 있는 환자에게 약물 치료로 졸피뎀(Zolpidem)이 처방되었다. 이 약물에 대한 설명으로 가장 적절한 것은?

① 항우울제로 기분을 안정시킨다.
② 수면 유도제로 불면증에 사용된다.
③ 진정제가 아닌 각성제에 속한다.
④ 기면증의 각성 상태를 유지한다.
⑤ 항정신병제로 망상을 조절한다.

103. 지하철에서 타인과 접촉하거나 문지르며 성적 흥분을 느끼는 행동이 반복된다면 가장 적절한 진단은?

① 관음장애
② 성기능부전
③ 물품음란장애
④ 성적피학장애
⑤ 마찰도착장애

104. 자폐스펙트럼장애 아동의 간호중재로 가장 적절한 것은?

① 상상놀이를 장려한다.
② 다양한 자극을 지속적으로 제공한다.
③ 복잡한 언어를 통해 자극한다.
④ 집단활동 중심으로 사회성 증진을 유도한다.
⑤ 일관된 환경과 반복적인 활동으로 안정감을 제공한다.

105. 투렛장애 아동에게 가장 먼저 적용할 간호중재로 가장 적절한 것은?

① 틱 행동을 감추도록 지도한다.
② 틱 행동을 지적하여 조절을 유도한다.
③ 또래 집단에서 틱 행동을 제지한다.
④ 행동변화를 위해 처벌을 가한다.
⑤ 틱 행동은 억제되지 않음을 이해하고 수용적인 태도를 유지한다.

3회차 3교시

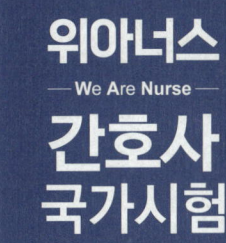

3회차 3교시 간호관리학

001. 국제간호협의회(ICN)의 기능에 대한 설명으로 가장 옳은 것은?
① 중립적 간호, 의료 및 구호사업 수행
② 간호발전을 통한 인류건강 증진의 실현
③ 세계 여성의 인권 향상에 기여
④ 전염병 및 기타 질병의 예방관리 지원
⑤ 국제적 보건사업의 지휘 및 조정

002. 1942년 한신광과 로젠버거(Rogenberger)가 민간 간호활동을 시작한 기관은?
① 보구여관　　　② 제중원
③ 태화여자관　　④ 세브란스 간호사 양성소
⑤ 조선간호부회

003. 플렉스너(Abraham Flexner)가 말한 전문직의 특성으로 옳지 않은 것은?
① 고도의 개인적인 책임감을 갖는다.
② 업무 내용이 실용적이기보다는 학술적·이론적이다.
③ 개인보다는 대중에 대한 관심과 반응이 우선시 된다.
④ 고도의 전문교육과정을 통해 습득되는 업무다.
⑤ 연구를 통해 축적되는 지식체에 기초를 둔다.

004. 장기이식에서 수혜자 선정 시 '의학적으로 위급한 순서', '혈액형이나 조직 적합성의 정도', '대기 기간의 정도' 등 다양한 조건을 고려하고 있다. 이러한 수혜자 선정과 관계가 가장 밀접한 윤리의 원칙은 무엇인가?
① 자율성의 원칙　　② 정의의 원칙
③ 악행 금지의 원칙　④ 선행의 원칙
⑤ 정직의 원칙

005. 환자의 이익이나 복지를 위한 것이라면 자율성을 침해하더라도 선을 베풀려고 하는 행동은 (　　　)이다. (　)안에 들어갈 단어로 알맞은 것은?
① 정의의 원리　　　② 선행의 원리
③ 악행금지의 원리　④ 선의의 간섭주의
⑤ 무해성의 원리

006. 다음은 의무론적 윤리이론에 대한 설명이다. 관계가 없는 것은?
① 칸트에 의해서 학문적으로 형성된 윤리이론이다.
② 의무의 개념은 좋음의 개념과는 무관하다.
③ 옳은 행위는 도덕과 무관한 좋음을 산출하는 것만으로 결정될 수는 없다.
④ 행위의 옳고 그름은 그 결과의 좋고 나쁨에 의해 결정된다.
⑤ 행위자의 행동이 해야 할 의무가 있는 종류에 속한다면 그 행동은 옳다.

007. 간호사의 주의의무에 대한 내용으로 옳은 것은?
① 결과회피의무는 위험의 회피가 불가능한 경우도 포함한다.
② 간호사의 주의의무는 최고 난이도의 간호실무를 기준으로 한다.
③ 해야 할 의무를 하지 않는 것도 주의의무 위반에 해당된다.
④ 법적 입장에서는 결과 회피의무보다 결과 예견의무가 더 중요하다.
⑤ 간호사의 지식부족으로 위험을 예견 못한 경우는 과실이 아니다.

008. 다음 중 능력에 따른 성과급제의 이론적 토대가 되는 관리이론은?
① 인간관계론　　② 상황이론
③ 체계이론　　　④ 과학적 관리론
⑤ 목표설정이론

009. 조직의 전략적인 목표달성을 위한 부서별 계획을 위해 조직의 정책, 절차, 규칙을 정하는 사람은?
① 간호부장 ② 간호이사
③ 간호과장 ④ 수간호사
⑤ 책임간호사

010. 모여서 대화나 토론 없이 개인의 의견 제출 후 최종결정을 내리는 것은?
① 명목집단기법 ② 브레인스토밍
③ 델파이기법 ④ 전자회의
⑤ 비즈니스게임법

011. 대규모 일과성 프로젝트에 적용하여 각 활동들을 순서대로 분석하고, 각 활동의 시간을 세 가지로 분석하는 기획방법은 무엇인가?
① 주경로 기법(Critical Path Method, CPM)
② PERT(Performance Evaluation Review Technique)
③ 간트챠트(Gantt chart)
④ 전사적 품질경영(TQH)
⑤ 리스트럭쳐링(restructuring)

012. 간호단위관리자가 목표설정이론에 근거하여 목표를 설정하고자 할 때 간호사에게 동기를 부여하는 옳은 방법은?
① 간호단위관리자가 목표를 설정해 준다.
② 간호사가 목표 설정에 참여하도록 한다.
③ 어려운 목표보다 쉬운 목표를 설정하게 한다.
④ 구체적인 목표보다 포괄적인 목표를 설정한다.
⑤ 결과지향 목표보다 과정지향 목표를 설정한다.

013. 기획의 계층화에서 기획이 지향하는 도달점을 개념적으로 표현한 것은 다음 중 무엇인가?
① 정책 ② 철학
③ 목적 ④ 목표
⑤ 절차

014. 다음 설명과 관련된 간호서비스의 특성은?

> • 객관적으로 누구에게나 보이는 형태로 제시할 수 없다.
> • 대상자는 서비스를 경험하기 전까지는 실체를 알 수 없어 가격 설정이 모호하다.
> • 이 서비스 특성의 문제점을 해결하기 위해 긍정적 구전 활동 전략을 활성화한다.

① 동시성 ② 가변성
③ 이질성 ④ 무형성
⑤ 비분리성

015. 조직구조의 유형에 대한 설명으로 옳은 것은?
① 라인조직은 의사결정자의 독단을 막음으로써 조직의 의사결정이 더 합리적일 수 있다.
② 라인 - 스태프 조직에서 권한과 책임의 소재와 한계가 가장 분명하다.
③ 프로젝트 조직은 같은 업무의 반복으로 기술적 발전과 기능적 숙련을 이룰 수 있다.
④ 매트릭스 조직은 이중적인 기능과 권한이 존재하기 때문에 구성원들에게 역할 및 정체성 갈등을 유발할 수 있다.
⑤ 직능 조직은 라인 직원에게 직접적인 명령을 할 수 없어 조직에 혼란을 가져온다.

016. 직무순환에 대한 설명으로 옳지 않은 것은?
① 직무의 단순성으로 인한 지루함이 줄어든다.
② 새로운 지식획득과 성장기회를 제공하고 보다 많은 자율성을 제공한다.
③ 직무를 조직의 체계적인 관점에서 생각할 수 있다.
④ 업무의 집중도가 높아진다.
⑤ 다양한 경험과 자극을 제공하여 업무능률이 향상된다.

017. 팀간호에 대한 설명으로 옳은 것은?
① 간호업무를 기능별로 나누어서 간호사에게 한두 가지씩 기능을 분담하게 하는 방법이다.
② 간호사가 근무하는 동안만 그 환자를 전담하여 간호한다.
③ 하나의 리더가 업무를 배분하고 간호사들이 팀을 이루어 일한다.
④ 환자가 퇴원한 후나 그 기관에 다시 입원한 경우에도 그 환자를 간호할 책임이 있다.
⑤ 간호요원 2~3명이 짝이 되고 간호과정을 적용하여 환자의 입원에서 퇴원 후 추후간호까지 담당한다.

018. 조직변화의 유형 중에서 관리자가 의식적으로 변화를 기획, 설계, 이행하는 것은?
   ① 기술적 변화   ② 사회적 변화
   ③ 계획적 변화   ④ 자연적 변화
   ⑤ 상호작용적 변화

019. 환자분류체계를 사용하는 주목적은?
   ① 환자예후 예측   ② 환자만족도 파악
   ③ 환자진단명 분류   ④ 간접간호시간 산정
   ⑤ 간호인력 산정 및 배치

020. 간호단위관리자가 일반간호사에 대한 직무수행평가 시 평가의 요소와 상관이 없는 성별, 출신학교, 출신지역, 종교, 연령에 따라 차별 취급하여 평가에 반영하는 평가오류로 옳은 것은?
   ① 후광효과   ② 규칙적 착오
   ③ 근접착오   ④ 선입견에 의한 착오
   ⑤ 관대화 경향

021. 확보관리에 대한 설명으로 옳은 것은?
   ① 직무관리, 확보관리, 유지관리, 개발관리의 네 가지 과정을 포함한다.
   ② 직무설계, 직무분석, 직무평가와 관련된 활동이다.
   ③ 간호인력의 예측 및 계획, 모집 및 선발, 배치 등과 관련된 활동이다.
   ④ 보상관리, 직원훈육, 결근 및 이직관리, 노사관계관리, 협상과 관련된 활동이 포함된다.
   ⑤ 내적인 보상이 외적 보상보다 동기를 유발시키는데 더욱 효과적이다.

022. 다음 상황에서 간호관리자가 문제행동 직원에게 취할 수 있는 관리 단계는?

   > 문제행동을 한 직원과 개인적으로 상담한 후 공식적인 행동규범을 지키도록 상기시켰다. 그 후 규칙을 위반하는 행동이 또다시 발생하여 이에 관한 징계조치 절차를 확실히 말해 주었다. 그러나 간호사의 잘못된 행동이 수정되지 않고 반복되고 있다.

   ① 면담   ② 정직
   ③ 해고   ④ 구두견책
   ⑤ 서면견책

023. 변혁적 리더십에 대한 설명으로 옳은 것은?
   ① 카리스마적 특성, 개별적 배려, 지적 자극 등의 특성을 지닌다.
   ② 일반적으로 업무가 반복적인 상황에서 효과적이다.
   ③ 보상에 대한 직접적인 영향력을 행사함으로써 구성원들의 성과를 이끌어낸다.
   ④ 부하의 역할을 명확히 하며, 예외적 사건이 발생하였을 때 간섭한다.
   ⑤ 기대되는 성과를 측정할 수 있는 상황에서 효과적이다.

024. 목표설정이론에서 동기부여를 높이는 목표설정방법이 아닌 것은?
   ① 쉬운 목표를 정한다.
   ② 구체적인 목표를 정한다.
   ③ 피드백과 보상을 제공한다.
   ④ 목표를 달성하는데 경쟁을 하게 한다.
   ⑤ 구성원의 수용성을 높인다.

025. B병원 윤리위원회의 의사소통 네트워크 유형을 살펴보니 권력이 집중되지 않아 수평적 의사소통이 가능하므로 구성원의 만족도가 높으며, 모여 있는 경우는 의사소통이 빠르나 흩어져 있는 경우는 느리게 나타나고 있다. 어떤 유형인가?
   ① 원형   ② Y형
   ③ 사슬형   ④ 완전연결형
   ⑤ 수레바퀴형

026. A병원은 간호업무전달체계를 기능적(functional) 분담방법에서 팀(team) 분담방법으로 바꾸려고 한다. 관리자는 간호사들에게 팀 분담 방법으로 인해 생기는 개인과 병원의 이득을 구체적으로 제시하여 조직변화를 이끌려고 한다. 관리자가 사용하고자 하는 전략으로 옳은 것은?
   ① 경험적 - 합리적 전략   ② 규범적 - 재교육적 전략
   ③ 권력 - 강제적인 전략   ④ 정책적 전략
   ⑤ 동지적 전략

027. 신규간호사를 교육 시 사용되는 방법 중 신규간호사와 3~4년차의 숙련된 간호사가 1:1로 상호작용을 하면서 간호활동을 지도, 감독, 평가함으로써 신규간호사가 간호업무에 빠르게 적응하고 숙달된 간호를 시행하도록 돕는 것은?
   ① 보수 교육   ② 유도훈련
   ③ 직무오리엔테이션   ④ 바스켓기법
   ⑤ 프리셉터 제도

028. 간호업무평가 중 과정적 측면에 속하는 것은?
① 간호업무수행 ② 물리적 시설
③ 간호에 대한 환자 만족도 ④ 행정절차
⑤ 환자의 낙상률

029. 다음 상황에 적절한 질 향상 활동도구는?

> 입원 지연과 관련된 문제를 규명하기 위해 행정부서의 진료접수부터 의료진의 치료와 간호서비스 행위까지의 전 과정에서의 발생된 문제점에 대한 원인을 찾고자 한다.

① 인과관계도 ② 파레토 차트
③ 레이더 차트 ④ 흐름도
⑤ 런차트

030. 환자안전사고가 발생하였을 때, 우선적으로 해야 하는 활동은?
① 환자 가족에게 알린다.
② 담당 수간호사에게 알린다.
③ 보고체계를 통해 간호부에 보고한다.
④ 안전사고 발생 상황 및 조치 내용을 기록한다.
⑤ 환자의 손상 정도와 상태를 사정하여 응급조치한다.

031. 스위스 치즈모형에서 가시적 오류에 해당하는 것은?
① 환자 확인 등의 시술 프로토콜의 부재
② 엄격한 위계구조
③ 다른 부위를 수술함
④ 환자 안전문화의 부재
⑤ 하루에 완료하여야 할 수술에 대한 압력

032. 다음 설명에 해당하는 병원정보시스템은?

> • 정확하고 신속한 의사전달 기능
> • 간호사의 입력, 조회, 출력을 통한 환자 치료와 관련된 정보 확인 가능
> • 환자에게 발생되는 처방을 중심으로 진료부서, 진료지원 부서, 원무부서 간에 전달되는 과정을 전산화한 시스템

① 처방전달시스템 ② 물품관리시스템
③ 환자분류시스템 ④ 간호 질관리시스템
⑤ 간호인력산정시스템

033. 다음 감염관리에 대한 설명 중 맞는 것은?
① 그람 양성간균이 가장 많다.
② 주사 감염부위가 가장 흔한 감염부위이다.
③ 일관된 청소지침을 사용한다.
④ 선풍기를 사용하여 간접 환기를 시킨다.
⑤ 일회용 주사기는 절대 재사용하지 않는다.

034. 간호부서장의 간호단위 상황을 전체적으로 이해하고 파악할 수 있는 보고체계는?
① 24시간보고 ② 특수사건보고
③ 직원보고 ④ 실무교육보고
⑤ 각 근무 교대보고

035. 올바른 간호기록의 원칙은 정확성, 적합성, 완전성, 간결성, 적시성 등으로 이에 대한 설명 중 맞는 것은?
① 적합성 - 명확하고 단순하게 기록한다.
② 완전성 - 필요하다면 사전에 기록한다.
③ 적시성 - 간호행위가 일어난 직후에 해야 한다.
④ 정확성 - 자신의 의견이나 관찰내용을 해석해서 기록한다.
⑤ 간결성 - 기억과 생각 속에만 있고 기록으로 남기지 않는다.

3회차 3교시 기본간호학

036. 혈압이 실제보다 낮게 측정되는 경우는?
① 흡연 직후
② 밸브를 천천히 풀 때
③ 커프를 느슨히 감을 때
④ 심장보다 측정 위치가 낮을 때
⑤ 커프의 너비가 상박 둘레보다 넓을 때

037. 산소화 요구의 우선순위가 높은 대상자는 누구인가?
① 25세 청년 혈색소가 13g/dL
② 임신 3개월 된 임신부
③ 체중이 56kg, 신장이 150cm인 여성
④ 늑골의 복합골절을 가진 환자
⑤ 호흡수가 분당 40회인 7개월 영아

038. 폐렴으로 입원 중인 A환자는 X-ray 촬영 결과 양측 하부엽 부위에 분비물이 차 있으며, 청진상 양측 하부엽 전면에서 잡음이 들렸고, 대상자는 흉통과 미열, 잦은 기침을 호소했다. 이 대상자에게 체위배액을 위한 자세로 옳은 것은 무엇인가?

① 파울러씨 체위
② 트렌델렌버그 체위에서 앙와위
③ 우측위
④ 배횡와위
⑤ 심스위

039. 저산소증이 있는 대상자에게 삽관을 하지 않고 단기간 가장 높은 농도의 산소 공급하고자 할 때 가장 적절한 산소 공급기구는 무엇인가?

① 안면텐트 ② 비강 카테터
③ 비강 캐뉼라 ④ 부분재호흡 마스크
⑤ 비재호흡 마스크

040. 다음의 설명 중 외호흡에 관한 설명으로 맞는 것은?

① 폐와 외부 환경 사이의 공기 이동을 의미한다.
② 이산화탄소 분압이 높은 곳에서 낮은 곳으로 이산화탄소가 이동하는 것을 의미한다.
③ 폐 안, 밖으로의 공기 움직임을 말한다.
④ 산소 분압이 높은 곳에서 낮은 곳으로 산소가 이동하는 것을 의미한다.
⑤ 헤모글로빈과 세포 사이의 산소이동을 의미한다.

041. 완전비경구영양 (TPN) 투여시 합병증으로 틀린 것은?

① 기흉 ② 공기색전
③ 고혈당 및 저혈당 ④ 순환과잉
⑤ 오심구토

042. 연하곤란이 있는 대상자의 간호중재로 옳은 것은?

① 반드시 비위관을 통해 영양을 공급한다.
② 식사 전에 구강간호를 제공하여 식욕을 증진한다.
③ 흡인을 예방하기 위해 식사 시 좌위 또는 반좌위를 취한다.
④ 음식이 잘 삼켜지도록 머리를 뒤로 젖힌다.
⑤ 흡인성 폐렴을 예방하기 위해 고형음식만 제공한다.

043. 비위관이 위에 삽입되었는지 확인하는 방법?

① 비강 밖으로 나와 있는 튜브 길이가 30cm이상 일 때
② 주사기로 공기를 주입하면 트림이 나올 때
③ 튜브 끝부분을 물컵 속에 넣었을 때 호기(날숨) 시 기포가 발생할 때
④ 주사기를 튜브의 끝에 연결시킨 후 흡인시 위 내용물이 흡인될 때
⑤ 튜브 속으로 공기를 주입하고 검상돌기 부분에서 청진 시 아무런 잡음이 들리지 않을 때

044. 대상자의 대변 색깔을 사정했을 때 흰색과 점토색으로 확인되었다면 그 원인은 무엇인가?

① 염증 ② 장폐색
③ 감염 ④ 답즙 부족
⑤ 장출혈

045. 폐경이 된 여자환자가 기침, 재채기, 코풀기, 줄넘기와 같은 행동을 할 때 자신도 모르게 속옷에 소변이 새어나오는 일이 발생하여 병원을 찾았다. 이러한 증상의 원인으로 맞는 것은?

① 복압의 증가
② 방광출구 폐쇄
③ 하부척수 손상
④ 감각, 인지기능 손상
⑤ 방광용적의 감소

046. 다음 체온에 영향을 미치는 요인에 대한 내용으로 맞는 것은?

① 운동 후의 체온은 일반적으로 낮다.
② 심한 스트레스 상황에서의 체온은 일반적으로 가장 낮다.
③ 가임기 여성의 배란 시 체온은 일반적으로 낮다.
④ 영아나 노인의 체온이 일반 성인의 체온보다 일반적으로 낮다.
⑤ 하루 중 오후 4~6시 사이의 체온이 일반적으로 가장 낮다.

047. 배출관장에 대한 설명으로 옳은 것은?

① 고장액 관장은 다량의 용액이 필요하다.
② 고장액 관장은 소량만으로 배출관장이 가능하다.
③ 비눗물 관장은 대상자에게 적용 및 사용이 어렵다.
④ 비눗물 관장은 부작용이 없어 처방 없이 사용 가능하다.
⑤ 수돗물 관장은 수분 중독을 일으키지 않는다.

048. 운동의 효과로 옳은 것은?
① 사지의 혈류가 감소한다.
② 산소 요구량이 감소한다.
③ 근력이 강화된다.
④ 식욕이 떨어진다.
⑤ 산,염기 균형을 도와주고 노폐물 생산이 증가한다.

049. 근육의 수축과 이완으로 근육의 힘과 강도를 증가시키고 관절운동을 도우며 관절의 가동력을 향상시키는 운동은?
① 유산소 운동   ② 무산소 운동
③ 등장성 운동   ④ 등척성 운동
⑤ 등역학 운동

050. 한 명의 환자를 세 명의 간호사가 함께 이동시킬 때, 적용되는 이론적 근거는 무엇인가?
① 환자의 낙상을 예방하기 위해
② 침상과 신체 사이의 마찰을 줄이기 위해
③ 환자의 수동적 관절운동을 하기 위해
④ 환자의 신체선열을 유지하기 위해
⑤ 환자의 체위성 저혈압을 예방하기 위해

051. 갑작스런 통증을 호소하는 대상자에게서 관찰될 수 있는 통증 반응은?
① 맥박이 감소한다.
② 혈압이 낮아진다.
③ 피부가 창백하고 땀이 난다.
④ 수축기혈압이 감소한다.
⑤ 동공수축이 나타난다.

052. 오랜기간 침대에서 절대안정을 취하고 있는 대상자에게 나타날 수 있는 간호 문제는 무엇인가?
① 어지러움   ② 신결석
③ 설사   ④ 환기량 증가
⑤ 심장의 부담 감소

053. 정상적인 수면 증진에 도움을 줄 수 있는 적절한 것은?
① 알코올 섭취   ② 항우울제
③ TV시청   ④ 이뇨제
⑤ 따뜻한 우유

054. 8세 남아가 수두 증상으로 병동에 입원했을 때, 적용해야 할 예방지침은 무엇인가?
① 음식매개감염   ② 접촉감염
③ 역격리   ④ 동물매개감염
⑤ 장내 배설물 매개감염

055. 소독액을 병에서 따를 때 주의해야 할 사항으로 맞는 것은?
① 테이블에 놓으려면 뚜껑의 안쪽 면이 아래로 향하게 놓아야 한다.
② 라벨이 붙어 있는 반대쪽을 손으로 감싸고 용액을 따른다.
③ 용기의 높이를 최대한 높게 들고 따른다.
④ 용액을 따르는 동안 뚜껑의 안쪽면이 아래로 향하게 들고 있는다.
⑤ 뚜껑을 열자마자 용액을 바로 사용한다.

056. 주사를 놓으려는 부위에 냉요법을 먼저 실시하고 주사하였다. 냉요법을 실시하는 이유는?
① 근육을 이완시키기 하기 위해
② 피부를 무감각하게 하기 위해서
③ 피부 깊숙이 순환을 촉진시키기 위해서
④ 혈관을 확장 시키기 위해
⑤ 주사를 정확한 부위에 놓기 위해서

057. 다제내성균이 있는 환자의 혈액을 채혈한 후 검체 용기에 혈액을 담는 과정에서 혈액에 손이 오염되었다. 이 때 사용할 손위생 제제로 가장 적절한 것은?
① 물
② 물 + 일반비누
③ 물 + 항균비누
④ 물 없이 사용하는 알코올 제제
⑤ 베타딘용액

058. 고관절 골절로 수술한 80세 노인의 체위변경을 하다가 천골부분에 부종과 경결 그리고 표피에 수포가 생긴 것을 발견하였다. 이것은 욕창의 단계 중 어디에 해당하는가?
① 1단계   ② 2단계
③ 3단계   ④ 4단계
⑤ DTI(deep tissue injury)

059. HIV 환자를 간호할 때 주의해야 할 사항으로 옳은 것은?
① 투약 후 주사기의 뚜껑을 꼭 닫아서 버린다.
② 환자와의 신체적 접촉을 피한다.
③ 가능한 일회용 식기와 컵을 사용한다.
④ 투약 후 구멍이 없는 통에 따로 버려 처리한다.
⑤ 환자에게 외과적 무균법을 적용한다.

060. 다음 중 천골 부위에 3단계 욕창이 있고 삼출물이 많으며, 요실금이 있는 환자의 드레싱에 적합한 재료는 무엇인가?
① 투명필름
② 하이드로겔
③ 하이드로콜로이드
④ 거즈
⑤ 칼슘알지네이트

061. 발열단계 중 상승기에 대한 내용으로 맞는 것은?
① 상기된 얼굴
② 뜨거운 피부
③ 추위와 오한
④ 소름과 체온 하강
⑤ 갈증과 발한

062. 약이 써서 경구 투약을 거부하는 환아에게 간호사가 할 수 있는 방법은 무엇인가?
① 새콤한 레몬을 먹게 한다.
② 비스킷을 소량 먹게 한다.
③ 사탕을 입에 물고 있게 한다.
④ 따뜻한 차를 마시게 한다.
⑤ 얼음조각을 입에 물고 있도록 한다.

063. 환자가 먹을 약의 총량은 얼마인가?

> Piroxicam 600mg qid p.o.로 3일간 복용

① 1,500mg
② 6,000mg
③ 4,500mg
④ 7,200mg
⑤ 6,500mg

064. 근육주사의 특징에 대한 설명이다. 옳은 내용은 무엇인가?
① 배둔부위, 측둔근, 외측광근, 삼각근은 근육주사 부위로 적당하다.
② 피하투여 보다 느리게 작용한다.
③ 피하주사 보다 적은 양을 투여할 수 있다.
④ 결핵균의 감염 여부, 알레르기 검사 등의 진단목적으로 피부반응을 보기 위함이다.
⑤ 경구투여 보다 흡수율이 낮다.

065. 수혈 직후 대상자가 동통, 오한을 호소하였으며 발열, 빈맥, 저혈압이 나타났을 때 의심되는 수혈반응은?
① 용혈반응
② 세균감염
③ 열성반응
④ 순환과부담
⑤ 알레르기반응

3회차 3교시 보건의약관계법규

066. 「의료법」상 의료인이 면허를 반드시 취소하여야 하는 경우는?
① 태아 성 감별을 목적으로 임부를 진찰한 경우
② 향정신성의약품 중독자인 경우
③ 일회용 의료기기를 재사용한 경우
④ 의료기관 개설자가 될 수 없는 자에게 고용되어 의료행위를 한 때
⑤ 의료인의 품위를 심하게 손상시키는 행위를 한 때

067. 「의료법」상 260병상의 종합병원이 갖추어야 하는 필수진료 과목은?
① 치과
② 안과
③ 이비인후과
④ 정신건강의학과
⑤ 마취통증의학과

068. 「의료법」상 의료기관의 질을 향상시키기 위해 의료기관 인증을 실시할 수 있는 자는?
① 시도지사
② 시장군수구청장
③ 질병관리청장
④ 보건복지부장관
⑤ 보건소장

069. 「의료법」상 응급환자를 다른 의료기관에 이송하는 경우 지체없이 함께 이송하여야 하는 것은?
① 검사결과지 사본
② 진료기록 사본
③ 간호기록 사본
④ 투약기록 사본
⑤ 진단서 사본

070. A씨는 부정행위로 의료인 국가시험에서 수험이 정지되었다. 「의료법」상 A 씨는 그 다음에 치러지는 국가시험에서 최대 몇 회까지 응시를 제한받을 수 있는가?
① 1회　　② 2회
③ 3회　　④ 4회
⑤ 5회

071. 「의료법」상 의료인이 의료기관을 개설할 수 있는 경우는?
① 한의사가 의원과 한방병원을 개설하려 한다.
② 시장에게 개설을 신고한 의사가 정신병원을 개설하려 한다.
③ 약국의 부지 일부를 분할받은 의사가 의원을 개설하려 한다.
④ 특별법에 따라 설립된 영리법인이 종합병원을 개설하려 한다.
⑤ 2 이상의 의료인 면허를 소지한 자가 하나의 장소에서 면허 종별에 따른 의원급 의료기관을 함께 개설하려 한다.

072. A시의 공무원이 감염병환자가 있다고 인정되는 주거시설에 들어가 조사와 진찰을 시행하려 하는데 대상자가 이를 거부한다. 「감염병의 예방 및 관리에 관한 법률」상 필요한 조사와 진찰을 강제할 수 있는 감염병은?
① 수두
② 폴리오
③ 단형간염
④ 레지오넬라증
⑤ 유행성이하선염

073. A시와 B시는 인접하고 있다. 두 도시에서 중동호흡기증후군 (MERS)이 동시에 발생하여 역학조사를 실시하고자 한다. 「감염병의 예방 및 관리에 관한 법률」상 역학조사를 실시하여야 하는 사람은?
① 질병관리청장
② 보건복지부장관
③ 행정안전부장관
④ 관할 지역의 보건소장
⑤ 고위험병원체 전담관리자

074. 「검역법」상 검역감염병에 해당되는 것은?
① 결핵　　② 신종인플루엔자
③ 장티푸스　　④ 유행성 이하선염
⑤ 한센병

075. 「후천성면역결핍증 예방법」상 공중과 접촉이 많은 업소에 종사하는 사람으로서 후천성면역결핍증에 관한 정기검진을 실시해야 하는 자는 얼마 간격으로 정기검진을 실시해야 하는가?
① 1개월　　② 3개월
③ 6개월　　④ 9개월
⑤ 12개월

076. 「국민건강보험법」상 사용자는 누구인가?
① 직업의 종류와 관계없이 근로의 대가로 보수를 받아 생활하는 사람
② 공무원 및 교직원을 제외한 사람
③ 근로자가 소속되어 있는 사업장의 사업주
④ 사업소나 사무소
⑤ 사립학교에서 근무하는 교직원

077. A씨는 갑자기 양수가 파열되어 자택에서 출산하였다. 「국민건강보험법」상 A씨가 국민건강보험공단으로부터 지급 받을 수 있는 것은?
① 요양비
② 요양급여
③ 선별급여
④ 부가급여
⑤ 출산장려비

078. 「지역보건법」상 건강생활지원센터장은 누구의 지휘·감독을 받아 센터의 업무를 관장하고 소속 직원을 지휘·감독하는가?
① 보건소장
② 시장·군수·구청장
③ 시·도지사
④ 보건복지부장관
⑤ 보건지소장

079. 「지역보건법」상 보건소는 시·군·구별로 1개씩 설치하게 되어 있다. 보건소를 추가로 설치하려는 경우 보건복지부장관과 미리 협의하여야 하는 사람은 누구인가?
① 지방자치단체의 장
② 질병관리청장
③ 대통령
④ 보건지소장
⑤ 보건소장

080. 「마약류 관리에 관한 법률」상 대마를 소지하고자 하는 자는 누구에게 신고서를 제출하여야 하는가?
① 보건소장
② 특별자치시장·시장·군수·구청장
③ 시·도지사
④ 보건복지부장관
⑤ 식품의약품안전처장

081. 「응급의료에 관한 법률」에서 괄호 안에 들어갈 숫자는?

> 응급의료종사자는 응급환자가 (　)명 이상이면 의학적 판단에 따라 더 위급한 환자부터 응급의료를 실시하여야 한다.

① 2　　② 3
③ 5　　④ 10
⑤ 20

082. 「보건의료기본법」상 지구온난화 등 기후변화가 국민건강에 미치는 영향을 5년마다 조사·평가하고 그 결과를 공표하여야 하는 사람은?
① 대통령
② 기상청장
③ 환경부장관
④ 질병관리청장
⑤ 보건복지부장관

083. 국민에게 건강에 대한 가치와 책임의식을 함양하도록 건강에 관한 바른 지식을 보급하고 스스로 건강생활을 실천할 수 있는 여건을 조성함으로써 국민의 건강을 증진함을 목적으로 하는 법은 무엇인가?
① 보건의료기본법　② 의료법
③ 지역보건법　　　④ 국민건강증진법
⑤ 국민건강보험법

084. 「혈액관리법」에서 채혈부작용의 정의로 옳은 것은?
① 부적격혈액의 수혈로 인한 부작용
② 수혈한 혈액제제로 인한 부작용
③ 채혈한 후 헌혈자에게 나타날 수 있는 모든 부작용
④ 건강기준 미달자의 채혈 시 나타나는 부작용
⑤ 채혈한 후에 헌혈자에게 나타날 수 있는 혈관미주신경반응 등 미리 예상하지 못한 부작용

085. 「호스피스·완화의료 및 임종과정에 있는 환자의 연명의료결정에 관한 법률」상 호스피스의 신청에 대한 설명으로 옳은 것은?
① 보건소에서 신청하여야 한다.
② 호스피스대상환자가 의사결정능력이 없을 때에는 미리 지정한 지정대리인이 신청할 수 있다.
③ 호스피스대상환자가 의사결정능력이 없고 지정대리인이 없을 때에는 신청할 수 없다.
④ 한 번 신청하면 철회할 수 없다.
⑤ 신청 및 철회 등에 필요한 사항은 대통령령으로 정한다.

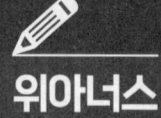

2026 간호사 국가시험

4회차

4회차 1교시

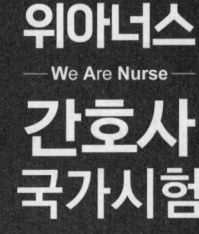

4회차 1교시 성인간호학

001. 침상안정하고 있는 환자의 엉덩이 주변 피부가 벗겨져 있어 사정한 결과 표피와 진피 모두 손상되어 있었을 때 발생한 욕창 단계는?

① 욕창 1단계　② 욕창 2단계
③ 욕창 3단계　④ 욕창 4단계
⑤ 측정 불가 단계

002. 화상에 대한 병태생리로 옳은 것은?

① 모세혈관투과성 감소로 핍뇨가 나타난다.
② 혈량 증가로 인해 심박출량이 증가한다.
③ 카테콜라민 분비 증가로 저혈량 쇼크가 나타난다.
④ 점막부종에 의한 상기도 폐쇄가 나타난다.
⑤ 림프구 활동면역글로불린 생산 증가로 면역기능이 증가한다.

003. 유방암 환자가 유방절제술을 위해 수술 전 검사 및 사정을 실시하였다. 유방절제술을 위해 재검사 및 사정이 필요한 상태로 옳은 것은?

① Hgb 11g/dL　② Hematocrit 40%
③ BP 130/85mmHg　④ BT 38.1℃
⑤ WBC 8.2*10³

004. 폐암을 진단받은 환자는 항암화학요법을 위해 5-fluorouracil을 처방받아 현재 정맥으로 투여 받고 있다. 환자에게 우선적으로 사정해야하는 문제로 옳은 것은?

① 고체온　② 통증
③ 호흡 곤란　④ 수면장애
⑤ 오심, 구토

005. 교통사고로 응급실에 온 환자의 사정결과가 다음과 같을 때 간호중재는?

> · 좌측 흉부통증
> · Chest PA x-ray: 좌측 6번째 늑골 골절
> · ABGA: pH 7.37, PaO₂ 72mmHg, PaCO₂ 43mmHg, HCO₃⁻ 23mEq/L, SaO₂ 90%

① 수분섭취를 권장한다.
② 손상 받지 않은 쪽으로 자세를 취한다.
③ 비강캐뉼라로 산소를 3L/분 공급한다.
④ 환자의 침대를 앉은 자세로 취해준다.
⑤ 손상받은 부위 냉찜질을 실시한다.

006. 말기 암환자를 위해 호스피스 간호사의 역할로 옳지 <u>않은</u> 것은?

① 대상자의 생명 연장을 위해 노력한다.
② 의사, 간호사, 가족이 대상자와 조화를 이루도록 한다.
③ 사별가족과의 관계를 긴밀하게 유지한다.
④ 병원이나 지역사회 호스피스 활동을 계획한다.
⑤ 대상자의 신체적, 심리적 지지를 한다.

007. 대상포진 환자에게 적용한 간호중재로 옳은 것은?
① 변완화제를 투여한다.
② 항생제를 투여한다.
③ 온찜질포를 제공한다.
④ 조이는 옷을 입도록 한다.
⑤ 면역이 저하된 사람과 접촉을 주의한다.

008. 목발보행을 준비하는 환자에게 시행한 교육으로 옳은 것은?
① "상지와 어깨의 근 강화운동을 하여야 합니다."
② "액와에 체중을 지지하여 목발 보행을 합니다."
③ "팔꿈치는 펴도록 합니다."
④ "계단 내려갈 때 건강한 다리를 먼저 올립니다."
⑤ "발의 바로 옆에 목발을 두고 디딥니다."

009. 간생검을 위해 간호사가 검사 전과 후에 환자에게 시행하고자 하는 간호중재로 옳은 것은?
① 검사 전 24시간 금식하여야 한다.
② 검사 후 생검부위 압력은 가하지 않도록 주의한다.
③ 검사 후 즉시 운동하도록 한다.
④ 검사 전 처방된 아스피린을 복용하도록 한다.
⑤ 검사 전·후 필요 시 비타민 K를 투여한다.

010. 담석증 환자에게 확인할 수 있는 특징적인 사정 자료는?
① 지방음식 섭취 후 우하복부 불편감이 나타난다.
② 심한 부종이 발생한다.
③ 소변색이 묽어진다.
④ 우측 견갑골로 방사하는 통증이 나타난다.
⑤ 맥박이 느려진다.

011. 긁어내는 복통, 입에서 악취, 복부팽만과 지방변을 보는 만성 췌장염 환자를 위한 효소대체요법 시행에 대해 옳은 것은?
① 췌장효소는 공복 시 복용한다.
② 흡수를 돕기 위해 정제 또는 캡슐을 씹어서 삼킨다.
③ 효소복용 후 입 안을 물로 헹군다.
④ 변의 색이 갈색에서 회색으로 변하는 지 확인한다.
⑤ 제산제, 길항제 투여 후 복용하도록 한다.

012. 식도절제술을 받은 환자에서 구강섭취가 불가능하여 총비경구적 영양을 하고 있는 상태에서 간호중재로 옳은 것은?
① 섭취량과 배설량을 24시간 마다 측정한다.
② 용액 투여는 48시간 안에 사용하도록 한다.
③ 용액 투여는 24시간 동안 정해진 일정한 속도로 주입한다.
④ 손 떨림, 허약감 시 용액 투여속도를 빨리한다.
⑤ 정맥튜브의 관과 필터는 72시간 마다 교환한다.

[013 ~ 015] 다음 사례를 읽고 문제에 답하시오.

급성 감염 환자는 일상에서 권태감과 피로감이 있으며 공막이 노랗고 소변색이 황갈색으로 짙어지고 전신 피부에 가려움증을 호소하고 있다. 간염바이러스 검사에서 HBsAg(+), HBeAg(+), Anti-HBs(−), HBcAb IgM (+) 이었다.

013. 위 사례의 환자에게 나타난 간염 형태에 해당되는 것은?
① A형간염
② B형간염
③ C형간염
④ D형간염
⑤ E형간염

014. 위 사례의 환자의 위험군으로 옳지 않은 것은?
① 혈액제품 사용자
② 약물중독자
③ 수혈자
④ 위생불량자
⑤ 동성연애자

015. 위 사례의 환자를 위한 간호중재로 옳은 것은?
① 격렬한 운동으로 근력을 강화한다.
② 비누를 사용하여 매일 목욕한다.
③ 실내 온도를 따뜻하게 유지한다.
④ 비타민 C 보충제를 투여한다.
⑤ 조이는 옷을 피하도록 한다.

016. 환자가 목소리에서 쉰 소리 증상이 있어 병원을 내원하여 시행한 검사 결과 식도암을 진단받았다. 환자에게 우선적으로 해결해야 할 간호진단은?
① 위산역류와 관련된 통증
② 후두손상에 의한 목소리 변화
③ 흡연으로 인한 연하기능 저하
④ 섭취량 부족으로 인한 영양불균형
⑤ 영양결핍에 의한 감염의 위험성

017. 위루술에 대한 간호중재로 옳은 것은?
① 영구적 위루술 후 바로 관을 통해 영양공급을 한다.
② 음식물 투여 후 흐르지 않도록 앙와위를 취한다.
③ 피부보호를 위해 매일 알코올로 소독한다.
④ 음식물 주머니와 튜브를 48시간마다 교환한다.
⑤ 처음 물과 10%포도당을 30~60mL주입 후 점차 양을 증가시킨다.

[018 ~ 020] 다음 사례를 읽고 문제에 답하시오.

간헐적 우하복부 통증, 지방설사, 식욕부진 증상이 있어 병원에 내원한 환자는 진단을 위해 대장내시경 검사를 시행한 결과 크론씨병을 진단받았다. 대장내시경 검사에서 출혈 증상은 없었으나 혈액 검사 결과 혈색소 6.9g/dL로 나타났다.

018. 위 사례 질환의 병태생리로 옳은 것은?
① 식도점막 염증 침범
② 장벽 전층 염증 침범
③ 위점막 염증 침범
④ 십이지장 벽층 염증
⑤ 소장 점막 탈출

019. 위 사례 환자를 위한 간호중재로 옳은 것은?
① 항바이러스제를 투여한다.
② 고섬유소 식이를 섭취한다.
③ 생과일을 섭취한다.
④ 총비경구영양을 한다.
⑤ 마약성 진통제를 투여한다.

020. 환자의 혈액검사 결과가 나타난 이유는?
① 비타민 A 결핍
② 비타민 B_{12} 결핍
③ 비타민 C 결핍
④ 비타민 D 결핍
⑤ 비타민 K 결핍

021. 만성 신부전 환자의 혈액검사 결과 K 6.0mEq/L으로 환자에게 제공 가능한 식품으로 옳은 것은?
① 바나나
② 오렌지
③ 자두
④ 계란
⑤ 양배추

022. 다음 동맥혈가스분석 결과로 알 수 있는 환자의 상태는?

pH: 7.28　　　　PaO_2: 98mmHg
$PaCO_2$: 42mmHg　　　HCO_3^-: 16mEq/L

① 호흡성 산증
② 호흡성 알칼리증
③ 대사성 산증
④ 대사성 알칼리증
⑤ 보상된 호흡성 산증

023. 다음 중에서 절박성 요실금에 해당되는 것은?
① 복압의 상승으로 인해 불수의적인 소변이 누출된다.
② 갑작스런 배뇨유발로 인해 화장실에 도달하기 전에 소변이 누출된다.
③ 방광의 과팽창으로 인해 불수의적인 소변이 누출된다.
④ 방광근육 수축 저하나 요도 주변 근육의 기능저하로 인해 불수의적인 소변이 누출된다.
⑤ 골반지지 근육의 약화로 유발되는 기침, 감기, 큰 웃음 등으로 인해 불수의적인 소변이 누출된다.

024. 방광의 종양, 결석, 궤양을 확인하기 위해 시행하는 방광경 검사를 위한 시술 전후 간호중재로 옳은 것은?
① 검사 전 방광을 비우도록 한다.
② 검사 전 관장을 시행하도록 한다.
③ 검사 후 최대한 빨리 운동하도록 한다.
④ 검사 후 수분섭취를 제한하도록 한다.
⑤ 검사 후 작열감, 빈뇨 시 시원한 물로 샤워하도록 한다.

025. 방광염으로 치료를 받고 있는 환자에게 시행한 교육으로 알맞은 것은?
① "차 종류의 음료를 많이 마시도록 합니다."
② "샤워보다는 통목욕을 하도록 합니다."
③ "조이는 내의를 입도록 합니다."
④ "요의를 느끼면 바로 배뇨하도록 합니다."
⑤ "배변 후 회음부는 뒤에서 앞으로 닦도록 합니다."

026. 수분섭취를 제한해야하는 질환으로 알맞은 것은?
① 신우신염
② 급성사구체신염
③ 방광염
④ 요도염
⑤ 요정체

[027 ~ 028] 다음 사례를 읽고 문제에 답하시오.

당뇨를 앓고 있는 환자는 몸이 붓는 증상이 있어 병원을 방문하여 시행한 혈액검사에서 albumin 2.8g/dL, 뇨검사에서 단백뇨(+) 이었다.

027. 위 사례 환자에게 예상되는 질환은?
① 신장암
② 신우신염
③ 방광암
④ 요로결석
⑤ 신증후군

028. 위 사례 환자를 위한 치료로 옳지 않은 것은?
① 항생제
② 스테로이드
③ 면역억제제
④ 이뇨제
⑤ 안지오텐신전환효소 억제제

029. 척추의 비정상 결과에 대한 내용으로 옳은 것은?
① 척추후만증은 임신, 비만 또는 다른 골격 변화에 보상으로 생긴 과장된 허리굴곡을 의미한다.
② 척추측만증은 척추의 측면 만곡으로 어느 한쪽으로 과장되어 있는 흉추 볼록이 원인이다.
③ 경사는 경련이 요추근육에 영향을 미칠 때 감소된 요추 오목이 흔히 발생한다.
④ 편평한 요추굴곡은 척추 주위 근육의 경련이나 추간판 탈출증과 함께 발생한다.
⑤ 척추전만증은 흉추의 정상적 오목 만곡이 심해져 발생한다.

030. 요산결정체가 관절에 축적되어 염증을 일으키는 통풍에 대한 식이요법으로 옳은 것은?
① 고퓨린식이
② 수분섭취 제한
③ 산성 식품 섭취
④ 고칼로리 식이
⑤ 알칼리성 식품 섭취

031. 좌측 고관절 골절로 고관절 치환술을 받은 환자에게 시행 가능한 체위로 옳은 것은?
① 베개를 다리 사이에 적용해서 내전을 금지한다.
② 고관절을 90° 이상 굴곡한다.
③ 발등이 안으로 향하게 유지한다.
④ 수술한 부위로 측위를 취한다.
⑤ 팔걸이 없는 의자를 사용한다.

032. 좌측 다리에 석고붕대를 적용하고 2시간 후 석고붕대 부위가 창백하고 냉감이 있으며 부종 증상이 있고 족배동맥이 측정되지 않을 때 우선적인 간호중재는?
① 압력붕대를 교체한다.
② 신경학적 검사를 시행한다.
③ 즉시 석고붕대를 제거한다.
④ 석고붕대 부위를 심장보다 낮게 유지한다.
⑤ 즉시 근막절개술을 시행한다.

[033 ~ 035] 다음 사례를 읽고 문제에 답하시오.

> 환자는 가슴이 찌르는 듯한 통증과 약간의 호흡곤란 증상이 있어 질병을 진단하기 위해 심도자술을 시행하기로 하고 입원하였다.

033. 위 사례 환자를 위한 검사 전 간호중재로 옳은 것은?
① 구두로 동의한다.
② 검사 전 24시간 금식한다.
③ 검사 시행 시간을 알리지 않는다.
④ 강심제를 복용한다.
⑤ 조영제 알레르기 검사를 시행한다.

034. 위 사례 환자가 검사 후 병실로 왔다. 가장 먼저 확인할 사항으로 옳은 것은?
① 체온 측정
② 말초 맥박 측정
③ 피부색 확인
④ 출혈 확인
⑤ 중심정맥압 측정

035. 위 사례 환자를 위한 검사 후 간호중재로 옳은 것은?
① 검사 후 바로 다리 운동을 실시한다.
② 검사부위에는 아무것도 놓지 않는다.
③ 심장의 부담 감소를 위해 수분을 제한한다.
④ 조영제 배설 촉진을 위해 화장실에 자주 가도록 한다.
⑤ 검사 후 심전도 관찰을 하도록 한다.

036. 심전도 결과 다음과 같을 때 분당 심박동수의 범위로 옳은 것은?

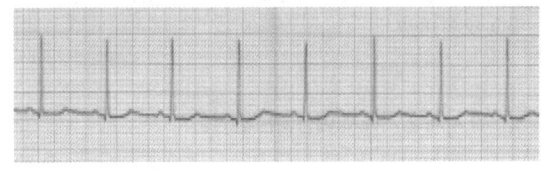

① 40~50회
② 50~60회
③ 60~70회
④ 70~80회
⑤ 80~90회

037. 울혈성 심부전 환자에서 심근의 작업량 감소을 위한 이뇨제 투여 시 관찰해야 할 사항은?
① 저나트륨 혈증
② 고나트륨 혈증
③ 저칼륨 혈증
④ 고칼륨 혈증
⑤ 저칼슘 혈증

038. 호흡곤란, 혈액과 거품이 섞인 분홍색 객담 증상의 환자 사정 결과 청진 시 폐수포음이 들렸고, SaO₂ 87%, 맥박 132회/분이었을 때 예측 가능한 질환은?
① 심근경색증
② 폐암
③ 급성 폐수종
④ 협심증
⑤ 부정맥

039. 심근경색 환자가 갑작스런 찌르는 듯한 흉부 통증을 호소할 때 적용 가능한 효과적인 통증 완화 방법은?
① 아세트아미노펜 경구투여
② 아스피린 100mg 경구투여
③ 모르핀 3mg 정맥투여
④ 니트로글리세린 0.5mg 설하투여
⑤ 반좌위 심호흡 격려

[040 ~ 042] 다음 사례를 읽고 문제에 답하시오.

> 과거력으로 고혈압이 있고 흡연을 하고, 주 1~2회 운동을 하는 환자는 운동 중 가슴 주변으로 우리한 통증을 느껴 잠시 의자에서 휴식을 취하니 통증이 호전되었다. 이후로 속이 더부룩하고 답답한 통증이 있어 병원에서 검사를 시행한 결과 키 167cm, 몸무게 82kg, 심전도 ST 분절 하강, 심초음파 EF 58%, 총콜레스테롤 278mg/dL 이었다.

040. 위 사례 환자에게 예측할 수 있는 질환은?
① 죽상경화증
② 안정형 협심증
③ 불안정형 협심증
④ 급성 심근경색증
⑤ 만성 심근경색증

041. 위 사례 환자가 질환에 대해 가지고 있는 위험요인으로 옳지 않은 것은?
① 흡연
② 고혈압
③ 비만
④ 운동
⑤ 고콜레스테롤 혈증

042. 위 사례 환자를 위한 간호중재로 옳지 않은 것은?
① 흉통 시 니트로글리세린을 투여한다.
② 아스피린을 처방한다.
③ 통증 지속 시 니트로글리세린은 5회 이상 반복 투여한다.
④ 발작이 시작되면 흉통 소멸 시 까지 처방된 산소요법을 시행한다.
⑤ 칼슘차단제를 처방한다.

043. 응급실에서 즉시 제세동을 시행해야 하는 환자의 심전도는?
① 심방세동
② 심방조동
③ 심방조기수축
④ 심실조기수축
⑤ 심실세동

044. 세균성 심내막염 환자에 대한 설명으로 옳은 것은?
① "가장 많이 침범하는 부위는 삼첨판막입니다."
② "식도의 염증에 의해 발생할 수 있습니다."
③ "확진할 수 있는 진단방법은 심혈관조영술검사입니다."
④ "급성 심내막염의 합병증으로 심근경색증이 올 수 있습니다."
⑤ "세균성 심내막염은 주로 황색포도상구균에 의해 발생합니다."

045. 대동맥판막 협착증 환자에게 확인할 수 있는 특징적인 사정자료는?
① 구강 건조
② 연하곤란
③ 소변량 증가
④ 체중 증가
⑤ 수축기 심잡음

046. 심부정맥혈전증 환자에게서 나타날 수 있는 합병증으로 옳은 것은?
① 고혈압
② 림프부종
③ 폐색전증
④ 동맥류
⑤ 심낭염

047. 악성 빈혈환자의 간호중재로 옳은 것은?
① 꽉 끼는 옷 입지 않으며 다리 꼬지 않도록 한다.
② 조혈모세포 이식을 한다.
③ 비타민 B_{12}를 근육주사로 투여한다.
④ 단백질, 칼슘이 풍부한 식이를 섭취한다.
⑤ 면역억제제를 투여한다.

048. 다음 질환에서 청진 시 들을 수 있는 호흡음으로 알맞은 것은?
① 만성폐쇄성폐질환 - 천명음
② 천식 - 늑막 마찰음
③ 만성 기관지염 - 악설음
④ 심부전 - 수포음
⑤ 결핵 - 나음

049. 기흉으로 밀봉배액 중인 환자가 침대에서 내려오다가 난간에 배액관이 걸려 빠졌을 때 우선적인 간호중재는?
① 진통제를 투여한다.
② 손상부위를 확인한다.
③ 빠진 흉관을 재삽입한다.
④ 산소를 투여한다.
⑤ 개구부를 막는다.

[050 ~ 051] 다음 사례를 읽고 문제에 답하시오.

환자는 길을 가다가 갑자기 호흡곤란, 호흡수 증가, 기침 증상으로 응급실에 내원하였다. 사정 결과 호흡 양상은 보조근육을 이용하여 호흡하고 있고, 호기(날숨) 시 천명음이 들렸고, 다량의 점액이 분비되고 있었고, SaO_2 88% 이었다.

050. 위 사례 환자에서 예상되는 진단은?
① 기관지천식
② 폐기종
③ 만성 기관지염
④ 기흉
⑤ 혈흉

051. 위 사례 환자에게 적용한 간호중재로 옳지 않은 것은?
① 기관지 확장제를 투여한다.
② 소염제를 투여한다.
③ 산소요법을 제공한다.
④ 차갑고 건조한 환경을 제공한다.
⑤ 수분공급을 한다.

052. 폐렴 환자에게 교육할 내용으로 적절한 것은?
① "기관지 경련 시 휴식을 취하도록 합니다."
② "저칼로리, 저단백 식이를 섭취합니다."
③ "호흡곤란 시 똑바로 눕도록 합니다."
④ "예방접종을 하도록 합니다."
⑤ "수분섭취를 최대한 제한합니다."

053. 코로나바이러스감염증-19 예방을 위한 수칙으로 옳지 않은 것은?
① 흐르는 물에 비누로 30초 이상 손을 씻는다.
② 기침할 때는 휴지나 옷소매 위쪽으로 입과 코를 가리고 한다.
③ 외출 시 마스크를 착용한다.
④ 세면대가 없는 곳에서는 장갑을 착용한다.
⑤ 배변 후, 식사 전 후, 코를 풀거나 기침, 재채기 후 등에 반드시 손씻기를 한다.

054. 활동성 결핵을 진단받은 환자에게 처방한 결핵약 중 Ethambutol의 부작용을 확인하기 위해 사정해야 할 내용으로 옳은 것은?
① 간효소 검사   ② 시력검사
③ 소변색   ④ 요산검사
⑤ 청력검사

055. 흉통, 오한, 피로 증상의 환자 사정 결과 BT 38.1℃, 청진 시 호흡음 감소, 흉부 x-ray 흉막강 내에 농이 있어 농흉으로 진단받았을 때 간호중재로 옳지 않은 것은?
① 균의 배양과 민감도 검사를 통한 항생제를 투여한다.
② 배농법을 실시한다.
③ 질병이 없는 쪽으로 눕게한다.
④ 입술을 오므린 호흡 교육을 한다.
⑤ 흉막 피질박리술을 시행한다.

056. 뇌신경의 명칭과 기능으로 옳은 것은?
① 설인신경 - 구토와 연하 반사 생성
② 활차신경 - 안근운동
③ 외전신경 - 동공반사
④ 미주신경 - 연하와 말하기
⑤ 삼차신경 - 감각자극

057. Glasgow coma scale(GCS)에 대한 설명으로 옳은 것은?
① 최고점수는 10점이다.
② 의식수준을 확인하는 방법이다.
③ 3~7점은 혼수를 의미한다.
④ 운동반사 반응은 5점이 최고 점수로 명령에 따라 반응한다.
⑤ 눈 뜨는 반응은 6점이 최고 점수로 부르면 눈을 뜬다.

058. 무의식 환자의 피부통합성 유지를 위한 간호중재로 옳은 것은?
① 피부가 벗겨지지 않도록 체위 변경은 최대한 하지 않는다.
② 팔은 내전시킨다.
③ 손가락은 반드시 펴도록 한다.
④ 발판을 이용하여 족하수를 예방한다.
⑤ 손바닥은 약간 내회전시킨다.

059. 두부손상을 받은 대상자의 두개내압 상승을 의미하는 활력징후 양상으로 옳은 것은?
① 혈압 80/50mmHg   ② 혈압 170/80mmHg
③ 맥박 150회/분   ④ 맥박 70회/분
⑤ 호흡 18회/분

060. 혈전으로 인한 허혈성 뇌졸중 환자에게 사용하는 약물 중 혈전이나 색전의 용해 작용을 위하여 사용하는 약물은?
① 티피에이(t-PA)   ② 헤파린(Heparin)
③ 와파린(Wafarin)   ④ 아스피린(Aspirin)
⑤ 플라빅스(Plavix)

061. 삼차신경통 환자에 대한 간호중재로 옳지 않은 것은?
① 통증 없을 때 걷기 운동을 한다.
② 시원한 물로 목욕한다.
③ 저작 용이한 음식을 소량씩 자주 제공한다.
④ 침범되지 않은 쪽으로 저작한다.
⑤ 정기적으로 치과를 방문한다.

062. 근육통, 감각이상 증상이 있는 환자 사정 결과 앞으로 숙여진 불안정한 자세를 하고 있고, 안검하수를 보이고 머리 위로 팔을 올리지 못하였을 때 예상되는 질환은?
① 뇌전증   ② 파킨슨병
③ 중증 근무력증   ④ 다발성 경화증
⑤ 알츠하이머

063. 발작 환자를 담당하는 간호사가 병실로 들어 갔을 때 환자가 발작을 시작했다. 담당 간호사의 간호중재로 옳지 않은 것은?
① 천을 싼 설압자를 치아 사이에 끼워 넣는다.
② 발작에서 깨어날 때까지 기도를 확보한다.
③ 주변의 위험한 물건을 치우고 머리를 보호한다.
④ 환자를 옆으로 돌려 눕힌다.
⑤ 억제대를 하여 손상을 예방한다.

[064 ~ 065] 다음 사례를 읽고 문제에 답하시오.

당뇨병 환자는 3일 전부터 발열, 객담 등 감기 증상이 있고 오심, 구토, 식욕부진, 복통 등으로 구강 섭취를 제대로 못하였다. 환자 사정 결과 체온 38.3℃, 혈압 105/70mmHg, 빠르고 깊은 호흡으로 28회/분, 호흡 시 과일향의 냄새, 의식변화, 혈당 510mg/dL 이었다.

064. 위 사례 환자를 위한 인슐린 요법으로 옳은 것은?
① 노보래피드   ② 애피드라
③ 휴마로그   ④ 휴물린 R
⑤ 란투스

065. 위 사례 환자에 대한 우선적인 간호중재로 옳은 것은?
① 영양 공급   ② 식이 조절
③ 수액 주입   ④ 신체 활동
⑤ 수면 조절

066. 성장호르몬 과잉분비로 인한 말단비대증일 때 확인할 수 있는 특징적인 사정 자료는?
① 성대비후로 얇은 목소리
② 유아와 비슷한 신체비율
③ 안와상 돌기 돌출
④ 저혈압
⑤ 지능 감소

067. 경접형동 뇌하수체 절제술을 받은 환자를 위한 간호중재로 옳은 것은?
① 침상머리는 90도 상승한다.
② 비강분비물이 목 뒤로 넘어가는 듯한 느낌 시 흡인한다.
③ 구강 불편감 감소를 위해 부드러운 칫솔로 칫솔질한다.
④ 심호흡과 기침을 하도록 한다.
⑤ 소변량이 많고 요비중이 낮으면 항이뇨제를 투여한다.

068. 갈색세포종 환자의 진단검사 결과로 옳지 않은 것은?
① 24시간 소변검사의 catecholamine 농도 증가
② 24시간 소변검사의 metanephrine 농도 증가
③ 24시간 소변검사의 normetanephrine 농도 증가
④ 소변의 vanilyl mandelic acid 증가
⑤ 혈장의 코티솔 감소

069. 부갑상샘 저하증 환자에게 확인할 수 있는 특징적인 사정자료는?
① 혈청 칼슘 농도 증가   ② 인 농도 저하
③ 경련   ④ 고혈압
⑤ 피부습진

070. 왼쪽 백내장 수술을 한 환자의 간호중재로 적절한 것은?
① 수술 후 드레싱 교환은 2시간 후에 한다.
② 수술 한 쪽으로 눕도록 한다.
③ 절개부위 가려움증 호소 시 온습포를 이용한다.
④ 기침, 재채기, 허리굽히기 등을 금지한다.
⑤ 양쪽 눈에 안대를 착용하도록 한다.

4회차 1교시 모성간호학

071. 모성간호사의 역할 중 옳은 것은?
① 여성의 질병치료에 중점을 두고 간호를 수행한다.
② 가족의 의사결정에 참여해 좋은 방향으로 인도한다.
③ 가족보다 여성중심 간호를 제공한다.
④ 처방에 따라서만 간호를 수행한다.
⑤ 여성이 자신의 자가간호와 자가검진을 할 수 있도록 교육 한다.

072. 다음 피임방법 중 감염, 월경량 과다, 월경불순 부작용이 흔히 예상되는 것은?
① 경구피임약　② 난관결찰술
③ 경관캡　④ 페서리
⑤ 자궁내 장치

073. 자궁의 구조와 기능에 대한 설명이다. 옳은 것은?
① 자궁내막의 기저층은 산성물질을 분비하는 원주세포조직으로 되어 있다.
② 원인대에 의해 전경, 전굴을 유지한다.
③ 자궁내막의 주기적인 증식과 탈락은 폐경기 이후에도 지속된다.
④ 연령에 따른 자궁의 크기는 거의 일정하다.
⑤ 자궁저부는 암세포 검사물 채취 부위로 사용된다.

074. 원발성 월경곤란증에 대한 설명으로 가장 옳은 것은?
① 초경 후 2년 뒤부터 나타난다.
② 자궁근종, 자궁내막염 등이 주원인이다.
③ 골반의 기질적인 병변이 동반된다.
④ 프로스타글란딘의 과도한 합성이 원인이 된다.
⑤ 통증은 보통 월경이 시작되기 전에 발생하여 72시간 이상 경과한다.

075. 폐경기에 병원을 찾은 여성이 성교 시 통증을 호소하였다. 적절한 간호중재는?
① 성관계를 절제하도록 한다.
② 성교 시 에스크로젠 질 크림을 사용하도록 한다.
③ 심리적인 문제이므로 상담을 받아본다.
④ 질병과 관련된 증상일 수 있으므로 검사를 받아보도록 한다.
⑤ 생식기 위생에 신경 쓰도록 한다.

076. 자궁 내막 바로 아래 발생하며, 대부분 근종의 크기가 크지 않지만 통증과 출혈을 동반해 환자에게 불편감을 주는 질환은?
① 점막하근종　② 근층내근종
③ 장막하근종　④ 복막하근종
⑤ 첨형콘딜로마

077. 32세 임신 3개월의 임부가 외음부의 심한 가려움증과 우유 같은 백색 분비물을 주호소로 내원하였다. 이 임부에게 적절한 간호는?
① 치료제로 metronidazole을 사용한다.
② 치료 효과가 좋아 다시 병원에 방문할 필요가 없다.
③ 에스트로젠 질 크림을 사용하는 것이 효과가 있다.
④ 면으로 된 속옷을 입고, 꽉 끼는 옷을 피하도록 한다.
⑤ 임신 기간이므로 분만 후 치료 받는 것이 좋다.

078. 40대 3명의 자녀를 둔 김씨는 자궁이 커지고 경증의 생리통을 경험하며 월경량도 증가했다. 임신 반응검사는 음성으로 나왔다. 예측할 수 있는 질환은?
① 포상기태　② 자궁경관무력증
③ 다낭성 난소종양　④ 자궁내막증
⑤ 자궁선근증

079. 자궁내 공간을 덮고 있는 조직에 발생하는 악성종양이다. 혈성대하, 통증, 폐경 후 출혈을 호소하는 이 질환에 걸릴 위험이 높은 여성은?

① 에스트로겐 분비가 저하된 여성
② 장기간 에스트로겐에 의한 자극을 받았던 여성
③ 경산부
④ 유방암이나 자궁암에 걸린 적이 없는 여성
⑤ 저체중 여성

080. 35세 자궁암 2기로 진단받은 김씨는 2일전에 양쪽 난소·난관을 포함하여 근치적 자궁절제술을 받았다. 이 여성의 생리적 변화에 대한 설명으로 옳은 것은?

① 자궁외 임신 가능성이 높다.
② 월경이 중단된다.
③ 임신이 가능하다.
④ 성생활이 불가능하다.
⑤ 배란이 가능하다.

081. 불임 검사를 받으려고 병원을 방문한 여성이 있다. 이 여성이 배란기 중에 병원을 방문하였다면 시행할 수 있는 검사는?

① 복강경검사   ② 자궁내막생검
③ 루빈테스트   ④ 자궁난관조영술
⑤ 경관점액 검사

082. 임신 말기 임부의 복부와 유방의 피부에 은빛과 붉은 빛을 띤 선들이 생겨 가려움증을 유발하는 증상을 무엇이라고 하는가?

① 임신선   ② 발적
③ 흑선   ④ 기미
⑤ 아토피

083. 임산부의 다리경련이 발생했을 때의 간호중재로 적합한 것은?

① 철분의 섭취를 늘린다.
② 다리에 얼음주머니를 대준다.
③ 다리근육 단련을 위해 운동을 한다.
④ 다리 경련 시 발을 오므린다.
⑤ 다리 경련 시 다리 근육을 신전시킨다.

084. 첫 임신으로 34주 된 임부가 걱정이 된다며 병원에 방문하였다. 임부가 호소하는 증상 중 위험하지 않다고 판단되는 증상은?

① 질 출혈
② 갑작스럽게 질에서 흘러나오는 액체
③ 시력장애
④ 움직이면 사라지는 불규칙한 자궁수축
⑤ 급작스러운 태동 소실

085. 임신 9주 유산한 임부가 출혈과 통증이 있었으며 경부가 개대되었고 태아와 태반부속물 일부가 배출되었다. 어떤 유산인가?

① 완전유산   ② 불완전유산
③ 절박유산   ④ 패혈유산
⑤ 습관성유산

086. 분만 중 탯줄이 아기보다 먼저 질을 통해 나와 태아의 몸이 탯줄에 압력을 가하여 태아의 혈액 공급을 차단하는 것은 무엇인가?

① 복벽파열   ② 전치태반
③ 양막파열   ④ 제대탈출
⑤ 난산

087. 다음 중 HELLP 증후군의 증상?

① SGOT, SGPT의 증가
② 체온 상승
③ 혈소판 증가
④ 혈압 하강
⑤ 기면상태

088. 양수과다증 임부에게서 흔히 발생하는 태아기형은?

① 토순   ② 선천성 심장기형
③ 식도폐쇄증 ④ 요로 폐쇄증
⑤ 거대아

089. 다음 중에서 모체-태아와의 관계에 관한 용어로 옳은 것은?

① 종위 : 태아 장축과 모체 장축이 직각을 이룸
② 태세 : 태아의 자세
③ 두정위 : 골반입구에 대사경 진입
④ 태위 : 골반 입구에 먼저 들어가는 태아의 신체부위
⑤ 완전굴곡 : 태아의 자세로 비정상적인 굴곡

090. 양수검사를 통해 태아의 안녕상태를 평가하려고 한다. 가장 중요한 지표는?

① 양수의 색깔 ② 양수의 성분
③ 양수의 냄새 ④ 양수의 Ph
⑤ 양수의 양

091. 임신주수가 확인되지 않은 임부의 자궁저부를 촉진한 결과 치골결합과 제와사이에서 촉지되었다. 이 시기의 태아건강 사정을 위한 검사로 적절한 것은?

① 자궁수축검사 ② 양수천자검사
③ 인지질 분석검사 ④ 태아청각자극검사
⑤ 융모막 융모생검

092. 분만시작 이론에 대한 설명으로 옳은 것은?

① 가장 일반적으로 받아들여지고 있는 이론은 에스트로겐 대 프로게스테론의 비율 변화에 의해 분만이 시작된다는 것이다.
② 옥시토신 민감성 증가 이론은 옥시토신 수용체 수가 임신 말기에 감소하며, 함께 감소한 에스트로겐이 옥시토신에 대한 자궁근층의 민감도를 상승시킨다는 것이다.
③ 에스트로겐-프로게스테론 이론은 프로게스테론은 프로스타글란딘 합성을 촉진하며, 에스트로겐 합성 감소 시 프로스타글란딘 형성이 증가하여 자궁수축이 증가한다는 것이다.
④ 분만의 시작, 지속에 대해서는 여러 이론들이 제기되고 과학적으로 증명되었다.
⑤ 프로스타글란딘 증가 이론은 프로스타글란딘 합성 증가가 자궁의 수축, 자궁경부연화 현상을 유발하여 경부 개대를 진행시킨다는 이론이다.

093. 산과력 0-0-3-0인 34세의 산부가 임신 38주에 진통으로 입원하였다. 자궁수축은 10~15분이며, 태아 심박동은 120~140회/분이다. 현재 내진 결과 경부 4cm 정도 진행되었으나 산부는 "너무 힘들어요."라고 하였다. 이 때 간호사의 적절한 간호중재는?

① 진통이 올 때 밑으로 힘을 길게 주도록 교육한다.
② 종이 봉투로 호흡하도록 한다.
③ 힘을 주고 싶을 때만 힘을 주도록 한다.
④ 자궁저부 마사지를 한다.
⑤ 라마즈 호흡법을 교육하고 격려한다.

094. 분만 시 ergonovine을 사용하려고 할 때 이 약에 대한 내용으로 맞는 것은?

① 고혈압 환자에게 안전하다.
② 분만 1기부터 사용할 수 있다.
③ 부작용으로 항이뇨효과, 저혈압이 있다.
④ 태반 분만 후 사용가능한 약물이다.
⑤ 모든 산모에게 산후 출혈 예방을 위해 사용 가능하다.

095. 31세의 초산부로 경관 개대 2cm, 소실 50%, 자궁 수축이 15분 간격, 30초 지속된다. 파막이 일어나지 않은 상태의 산부로 가장 적절한 간호중재는?

① 침상 안정을 취하고 함께 있어준다.
② 힘이 주어질 때 힘을 주라고 한다.
③ 진통이 없을 때 걷기 운동을 하도록 한다.
④ 분만을 준비한다.
⑤ 인공파막을 시킨다.

096. 진통이 오면 심호흡을 1회 또는 2회 한 후 크게 숨을 마셔서 입 다물고 항문으로 6초간 힘을 주고 빠르게 내쉰 후 다시 마셔서 6초간 힘주기를 반복하도록 하는 호흡법은 분만의 단계 중 언제인가?

① 분만 1기 잠재기
② 분만 2기 태아만출기
③ 분만 3기 태반만출기
④ 분만 4기 회복기
⑤ 분만 2기 활동기

097. 분만 진행 중 자궁경부 개대 8cm로 확인되는 산모가 통증을 호소하며 진통제 투여를 원한다. 이때 간호사의 가장 올바른 설명은?

① 진통제는 분만을 지연시킬 수 있다.
② 진통제는 산후 회복을 지연시킬 수 있다.
③ 마약성진통제를 투여해야 한다.
④ 분만 직전 진통제를 투여하면 태아호흡부전이 발생할 수 있다.
⑤ 분만 직전 진통제를 투여하면 출혈이 발생할 수 있다.

098. 임신 40주 35세 산부의 분만 진행 중 자궁수축과 분만으로 인한 통증을 경감시키기 위하여 경막외(epidural)마취를 시행하였다. 경막외 마취와 관련하여 옳은 것은?

① 빈뇨가 올 수 있다.
② 의식을 잃을 수도 있다.
③ 빈맥이 발생할 수도 있다.
④ 태반만출 직전에 투여한다.
⑤ 저혈압이 나타날 수도 있음을 안다.

099. 38주의 태아를 분만하는 경우를 무엇이라고 하는가?

① 지연분만   ② 조기분만
③ 정상분만   ④ 급속분만
⑤ 과숙분만

100. 산모가 정상 질식분만으로 3.6kg의 여아를 출산한 지 1시간이 지났다. 산모의 배를 만져보니 배꼽 윗부분에서 물렁물렁하게 만져졌다. 이 때 간호사가 해야 할 간호중재는?

① 의사에게 보고한다.
② 기침을 격려한다.
③ 정상적인 과정이므로 관찰한다.
④ 자연배뇨를 격려한다.
⑤ 자궁 저부 마사지를 시행한다.

101. 자궁복구부전의 원인이 될 수 있는 것은?

① 초산부   ② 다산부
③ 양수과소   ④ 저체중아
⑤ 전치태반

102. 산후 3일 된 산모가 자꾸 울고 있고, 힘들어 하는 모습을 보인다. 하루종일 아이에게 무관심하며 잠도 잔다. 많이 힘드냐고 물어보는 간호사에게 자신도 잘 모르겠다며 다시 우는 모습이 관찰된다. 이 산모가 보이는 정서적인 반응 유형은?

① 산후 우울   ② 산후 우울증
③ 산후 정신증   ④ 산후 강박증
⑤ 산후 공황장애

103. 첫 분만을 마친 산모가 "1년 간은 모유수유를 할 예정입니다. 그 동안은 피임을 안해도 되겠지요?"하고 물었다. 이 산모에게 해야 할 교육으로 알맞은 것은?

① "모유수유는 배란과 월경의 억제를 일으키므로 걱정하지 않아도 됩니다."
② "모유수유는 인공수유보다 월경의 회복이 느립니다. 월경이 시작되기 전까지는 안심해도 됩니다."
③ "분만 후 6개월이 되면 배란이 됩니다. 6개월이 지나면 피임을 하셔야 됩니다."
④ "월경을 하지 않아도 배란이 되는 경우가 있습니다. 첫 성 교부터 피임을 하셔야 합니다."
⑤ "초기 몇 번의 월경은 무배란성인 경우가 많으므로 월경주기를 2~3회 지난 후부터 피임을 하시면 됩니다."

104. 태아를 분만한 산모의 방광이 팽만되었다. 나타날 수 있는 증상은 무엇인가?

① 자궁전굴   ② 혈전성 정맥염
③ 오로의 감소   ④ 색전증
⑤ 자궁출혈

105. 출산한 산모의 음순부위에 6cm 정도의 혈종이 발견되었다. 적절한 치료방법은?

① 절개 후 배액한다.
② 좌욕을 하도록 한다.
③ 냉찜질을 하거나 압박한다.
④ 자연 흡수 되므로 잘 관찰한다.
⑤ 진통제를 투여한다

4회차 2교시

아동간호학

001. 영아사망률에 대한 설명으로 옳은 것은?
① 출생아 1,000명에 대한 생후 첫 1달간 사망한 영아의 수를 의미한다.
② 한 국가의 보건복지 수준은 알 수 있지만, 다른 나라와의 비교는 어렵다.
③ 영아기 사망의 주 원인은 불의의 사고가 가장 큰 영향 요인 이다.
④ 영아사망률 감소를 위해서는 양질의 산전간호를 통해 조기 분만을 예방하는 것이 필요하다.
⑤ 항생제 및 백신 등의 개발로 영아사망률이 꾸준히 감소되고 있다.

002. 프로이드 발달이론 중 동성의 친구들과 놀고 성에 대한 관심이 줄어드는 시기로 옳은 것은?
① 구강기
② 남근기
③ 생식기
④ 잠복기
⑤ 항문기

003. 아동의 신체사정에 대한 접근 방법으로 옳은 것은?
① 영아는 부모와 떨어져 검사하는 것이 효과적이다.
② 유아는 신체 검진하는데 흥미를 보여 검진하기 쉬운 대상이다.
③ 학령전기 아동은 장난감이나 책을 준비하여 검진 시 다른 것에 집중하도록 한다.
④ 학령기 아동의 검진은 발끝에서 머리로 진행한다.
⑤ 청소년기 아동의 심리적 문제는 자연스러운 것으로 생각하고 성장문제에만 집중한다.

004. 8개월 된 영아에게 완료되어야 하는 예방접종으로 옳은 것은?
① DTaP 1~3차
② MMR
③ 일본뇌염
④ Polio 추가접종
⑤ 수두

005. 학령기 아동에게 해주어야 할 구강간호로 옳은 것은?
① 주기적으로 불소를 도포한다.
② 굵은 칫솔을 사용한다.
③ 치약은 많이 사용하도록 한다.
④ 치과를 1년에 한 번 방문하도록 한다.
⑤ 사탕과 초콜릿을 매일 간식으로 먹는다.

006. 신생아 목욕 시 주의할 사항으로 옳은 것은?
① 목욕 후 로션이나 크림을 발라준다.
② 목욕은 매일 시켜야 한다.
③ 목욕 후 피부가 접히는 부분에 파우더를 발라준다.
④ 수유 후 목욕해야 아기가 보채지 않는다.
⑤ 목욕은 머리에서 발 방향으로, 눈과 얼굴부터 닦아준다.

007. 태어난 지 7일 된 아이의 머리에서 두혈종이 발견되었다. 확인 가능한 증상으로 옳은 것은?
① 3일이면 자연흡수된다.
② 부종이 봉합선을 넘지 않는다.
③ 두피와 골막 사이에 발생한다.
④ 경계가 모호하다.
⑤ 출생 후 손상에 의해 발생한다.

008. 병리적 황달의 특징으로 옳은 것은?
① 생후 2~4일경 황달증상이 나타남
② 교환수혈로만 치료가 가능함
③ 특별한 치료가 필요하지 않음
④ 혈청 빌리루빈 수치가 5mg/dL 이상
⑤ 생후 24시간 내에 발생함

009. 임신 40주에 자연분만으로 태어난 신생아의 신체사정을 하였다. 비정상 소견으로 적절한 것은?
① 코, 턱 주위 좁쌀처럼 하얗고 작은 덩어리
② 유방을 짜면 젖이 나옴
③ 횡격막을 이용한 흉식호흡
④ 점액성 혈성 질분비물
⑤ 피부의 중독성 홍반

010. 8개월 아동의 대상영속성을 높이기 위한 놀이로 옳은 것은?
① 모빌 놀이   ② 까꿍 놀이
③ 딸랑이 놀이   ④ 박수 놀이
⑤ 낙서 놀이

011. 집에 자주 방문하는 할머니를 보고 박수를 치고, 손을 흔들며 인사를 하고, 혼자 앉아 장난감을 가지고 놀고 있다. 아동의 운동발달 특징을 보이는 월령으로 옳은 것은?
① 3개월   ② 6개월
③ 8개월   ④ 10개월
⑤ 12개월

012. 영아의 활력징후를 측정하려고 할 때, 옳은 것은?
① 구강 체온은 직장 체온보다 약간 높고, 액와 체온보다 약간 낮다.
② 2세 이하의 아동의 맥박은 좌측중앙쇄골선과 2, 3번째 늑간이 만나는 지점에서 잰다.
③ 영아의 호흡은 복부의 움직임을 관찰하되, 영아가 모르게 측정해야 한다.
④ 혈압측정 시 상박의 3/4을 덮는 것이 적당하다.
⑤ 혈압측정 시 커프의 크기는 측정치에 영향을 주지 않는다.

013. 에릭슨의 사회심리 발달 단계 중 영아기의 발달과제가 성취되지 못할 때 나타나는 심리상태로 옳은 것은?
① 수치감   ② 죄책감
③ 열등감   ④ 불신감
⑤ 혼돈

014. 유아의 신체변화에 대한 설명으로 옳은 것은?
① 대천문은 24개월에 닫힌다.
② 신체 성장속도가 가장 빠른 시기이다.
③ 24개월에 두위는 흉위보다 2배 이상 크다.
④ 두위와 흉위는 12개월 경에 같아진다.
⑤ 2세에 출생체중은 출생시 3배가 된다.

015. 프로이드의 발달 이론 중 오이디푸스 콤플렉스, 엘렉트라 콤플렉스, 부모와의 성적 동일시가 나타나는 발달 단계로 옳은 것은?
① 구강기   ② 항문기
③ 남근기   ④ 잠복기
⑤ 생식기

016. 혼자 그림을 그리던 3세 아이가 그림이 잘 그려지지 않는다며 크레용을 바닥에 던지며 울고 있다. 이러한 모습을 보이는 이유로 옳은 것은?
① 독립적 시도의 좌절
② 의존성의 표현
③ 심리적 위험신호
④ 아동의 예민한 성격
⑤ 부모의 잘못된 양육방식

017. 4세의 아동의 언어발달의 특징으로 가장 적절한 것은?
① 단어로만 소통함
② 관심 얻기 위해 과장스러우며 공격적인 언어 사용
③ 상상 속의 친구와 대화
④ 요일과 계절을 구분
⑤ 긴 문장을 사용

018. 얼마 전 할머니가 돌아가신 아동이 "우리 할머니는 주무시고 계세요." 라고 이야기 했다. 이를 통해 예측할 수 있는 아동의 나이로 옳은 것은?

① 3세　　② 5세
③ 8세　　④ 10세
⑤ 14세

019. 학령기 아동이 학교에 가기 싫다고 울며 배가 아프다고 호소할 때 우선적으로 해야 하는 중재는?

① 빨리 병원 진료를 보도록 한다.
② 아동이 좋아하는 수업에만 참여하게 한다.
③ 증상이 심해질 수 있으므로 당분간 집에서 쉬게 한다.
④ 아동이 학교에서 무슨 일이 있었는지 물어본다.
⑤ 복통 완화를 위해 마사지를 한다.

020. 청소년기의 성장과 발달 특성으로 옳은 것은?

① 남학생이 여학생보다 이차성징이 2년 빠르게 일어난다.
② 신체 성장이 서서히 일어난다.
③ 여자 청소년은 음모가 생긴 후 유방조직이 발달한다.
④ 과도기의 청소년은 신체적, 인지적, 심리사회적, 심리성적으로 흥분과 동시에 두려움이 생긴다.
⑤ 남자 청소년은 음경이 커진 후 고환이 발달한다.

021. 생후 6개월 된 남아는 고열이 지속되어 입원하게 되었다. 아동에게 내려진 처방은 다음과 같다.

- 0.9% Nomal Saline 500mL 12시간 동안 IV
- Acetaminophen 100mg P.O 〈p.r.n 체온 38℃ 이상 시〉

아동에게 수액을 줄 때 분당 방울 수(gtt/min)는? (1mL=20방울)

① 4~5gtt/min　　② 6~7gtt/min
③ 8~9gtt/min　　④ 10~12gtt/min
⑤ 13~14gtt/min

022. 고빌리루빈혈증에 대한 설명으로 옳은 것은?

① 광선요법 시 안대 착용은 수유 시에만 적용한다.
② 광선요법 시 얇은 옷을 입히고 적용한다.
③ 간기능 미숙으로 출생한 지 3일 후 빌리루빈 농도가 4mg/dL 이다.
④ 광선요법 시 고른 적용을 위해 오일을 바른다.
⑤ 출생 후 24시간 이내에 빌리루빈의 농도가 12mg/dL 이상 증가한다.

023. 영아돌연사 증후군을 예방하기 위한 방법으로 옳은 것은?

① 아기용 잠자리에서 재운다.
② 푹신한 이불에서 재운다.
③ 인형과 함께 잔다.
④ 수면 시 인공젖꼭지를 절대로 주지 않는다.
⑤ 엎드려 재운다.

024. 오른쪽 상복부에 올리브 모양의 덩어리가 만져지는 유문협착증 신생아의 증상 중 가장 우선적으로 중재해야 하는 것으로 옳은 것은?

① 탈수　　② 급성 통증
③ 체온조절 능력 부족　　④ 변비
⑤ 발열

025. 구순열의 교정 시기로 옳은 내용은?

① 시행 시기는 상관없다.
② 출생 직후에 시행한다.
③ 생후 3~6개월에 시행한다.
④ 생후 6~12개월에 시행한다.
⑤ 생후 12~24개월에 시행한다.

026. 4세 환아가 고열과 심한 호흡곤란 증상으로 급성 후두개염 진단을 받았다. 환아에게 가장 우선적으로 제공해야 할 간호중재로 옳은 것은?

① 고농도 산소공급　　② 기관절개술 준비
③ 가습기 제공　　④ 에피네프린 투여
⑤ 모르핀 투여

027. 중이염에 걸린 아동의 부모에게 교육하려고 한다. 교육내용으로 올바른 것은?

① 재발방지를 위해 처방된 항생제는 꾸준히 복용하게 한다.
② 감기 시 코 안에 콧물이 남지 않도록 세게 푼다.
③ 해열제나 진통제는 병의 진행을 숨기므로 삼간다.
④ 안위증진을 위해 눕혀서 수유를 한다.
⑤ 수분섭취를 제한시킨다.

028. 팔로 4징후가 있는 11개월 된 영아가 저산소증을 보인다. 저산소혈증이 나타나는 아동에게 권장할 수 있는 체위는 무엇인가?
① 앙와위
② 복위
③ 측위
④ 웅크린 자세
⑤ 쇄석위

029. 혈우병 아동을 위한 간호중재로 옳은 것은?
① 체위변경을 자주 한다.
② 수분섭취를 제한시킨다.
③ 감각적 자극을 제공한다
④ 안전한 환경을 제공한다.
⑤ 면역글로불린을 투여한다.

030. 6세 아동이 천식으로 입원하여 일차적 약물(ventolin)을 처방받고 투약하였으나 천식치료에 반응이 없었다. 아동에게 사용할 수 있는 약물로 적절한 것은?
① corticosteroid
② epinephrine
③ theophiline
④ aminophylline
⑤ morphine

031. 선천성 대사이상 검사를 통해 선천성 갑상샘 기능저하증을 진단받은 아동이 치료받지 않았을 때 초래되는 문제로 옳은 것은?
① 간질
② 지능저하
③ 청력상실
④ 심장질환
⑤ 쇼크

032. 간호사가 출생 후 2일 된 신생아를 눕힌 상태에서 무릎을 구부린 후 세워보니 양쪽 무릎의 높이가 다른 것을 확인하였다. 다음 중 올바르게 기록한 것은?
① Trendelenburg sign(+)
② Kernig sign(+)
③ Ortolani sign(+)
④ Barlow sign(+)
⑤ Allis sign(+)

033. 간질을 진단받은 6세 아동의 퇴원 교육으로 옳은 것은?
① 지능에 영향을 미치게 된다.
② 항경련제를 끊을 때 서서히 감량해야 한다.
③ 항경련제는 발작 증상 후 1주일 동안 복용해야 한다.
④ 환경의 원인이 크므로 환경을 바꾸도록 한다.
⑤ 발작행동은 예방하기 어렵다.

034. 이하선염에 대한 설명으로 옳은 것은?
① 대표적 합병증은 청력장애이다.
② 격리가 필요없다.
③ 종창 시작 전후 전염력이 강하다.
④ 전구기에 koplik 반점을 관찰할 수 있다.
⑤ 주요 전구증상으로 미열, 결막염, 비염 등을 들 수 있다.

035. 신경아세포종에 대한 설명으로 옳은 것은?
① 전이는 주로 뇌와 폐에 발생한다.
② 원발 부위는 주로 골수, 림프절이다.
③ 1세 미만의 영아에게 가장 많이 발생한다.
④ 복부에 중앙선을 넘지 않는 덩어리가 있다.
⑤ 복부 덩어리를 만지면, 통증은 매우 심하다.

4회차 2교시 지역사회간호학

036. 자유방임형 보건의료체계의 단점에 해당하는 것은?
① 정부의 전면적인 통제
② 의료인의 낮은 재량권
③ 의료의 질적 수준 저하
④ 국민의 의료인 선택 제한
⑤ 의료자원의 지역 간 불균형

037. 다음 중 진료비 지불제도에 관한 설명으로 옳은 것은?
① 봉급제는 국가가 보건의료의 제공을 통제하므로 서비스의 질이 높아진다.
② 포괄수가제는 과소진료로 의료의 질적 저하를 초래할 수 있다.
③ 행위별 수가제는 양질의 보건의료서비스를 충분히 제공하기 어렵다.
④ 총괄계약제는 의료비 지불자가 진료비에 제약을 받으며 의료서비스를 이용한다.
⑤ 인두제는 진료의 계속성이 높아져 예방보다 치료에 더 중점을 두게 된다.

038. 다음과 같은 인구구조를 가진 지역사회의 노년부양비는?

- 0~14세 : 2,000명   • 15~44세 : 5,000명
- 45~64세 : 6,000명   • 65~74세 : 700명
- 75세 이상 : 400명

① 3.6%   ② 6.4%
③ 8.5%   ④ 10.0%
⑤ 9.5%

039. 임상적 증상을 전혀 나타내지 않고 보균상태를 지속하고 있는 자로 보건학상 관리가 가장 어려운 보균자는?
① 건강보균자   ② 회복기 보균자
③ 잠복기 보균자   ④ 불현성 감염자
⑤ 현성 감염자

040. 우리나라 모자보건사업에 대한 설명으로 옳은 것은?
① 모자보건사업은 예방효과는 크지 않다.
② 영.유아 대상으로 진행하며 보건사업의 비중에서 작은 비중을 차지한다.
③ 임신과 분만에 수반되는 합병증의 발생위험을 줄인다.
④ 다음 세대 인구자질과의 연관성은 적다.
⑤ 모자보건 대상 인구는 전체 인구의 20~25%로 전체의 4분의 1정도에 해당한다.

041. 뉴만(Neuman)의 건강관리체계이론에 대한 설명으로 옳은 것은?
① 간호란 개체가 적응반응으로 변화하도록 중재하는 것이다.
② 간호는 개체들 간의 이해대립 조정 및 결정을 위해 필요하다.
③ 간호란 대상자 스스로 자신의 건강과 안녕을 유지하도록 중재하는 것이다.
④ 간호의 대상자는 타인과의 상호작용을 통해 서로 영향을 주고 받으며 계속 변화한다.
⑤ 간호는 스트레스원에 대한 대상체계의 반응에 영향을 주는 변수들을 중재하는 것이다.

042. 지역사회의 가치, 규범, 신념, 권력구조 등을 파악하기 위해 가장 적절한 자료수집방법은?
① 지역조사   ② 참여관찰
③ 지역시찰   ④ 지역지도자 면담
⑤ 보고서 통계자료

043. 지역사회 간호진단틀의 하나인 OMAHA 문제분류체계의 첫째 수준인 영역에는 4가지 영역이 있다. 다음 중 OMAHA 문제분류체계에 해당되지 않은 것은?
① 환경적 영역   ② 건강관련 행위 영역
③ 생리적 영역   ④ 대인관계 영역
⑤ 심리사회적 영역

044. 다음과 같은 문제를 해결하기 위해 간호사가 확보해야 하는 공동체는?

방문간호서비스를 위해 81세 독거노인을 찾은 간호사는 대상자가 고온다습하고 악취가 나며, 침구와 식자재 등이 매우 불결한 반지하 단칸방에 살고 있는 것을 확인하였다.

① 대면 공동체   ② 소속 공동체
③ 자원공동체   ④ 지정학적 공동체
⑤ 생태학적문제 공동체

045. 다음 중 국가암 조기검진대상이 되는 암은 무엇인가?
① 췌장암   ② 후두암
③ 대장암   ④ 식도암
⑤ 갑상선암

046. 법적·지리적 경계로 정의된 지역사회로 보건소와 같이 행정적 관할구역 단위로 나뉘는 구조적 지역사회는?
① 집합체   ② 생태학적 공동체
③ 문제해결 공동체   ④ 조직
⑤ 지정학적 공동체

047. 다음에서 설명하는 것은 무엇인가?

- 개인의 건강을 결정하는 요인 중 생활양식이 50% 이상을 차지한다.
- "캐나다 보건에 관한 새로운 조망"
- 개인의 올바른 생활양식의 중요성을 강조

① 라론드 보고서   ② 오타와헌장
③ 교토 의정서   ④ Healthy people
⑤ HP2030

048. 다음 중 보건복지부장관의 면허인정을 받아야 하는 자에 해당하는 것은?
① 전문의
② 전문간호사
③ 간호사
④ 간호조무사
⑤ 치과의사전문의

049. A보건소에서 해당지역 성인인구를 대상으로 저염식이에 대한 보건교육을 실시한 후 성인인구의 고혈압 유병상태를 파악하기 위해 가정방문을 통해 혈압을 측정하였다면 이는 다음의 평가범주 중 어디에 해당하는가?
① 투입된 노력
② 사업진행
③ 사업의 효과성
④ 사업의 효율성
⑤ 사업의 적합성

050. 다음 설명에 해당하는 인구구조의 유형을 고르면?

- 저개발국가에서 많이 보인다.
- 0~14세 인구가 50세 이상 인구의 2배 이상이다.
- 출생률과 사망률 모두 높다.

① 피라미드형
② 종형
③ 항아리형
④ 호로형
⑤ 별형

051. A지역의 남아 출생수는 9,500명이고, 여아 출생수는 10,000명일 때, 이 지역의 2차 성비는?
① 90
② 95
③ 100
④ 105
⑤ 110

052. 다음은 분진과 관련된 직업성 질환을 예방하기 위한 환경관리방법이다. 우선순위가 가장 높은 것은?
① 보호구를 착용한다.
② 자주 환기를 시킨다.
③ 분진이 적은 재료로 교체한다.
④ 특수건강검진을 실시한다.
⑤ 분진유해성교육을 실시한다.

053. 다음 보건의료전달체계의 유형 중 사회보장형에 대한 설명으로 옳은 것은?
① 정부의 통제나 간섭의 최소화로 민간부문에 의하여 자율적으로 운영된다.
② 미국을 중심으로 독일, 프랑스, 일본, 한국 등에서 시행하고 있다.
③ 의료수준과 자원의 불균형적인 분포에 따른 의료이용의 차별이 있다.
④ 정부주도 하에 보건기획 및 자원의 효율적 활용이 이루어진다.
⑤ 의사와 의료기관에 대한 국민의 자유선택권이 보장된다.

054. 인구이동이 없는 상태에서 연령별 출생률과 사망률이 같아 자연증가율이 0(Zero)인 이론적 인구는?
① 봉쇄인구
② 안정인구
③ 정지인구
④ 준안정인구
⑤ 법적인구

055. 당뇨식단에 관심이 있는 간호학생 10명 정도가 함께 모여 당뇨식이에 대해 자유롭게 상호의견을 교환하고 토의를 하였다면 이는 어떠한 토의기법에 해당하는가?
① 세미나
② 패널토의
③ 집단토의
④ 심포지움
⑤ 분단토의

056. 블룸(Bloom)의 인지적 학습목표의 영역을 낮은 수준에서 높은 수준으로 순서대로 나열한 것은?
① 지식-이해-적용-분석-종합-평가
② 이해-지식-분석-적용-종합-평가
③ 지식-이해-분석-종합-적용-평가
④ 이해-지식-적용-분석-평가-종합
⑤ 분석-이해-지식-적용-종합-평가

057. 재난상황에서의 대처법 교육을 위해 재난과 유사한 상황을 제공하고 활동을 재현하도록 하는 보건교육 방법으로 실제와 유사한 환경에서 위험부담 없이 반복연습이 가능한 교육은?
① 역할극
② 건강캠페인
③ 시뮬레이션
④ 프로젝트법
⑤ 브레인스토밍

058. 보건교육 매체 중 반복학습으로 학습효과가 높고 크기를 조절하여 실제상황에서 볼 수 없던 부분까지 전달이 가능한 것은?
① 실물 ② 모형
③ 영화 ④ 대중매체
⑤ 인형극

059. 취약가족은 어떤 시각에서 바라보느냐에 따라 구조적, 기능적, 상호작용, 발달단계 측면에서 취약한 가족으로 구분할 수 있다. 다음 중 구조적으로 취약한 가족은?
① 조손가족 ② 실업가족
③ 미숙아가족 ④ 학대부모가족
⑤ 만성질환자가족

060. 듀발(Duvall)의 가족발달이론에서 생활주기를 분류하는 기준은?
① 첫 자녀의 연령
② 가족 구성원의 수
③ 발달과업의 성취 정도
④ 가족 구성원의 상호작용
⑤ 결혼 시점 부분의 발달단계

061. 보건진료소에 보건진료소운영협의회를 설치하고 마을 건강원을 운영하는 것은 일차보건의료의 필수요소 중 어디에 해당하는가?
① 접근성 ② 주민참여
③ 수용가능성 ④ 지불부담능력
⑤ 지역분포성

062. 환자대조군 연구로 다음과 같은 자료를 구하였다. 교차비(odds ratio)는?

		폐암의 유무	
		유	무
과거 흡연력	있다	20	19,980
	없다	4	19,996

① (19,980 X 4) /(20 X 19,996)
② (20 X 19,996)/ (19,980 X 4)
③ {20/(20+19,980)} / {4/(4+19,996)}
④ {19,980/(20+19,980)} / {4/(4+19,996)}
⑤ {20/(20+4) / 19,980} / (19,980 + 19,996)

063. 만성퇴행성질환의 이차 예방에 해당하는 것은?
① 집단검진 ② 재활치료
③ 보건교육 ④ 적절한 영양섭취
⑤ 금연 및 금주교실 운영

064. 생물테러감염병 또는 치명률이 높거나 집단 발생의 우려가 커서 발생 또는 유행 즉시 신고하여야 하고, 음압격리와 같은 높은 수준의 격리가 필요한 감염병은?
① 제1급감염병 ② 제2급감염병
③ 제3급감염병 ④ 제4급감염병
⑤ 세계보건기구 감시대상 감염병

065. 지역사회간호사가 가정방문 활동 전에 해야 할 내용은?
① 대상자의 수행과정을 감시한다.
② 대상자와 함께 공동활동 계획을 작성한다.
③ 가정방문 대상자와 상호 신뢰관계를 형성한다.
④ 방문내용 및 앞으로의 계획을 기록으로 남긴다.
⑤ 대상자에 대한 정보를 확인하고, 구체적인 간호계획을 세운다.

066. 박씨는 홀로 치매를 앓고 있는 어머니를 모시고 있다. 직장의 업무로 인해 7일간 집을 비워야 하는 상황이 생긴 경우 지역사회 간호사가 박씨에게 소개해줄 지역사회 자원으로 가장 적합한 것은 무엇인가?
① 주간보호시설 ② 단기보호시설
③ 방문요양서비스 ④ 경로당
⑤ 노인보호전문기관

067. 다음 중 건강관리실의 장점으로 맞는 것은?
① 서비스 제공의 기회와 접근성이 높다.
② 대상자의 심리적 긴장감이 덜한 상태에서 서비스가 가능하다.
③ 대상자의 실제 상황에 적절한 시범이 용이하다.
④ 같은 문제를 가진 대상자간에 정보교환이 가능하다.
⑤ 거동이 불편한 대상자에게 서비스 제공이 용이하다.

068. 법적 유해인자에 노출된 작업을 하고 있는 근로자가 직업성 피부염을 호소하여 사업주가 건강진단 실시를 계획하고 있다면 이는 어디에 해당하는가?
① 수시 건강진단
② 일반 건강진단
③ 임시 건강진단
④ 특수 건강진단
⑤ 배치 전 건강진단

069. 대부분 기도로 흡입되면서 발생하며 구내염, 근육진전, 미나마타병과 관련된 직업병의 요인이 되는 중금속은?
① 크롬
② 비소
③ 수은
④ 망간
⑤ 납

070. 재난 대비 및 완화단계에서 간호사가 수행해야 할 활동은?
① 인명구조
② 중증도 분류
③ 재난훈련참여
④ 임시 거주지 제공
⑤ 손상과 피해정도 사정

4회차 2교시 정신간호학

071. 에릭슨의 심리사회적 발달이론에 따라 노년기 발달과업으로 옳은 것은?
① 수치심을 극복하고 자율성을 확보한다.
② 근면성을 기르고 열등감을 극복한다.
③ 죄책감을 극복하고 주도성을 기른다.
④ 정체감 혼란을 극복하고 자아정체감을 형성한다.
⑤ 삶에 대한 통합을 이루고 절망을 극복한다.

072. 아버지에게 혼난 후 화가 난 아이가 아무 관련 없는 동생의 장난감을 부수는 행동을 보였다. 이 아이의 방어기제는?
① 전위 (displacement)
② 억제 (suppression)
③ 주지화 (intellectualization)
④ 동일시 (identification)
⑤ 반동형성 (reaction formation)

073. 치료적 관계의 상호작용 초기, 대상자가 간호사에게 "선생님은 저를 왜 이렇게 신경 쓰세요?"라고 경계하며 묻는다. 간호사의 반응으로 가장 적절한 것은?
① "괜한 오해 마세요. 저는 그런 사람 아닙니다."
② "지금은 그런 걸 따질 때가 아닌 것 같아요."
③ "제가 일이라서 어쩔 수 없이 신경 쓰는 거예요."
④ "당신이 그렇게 말하니 솔직히 당황스럽네요."
⑤ "그렇게 생각할 수 있겠네요. 저와 함께 이야기 나눠보지 않겠어요?"

074. 면담 도중 침묵이 길어졌을 때, 간호사의 반응으로 가장 적절한 것은?
① "왜 아무 말도 하지 않으세요?"
② "이런 분위기는 좀 불편하네요."
③ "그럴 거면 면담을 끝내죠."
④ "무슨 생각을 하고 있는 건가요?"
⑤ "생각 정리하실 시간 드릴게요. 괜찮습니다."

075. 조현병 환자가 "사람들이 나를 해치려고 계획하고 있어요. 모든 게 다 나를 감시하려는 거예요."라고 말한다. 이때 해당하는 망상의 유형은?
① 허무망상 (nihilistic delusion)
② 조종망상 (control delusion)
③ 과대망상 (grandiose delusion)
④ 관계망상 (referential delusion)
⑤ 피해망상 (persecutory delusion)

076. 다음 중 정서, 기억, 본능적 행동을 조절하는 뇌 부위는?
① 중뇌 (midbrain)
② 연수 (medulla oblongata)
③ 소뇌 (cerebellum)
④ 변연계 (limbic system)
⑤ 대뇌피질 (cerebral cortex)

077. 정신질환자의 사회적 적응 향상을 위한 간호중재로 가장 적절한 것은?
① 놀이치료 (play therapy)
② 개인심리상담 (individual counseling)
③ 바이오피드백 (biofeedback)
④ 인지행동치료 (cognitive behavioral therapy)
⑤ 사회기술훈련 (social skills training)

078. MAO 억제제(MAOI)를 복용 중인 환자가 섭취를 피해야 할 음식은?
① 치즈
② 바나나
③ 닭가슴살
④ 사과
⑤ 쌀밥

079. 자살 고위험군을 대상으로 정신건강 선별검사(K-DEP, PHQ-9 등)를 실시하는 목적은?
① 자살률 통계 수집
② 삶의 질 향상
③ 대상자의 스트레스 해소
④ 자살 사고를 예방
⑤ 조기 발견 및 중재

080. 우울장애 대상자가 지역정신건강센터에 내소하여 "사는 게 너무 괴롭다"며 눈물을 흘릴 때, 간호사의 반응으로 가장 적절한 것은?
① "지금 많이 힘드시군요."
② "긍정적으로 생각해보세요."
③ "다들 그런 시기는 있는 거예요."
④ "힘든 일이 있으셨나 보군요."
⑤ "왜 그렇게 생각하세요?"

081. 다음 중 성숙 위기(maturational crisis)에 해당하는 사례로 가장 적절한 것은?
① 암 진단으로 인한 절망감
② 실직 후 생계 문제 발생
③ 집 화재로 인한 부상
④ 자녀의 갑작스런 사고사
⑤ 정년퇴직 후 역할 상실감

082. 우울 증상이 심한 노인이 "난 더 이상 살고 싶지 않아요. 없어지는 게 나을 것 같아요."라고 말할 때, 간호사의 반응으로 가장 적절한 것은?
① "그런 말은 하면 안 되죠."
② "우울한 감정은 누구나 있어요."
③ "그러면 가족들은 얼마나 슬퍼할까요?"
④ "지금 약을 드시고 나면 좀 나아질 거예요."
⑤ "지금 그런 생각이 드시는군요. 어떤 마음인지 이야기해주실래요?"

083. 조현병 대상자가 "나는 쓸모없는 존재예요. 나 같은 사람은 아무도 필요 없어요."라고 말할 때, 간호사는 어떤 간호진단을 우선 적용할 수 있는가?
① 사고과정장애
② 만성적 자존감 저하
③ 감각지각장애
④ 자기돌봄 결핍
⑤ 사회적 고립

084. 대상자가 며칠간 목욕, 세수, 양치 등을 하지 않고 있는 경우 가장 우선 적용할 간호진단은?
① 수면박탈
② 지식 부족
③ 자기돌봄 결핍
④ 감각지각장애
⑤ 사회적 고립

085. 조현병 환자가 예민해져 벽지를 찢고 두려움에 떨고 있을 때 간호사의 중재로 가장 우선시할 것은?
① 처방 대기
② 사실 설명
③ 사실 인식시키기
④ 행동 경고
⑤ 안전한 환경 제공 및 자극 최소화

086. 환자가 "나는 신의 메신저예요."라고 반복해서 말할 때, 간호사의 반응으로 가장 적절한 것은?
① "그렇게 생각하면 어떤 기분이 드시나요?"
② "그건 비현실이에요."
③ "누가 그렇게 말했죠?"
④ "믿고 싶으면 믿어요."
⑤ "틀린 생각이에요."

087. 우울 환자가 며칠간 샤워하지 않고 옷도 갈아입지 않으며 누워만 있는 경우, 가장 우선 적용할 간호진단은?
① 무기력
② 자존감 저하
③ 감정조절 장애
④ 사회적 고립
⑤ 자기돌봄 결핍

088. 우울 환자의 병실 환경을 조성할 때 가장 적절한 방법은?
① 어둡고 조용한 단독 병실 제공
② 대인 접촉 제한
③ 활동을 줄이고 휴식을 유도
④ 활기찬 음악 틀어주기
⑤ 적절한 자극과 안전한 환경 제공

089. 다음 중 우울장애와 가장 관련 있는 신경전달물질은?
① 도파민 (dopamine)
② GABA (gamma-aminobutyric acid)
③ 세로토닌 (serotonin)
④ 아세틸콜린 (acetylcholine)
⑤ 글루타메이트 (glutamate)

090. 조증 상태의 환자가 수면을 거부하고 밤새 활보할 때 간호사가 가장 우선 적용할 간호중재는?
① 낮잠을 유도한다.
② 불 끄고 문 닫아두기
③ 조용하고 자극을 줄인 환경에서 안정 유도
④ 활동을 줄이고 침대에서 대기하게 한다.
⑤ 수면제 복용을 강제한다.

091. 중증 불안 상태에서 나타나는 증상으로 가장 적절한 것은?
① 비논리적 사고, 신체화 증상, 학습 불능
② 과제에 집중 가능
③ 문제 해결력 증가
④ 주의 산만하지만 명료함 유지
⑤ 통찰력 증가

092. 외상 후 스트레스 장애(PTSD)의 증상으로 가장 적절한 것은?
① 과대망상
② 신체 과잉반응
③ 조증 삽화
④ 관계 망상
⑤ 플래시백

093. 고소공포증 환자에게 높은 장소에 점진적으로 노출시키며 불안을 감소시키는 치료기법은?
① 체계적 둔감법 (systematic desensitization)
② 바이오피드백 (biofeedback)
③ 토큰경제 (token economy)
④ 정적 강화 (positive reinforcement)
⑤ 통찰 중심 치료 (insight-oriented therapy)

094. 전환장애 환자에게 가장 적절한 간호사의 태도는?
① 증상이 사실이 아님을 설명한다.
② 증상의 원인을 논리적으로 설명한다.
③ 치료적 대화를 피한다.
④ 신체 증상을 부정하지 않으며 현실감을 지지한다.
⑤ 즉시 심리상담을 권한다.

095. 해리성 장애에 대한 간호중재로 가장 적절한 것은?
① 기억 회복을 강요한다.
② 감정 표현을 제한한다.
③ 안전한 환경을 제공하고 감정 표현을 격려한다.
④ 현실을 지적하며 통합을 유도한다.
⑤ 환청 여부를 우선 사정한다.

096. 조현성 성격장애의 특징으로 가장 적절한 것은?
① 자기중심적 사고가 강하다.
② 지각 장애를 보인다.
③ 사회적 관계에 무관심하고 정서 표현이 제한적이다.
④ 다른 사람에 대한 불신이 심하다.
⑤ 사회적 접촉을 원하지만 부끄러움이 많다.

097. 자기애성 성격장애의 특징으로 가장 적절한 것은?
① 항상 타인을 두려워함
② 자신이 특별한 존재라고 믿고 비판에 민감함
③ 대인관계에서 항상 순응적임
④ 과도한 계획 세우기를 반복함
⑤ 낮은 자존감과 죄책감

098. 약물 중독과 관련된 내성(tolerance) 현상에 대한 설명으로 가장 적절한 것은?
① 약물 없이 생활하는 데 어려움을 느낌
② 약물을 끊었을 때 나타나는 생리적 반응
③ 동일한 효과를 얻기 위해 점점 더 많은 양이 필요해지는 상태
④ 약물 복용 후 나타나는 해리 현상
⑤ 환각을 반복해서 경험하는 현상

099. 다음 중 알코올성 치매와 가장 관련 있는 증상은?
① 대화 중 언어지연
② 시각적 환각
③ 지속적인 전진성 기억상실
④ 장기 기억의 과다
⑤ 급성 지남력 저하

100. 치매 환자와 의사소통할 때 가장 적절한 간호사의 태도는?
    ① 무반응하고 침묵 유지
    ② 복잡한 질문을 통해 사고 자극
    ③ 정정이나 교정으로 정확성을 강조
    ④ 간단한 문장과 친숙한 어휘 사용
    ⑤ 환자의 잘못된 말은 즉시 바로잡음

101. 다음 중 신경성 식욕부진증(anorexia nervosa) 대상자에게 적용할 초기 간호중재로 가장 적절한 것은?
    ① 체중 증가에 대해 장기계획 세우기
    ② 체중 측정 결과를 즉시 알려주기
    ③ 식사와 관련된 규칙을 설정하고 지지적 환경 제공하기
    ④ 대상자의 자율적 식사를 격려
    ⑤ 억지로 음식을 먹도록 설득

102. 다음 중 수면무호흡증(sleep apnea)의 특징으로 가장 적절한 것은?
    ① 수면 중 반복적으로 꿈을 꾸는 상태
    ② 수면 중 호흡이 반복적으로 중단되어 각성이 유발됨
    ③ 수면 시 다리 움직임이 멈추지 않음
    ④ 잠들기 전 공황 증상이 동반됨
    ⑤ 수면 후에도 피로감 없이 상쾌함

103. 생명 없는 대상(예: 속옷, 구두, 스타킹)에 성적 집착을 보이며, 이로 인해 성기능이나 일상 기능에 지장을 초래하는 상태는?
    ① 성적가학장애 (sexual sadism disorder)
    ② 성기능부전 (sexual dysfunction)
    ③ 관음장애 (voyeuristic disorder)
    ④ 물품음란장애 (fetishistic disorder)
    ⑤ 복장도착장애 (transvestic disorder)

104. 다음 중 자폐스펙트럼장애 아동의 특징으로 가장 적절한 것은?
    ① 또래와의 놀이에서 감정 표현이 풍부하다.
    ② 대화에서 상대의 의도를 잘 파악한다.
    ③ 다양한 자극에 대해 일관된 반응을 보인다.
    ④ 상황에 따라 융통성 있는 사회적 행동을 한다.
    ⑤ 특정한 주제나 행동에 집착하거나 반복적인 양상을 보인다.

105. 다음 중 품행장애(conduct disorder)의 특징으로 가장 적절한 것은?
    ① 자기 억제력 증가
    ② 또래에 대한 의존성
    ③ 공격적이고 규범을 위반하는 행동 반복
    ④ 수동적이고 회피적인 행동
    ⑤ 상상 속 친구와 대화

4회차 3교시

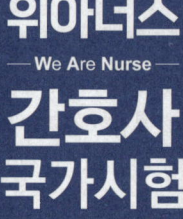

간호관리학

001. 고대에서 현대의 간호에 이르기까지 간호의 발전 과정으로 옳은 것은?
① 가족간호 - 종교간호 - 자기간호 - 직업간호
② 자기간호 - 가족간호 - 종교간호 - 직업간호
③ 종교간호 - 직업간호 - 자기간호 - 전문간호
④ 직업간호 - 자기간호 - 가족간호 - 종교간호
⑤ 자기간호 - 전문간호 - 직업간호 - 가족간호

002. 다음 중 간호교육의 일원화 노력에 대한 내용으로 옳은 것은?
① 간호원의 명칭을 간호사로 변경
② 4년제 대학교 졸업 간호사를 위한 특별과정 설립
③ 3년제 전문대학의 유지
④ 방송대학 간호학과 폐지
⑤ 3년제 전문대학의 4년제 일원화

003. 변화하는 사회적 요구에 따라 간호전문성을 발전시키기 위한 간호사의 역할로 옳지 <u>않은</u> 것은?
① 역할확대를 통해 업무의 자율성을 확보하기 위해 노력한다.
② 다른 전문직과 차별성을 두고 독립적인 역할을 더 우선시 한다.
③ 전문직으로서 직무 보상체계를 확립하도록 한다.
④ 연구결과에 기초한 간호중재방법을 개발하여 실무에 적용한다.
⑤ 대중의 간호사에 대한 부정적 이미지를 개선하기 위한 캠페인을 벌인다.

004. 다음에서 설명하는 간호사의 주요 역할은?

- 전문간호사에게 욕창간호에 대한 자문을 구하기
- 주치의와 상의하여 방문간호센터로 환자를 의뢰하기

① 교육자   ② 옹호자
③ 지도자   ④ 조정자
⑤ 연구자

005. 무의미한 연명의료중단을 합법적으로 허용하는 방안 중 하나로 사전연명의료의향서를 작성하도록 하고 있다. 이때 고려된 윤리적 기준은?
① 선행의 원칙   ② 신의의 규칙
③ 정의의 원칙   ④ 정직의 규칙
⑤ 자율성 존중의 원칙

006. 다음 중 간호사가 법적 책임을 지지 않아도 되는 것은?
① 보호자 동의 하에 환자의 안락사에 참여하였다.
② 보호자가 없는 환자의 의치를 수술실에서 분실하였다.
③ 의사가 동의서를 받지 않고 혈관조영술을 실시하였다.
④ 허약한 환자가 화장실을 가기 위해 침상에서 일어나다 떨어져 골절상을 입었다.
⑤ 환자의 이름을 잘 못 확인하여 다른 혈액형의 피를 수혈하였다.

007. 다음 중 병원에서 손익계산서를 통하여 알 수 있는 것은?
① 고정자산, 유동자산   ② 현금의 유입과 유출
③ 입원과 외래의 수익   ④ 병원재정의 구조
⑤ 병원부채

008. 일을 올바르게 하는 것을 의미하는 것으로 어떤 작업을 시행할 때 적은 인력과 물자를 투입하여 더 많은 산출을 얻었을 때 획득할 수 있는 것은?
① 생산성　② 효과성
③ 성과성　④ 효율성
⑤ 통제성

009. 집단사고를 예방하고 창의적인 대안을 탐색하는 데 효과적인 의사결정 기법으로, 리더가 제기한 문제에 대해 자발적으로 자유롭게 아이디어를 제시하게 하여 가능한 한 많은 양의 아이디어를 제시하는 것에 역점을 두는 것은?
① 명목집단법　② 델파이법
③ 집단노트기법　④ 브레인스토밍
⑤ 유추법

010. 기획의 계층 중 절차에 대한 설명은?
① 환자의 통제를 위해 사용되는 방법이다.
② 기획의 최종 산물인 목표달성 예정표이다.
③ 규칙보다 자세한 업무 행위의 지침이 된다.
④ 업무 수행을 위한 표준화된 방법을 나타낸다.
⑤ 구성원의 행동을 이끌어가는 가치체계에 대한 진술이다.

011. 중간관리자의 역할에 대한 설명으로 맞는 것은?
① 조직의 외부환경과 상호작용을 한다.
② 구성원의 활동을 조정한다.
③ 조직관리에 책임을 지는 관리자의 역할을 한다.
④ 구성원의 실무적인 역할을 조정한다.
⑤ 조직과 고객의 요구를 다른 부서에 전달한다.

012. 다음 중 목표에 의한 관리(MBO)의 효용에 대한 설명으로 옳은 것은?
① 불확실하고 변동이 심한 상황에서도 명확한 목표설정이 가능하다.
② 합의적, 분권적으로 목표관리가 이루어지므로 관료제의 부정적 측면을 제거할 수 있다.
③ 거시적, 장기적 목표에 대한 조직구성원들의 관심을 유도하는데 도움을 준다.
④ 개별단위중심의 목표설정보다 조직 전체의 관점에서 목표설정을 추구한다.
⑤ 수직적 의사소통체계보다 수평적 의사소통체계를 개선하는 데 더 유리하다.

013. 기획의 원칙 중에서 환경의 변화에 따라 수정할 수 있도록 목표와 계획을 융통성 있게 수립하는 것은?
① 간결성의 원칙　② 계층화의 원칙
③ 균형성의 원칙　④ 탄력성의 원칙
⑤ 포괄성의 원칙

014. 간호사에 따라 제공하는 서비스가 달라져서 서비스의 표준화와 품질관리를 어렵게 만드는 간호서비스의 특성은?
① 무형성　② 소멸성
③ 동시성　④ 이질성
⑤ 비분리성

015. 내년에 개원 예정인 C 대학교 병원은 간호부의 각 단위를 조직하면서 다음의 요인들을 고려하고자 한다. 이 요인들은 무슨 원리에 영향을 미치는 요인들인가?

- 통솔자의 능력과 시간
- 피통솔자의 자질 및 의식구조
- 조직의 공식화 정도
- 전문 스태프의 지원 능력

① 계층제의 원리　② 통솔범위의 원리
③ 분업 및 전문화의 원리　④ 명령통일의 원리
⑤ 조정의 원리

016. 권한위임에 대한 설명으로 옳은 것은?
① 조직의 복잡성이 커질수록 권한위임이 빈번하게 발생한다.
② 조직의 규모가 작을수록 권한위임의 정도가 높아진다.
③ 전문적인 지식과 견해가 필요한 것일수록 위임되지 않는다.
④ 권한과 책임이 전적으로 하급자에게 위임된다.
⑤ 하급자의 자질이 낮은 경우 위임되기 쉽다.

017. A노인요양병원 간호부에서 경력간호사를 선발하기 위해 '병원경력 5년, 석사 이상, 노인전문간호사 자격증 취득자우대'의 조건으로 간호사 외부모집공고를 시행하였다. 이러한 공고내용은 다음 중 무엇으로부터 얻을 수 있는가?
① 직무설계　② 직무평가
③ 직무기술서　④ 직무명세서
⑤ 직무관리

018. 사례관리 간호방법의 특성에 대한 설명으로 옳은 것은?
① 공통요구를 갖는 특정질환의 집단이 대상이다.
② 개별화된 환자간호가 가능하다.
③ 표준진료지침에 의거하여 간호서비스를 조정한다.
④ 환자에 대한 질적인 간호 관련 정보 수집이 가능하다.
⑤ 한 명의 간호사가 한 명의 대상자를 돌보는 것이다.

019. 간호업무의 빈도와 시간을 산정하여 간호인력을 산정하는 방법은?
① 서술적 방법
② 산업공학적 방법
③ 관리공학적 방법
④ 요인평가적 방법
⑤ 원형평가적 방법

020. 질향상(QI), 질보장(QA), 총체적 질관리(TQM)의 설명 중 맞는 것은?
① QI - 기존 설정 기준에 부응
② QA - 기존 설정 기준보다 상위의 기술적 질향상
③ TQM - 결과중심적 질보장으로 결과영향 평가
④ TQM - 지속적 질관리, 고객 기대 능가, 지속적 분류과정
⑤ TQM - 수직적 관리에 미달된 인재는 표준화에 의해 교육시킨다.

021. 체력단련비, 자녀 학자금 지원, 회사콘도 이용, 직원 주택 및 기숙사 제공 등에 해당하는 보상은?
① 내적보상
② 상여수당
③ 복리후생
④ 연공급
⑤ 성과급

022. 인적자원관리의 패러다임 변화에 따른 인적자원관리(SHRM)의 중요 관심은?
① 통제 중심의 인적자원관리
② 활용 중심의 인적자원관리
③ 개발 중심의 인적자원관리
④ 경쟁력 강화의 인적자원관리
⑤ 비용 중심의 인적자원관리

023. A간호단위의 관리자는 문제발생 시 혼자서 해결 방법을 결정하고 목표 달성을 위해서 주로 지시하는 방법을 사용한다. 간호사들은 간호관리자의 강압적인 태도에 지쳐있고 간호사의 업무만족도는 낮은 편이다. 간호관리자의 리더십 유형은?
① 슈퍼 리더십
② 민주적 리더십
③ 변혁적 리더십
④ 전제적 리더십
⑤ 성취지향적 리더십

024. 김 간호사는 병원의 정책과 관리, 감독, 작업조건, 개인 상호 간의 관계, 임금에 대해 불만은 없으며, 직무에 대한 책임감과 일 자체에 대해서도 만족스러워 한다. 이러한 경우는 동기부여의 이론 중 어떤 이론에 해당하는가?
① 기대이론
② 성취동기이론
③ 2요인이론
④ 욕구단계이론
⑤ 공정성이론

025. 라인-스태프 조직과 같이 의사소통 네트워크 중에서 강력한 리더는 존재하지 않지만 구성원을 대표하는 인물이 있는 경우에 나타나는 유형은?
① 원형
② Y 형
③ 사슬형
④ 수레바퀴형
⑤ 완전 연결형

026. 다음에서 간호단위관리자가 취할 행동으로 옳은 것은?

> A간호사는 간호보조인력에게 응급약을 타오라고 급하게 연락하였다. 간호보조인력은 자신보다 나이가 적음에도 평소 퉁명스럽게 말하고 자주 명령조로 지시했던 A간호사에게 화를 내며 업무수행을 거부하였다.

① 간호사의 태도를 공개적으로 비난한다.
② 간호사의 근무지를 다른 병동으로 이동시킨다.
③ 간호보조인력에게 행동을 시정하도록 공개적으로 요구한다.
④ 간호사와 간호보조인력에게 협동자로서 존중하도록 교육 한다.
⑤ 간호사에게 사유서를 작성하도록 하고 간호부에 보고한다.

027. 신입간호사가 희망하는 부서에 배치되었으나 부서업무에 잘 적응하지 못한다면 부서 재배치 시 신중하게 고려할 원칙은?
① 실력주의
② 균형주의
③ 적재적소주의
④ 인재육성주의
⑤ 연공서열주의

028. 다음 중 기획예산제도(PPBS)의 절차로 옳은 것은?
① 계획수립→사업안 작성→예산편성→관리통제
② 계획수립→예산편성→사업안 작성→관리통제
③ 사업안 작성→예산편성→계획수립→관리통제
④ 사업안 작성→계획수립→예산편성→관리통제
⑤ 예산편성→사업안 작성→계획수립→관리통제

029. A병원에서 지난 1년 동안 월별로 발생한 입원환자의 낙상과 병원감염 발생추이를 살펴보고 분석하여 개선전략을 기획하고자 한다. 이 때 간호관리자가 사용할 수 있는 가장 적절한 분석도구로 옳은 것은?
① 흐름도(flow chart)
② 런챠트(Run chart)
③ 히스토그램(histogram)
④ 인과관계도(Histogram)
⑤ 파레토차트(Pareto chart)

030. 우리나라 의료기관 인증 4개 영역 중에서 "환자진료, 의약품관리, 환자권리존중 및 보호 등"이 해당되는 것은?
① 성과관리체계
② 환자진료체계
③ 조직관리체계
④ 기본가치체계
⑤ 행정전달체계

031. 환자를 간호하면서 주의의무 태만으로 환자에게 손해를 입히게 된 것을 총칭하는 말은?
① 간호사고
② 간호과오
③ 간호과실
④ 간호표준
⑤ 간호태만

032. 병동에서 입원환자에게 사용하고 남은 마약관리에 대한 올바른 방법은?
① 유효기간까지 병동에 보관한다.
② 병동에서 즉시 폐기한다.
③ 필요시에 환자에게 사용한다.
④ 환자 퇴원 시까지 병동에 보관한다.
⑤ 약국에 즉시 반납한다.

033. 환자 퇴원간호에 대한 내용으로 맞는 것은?
① 퇴원계획은 입원시부터 세우도록 한다.
② 검사물 채취나 진단을 위한 절차를 설명해 준다.
③ 퇴원관리는 병원의 입원기간을 최대한 확보하려는 목적이 있다.
④ 퇴원 당일에만 시행하는 것이 효과적이다.
⑤ 서비스가 중복되도록 지역사회 자원과 연계한다.

034. 응급상황에서 의사의 구두처방을 받은 경우 간호사가 취해야 할 행동으로 옳은 것은?
① 의사가 서면처방을 할 때까지 기다린다.
② 수간호사에게 보고하고 투약하지 않는다.
③ 서면처방의 경우에는 절대로 투약을 실시하지 않는다.
④ 다른 간호사에게 투약하라고 인계한다.
⑤ 기록 후 투약을 실시하고 24시간 이내에 서면처방을 받았다.

035. 병원 내 환자안전사건 보고시스템을 성공적으로 운영하기 위한 관리 방법으로 옳은 것은?
① 사건 초기 관련된 당사자의 공개
② 임상적 상황과 관련이 없는 전문가의 분석 관리
③ 보고 내용에 대한 주관적 검토에 따른 처벌 부과
④ 개인의 성과보다는 시스템의 변화에 초점을 둔 개선안 마련
⑤ 해당 사건에 대한 처벌권을 가진 기관에서의 보고시스템 관리

4회차 3교시 기본간호학

036. 기관절개관에 관한 간호 중 옳은 내용은 무엇인가?
① 기도의 괴사 위험을 줄이기 위해 커프의 공기를 주기적으로 빼줄 필요가 있다.
② 커프의 압력은 45~50mmHg가 적당하다.
③ 기관절개관의 내관은 소독하지 않아도 된다.
④ 내관 세척 시 멸균장갑을 착용하지 않아도 된다.
⑤ 기관절개후 첫 24시간 동안은 커프를 팽창시켜 놓아야 한다.

037. 저산소증의 증상 및 징후로 옳은 내용은 무엇인가?
① 소변량 증가
② 활력증가
③ 피부 청색증
④ 느린 맥박
⑤ 집중력 증가

038. 무의식환자에게 L-tube로 영양액을 공급하려한다. 이 때 간호사의 적절한 간호행위는?
① 영양액 주입 후 복위를 취한다.
② 유동식에 약물을 섞어서 준다.
③ 영양액 주입은 무균법을 사용한다.
④ 영양액 주입 시 30cm 이상 높이지 않고 천천히 주입한다.
⑤ 영양액 주입 후에는 튜브를 세척하지 않아도 된다.

039. 추락사고로 경추손상을 입어 전신마비 상태에서 4일째 입원 중인 환자는 활력징후가 안정되어 있고 특별한 호소는 없는 상태이다. 이때 내릴 수 있는 간호진단으로 옳은 것은?
① 신체기능 저하와 관련된 전신 무력감
② 부적절한 조직 산소화와 관련된 활동지속성 장애
③ 전신마비로 인한 부동과 관련된 피부손상위험성
④ 부적절한 분비물 배출과 관련된 기도개방 유지 불능
⑤ 체위 변화로 인한 신체 손상 위험성

040. 음식섭취를 스스로 할 수 없는 대상자의 식사 돕는 간호로 옳은 것은?
① 구개반사가 불완전한 경우 총 비경구영양을 적용한다.
② 대상자와 상관없이 일정한 속도에 맞춰 음식을 떠 넣어 준다.
③ 대상자를 존중하기 위해 식사과정에 소극적 참여시킨다.
④ 음식 섭취에 자신감이 없는 대상자는 비위관을 통하여 음식을 투여한다.
⑤ 대상자의 독립심을 길러주기 위해 필요하면 특수도구를 사용한다.

041. 체액의 기능으로 옳지 않은 것은?
① 체온유지
② 영양소 운반
③ 노폐물 운반
④ 혈당조절
⑤ 혈장 삼투질 농도 유지

042. 장수술 후 대장의 자극을 줄이고 대변의 양과 빈도를 감소시키는 식이?
① 연식
② 유동식
③ 일반 병원식
④ 저잔여물식이
⑤ 저단백식이

043. 전신마취 후 2주간 유치도뇨관을 삽입하였다가 제거한 지 이틀이 지났는데 환자가 "소변이 나도 모르게 계속 조금씩 새어 나오고 있어요"라고 호소하고 있으며, 침상이 약간 축축해져 있는 것이 관찰되었다. 간호사가 취해야 할 조치는 무엇인가?
① 크레데 술기(Crede's maneuver) 교육
② 규칙적인 시간에 배뇨 시도
③ 기저귀나 보호용 패드의 적용
④ 수분 섭취의 제한
⑤ 요의가 느껴질 때마다 간헐적 자가 도뇨 시행

044. 고칼륨혈증 환자에게 시행해야 하는 관장은?
① 생리식염수 관장
② 글리세린 관장
③ 인산나트륨 관장
④ 수돗물 관장
⑤ Kayexalate 관장

045. 소아의 직장검사시 체위는 무엇인가?
① 좌위
② 복위
③ 쇄석위
④ 배횡와위
⑤ 앙와위

046. 배출관장을 수행할 때 절차로 옳은 것은?
① 대상자에게 반좌위(Fowler's position)를 취하게 한다.
② 직장튜브가 삽입되는 동안 대상자에게 호흡을 멈추도록 한다.
③ 글리세린과 물(20~22℃)을 1:2로 부어 관장액을 준비한다.
④ 직장튜브 끝이 대상자의 배꼽을 향하도록 해서 5~10cm 정도 삽입한다.
⑤ 관장액 주입 후 직장튜브를 제거하면서 대상자에게 곧바로 화장실에 가도록 한다.

047. 부동이 신체에 미치는 영향에 대한 내용으로 올바른 것은?
① 호흡기계 : 폐확장 증가
② 비뇨기계 : 요배설 증가
③ 대사계와 소화기계 : 칼륨 불균형을 초래
④ 근골격계 : 피하지방층 감소
⑤ 심혈관계 : 체위성 저혈압

048. 목발보행에 관한 내용으로 옳은 것은?
① 초보자에게 적당한 보행은 swing through 이다.
② 계단을 오를 때는 아픈 다리가 먼저 오른다.
③ 두 다리에 체중을 부하할 수 없는 경우 2점 보행을 한다.
④ 계단을 내려올 때는 건강한 다리가 먼저 내려온다.
⑤ 3점 보행은 한 다리에만 체중을 지탱할 수 있는 대상자에게 적합하다.

049. 발바닥이 신체의 중심 쪽으로 향하는 상태는?
① 회내   ② 회외
③ 내번   ④ 외번
⑤ 굴곡

050. 만성 신부전증으로 오래동안 치료를 받아오던 환자가 응급실에 도착한 후 사망하였다. 이때 시행하는 호스피스 간호로 옳은 것은?
① 환자에게 생명연장술을 실시한다.
② 환자가 평온한 죽음을 맞이 하도록 한다.
③ 사후강직을 지연시키기 위해 온찜질을 한다.
④ 환자에게 심폐소생술을 한다.
⑤ 환자에게 약물을 주입한다.

051. 대화 중, 운전을 하던 중에 갑자기 수면에 빠지는 증상을 무엇이라 하는가?
① 수면무호흡   ② 수면발작
③ 수면 중 경악장애   ④ 사건수면
⑤ 불면증

052. 등산을 하다 넘어지면서 발목 염좌로 현재 치료 중인 A씨는 염좌 부위에 냉요법을 적용하고 있다. 그 이유로 맞는 것은?
① 세포대사 증가   ② 관절의 강직 감소
③ 화농촉진   ④ 부종 및 출혈방지
⑤ 근육이완

053. 수술이나 외상으로 신체 부위를 절단한 대상자에게 발생하는 통증은?
① 연관통   ② 방사통
③ 환상통   ④ 심부통증
⑤ 표재성 통증

054. 오른쪽 유방절제술이 예정된 성인 환자에게 정맥주사를 할 때 간호로 옳은 것은?
① 오른쪽 팔 중심 부위 정맥을 선택한다.
② 카테터 바늘의 사면이 위로 오게 하여 삽입한다.
③ 팔이 심장보다 높게 위치하도록 한다.
④ 주사 부위를 위에서 아래로 반복하여 소독한다.
⑤ 주삿바늘은 피부면과 90° 각도로 삽입한다.

055. 정맥천자 후 사용한 주삿바늘과 파손된 유리앰플을 폐기할 때 사용되는 전용용기는?
① 손상성폐기물 전용용기
② 병리계폐기물 전용용기
③ 혈액오염폐기물 전용용기
④ 조직물류폐기물 전용용기
⑤ 일반의료폐기물 전용용기

056. 염증기에 나타나는 상처치유단계 반응은?
① 흉터형성   ② 상피화
③ 콜라겐 합성   ④ 켈로이드 형성
⑤ 식균(포식)작용

057. 근육주사 시 통증을 최소화하기 위한 간호중재는?
① 약물을 신속히 주입한다.
② 주삿바늘을 천천히 삽입한다.
③ 주입 후 주삿바늘을 천천히 뺀다.
④ 허용되는 한 가장 작은 게이지의 바늘 사용한다.
⑤ 바이알에서 약물을 뽑아낸 주삿바늘로 그대로 주사한다.

058. 9개월 된 여아가 아토피 피부염으로 얼굴을 지속적으로 긁어서 피부에 상처가 생긴 상태이다. 적용할 수 있는 신체보호대는 무엇인가?
① 전신보호대   ② 벨트보호대
③ 장갑보호대   ④ 사지보호대
⑤ 자켓보호대

059. 피부반응검사 후 항생제를 투여할 수 있는 경우는?
① 주사부위에 투여한 약물이 모두 흡수되었다.
② 주사부위에 물집이 형성되었다.
③ 주사부위에 작은 반점이 넓게 형성되었다.
④ 주사부위에 10mm 팽진과 함께 발적이 나타났다.
⑤ 주사부위에 경결이 생기며 가려움을 호소한다.

060. 배둔부위에 근육주사를 잘못 놓았을 때 손상이 가능한 신경은?
① 척골신경   ② 요골신경
③ 좌골신경   ④ 경골신경
⑤ 대퇴신경

061. 반코마이신 내성 장구균(Vancomycin-Resistant Entercoccus, VRE)의 감염 확산 차단을 위한 간호로 옳은 것은?
① 병실을 음압 상태로 유지한다.
② 환자 접촉 전에 장갑과 가운을 착용한다.
③ 병실에 들어가기 전에 N95 마스크를 착용한다.
④ 혈압계는 병동에 입원한 환자와 같이 사용한다.
⑤ 환자에게 사용한 물품은 일반의료폐기물 전용용기에 버린다.

062. 생리식염수 1.5L를 5시간 동안 정맥주입 하고자 할 때 1분당 주입 방울 수는? (drip factor: 20gtt/mL)
① 30   ② 100
③ 120   ④ 210
⑤ 250

063. 환자가 반좌위를 취해 체중이 아래로 쏠려 미끄러지며 욕창이 나타나는 기전은?
① 장력   ② 중력
③ 마찰력   ④ 응전력
⑤ 압력

064. 상처치유가 느리게 치유되는 요인으로 옳은 것은?
① 어린이   ② 오염된 상처
③ 깨끗한 상처   ④ 충분한 단백질과 열량
⑤ 조직손실이 적음

065. 감염회로를 옳게 설명한 것은?
① 병원성 미생물 - 저장소 - 출구 - 전파방법 - 침입구 - 감수성이 있는 숙주
② 침입구 - 병원성 미생물 - 저장소 - 출구 - 전파방법 - 감수성이 있는 숙주
③ 출구 - 병원성 미생물 - 저장소 - 전파방법 - 침입구 - 감수성이 있는 숙주
④ 전파방법 - 저장소 - 출구 - 병원성 미생물 - 침입구 - 감수성이 있는 숙주
⑤ 감수성이 있는 숙주 - 저장소 - 출구 - 전파방법 - 침입구 - 병원성 미생물

4회차 3교시 보건의약관계법규

066. 「의료법」상 국내 의료인 면허 두 가지를 동시에 가지고 있어야 하는 의료인은?
① 의사
② 간호사
③ 조산사
④ 한의사
⑤ 치과의사

067. 「의료법」에서 정한 환자의 권리로 옳은 것은?
① 의료인에 대해 신뢰 및 존중할 권리
② 의료정보를 공지받을 권리
③ 응급의료서비스를 우선적으로 제공받을 권리
④ 알권리 및 자기결정권
⑤ 최첨단 의료시설을 이용할 권리

068. 「의료법」상 사망진단서를 발급할 수 있는 의료인을 모두 고른 것은?
① 의사, 한의사
② 의사, 치과의사
③ 간호사, 조산사
④ 의사, 치과의사, 한의사
⑤ 의사, 치과의사, 한의사, 조산사, 간호사

069. 「의료법」상 기록 열람 및 송부에 관한 설명이다. 옳은 것은?
① 응급환자를 이송할 때, 환자가 요청하면 진료기록의 원본을 송부하여야 한다.
② 환자의 형제·자매가 환자의 기록을 열람하고자 할 경우, 언제든지 열람이 가능하다.
③ 타 의료인이 환자의 진료기록 내용을 확인하고자 할 경우, 담당의사의 동의를 받아야 한다.
④ 진료기록이 이관된 보건소에 근무하는 의사는 자신이 직접 진료하지 아니한 환자의 과거 진료 내용을 확인해 줄 수 없다.
⑤ 담당의사가 환자진료를 위해 불가피하다고 인정한 경우, 환자의 배우자가 요청하는 환자의 기록 열람을 거부할 수 있다.

070. 「의료법」상 의료인 국가시험에 응시할 수 있는 자는?
① 정신질환자
② 피성년후견인
③ 마약 중독자
④ 피한정후견인
⑤ 전회 국가시험 불합격자

071. 「의료법」상 해당 연도의 의료인 보수교육을 유예할 수 있는 대상자는?
① 보건복지부장관이 보수교육을 받을 필요가 없다고 인정하는 사람
② 면허증을 발급받은 신규 면허취득자
③ 의과대학의 대학원 재학생
④ 해당 연도에 6개월 이상 환자진료 업무에 종사하지 아니한 사람
⑤ 전공의

072. 「감염병의 예방 및 관리에 관한 법률」상 세균성이질 환자를 진단한 종합병원 의사가 취하여야 하는 조치이다. 옳은 것은?
① 환자에게 예방접종을 실시한다.
② 환자를 대상으로 역학조사를 실시한다.
③ 진단 사실을 소속 종합병원장에게 보고한다.
④ 환자를 음압병실에 격리하고 치료를 받게 한다.
⑤ 환자의 활동지역을 중심으로 방역조치를 실시한다.

073. 「감염병의 예방 및 관리에 관한 법률」상 시·도지사 또는 시장·군수·구청장이 역학조사를 하여야 하는 경우는?
① 감염병 발생에 관한 조사가 긴급히 필요한 경우
② 둘 이상의 시·도에서 역학조사가 동시에 필요한 경우
③ 감염병 유행 여부에 관한 조사가 긴급히 필요한 경우
④ 예방접종 후 이상 반응에 관한 조사가 긴급히 필요한 경우
⑤ 관할 지역에서 감염병이 발생하여 유행할 우려가 있는 경우

074. 「검역법」상 검역조사에 대한 설명으로 옳은 것은?
① 국외로 나가는 운송수단은 정해진 검역 장소가 없다.
② 검역을 받으려는 운송수단은 원하는 장소에서 검역조사를 받을 수 있다.
③ 질병관리청장은 관계 중앙행정기관의 장과 협의하여 검역 장소를 정한다.
④ 응급환자 발생의 사유로 검역 장소를 임의로 변경할 수 없다.
⑤ 검역조사가 완료되기 어려운 경우 총리령으로 정하는 검역구역에서 검역조사를 받을 수 있다.

075. 「후천성면역결핍증 예방법」상 외국인에 대하여 입국사증 발급의 결정을 통보할 때 검사음성확인서를 소지하지 아니하고 입국하는 경우에는 입국 후 몇 시간 이내에 검진을 받아야 함을 고지해야 하는가?
① 12시간 ② 24시간
③ 36시간 ④ 48시간
⑤ 72시간

076. 「국민건강증진법」상 주류광고의 기준으로 옳은 것은?
① 음주행위를 미화하는 표현을 허용한다.
② 알코올분 12도 이상의 주류를 방송광고하지 않는다.
③ 주류 판매촉진을 위해 광고노래를 사용하지 않는다.
④ 5시부터 22시까지 텔레비전 방송광고를 하지 않는다.
⑤ 12시부터 17시까지 미성년자를 대상으로 하는 프로그램 전후의 라디오 방송광고를 하지 않는다.

077. 「국민건강증진법」상 보건교육에 관한 설명으로 옳은 것은?
① 건강에 유익한 행위를 수동적으로 수행하도록 하는 교육이다.
② 질병관리청장은 국민의 보건교육에 관하여 관계중앙행정기관의 장과 협의한다.
③ 국가는 국민건강증진사업관련 법인이 보건교육을 실시할 때 이에 필요한 지원을 할 수 있다.
④ 국가 및 지방자치단체는 모든 국민에게 동일한 수준의 보건교육을 실시한다.
⑤ 질병관리청장은 보건교육을 실시하는 국민건강증진사업관련 법인에 대하여 보건교육의 결과에 관한 자료를 요청할 수 있다.

078. 「지역보건법」상 시·군·구별로 몇 곳의 보건소를 설치할 수 있는가?
① 1곳 ② 2곳
③ 3곳 ④ 4곳
⑤ 필요한 경우에만 설치

079. 「지역보건법」상 시·도지사 또는 시장·군수·구청장은 지역보건의료계획을 수립하는 경우에 그 주요 내용을 시·도 또는 시·군·구의 홈페이지 등에 몇 주 이상 공고하여 지역주민의 의견을 수렴하여야 하는가?
① 1주 ② 2주
③ 3주 ④ 4주
⑤ 5주

080. 「마약류 관리에 관한 법률」상 마약 중독자에게 마약을 투여할 수 있는 사람은?
① 보건소 의사
② 정신건강의학과 전문의
③ 의료기관에 종사하는 마약류관리자
④ 종합병원에 근무하는 마약류취급의료업자
⑤ 시·도지사의 허가를 받은 치료보호기관 의사

081. 응급환자가 아닌 사람이 응급실을 내원하였다. 「응급의료에 관한 법률」상 응급실 의료인의 조치로 옳은 것은?
① 진료가 필요한 경우에는 타 의료기관 응급실로 이송하여야 한다.
② 환자 본인과 주치의의 동의를 얻은 후, 타 의료기관으로 이송하여야 한다.
③ 안전한 환자이송에 필요한 의료기구와 인력을 제공하면서 타 의료 기관으로 이송하여야 한다.
④ 타 의료기관 이송 시, 응급환자에 해당되지 않는 이유를 설명하고 필요한 진료내용 등을 추천하여야 한다.
⑤ 진료가 필요한 경우에는 환자에게 응급실 이용료가 가산됨을 알리고 다른 응급환자처럼 진료하여야 한다.

082. 「보건의료기본법」상 주요질병관리체계에 속하는 것은?
① 환경 보건의료, 산업 보건의료
② 정신 보건의료, 구강 보건의료
③ 구강 보건의료, 노인의 건강증진
④ 학교 보건의료, 감염병의 예방 및 관리
⑤ 장애인의 건강 증진, 만성질환의 예방 및 관리

083. 「국민건강증진법」상 보건복지부장관이 광고내용의 변경 또는 금지를 명할 수 있는 광고는?
① 의학적으로 검증된 건강비법의 광고
② 과학적으로 검증되지 않은 심령술의 광고
③ 건강에 관한 정보를 전하는 광고
④ 총리령으로 정하는 광고
⑤ 과학적으로 검증된 건강비법의 광고

084. 「혈액관리법」상 채혈 후 혈액의 적격여부를 검사하기 위한 혈액검사 항목은?
① 장티푸스검사
② 결핵검사
③ 임질검사
④ A형간염검사
⑤ 매독검사

085. 「호스피스·완화의료 및 임종과정에 있는 환자의 연명의료 결정에 관한 법률」상 호스피스·완화의료를 제공할 수 있는 질환은?
① 만성간경화
② 급성호흡기감염증
③ 만성자기면역질환
④ 중증급성호흡기증후군
⑤ 중증열성혈소판감소증후군

위아너스

2026 간호사 국가시험
5회차

5회차 1교시

5회차 1교시 성인간호학

001. 노인성 장애의 재활간호 목적으로 옳은 것은?
① 일상생활 동작을 반복하여 독립성을 유지한다.
② 발달 정도에 따라 능력을 증진한다.
③ 새로운 기술 및 기능을 익히도록 한다.
④ 손상 이전의 능력으로 회복하도록 한다.
⑤ 직업 및 직업훈련 프로그램에 참여하도록 한다.

002. 요리를 하다가 화상을 입은 환자는 점액 생산이 감소하고, 위액분비가 증가하면서 설사 증상이 나타날 때 간호중재는?
① 제산제, 히스타민수용체 차단제를 투여한다.
② 통증 경감을 위해 진통제를 투여한다.
③ 항생제를 투여한다.
④ 입안을 물로 헹구도록 한다.
⑤ 정서적 긴장을 유발하는 환경과 자극을 피한다.

003. 전신마취 수술 전 구강의 타액 분비물을 감소시키고 기도의 분비물을 억제하기 위하여 환자에게 투여되는 약물은?
① 바륨(valium)
② 아티반(ativan)
③ 로비눌(robinul)
④ 펜타닐(fentanyl)
⑤ 리도카인(lidocaine)

004. 응급실로 내원한 응급환자에 대해 사정할 경우 가장 우선순위로 해야할 것은?
① 체온을 사정한다.
② 개방 상처를 사정한다.
③ 상처 부위 출혈을 사정한다.
④ 맥박과 호흡에 대해 사정한다.
⑤ 사지의 움직임을 사정한다.

005. 후천성면연결핍증 환자가 "후천천성면역결핍증 예방을 위해서는 어떻게 해야 할까요?"라는 질문에 대한 설명으로 가장 적절한 것은?
① "주사바늘은 사용 후 안전하게 캡을 씌우도록 합니다."
② "타인과 피부접촉을 하지 않도록 합니다."
③ "항상 창문을 닫아 외부 공기 유입을 막습니다."
④ "손톱을 짧게 자르고 청결하게 유지합니다."
⑤ "피부가 습하여 건조하게 유지합니다."

006. 통증을 사정하는 방법(PQRST)에서 통증이 무딘, 예리한, 찌르는 듯한, 으스러지는 등의 통증 특성을 의미하는 것은?
① P
② Q
③ R
④ S
⑤ T

007. 신경계의 노화와 관련된 변화를 설명한 것으로 옳은 것은?
① 운동 및 감각 축삭은 노화에 의해 변하지 않는다.
② 체위성 고혈압 빈도가 증가한다.
③ 뇌혈관벽이 얇아져 뇌로 공급되는 혈류량은 증가하지만 혈관 문제가 발생한다.
④ 신경전도 속도가 느려져 기억력과 지능의 감퇴, 지각범위 협소 및 지연이 발생한다.
⑤ 뇌실질과 두개골 사이가 좁아지고, 뇌실이 축소한다.

008. 입원 환자는 밤에 수면을 취하기 어렵고, 깊이 잠이 들지 않고 수면 중에 자주 깬다. 환자의 수면에 대한 문제를 해결하기 위해 우선적인 간호중재는?

① 환자에게 수면 전에 화장실을 가도록 한다.
② 밤에 주변의 간접 조명을 끄도록 한다.
③ 편안한 베개와 이불을 제공한다.
④ 수면을 취할 수 없는 이유에 대해 사정한다.
⑤ 낮잠을 자지 않도록 한다.

009. 대장내시경 검사를 받은 환자가 복부에 심한 통증과 복부가 꽉차서 팽창된 증상이 있을 때 우선적인 간호중재는?

① 좌측위를 유지하도록 한다.
② 금식을 유지하도록 한다.
③ 장 병변을 감별진단 한다.
④ 진통제를 투여한다.
⑤ 장음을 청진한다.

010. 간경화 환자의 질병이 진행될 때 나타나는 특징적인 사정결과는?

① 복수   ② 우울
③ 객혈   ④ 가슴앓이
⑤ 연하곤란

011. 식도암 환자가 식도암절제술 후 증상이 호전되어 식이를 제공하여야 할 때 적절한 간호중재는?

① 퇴원 전까지 금식을 유지한다.
② 식사 전에 진토제를 투여한다.
③ 수술 후 지속적으로 총비경구영양을 투여한다.
④ 비위관삽입 부위로 식이를 제공한다.
⑤ 구강 섭취 가능성을 확인하는 식도조영술 시행 후 식이를 결정한다.

012. 식도게실 환자에게 확인할 수 있는 특징적인 사정결과는?

① 혈압 상승   ② 출혈
③ 복수   ④ 열
⑤ 음식물 역류

013. 오심, 구토, 소화불량 증상이 있는 환자에서 위암이 의심되어 위암 확진을 위해 시행하는 검사는?

① 복부 컴퓨터 단층촬영
② 내시경적 초음파
③ 종양지표자 검사
④ 위내시경과 조직생검
⑤ 상부 위장관 조영술

[014 ~ 016] 다음 사례를 읽고 문제에 답하시오.

상복부 통증이 심해지면서 오심과 구토 증상이 있는 56세 여성 환자는 "식사 후 30분~1시간 후에 좌측의 상복부 통증이 점점 심해져요. 제산제를 먹어도 증상이 없어지지 않아요. 통증 후에는 구토가 나와요"라고 호소한다.

014. 환자의 증상으로 예상되는 질환은?

① 위궤양   ② 만성 위염
③ 십이지장 궤양 ④ 위암
⑤ 급성 위염

015. 진단을 위해 시행한 검사로 필요하지 않은 검사는?

① 위내시경검사   ② 요소호흡검사
③ 대변 잠혈검사 ④ 혈액의 CBC검사
⑤ 바륨검사

016. 내과적 치료를 위해 점막방어벽을 보호하기 위해 투여하는 약물은?

① 시메티딘(cimetidine)
② 라니티딘(ranitidine)
③ 오메프라졸(omeprazole)
④ 메트로니다졸(metronidazole)
⑤ 사이토텍(cytotec)

017. 십이지장 궤양 환자는 흑색변 증상이 있어 활력징후를 측정한 결과 혈압이 80/45mmHg, 맥박 118회/분, 호흡 28회/분으로 측정되었을 때 우선적인 간호중재는?

① 심호흡을 하도록 한다.
② 수액을 정맥으로 주입한다.
③ 음식과 수분 섭취를 한다.
④ 환자에게 산소를 2L/min 투여한다.
⑤ 예방적 항응고제를 투여한다.

018. 환자의 혈액검사 결과 HBsAg(-), HBsAb(-) 소견일 때 환자의 상태는?

① 보균자 상태
② 만성간염 상태
③ 예방접종필요 상태
④ 회복단계 상태
⑤ 급성간염 상태

019. 간경화증 환자가 지속전인 복수 증상이 있어 복수의 추적관찰을 위해 시행한 혈액검사에서 확인해야 하는 검사 결과는?

① AST
② ALT
③ Platelet
④ Albumin
⑤ Bilirubin

020. 간경화증 환자는 복수가 차고 의식저하, 경직, 과다굴곡 등의 증상이 있어 시행한 혈액검사에서 암모니아 195µg/dL으로 환자에게 나타난 합병증으로 옳은 것은?

① 문맥성 고혈압
② 식도정맥류
③ 간성 신증후군
④ 혈소판 감소증
⑤ 문맥성 간성 뇌변증

021. 유방암으로 우측 유방절제술을 받은 환자의 감염 및 림프부종의 위험성을 관리하기 위한 간호중재로 옳지 않은 것은?

① 수술한 팔은 수술 후 24시간 동안 움직이지 않도록 한다.
② 수술한 팔의 팔꿈치는 심장보다 낮게 둔다.
③ 수술한 팔에 탄력붕대나 장갑을 착용한다.
④ 수술한 팔의 손은 팔꿈치보다 높게 둔다.
⑤ 수술한 팔의 화상, 찰과상 등의 손상을 주의한다.

[022 ~ 023] 다음 사례를 읽고 문제에 답하시오.

소변을 본 후 배뇨를 시작하면 배뇨가 어렵고 소변이 방울방울 떨어지는 증상으로 양성전립선비대증을 진단 받은 환자의 간호사정 결과 빈뇨, 혈뇨, 긴급뇨, 야뇨증 결과가 나타났다.

022. 환자의 질환을 진단하기 위해 시행해야 하는 검사는?

① 대장내시경 검사
② 직장 수지검사
③ 복부 컴퓨터 단층촬영
④ 신생검
⑤ 사구체여과율 검사

023. 환자에게 제공하는 간호중재로 옳은 것은?

① 소변을 알칼리성으로 유지하기 위해 항생제를 투여한다.
② 방광이 빨리 채워지도록 요의 전에 배뇨한다.
③ 금기가 아니라면 하루 2,000cc이상의 수분섭취를 권장한다.
④ 차가운물 목욕을 하여 전립샘 울혈을 경감시킨다.
⑤ 단시간에 다량의 수분을 섭취한다.

024. 급성신부전 환자의 경우 혈액검사 결과 우선적인 간호중재가 필요한 결과는?

① K^+ 6.0mEq/L
② Na^+ 135mEq/L
③ Ca^{2+} 8.0mEq/L
④ Creatinine 5.2mg/dL
⑤ BUN 35mg/dL

[025 ~ 026] 다음 사례를 읽고 문제에 답하시오.

만성신부전으로 혈액투석을 받는 환자는 신장이식술을 시행 받았다. 수술 후 2개월째 이식부위 통증, 발열, 부종, 핍뇨 등의 증상과 함께 체중이 갑작스럽게 증가하였다.

025. 환자의 증상으로 예상 가능한 상태는?

① 초급성 이식거부 반응
② 급성 이식거부 반응
③ 만성 이식거부 반응
④ 이식 부적합 반응
⑤ 감염 발생 반응

026. 환자에게 제공하는 간호중재로 옳은 것은?

① 신장적출술
② 항생제 투여
③ 면역억제제 투여
④ 이뇨제 투여
⑤ 심호흡 격려

027. 급성사구체 신염이 발생하는 원인으로 알맞은 것은?

① E-coli균
② 임신
③ 방광염
④ 인후염
⑤ 성병

028. 신장생검 검사를 받은 환자를 위한 간호중재는?
① 신장생검 후 멸균 압박드레싱을 실시한다.
② 신장생검 후 4시간 동안 반좌위를 취한다.
③ 신장생검 후 1000mL 이하로 수분섭취를 제한한다.
④ 신장생검 후 심호흡과 기침을 격려한다.
⑤ 신장생검 후 가벼운 운동을 격려한다.

029. 발목골절로 석고붕대를 적용한 환자의 간호중재는?
① 히터나 드라이기를 사용하여 건조한다.
② 석고붕대 후 체위변경하지 않는다.
③ 석고붕대는 꽉 조이도록 유지한다.
④ 골절부위는 심장보다 높게 상승시킨다.
⑤ 소양감이 나타나면 나무를 이용해서 긁는다.

030. 대퇴골절 환자에서 심한 통증, 창백, 맥박소실, 냉감, 움직임 감소, 감각이상의 증상이 발생하였을 때 합병증으로 옳은 것은?
① 지방색전증
② 구획증후군
③ 골수염
④ 무혈성 골괴저
⑤ 석고붕대증후군

031. 비타민 D 결핍으로 인한 칼슘과 인의 대사 장애로 골기질에 무기질 침착이 감소하여 발생하는 질환은?
① 골다공증
② 골관절염
③ 골연화증
④ 골수염
⑤ 골절

032. 추간판 탈출증 환자의 요통을 예방하기 위한 간호중재는?
① 똑바로 누워 다리를 평평하게 유지한다.
② 침요 선택 시 푹신한 것으로 한다.
③ 장시간 서있는 경우에는 양쪽 발을 똑바른 자세로 유지한다.
④ 몸을 앞으로 기울이는 자세는 금지한다.
⑤ 앉을 때 발바닥이 바닥에 떨어지도록 한다.

033. 패혈증으로 중환자실에 입원한 환자를 사정한 결과 산재성 혈관내 응고증의 특성에 해당하는 것은?
① 혈뇨
② 맥박 감소
③ 혈압 상승
④ 소변량 증가
⑤ 혈소판 수 증가

[034 ~ 036] 다음 사례를 읽고 문제에 답하시오.

잇몸 출혈, 팔에 멍 생김, 뼈의 통증, 식욕부진, 체중감소, 피로 증상이 있는 환자가 병원을 방문하였다..

034. 위의 사례 환자에게 예측 가능한 질환은?
① 급성골수성 백혈병
② 급성 림프구성 백혈병
③ 만성골수성 백혈병
④ 만성 림프구성 백혈병
⑤ 무과립세포증

035. 위의 사례 환자를 위한 치료적 간호중재는?
① 면역억제제를 투여한다.
② 스테로이드를 투여한다.
③ 정맥절개술을 시행한다.
④ 방사성 동위원소 인을 투여한다.
⑤ 조혈모세포 이식을 한다.

036. 위의 사례 환자를 위한 간호중재는?
① 생과일, 채소를 섭취하도록 한다.
② 구강간호를 위해 단단한 칫솔을 사용한다.
③ 정확한 체온 측정을 위해 직장체온을 측정한다.
④ 꽃이나 식물을 두지 않도록 한다.
⑤ 혈전 예방을 위해 항응고제를 투여한다.

037. 재생 불량성 빈혈 환자에게 확인할 수 있는 특징적인 검사 결과는?
① 혈청 혈소판 감소
② 혈청 백혈구 증가
③ 혈청 적혈구 증가
④ 혈청 알부민 감소
⑤ 혈청 빌리루빈 증가

038. 교통사고로 복부에 충격이 가해진 환자는 복부 통증과 복부팽만 증상이 있다. 출혈이 의심되어 실시한 일반 혈액 검사에서 혈색소 6.0g/dL로 측정되어 수혈을 시행해야 할 때 적합한 수혈 종류는?
① 혈소판
② 신선동결혈장
③ 전혈
④ 적혈구 농축액
⑤ 백혈구 제거 적혈구

039. 림프부종 환자를 위한 간호 교육으로 옳지 않은 것은?
① "사지의 둘레를 측정하여 관찰하도록 합니다."
② "부종이 있는 사지는 아래로 향하도록 합니다."
③ "장시간 서 있는 자세는 피하도록 합니다."
④ "부종이 있는 사지의 피부와 손톱, 발톱의 청결을 유지합니다."
⑤ "저칼로리, 저염식이를 섭취하도록 합니다."

[040 ~ 041] 다음 사례를 읽고 문제에 답하시오.

걷다가 다리에 극심한 통증이 있는 환자는 왼쪽 다리의 통증 지속되고 있으며 다리의 감각이 이상하고 발가락이 창백하고 차갑다.

040. 위의 사례에서 환자에게 예상되는 질환은?
① 정맥류
② 동맥류
③ 버거씨병
④ 레이노병
⑤ 급성동맥폐색

041. 위의 사례의 환자에게 제공되는 간호중재는?
① 사지에 온찜질을 적용한다.
② 사지를 심장보다 약간 아래로 유지한다.
③ 순환을 위하여 운동을 권장한다.
④ 침상안정 시 무릎과 발목에 베개를 적용한다.
⑤ 사지 고정을 위해 억제대를 적용한다.

042. 대동맥판막 부전증이 있는 환자는 심장수술 후 중환자실로 왔다. 환자의 신체 사정 결과 혈압 100/60mmHg, 맥박 110회/분, 체온 36.5도, 중심정맥압 3cmH₂O 이였을 때 우선적인 간호중재는?
① 침상머리를 높여준다.
② 담요를 적용한다.
③ 수액량을 증가시킨다.
④ 항고혈압제를 투여한다.
⑤ 항생제를 투여한다.

043. 심근경색 환자에게서 호흡곤란과 소변량 감소 증상과 함께 혈압 90/55mmHg일 때 우선적인 간호진단은?
① 비효율적 조직관류
② 심박출량 감소
③ 체액부족 위험성
④ 비효율적 조직관류
⑤ 활동 지속성 장애

044. 승모판막 협착증 환자는 심장 수술 후 맥박이 150회/분으로 측정되었다. 심전도 결과 다음과 같았을 때 나타난 부정맥은?

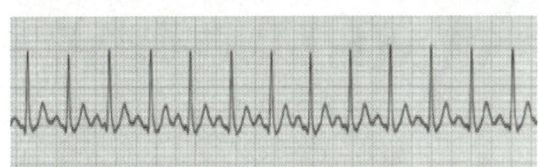

① 동성서맥
② 동성빈맥
③ 동성부정맥
④ 심방세동
⑤ 심방조동

[045 ~ 046] 다음 사례를 읽고 문제에 답하시오.

길을 걷던 중 갑작스런 흉부 통증과 어깨로 뻗치는 통증이 있는 환자가 응급실로 왔다. 급성심근경색이 예상되어 심혈관 조영술을 통해 경피적 관상동맥 성형술을 받았다.

045. 위의 사례 환자의 경우 응급실에서의 진단을 위해 시행한 검사로 옳지 않은 것은?
① 심전도
② 혈청 CK, CK-MB
③ 혈청 Tropoinin I/T
④ 혈청 myoglobin
⑤ 심장 운동부하 검사

046. 위의 사례 환자의 경우 경피적 관상동맥 성형술 후 간호중재로 옳은 것은?
① 트렌델렌버그 체위를 취한다.
② 시술 후 바로 움직이도록 한다.
③ 양측 족배동맥에 맥박을 확인한다.
④ 이뇨제를 투여한다.
⑤ 4시간마다 체온을 측정한다.

047. 디곡신(digoxine)을 복용 중인 울혈성심부전 환자에서 측정한 혈압 120/75mmHg, 맥박 54회/분, 체온 36.5℃ 이었을 때 우선적인 간호중재는?

① 침상머리를 올려준다.
② 산소를 투여한다.
③ 수분섭취를 권장한다.
④ 강심제 투약을 보류한다.
⑤ 이뇨제를 복용하도록 한다.

048. 흉부 통증, 호흡곤란이 있는 늑막염 환자의 흉부 x-ray에서 우측 흉수 소견이 보여 흉곽천자 시술을 받았을 때 간호중재는?

① 검사 동안 최대한 숨을 참도록 한다.
② 시술을 위하여 바로 누운 자세를 취하도록 한다.
③ 시술 후 기침을 하도록 한다.
④ 시술 후 심호흡을 권장한다.
⑤ 바늘 삽입했던 부위는 아래로 가게 자세를 취하도록 한다.

049. 호흡곤란 증상이 있는 환자에서 인공호흡기를 적용해야 하는 경우는?

① PaO_2 85mmHg
② $PaCO_2$ 65mmHg
③ pH 7.35
④ HCO_3^- 23mEq/L
⑤ SaO_2 93%

[050 ~ 051] 다음 사례를 읽고 문제에 답하시오.

> 만성폐쇄성폐질환 환자는 호흡곤란, 가래 섞인 기침 증상이 있고 숨쉬기 힘들어 허리를 구부리고 고개를 앞으로 숙인 자세를 취하고 있다.

050. 위 사례에서 환자의 호흡을 위한 간호중재로 옳은 것은?

① 산소마스크로 5L/min 산소를 투여한다.
② 앙와위 자세를 취하도록 한다.
③ 인공호흡기를 적용한다.
④ 목과 가슴을 일직선으로 유지하고 가래를 뱉도록 한다.
⑤ 입술을 오므리고 숨을 길게 내쉬도록 한다.

051. 위의 사례 환자를 위한 투여 약물은?

① 아미노필린(aminophyline)
② 캡토프릴(captopril)
③ 프로프라놀롤(propranolol)
④ 피라지나마이드(pyrazinamide)
⑤ 니트레이트(nitrates)

052. 활동성 폐결핵으로 항결핵약 복용을 위해 환자에게 교육한 내용으로 알맞지 않은 것은?

① "항결핵약은 여러 약을 복합하여 복용하게 됩니다."
② "항결핵약은 하루 1회 복용하게 됩니다."
③ "항결핵약은 공복 시 투여해야 흡수율이 좋습니다."
④ "복용 후 간기능을 확인하기 위해 정기적으로 간효소 검사를 시행합니다."
⑤ "복용 후 소변 색깔이 오렌지색으로 변하면 이상 반응으로 즉시 병원에 내원해야 합니다."

053. 흉부 통증 증상이 있는 늑막염 환자에게 우선적으로 시행해야 하는 간호중재는?

① 기도유지를 위해 가래를 뱉도록 한다.
② 산소를 투여한다.
③ 실내공기 가습을 시킨다.
④ 진통제를 투여한다.
⑤ 심호흡과 기침을 격려한다.

054. 환자 사정결과 다음과 같을 때 예상되는 질환은?

> 증상: 흉통, 호흡곤란, 청진 시 오른쪽 호흡음 소실, 경정맥 확장, 흉관 타진 시 오른쪽 과공명음, 안절부절 못하고 흥분된 상태
> 활력징후: 혈압 100/60mmHg, 맥박은 125회/분

① 늑막염
② 폐기종
③ 긴장성 기흉
④ 늑골골절
⑤ 혈흉

055. 폐색전증을 일으키는 주요 원인으로 알맞은 것은?

① 심부정맥 혈전증
② 만성폐쇄성폐질환
③ 급성호흡장애증후군
④ 만성 기관지염
⑤ 급성호흡부전

056. 뇌졸중 환자에게 발바닥을 발뒤꿈치에서 외측 옆으로 줄을 긋는 것처럼 자극을 주는 반사검사에 해당하는 것은?

① 이두근 반사
② 슬개건 반사
③ 표재성 반사
④ 아킬레스건 반사
⑤ 삼두근 반사

057. 두개내압 상승 환자에게 처방된 약물과 반응으로 옳은 것은?

① 페노바비탈(phenobarbital): 쿠싱 궤양 예방
② 바비튜레이트(barbiturate): 변 완화제
③ 코르티코스테로이드(corticosteroid): 의도적 혼수상태 유도
④ 만니톨(mannitol): 삼투성 이뇨작용
⑤ 아세트아미노펜(acetaminophen): 혈관부종 감소

058. 이른 아침 조깅을 하던 중 갑자기 두통과 구토를 한 환자의 한쪽 팔과 얼굴에 힘이 빠지고 제대로 발음하지 못하는 증상을 호소하는 환자에게 예측되는 질환은?

① 뇌종양　　② 실어증
③ 수막염　　④ 급성 뇌졸중
⑤ 급성 심근경색증

059. 두통과 오한 증상이 있는 환자 사정 결과 목을 굴곡 시키면 목이 뻣뻣하고 통증을 동반하였고 뇌척수액 검사 결과 혼탁하였으며 포도당이 10mg/dL, 단백질이 55mg/dL 소견을 보여 의사는 수막염을 의심하였다. 우선적인 간호중재는?

① 생리식염수를 정맥으로 주입한다.
② 환자를 앙와위 자세를 취한다.
③ 균 배양 검사 결과 전까지 광범위 항생제를 투여한다.
④ 의식을 자주 사정한다.
⑤ 항경련제를 투여한다.

[060 ~ 061] 다음 사례를 읽고 문제에 답하시오.

건물에서 작업 중 추락하여 가슴 아래로 기능을 할 수 없는 하지마비 증상이 있는 환자 사정 결과 박동성 두통과 하지 냉감이 있고, 활력징후에서 혈압 200/140mmHg, 맥박 54회/분 이었다.

060. 환자에게 예상되는 척수손상 부위는?

① C1~4　　② C6~8
③ T1~6　　④ L1~3
⑤ L3~4

061. 환자에게 시행해야 하는 우선적인 간호중재는?

① 침상머리를 올린다.
② 측위 자세를 취해준다.
③ 조이는 옷을 느슨하게 해준다.
④ 방광팽만 여부를 사정한다.
⑤ 분변매복이 있는지 확인한다.

062. 파킨슨환자에서 관찰할 수 있는 특징적인 사정결과로 옳지 않은 것은?

① 진전　　② 경직
③ 안면 홍조　　④ 체중증가
⑤ 걸을 때 팔을 흔들지 않음

063. 알츠하이머 질환을 가진 환자의 인지치료를 위해 시행하는 간호교육 내용으로 옳은 것은?

① 과다자극을 통해 환자의 인지자극을 한다.
② 대상자가 느끼는 감정을 정리해서 다르게 인지하도록 한다.
③ 옷 입고 벗을 때 항상 도움을 준다.
④ 가족, 친구의 사진에 이름을 써서 붙여놓도록 한다.
⑤ 현재에 집중하도록 과거의 기억을 회상하지 않도록 한다.

064. 원위세뇨관과 집합관의 수분 재흡수를 증가하여 삼투조절과 혈압상승 작용을 하는 호르몬은?

① 갑상샘자극호르몬(TSH)
② 부신피질자극호르몬(ACTH)
③ 성장호르몬(GH)
④ 항이뇨호르몬(ADH)
⑤ 여포자극호르몬(FSH)

065. 당뇨병 환자에게 시행한 운동요법을 교육할 때 옳지 않은 것은?

① 저혈당 위험이 높을 수 있어 단시간 강도 높은 무산소 운동을 한다.
② 저혈당 예방을 위해 운동 1~3시간 전 식사나 간식을 섭취한다.
③ 운동은 혈당농도가 최고인 식사 시작 후 1시간에 실시한다.
④ 운동 후 저혈당 예방을 위해 필요 시 운동 직후 간식을 섭취한다.
⑤ 장시간 운동 시 전, 중, 후 혈당을 체크한다.

066. 당뇨병 환자의 인슐린 투여를 위한 주사 가능 부위로 옳지 않은 것은?

① 상박　　② 복부
③ 손목　　④ 대퇴
⑤ 요부

067. 갑상샘절제술 받은 환자가 입주위와 손 저린 감각 증상이 있을 때 사정해야하는 것은?
① 조직 부종
② 혈청 칼슘 농도
③ 호흡 양상
④ 통증
⑤ 배뇨량

068. 쿠싱증후군으로 코티졸(cortisol)을 복용하는 환자에게 시행할 교육으로 알맞은 것은?
① 1/3은 아침에 일어나면서, 2/3는 오후 일찍 복용하도록 한다.
② 흡수를 돕기 위해 공복 시 복용하도록 한다.
③ 고칼로리 식이는 섭취하도록 한다.
④ 스트레스 증가 시 처방에 따라 용량을 감소하도록 한다.
⑤ 서서히 약물을 중단하도록 한다.

069. 요붕증 환자의 임상증상으로 옳은 것은?
① 소변량 2L/일 이하
② 요비중 1.005 이하
③ 요 삼투압 증가
④ 혈장 삼투압 감소
⑤ 체중 증가

070. 중이염으로 고막절개술을 받은 환자의 간호중재로 옳은 것은?
① 수술 후 1~2주간은 빨대를 사용하여 물을 마시도록 한다.
② 코를 풀 때는 입을 다물고 양쪽을 약하게 푼다.
③ 드레싱은 3일 간격으로 솜으로 압박 드레싱 한다.
④ 3주 정도 고개를 최대한 숙이도록 한다.
⑤ 분비물이 증가할 경우 즉시 의사에게 보고한다.

5회차 1교시 모성간호학

071. 다음 중 모성간호사의 역할 중 여성 건강의 유지 및 증진을 지지하는 역할은 무엇인가?
① 정치사회적 역할
② 간호제공자
③ 옹호자
④ 교육자
⑤ 역할모델

072. 결혼을 앞둔 예비부부가 피임방법을 고민하고 있다. 이 부부에게 가장 이상적인 피임법의 조건은 무엇일까?
① 효과가 영구적이어야 한다.
② 비싸더라도 확실한 피임효과가 있어야 한다.
③ 성교나 성감을 해치는 것은 감안하고 피임해야 한다.
④ 효과가 일시적이며 복원이 가능해야 한다.
⑤ 피임효과가 좋을수록 사용이 불편할 수 밖에 없다.

073. 성폭행을 당한 여성에게 해야 할 간호중재로 옳은 것은?
① 피해자가 결정 내리기 힘들어하므로 의사결정을 대신해준다.
② 질검사 전 외음부에 상처나 혈액, 이물질을 잘 닦아낸다.
③ 성병 검사를 한다.
④ 응급피임약은 4일 후 복용하도록 한다.
⑤ 신체적 간호보다 심리적 간호에 비중을 두고 접근한다.

074. 자궁벽의 구조와 기능을 설명한 것이다. 옳은 것은?
① 자궁내막의 기저층은 월경주기에 따라 두께가 달라진다.
② 자궁내막은 편평상피조직으로 구성된다.
③ 자궁내막의 기능층은 월경 시마다 탈락된다.
④ 자궁근층은 근육층으로 가장 얇은 곳이다.
⑤ 자궁벽은 안쪽부터 자궁근층, 자궁내막, 자궁외막의 순서 이다.

075. 초경을 시작한 13세 소녀가 기질적 병변이 없이 심한 월경통을 호소한다. 통증 완화를 위한 약물에 해당하는 것은?
① 라식스(Lasix)
② 응급피임약(Yuzpe)
③ 메트로니다졸(Metronidazol)
④ 비스테로이드소염제(NSAID)
⑤ 니스타틴(Nystatin)

076. 폐경기 여성의 골다공증 예방을 위한 간호 중재로 적절한 것은?
① 골절이 우려되므로 절대 안정을 취하게 한다.
② 칼로리 섭취 증가를 위한 고단백식품을 권장한다.
③ 에스트로겐 호르몬 치료를 위한 상담과 교육을 실시한다.
④ 체중부하가 있는 유산소 운동을 피한다.
⑤ 성선자극 호르몬 분비 촉진제를 장기 투여한다.

077. 한 여성이 복식자궁절제술을 받았다. 이 여성의 수술 후 간호에 대한 설명으로 옳은 것은?
① 장유착과 혈전성 정맥염 등을 예방하기 위해 절대안정을 취하게 한다.
② 자세는 복위를 취하게 한다.
③ 견갑통을 줄이기 위해 상처 부위에 모래주머니를 대준다.
④ 출혈이 있을 수 있으므로 수술부위를 주의 깊게 관찰한다.
⑤ 진통제는 회복을 지연시키므로 수술 후 심호흡을 통한 통증완화를 강조한다.

078. 자궁내막폴립의 치료는?
① 쉴러검사
② 자궁경부세포진검사
③ 메트로니다졸 투여
④ 프로게스테론 요법
⑤ 자궁소파술

079. 응급센터로 방문한 28세의 여성은 심한 골반통, 복부팽만, 고열 39℃, 맥박 100회/분이었다. 도말검사 실시 결과 임균이 검출되었다. 이 환자의 간호중재로 적절한 것은?
① 온찜질 실시
② 조기이상
③ 쇄석위 취하기
④ 원인에 따른 항생제 투여
⑤ 면 속옷 입기

080. 자궁경부암 발생의 가장 유력한 원인요인은?
① 클라미디아
② 임균
③ 인유두종바이러스
④ 매독
⑤ 면역결핍성 바이러스

081. 65세 여성이 밑이 빠지는 것 같은 증상과 요통을 호소하여 검진한 결과 자궁경부가 질 밖까지 나와 있는 것을 확인했다. 자궁하수의 구분으로 적절한 것은?
① 0도
② 1도
③ 2도
④ 3도
⑤ 4도

082. 불임을 호소하고 있는 남성의 정액을 채취하여 정액의 상태를 파악하려고 한다. 비정상적인 사항은 무엇인가?
① 사정 후 실온에서 바로 액화된다.
② 1회 사정양은 2~5ml/회 이상이다.
③ 정자 수는 1,500만/ml 이상이다.
④ 정상 정자는 30% 이상이다.
⑤ 정자 운동성은 2시간까지 50% 이상 활발하다.

083. 다음 예방접종 중 임부에게 엄격히 금지하는 것은 어느 것인가?
① 디프테리아
② 풍진
③ 파상풍
④ 장티푸스
⑤ 백일해

084. 임신 28주의 임부의 뇨검사에서 당이 +1으로 나왔다. 임부가 걱정하면서 당뇨병 여부를 물었다. 적절한 대답은?
① 요도염이 의심되므로 검사가 필요하다.
② 방광 충혈이 발생할 수 있다.
③ 세뇨관에서 포도당 재흡수가 감소하여 발생하였다.
④ 신장기능이 떨어지는 것으로 보인다.
⑤ 당뇨병 의심 증상이다.

085. 임부는 임신과정 전반에 걸쳐 다양한 증상과 징후를 경험하게 된다. 다음 중 임신 전반기에 임부에게 나타나는 증상은?
① 첫 태동 느낌
② 하강감
③ 부구감
④ 빈뇨
⑤ 하지부종

086. 임신 동안 나타나는 유륜의 착색, 흑선, 기미의 원인은?
① 에스트로겐
② 프로게스테론
③ 융모생식샘자극 호르몬
④ 태반락토겐
⑤ 멜라닌세포자극 호르몬

087. 임신 중 발생할 수 있는 임신성 고혈압 환자의 간호로 옳은 것은?
① 좌측위는 대정맥에 압박을 주지 않으므로 원활한 혈액 순환을 유도한다.
② 경련으로 인한 낙상에 대비하여 억제대를 착용한다.
③ 지속적으로 황산마그네슘을 주어 경련을 예방한다.
④ 방을 밝게 하여 기분전환을 시켜준다.
⑤ 저단백 식이를 제공한다.

088. 분만 진행 중 태아질식 시 나타날 수 있는 증상은?
① 태아심음이 감소하였다가 다시 회복된다.
② 태아심음이 130회/분이다.
③ 둔위에서 태변 배출이 있다.
④ 태아감시장치 결과 후기하강이 있다.
⑤ 태아감시장치 결과 조기하강이 있다.

089. 어제와 오늘 실시한 두 차례의 무자극검사(NST)에서 모두 20분 간 임부가 태동을 3회 느꼈으며, 이때 태아심음이 10~15초가량 10bpm 상승하였다. 검사 결과의 해석으로 옳은 것은?
① 이번 케이스는 태아가 분만 시 생존 가능함을 의미한다.
② 이번 케이스는 무자극 검사 결과는 무반응이다.
③ 태아 심박동수 모니터링이 필요치 않다.
④ 고위험 임신을 계속해서 유지하는데 별문제가 없을 것이다.
⑤ 태아가 수면 중이었을 수 있으므로 검사를 다시 실행한다.

090. 태아는 두정위로 후두위가 산모의 왼쪽에서 느껴졌다. 그렇다면 태아의 심음을 어떤 부위에서 청취 가능한가?
① 오른쪽 상복부   ② 오른쪽 하복부
③ 왼쪽 상복부   ④ 왼쪽 하복부
⑤ 제와부

091. 태아에게 shake test를 실시하였다. 이 검사에 대한 반응으로 올바른 것은?
① 태아의 간성숙을 검사하는 방법이다.
② L/S 비율이 2.0 이상 시에는 폐성숙을 의미한다.
③ 임신 28주경이 되어야 폐가 완전히 성숙한다.
④ 태아의 폐성숙을 알기 위해 혈액에서 인지질을 채취하여 분석하는 방법이다.
⑤ shake test 결과 노란색으로 변해야 폐가 성숙했다고 볼 수 있다.

092. 산과력 T1-P0-A0-L1, 임신 37주된 산부가 심한 허리통증을 느껴 골반돌리기, 천골부위 마사지를 하는 중이다. 내진 결과 태아머리의 대천문이 산모의 오른쪽 치골부위에서 촉지되었다. 태향으로 옳은 것은?
① LOA   ② ROA
③ LOT   ④ ROP
⑤ LOP

093. 분만 시 실제적으로 가장 짧은 경선으로 치골결합 내면 최대 돌출부에서 천골갑까지의 거리를 나타내는 경선은?
① 대각결합선   ② 진결합선
③ 산과적결합선   ④ 횡경선
⑤ 전후경선

094. 자궁 수축이 2~5분 마다, 35~45초 지속되며, 경관이 4~7cm 개대되어 태아가 점차 하강하는 시기는 분만 1기 중 어느 시기인가?
① 잠재기   ② 활동기
③ 이행기   ④ 개대기
⑤ 소실기

095. 다음 중 분만 중 관장을 시행할 수 없는 경우는?
① 질 출혈 시
② 쌍둥이 분만인 경우
③ 자궁 경부가 3cm 개대된 정상 질분만
④ 세 번째 출산일 경우
⑤ 분만 초기 진행이 잘 안되는 경우

096. 양수과다인 경우 일어날 수 있는 합병증은?
① 태아 질식 위험   ② 이완성 자궁출혈
③ 태아 기형   ④ 제대압박 위험
⑤ 태아 심음 저하

097. 만삭 전 조기파막의 간호중재로 적절한 것은?
① 태아의 감염이 의심되므로 항생제를 투여한다.
② 파수 정도 파악을 위해 내진을 한다.
③ 침상 안정하고 분만이 시작될 수 있으므로 준비한다.
④ 수분을 제한한다.
⑤ 제왕절개를 시행한다.

098. 다음 중 태반박리 시 나타나는 징후로 옳은 것은?
① 질의 팽만감이 느껴진다.
② 질에서부터 제대가 짧아지게 된다.
③ 자궁이 난형에서 원반형으로 바뀐다.
④ 갑자기 질에서 다량의 혈액이 분출된다.
⑤ 질구에서 제대가 늘어지나 치골결합 상부를 누르면 당겨 올라간다.

099. 조기진통으로 리토드린을 주입하고 있는 산부에게 나타날 수 있는 부작용은?
① 핍뇨　　　　② 저혈압
③ 저혈당증　　④ 설사
⑤ 고칼륨혈증

100. 분만 직후 자궁저부의 높이는?
① 치골 결합 바로 위　　② 제와 아래 5cm
③ 제와 아래 2cm　　　④ 제와 부위
⑤ 제와 위 2cm

101. 자궁 퇴축을 돕는 간호중재로 적절한 것은?
① 침상안정
② 고온팩 적용
③ 자궁저부 마사지
④ 다리 들어올리는 운동
⑤ 진통제 투여

102. 분만 후 다른 특별한 증상이 없는 산모에게 간호사가 조기 이상을 격려하고 있다. 좀 쉬고 싶다고 호소하는 산모에게 조기 이상의 장점을 설명하려고 한다. 옳은 것은?
① 혈전성 정맥염의 예방에 효과적입니다.
② 자궁퇴축을 도와줍니다.
③ 산후통을 감소시킵니다.
④ 자궁내막염을 예방합니다.
⑤ 기립성 저혈압이 금방 좋아질 것입니다.

103. 산후 3일 된 산모가 모유수유가 너무 힘들다며 모유수유를 그만 두고 싶다고 이야기한다. 이 산모에게 정서적인 문제를 일으킬 수 있는 가장 큰 요인은 무엇인가?
① 수면부족　　　　② 방문객 수의 부족
③ 모아 격리 병실　　④ 불안
⑤ 감염

104. 산후통은 산후 자궁수축 시 통증을 느끼는 것을 말하는데, 특히 어떤 대상자에게 심하게 나타나는가?
① 초산부　　　　　　② 다산부
③ 나이가 많은 초산부　④ 제왕절개한 초산부
⑤ 사산한 산부

105. 자궁내막염의 간호에 대한 설명이다. 적절한 것은?
① 좌욕을 격려한다.
② 하루 2L 이하로 수분섭취를 제한한다.
③ 조기 이상을 격려한다.
④ 통증 감소를 위해 자궁수축억제제를 투여한다.
⑤ 오로의 배출을 돕기 위해 반좌위를 취해준다.

5회차 2교시

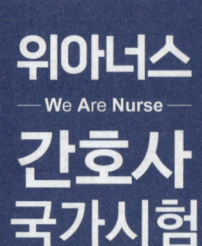

5회차 2교시 | 아동간호학

001. 과학적인 연구로 지식을 발전시키며, 연구의 타당성을 검토·평가하여 과학적이고 체계적인 간호를 수행하는 간호사의 역할은 무엇인가?

① 옹호자 ② 교육자
③ 연구자 ④ 간호제공자
⑤ 간호관리자

002. 아동에게 타임아웃을 실시할 때 방법으로 적절한 것은?

① 타임아웃을 실시하는 최적의 장소는 화장실이다.
② 타임아웃을 하는 동안 관심을 주지 않는다.
③ 타임아웃의 시간은 연령에 상관없이 10분으로 정한다.
④ 공공장소에서 아이가 잘못하면 그 자리에서 바로 실시한다.
⑤ 타임아웃을 마친 후 아이가 어떠한 감정을 느꼈는지 이야기 할 필요는 없다.

003. 규칙을 잘 지키고, 사회적으로 용인된 일을 하며, 착한 아이로 인정받고 싶어하는 도덕발달의 특징을 갖는 시기로 옳은 것은?

① 영아기 ② 유아기
③ 학령전기 ④ 학령기
⑤ 청소년기

004. 유아의 건강검진을 할 때 접근법으로 옳은 것은?

① 검진 절차에 대해 상세히 설명한다.
② 검진에 대해 거부하는 것은 그대로 놔둔다.
③ 침습적 검진을 먼저 시작한다.
④ 장난감은 검진에 방해가 되므로 사용하지 않는다.
⑤ 억제가 필요하면 부모의 도움을 받는다.

005. 7개월 된 영아의 오빠가 홍역에 걸렸다. 아동의 어머니가 영아의 홍역 예방접종은 12~15개월에 실시되는데 지금 맞아도 되는지 질문할 때, 적절한 대답은?

① "예정된 날에 주사를 맞아야 하고, 아동의 오빠와 철저히 격리하세요."
② "6개월이 지났으므로 접종해도 되고, 정기접종은 하지 않아도 됩니다."
③ "면역글로불린을 주사하면 문제 없습니다."
④ "지금 접종을 하여도 항체가 형성되지 않습니다."
⑤ "접종을 시행하고 12~15개월과 4~6세에도 재접종합니다."

006. 신생아의 활력징후 측정 시 순서로 옳은 것은?

① 체온 → 호흡 → 맥박 ② 체온 → 맥박 → 호흡
③ 호흡 → 맥박 → 체온 ④ 호흡 → 체온 → 맥박
⑤ 맥박 → 체온 → 호흡

007. 생리적 황달에 대한 설명으로 가장 옳은 것은?

① 모체의 호르몬의 영향이 크다.
② 생후 2~4일에 발생하며 적혈구의 수명이 성인보다 짧아 발생하게 된다.
③ 생후 24시간 이내에 발생하며 황달이 2주 이상 지속된다.
④ 성인과 동일한 빌리루빈 생성주기로 인해 발생한다.
⑤ 생리적 황달이 지속되면 병리적 황달로 진행한다.

008. 신생아 신체사정 시 음낭수종에 대한 설명으로 옳은 것은?
① 응급상황에 해당한다.
② 정밀진단이 요구된다.
③ 대부분 자연 흡수된다.
④ 미분화 성기의 징후일 수 있다.
⑤ 수술이 필요할 수 있으니 당장 입원시킨다.

009. 영아가 의사소통 시에 몸짓을 사용하며 '맘마', '엄마'와 같은 단어를 사용하여 소통하고자 하는 월령으로 옳은 것은?
① 3~4개월
② 4~6개월
③ 6~8개월
④ 8~9개월
⑤ 9~12개월

010. 영아기에 중이염이 자주 발생하는 이유로 옳은 것은?
① 이관이 짧고 좁다.
② 이관이 길고 넓다.
③ 이관이 짧고 좁고 곧다.
④ 이관이 길고 좁고 곧다.
⑤ 이관이 짧고 넓고 곧다.

011. 15개월 경에 나타날 수 있는 아동의 운동발달 특징으로 옳은 것은?
① 혼자서 걸을 수 있다.
② 멀리 점프할 수 있다.
③ 공을 발로 차고 놀 수 있다.
④ 한 발로 잠시 서 있을 수 있다.
⑤ 계단을 내려올 때 한 계단에 두발로 내려올 수 있다.

012. 아동발달 단계 중 자기중심적이며, 현실성이 떨어지고 상황을 반대로 생각하지 못하는 인지 단계로 옳은 것은?
① 감각운동기
② 전조작적 사고기
③ 연역적 사고기
④ 구체적 조작기
⑤ 형식적 조작기

013. 아동의 대소변 가리기 훈련과 관련하여 옳은 것은?
① 12개월이 되면 대소변 훈련을 완료한다.
② 대변은 소변보다 일찍 조절 가능하다.
③ 엄격하게 훈련할 때 일찍 조절 가능하다.
④ 배변훈련은 나이가 되면 누구나 시작한다.
⑤ 밤 소변을 가린 후 낮 소변을 가린다.

014. 4세 아동이 마트에서 장난감을 사달라며 장난감 앞에서 누워 계속 떼를 쓸 때, 부모가 취할 수 있는 가장 적절한 반응으로 옳은 것은?
① 아이의 요구를 존중해 장난감을 사준다.
② 떼를 쓸 때는 일관되게 엄하게 대한다.
③ 아이가 알아들을 때까지 조용히 설득한다.
④ 다른 사람에게 피해가 갈 수 있으므로 장난감을 사 주고, 집에서 아이에게 솔직히 설명한다.
⑤ 장난감이 없는 곳으로 자리를 옮겨 계속 울면 집에 돌아 갈 것이라고 말한 뒤 울음이 그치길 조용히 기다린다.

015. 새 잠옷을 거절하고 원래 입던 잠옷만 입겠다고 고집부리는 3세 아동을 걱정하는 부모를 위한 설명으로 가장 옳은 것은?
① "아이의 불안을 표현하는 반응입니다."
② "정상 반응이니 아동을 격려하셔도 됩니다."
③ "자신의 자율성을 표현하는 행동입니다."
④ "아이에게 잘못한 행동임을 알려주고 혼내세요."
⑤ "아이가 환경에 적응을 하지 못해서 나타나는 증상입니다."

016. 13세 아동에서 볼 수 있는 성장통의 특성으로 옳은 것은?
① 전신적으로 나타난다.
② 휴식을 취하면 사라진다.
③ 오후보다 아침에 심하다.
④ 성장호르몬 검사가 필요하다.
⑤ 스트레스 같은 심리적인 영향으로 악화된다.

017. 사춘기 아동의 신체적 특성으로 옳은 것은?
① 남학생의 성장이 여학생보다 일찍 일어난다.
② 남학생은 가장 먼저 수염이 자란다.
③ 남학생과 여학생 모두 근육의 양이 많아진다.
④ 여학생은 유방 조직이 먼저 발달한다.
⑤ 여학생은 초경 시작 전 신체적 성숙이 빠르다.

018. 아동의 발달단계별 의사소통 방법으로 옳은 것은?
① 영아기-크게 웃으며 단번에 안아준다.
② 유아기-사생활 보호를 위해 개별 면담한다.
③ 학령전기-짧은 문장과 쉬운 단어를 사용한다.
④ 학령기-연역적 사고를 사용한다.
⑤ 청소년기-경청보다는 충고와 비판을 한다.

019. 재태기간 28주, 출생 시 체중 1,500g으로 태어난 미숙아를 사정할 때 신체적 특징으로 옳은 것은?
   ① 발바닥의 주름이 선명하다.
   ② 파악반사가 강하다.
   ③ 귀의 연골이 잘 발달되어 있다.
   ④ 발뒤꿈치가 귀에 닿지 않는다.
   ⑤ 늘어진 자세로 신전되어 있다.

020. 다음 사례의 아동에게 의심되는 질환으로 가장 적절한 것은?

> 32주로 자연분만한 신생아의 출생시 체중이 1,800g으로 현재 입원 중이다. 신체 사정시 호흡수 70회, 흉골 밑과 늑골 사이에 퇴출을 보이며 호기(날숨) 시 그르렁거림이 들린다. 방사선 소견 상 양쪽 폐 전체가 부옇다.

   ① 태변흡인증후군
   ② 동맥관 개존증
   ③ 호흡곤란증후군
   ④ 폐동맥 고혈압
   ⑤ 일과성 신생아 빈호흡

021. 3주 동안 미숙아집중치료실에서 치료중인 환아가 괴사성대장염이 의심된다. 특이 소견으로 옳은 것은?
   ① 비담즙성 구토
   ② 복부둘레 감소
   ③ 제대 탈출
   ④ 혈액이 섞인 토물
   ⑤ 혈변

022. 심한 설사로 인하여 탈수된 영아에게 제공할 간호 중재 중 가장 우선적인 중재로 옳은 것은?
   ① 비경구적 수액요법을 시작한다.
   ② 섭취량과 배설량을 측정한다.
   ③ 원인균이 판명될 때까지 금식시킨다.
   ④ 진통제를 투여한다.
   ⑤ 수분전해질을 측정한다.

023. 기관식도루가 의심되는 신생아를 위한 간호중재로 옳은 것은?
   ① 모든 수유는 중지한다.
   ② 설탕물만 수유한다.
   ③ 위관영양을 한다.
   ④ 수유 시 옆으로 비스듬히 안는다.
   ⑤ 한번에 20ml 이상은 수유하지 않는다.

024. 편도선 수술 후 아동의 간호중재로 옳은 것은?
   ① 기침으로 기관지 분비물을 배출
   ② 아스피린 투약으로 진통효과
   ③ 칫솔질을 철저히 하여 감염예방
   ④ 앙와위를 취하여 안위 유지
   ⑤ 연식이나 유동식 공급

025. 투베르쿨린 반응검사에 대한 설명으로 옳은 것은?
   ① 피하주사한다.
   ② 주사부위는 전박 외측이다.
   ③ 의양성이면 양성으로 간주한다.
   ④ 4세 이상 아동의 경결이 15mm 이상이면 양성이다.
   ⑤ 검사 후 36시간 이내에 판독한다.

026. 다음 중 폐렴 환아의 간호중재로 옳은 것은?
   ① 스테로이드 투여   ② 에피네프린 분무
   ③ 반좌위, 체위변경   ④ 금식
   ⑤ 침범된 폐가 위로 올라가게 눕기

027. 다음 중 다양한 원인에 의해 적혈구, 백혈구, 혈소판이 모두 감소하는 범혈구 감소증을 특징으로 하는 조혈 기능의 장애로 옳은 것은?
   ① 악성 빈혈   ② 재생불량성 빈혈
   ③ 겸상 적혈구성 빈혈   ④ 철분결핍성 빈혈
   ⑤ 혈우병

028. 신생아 출생 후 난원공이 닫히는 기전으로 옳은 것은?
   ① 좌심방 압력 감소
   ② 우심방 압력 증가
   ③ 대동맥 혈류 감소
   ④ 폐동맥 혈류 증가
   ⑤ 대동맥 혈류 증가

029. 성조숙증의 특징으로 옳은 것은?
   ① 체지방률이 증가한다.
   ② 또래보다 고환의 크기가 빨리 커진다.
   ③ 저혈당증을 보인다.
   ④ 지능발달지연이 있다.
   ⑤ 말단비대증 증상이 나타난다.

030. 이분척추 아동의 부모 교육 내용으로 옳은 것은?
① "태생기 신경관 분화 부전으로 발생합니다."
② "뇌수종이 발생하는 경우는 없습니다."
③ "주로 요추 부위에 발생합니다."
④ "임신 12주 이내 어머니의 감염 때문입니다."
⑤ "돌출된 낭을 터뜨려서 치료합니다."

031. 가와사키병의 합병증 예방을 위한 간호중재로 옳은 것은?
① 급성기 염증 완화를 위해 항생제를 투약한다.
② 변비 예방을 위해 섬유질이 많은 음식을 공급한다.
③ 심장 상태의 변화를 사정하고 변화에 대응한다.
④ MMR접종은 감염예방을 위해 정상적으로 6개월에 투약한다.
⑤ 피부 낙설 부위를 알칼리성 비누를 사용하여 청결하게 하고 건조시킨다.

032. 간호사는 뇌성마비를 가진 3세 아동의 어머니에게 퇴원 교육을 하고 있다. 가장 적절한 교육내용으로 옳은 것은?
① 꾸준한 재활을 통해 또래와 같이 정상적으로 성장할 수 있습니다.
② 유전성 질환이므로 유전자 검사가 필요합니다.
③ 아이의 자립은 걱정하지 않으셔도 됩니다.
④ 아이를 위해서 특수교육이 필요합니다.
⑤ 아이의 대근육 운동발달은 정상적입니다.

033. 발달성 고관절 이형성증을 진단받은 신생아의 질병초기에 제공하는 치료방법으로 적절한 것은?
① 수술
② Pavlik harness(파브릭 보장구)
③ 환측 다리에만 석고붕대 적용
④ 탄력붕대
⑤ 물리요법

034. 밥을 잘 먹지 못하는 것을 주호소로 하는 6세 아동이 외래에 방문한 후 수족구로 진단을 받았다. 수족구병의 특징으로 옳은 것은?
① 자가 격리는 불필요하다.
② 콕사키 바이러스 감염이다.
③ 연령이 어릴수록 발생빈도가 낮다.
④ 수포가 발생하며 소양증이 심하다.
⑤ 발열과 통증은 나타나지 않는다.

035. 1주전 동종 조혈모세포를 이식받은 5세 아동에게 발생 가능한 이식편대숙주병에 대한 교육을 하고 있다. 발견 즉시 간호사에게 알리도록 해야 할 증상 중 가장 적절한 것은?
① 관절통
② 눈주위 부종
③ 턱 마비
④ 변비
⑤ 피부 홍반

5회차 2교시 지역사회간호학

036. 의료서비스 오남용을 억제하기 위해서 보험사측과 의사단체간에 미리 진료비 총액을 협의하여 지급하는 진료비 지불방식은?
① 인두제
② 총액계약제
③ 포괄수가제
④ 행위별수가제
⑤ 방문당수가제

037. 우리나라의 국민건강보험제도에 대한 설명으로 옳은 것은?
① 보험급여의 제한이 없다.
② 법률을 기반으로 자율적으로 가입한다.
③ 우연히 발생한 사고는 보험대상이 된다.
④ 소득수준에 상관없이 일정한 보험료를 부과한다.
⑤ 직장가입자와 지역가입자의 재정을 분리하여 운영한다.

038. 우리나라에 일차보건의료사업이 등장하게 된 배경에 대한 설명으로 적절한 것은?
① 보건의료 자원이 비교적 균형적으로 분포하고 있었다.
② 전문의에 의한 양질의 의료제공이 강화될 필요가 있었다.
③ 소외된 계층이 없이 보건의료서비스가 균등하게 제공되었다.
④ 민간병원 중심의 치료가 주민건강문제를 관리하는데 효율 적이었다.
⑤ 국민의 건강권에 대한 요구도가 높아지고 사회적 책임이 강조되었다.

039. 다음 중 상대위험비에 대한 설명으로 맞지 않는 것은?
① 상대위험비가 클수록 노출되었던 원인이 병인으로 작용할 가능성도 커진다.
② 상대위험비는 코호트 연구에 적합하다.
③ 상대위험비가 1에 가까울수록 의심되는 위험요인과 질병과의 연관성은 적어진다.
④ 특정 위험요인에 노출된 사람들의 발생률과 노출되지 않은 사람들의 발생률을 비교하는 것이다.
⑤ 질병 발생률이 매우 드문 희귀성 질환에 적용할 수 있다.

040. 지역사회 간호사업 목표수립 시 고려해야 할 내용으로 옳지 않은 것은?
① 해결할 문제가 국가 및 지역사회 보건정책과 관련성이 있어야 한다.
② 사업이나 일의 성취 결과를 명확히 눈으로 확인하고 관찰할 수 있어야 한다.
③ 목표는 과정목표가 아닌 결과목표로 설정해야 한다.
④ 애매한 추상적 표현은 삼가고 명확한 행동용어로 표현하면 효과적이다.
⑤ 정확하게 판단할 수 있는 객관적인 목표가 효율적이다.

041. 노인장기요양보험 수급자가 장기요양요원으로부터 가정에서 신체활동 및 가사활동 지원을 받았다. 이에 해당하는 재가급여는?
① 방문간호 ② 방문목욕
③ 방문요양 ④ 단기보호
⑤ 주・야간보호

042. 성공적인 1차 보건의료 사업을 위해서 제도적인 개선을 하려고 한다. 이 때 가장 우선시 되어야 하는 것은?
① 1차 진료기관의 확장을 통한 저렴한 의료수가
② 의료자원의 최대 확보와 의료 교육기관 설립
③ 1차 진료기관에 최신 의료장비 투입
④ 전문성 있는 의사인력의 확대공급
⑤ 지역주민의 건강요구에 적합한 효과적인 보건의료전달체계의 확립

043. 다음에서 설명하는 지역사회 간호사의 역할은?

> 지역사회 간호사가 한 가지 질환에 대해 여러 병원에서 진료를 받고 약물을 남용하는 독거노인에게 적절한 보건의료기관을 안내하고, 최소한의 비용으로 건강문제가 해결되도록 도우며 지속적으로 모니터링하였다.

① 대변자 ② 상담자
③ 협력자 ④ 보건교육자
⑤ 사례관리자

044. 다음 중 보건교사의 직무에 해당하는 것은?
① 지역주민의 보건관리
② 각종 질병의 치료
③ 학습이 부진한 학생에 대한 보건지도
④ 보건지도를 위한 학생가정 방문
⑤ 특수 질환 등 환자의 치료

045. 가난한 이민자들에게 건강관리를 제공하는 가장 효과적인 방법은 '간호사가 그들과 함께 살고 일하는 것'이라는 신념하에 미국 뉴욕시에 〈헨리가 빈민구호소〉를 설립하고 1890년대 초에 활발하게 활동한 인물은?
① 르 그라스(Le Gras)
② 존 스노우(John Snow)
③ 나이팅게일(Nightingale)
④ 릴리안 왈드(Lillian Wald)
⑤ 윌리엄 라스본(William Rathbone)s

046. 다음은 어떤 이론에 근거하여 대상자를 사정한 것인가?

> 김씨(50세, 여자)는 3년 전 뺑소니 교통사고로 전신마비가 되었다. 김씨의 딸(23세)은 어머니의 간호와 가사 일을 도맡아 하고 있다. 이러한 상황으로 김씨의 딸은 어머니를 돌보느라 학업을 제대로 마치지 못한 것과 사회생활을 하지 못하는 것에 대하여 스트레스를 받고 있다.

① 로이의 적응이론
② 펜더의 건강증진이론
③ 오렘의 자가간호이론
④ 버틀란피의 체계이론
⑤ 뉴만의 건강관리체계이론

047. 교환이론을 지역사회 간호과정에 적용할 때 교환이 가장 많이 일어나는 단계는?

① 지역사회 간호사정 단계
② 지역사회 간호진단 단계
③ 지역사회 간호계획 단계
④ 지역사회 간호수행 단계
⑤ 지역사회 간호평가 단계

048. 보건사업을 평가하기 위해 사업에 참여하는 인력의 수, 전문자격증 소유여부, 훈련받은 시간 등을 검토하였다. 이는 질 관리 평가기준 중 어느것에 속하는가?

① 구조평가 ② 과정평가
③ 산출 평가 ④ 성과평가
⑤ 결과평가

049. 지역사회 노인주간보호센터 운영에 체계이론을 적용하였을 때 체계의 구성요소에 대한 설명으로 옳은 것은?

① 산출 : 센터 내 안전시설
② 투입 : 인지기능강화 프로그램 참여
③ 경계 : 노인주간보호센터의 입소기준
④ 과정 : 타 센터와 비교한 서비스 만족도
⑤ 회환 : 어르신의 건강유지, 어르신과 가족의 삶의 질 향상

050. 국가보건의료체계의 구성요소와 그 내용으로 옳게 조합된 것은?

① 경제적 지원- 지도력, 의사결정
② 관리- 공공재원, 지역사회의 기부
③ 자원의 조직적 배치- 보건의료인력, 시설, 물자
④ 보건의료의 제공- 일차예방, 이차예방, 삼차예방
⑤ 보건의료자원의 개발- 국가보건의료당국, 비정부기관

051. 지역사회 간호사가 가정방문활동을 할 때의 장점은?

① 실제 가족상황에 맞는 간호를 제공할 수 있다.
② 다른 전문 요원의 도움을 받는 것이 용이하다.
③ 하루에 많은 대상자를 만날 수 있어 비용효과적이다.
④ 같은 문제를 가진 대상자끼리 서로의 경험을 나눌 수 있다.
⑤ 간호사의 시간과 비용을 절약할 수 있다.

052. 보건관리자가 근로자들에게 VDT증후군 예방 교육을 할 때, 그 내용으로 옳은 것은?

① 모니터 화면과 눈의 거리는 20cm가 적당하다.
② 키보드는 작업자의 가슴 높이에 위치하도록 한다.
③ 허리를 세우고 앉아 등이 의자 등받이에 닿지 않도록 한다.
④ 키보드를 치는 팔꿈치 내각의 각도가 90도 이상이 되어야 한다.
⑤ 모니터는 목을 뒤로 10도 정도 젖혀 바라볼 수 있도록 배치한다.

053. 제5차 국민건강증진종합계획(Health Plan 2030)의 목표로 맞게 조합된 것은?

① 질병예방, 건강증진, 수명연장
② 건강수명 연장, 건강형평성 제고
③ 포괄적인 건강정책의 구현, 급성질환 유병률 감소
④ 질병 예방, 평균 수명연장
⑤ 건강형평성 제고, 평생건강을 누리는 사회

054. 비례사망지수(Proportional Mortality Index)가 높다는 것의 의미로 적절한 것은?

① 전체 인구 중 총 사망자 수가 많다.
② 총 사망자 중 50세 이상의 사망자 수가 많다.
③ 전체 인구 중 특정 질병으로 인한 사망자 수가 많다.
④ 전체 사망자 중 특정 질병으로 인한 사망자 수가 많다.
⑤ 특정 질병에 이환된 자 중 그 질병으로 인한 사망자 수가 많다.

055. 대상자들에게 사전에 계획된 보건교육 내용을 자기의 역할로 직접 경험을 하게 하여 그 행동을 통해 학습하게 하는 보건교육 방법은?

① 시범 ② 세미나
③ 역할극 ④ 프로젝트법
⑤ 문제해결학습

056. A 중학교에서 여학생을 대상으로 올바른 피임방법에 대해 교육하고자 할 때 정의적(affective) 영역에 해당하는 것은?

① 피임의 중요성을 알고 이를 수용한다.
② 피임방법의 종류에 대해 알고 있다.
③ 피임의 목적에 대해 말할 수 있다.
④ 피임의 장단점을 비교 할 수 있다.
⑤ 피임의 구체적인 방법을 설명할 수 있다.

057. 교육자가 지지적, 보조적 역할을 수행하고 학습자가 주도적인 역할을 하는 학습 이론으로 TBL(Team based learning), PBL(Problem based learning), 협동학습이 대표적인 학습 이론은?

① 행동주의 학습이론
② 인지주의 학습이론
③ 인본주의 학습이론
④ 구성주의 학습이론
⑤ 합리주의 학습이론

058. 감염병 예방접종률을 높이기 위한 목적으로 정부에서 전 국민을 대상으로 보건교육을 실시할 경우 가장 효과적인 방법은?

① 유인물   ② 시범회
③ 가정방문지도   ④ 대중매체
⑤ 집단지도

059. 간호사가 방문간호 대상자 가족의 역사 중 개인에게 영향을 주었다고 생각되는 중요한 사건을 순서대로 열거한 후, 사건과 가족 구성원 건강문제와의 관련성을 파악하고자 할 때 사용하는 가족사정 도구는?

① 가계도   ② 생태도
③ 가족밀착도   ④ 가족연대기
⑤ 외부체계도

060. 가족간호에서 상징적 상호작용이론의 기본가정으로 옳지 않은 내용은 무엇인가?

① 가족의 상호작용은 외부관찰만으로는 설명될 수 없다.
② 가족은 하나의 정지된 사회적 단위이다.
③ 가족은 살아있는 기능적인 집합체이다.
④ 가족구성원에게 맡겨진 역할과 이에 대한 기대가 있다.
⑤ 가족밀착도를 통해 가족간의 상호작용을 사정할 수 있다.

061. 다음 중 보건진료전담공무원의 역할을 가장 잘 나타낸 것은?

① 사례관리자
② 지역사회 치료제공자
③ 전문간호 제공자
④ 일차보건의료 제공자
⑤ 지역의료시설 관리자

062. 청소년 금연율을 높이기 위해 보건교사가 2년 동안 금연교육을 실시한 결과 금연율 20%를 올리는데 학생 1인당 소요 비용이 2024년에는 2,000원이었고 2025년에는 1,800원이었다면 이는 사업의 어떤 측면을 평가한 것인가?

① 사업목표달성 정도에 대한 평가
② 투입된 노력에 대한 평가
③ 적합성에 대한 평가
④ 사업진행 정도에 대한 평가
⑤ 사업 효율에 대한 평가

063. 인구구조 유형 중에서 항아리형에 대한 설명은?

① 출생률과 사망률이 낮은 인구 정체형
② 출생률과 사망률이 모두 높은 다산다사형
③ 출생률과 사망률이 모두 낮은 인구감소형
④ 15~49세 인구가 전체 인구의 50%를 넘는 도시형
⑤ 15~49세 인구가 전체 인구의 50% 미만인 농촌형

064. "국가의 보건의료활동은 소외된 지역 없이 벽, 오지까지 전달될 수 있어야 한다."에 해당되는 일차보건의료의 필수요소에 해당되는 것은?

① 접근성(Accessible)
② 적극성(Positiveness)
③ 주민참여 (Available)
④ 수용가능성(Acceptable)
⑤ 지불부담능력 (Affordable)

065. 국민건강보험공단의 역할로 맞는 것은?

① 요양기관의 요양급여 청구에 대해 심사하고 평가한다.
② 의료서비스를 제공하고 환자의 본인부담금을 징수한다.
③ 건강보험에 대한 정책을 관장하고 의료기관을 평가한다.
④ 요양기관의 요양급여 청구에 대한 평가 결과를 통보한다.
⑤ 요양기관에 급여비용을 지불하고 가입자의 자격을 관리한다.

066. 체계이론의 개념 중 환류에 관한 설명으로 옳은 것은?

① 체계에 필요한 요소를 투입하는 것
② 체계가 환경과 에너지를 교환하는 정도
③ 부분들의 집합으로서 하나의 통일된 단일체
④ 외부체계로부터 들어오고 외부체계로 나가는 에너지의 흐름을 규제하는 것
⑤ 한 체계의 산출이 환경을 통해 평가되고, 이 평가 결과가 다시 그 체계로 되돌아오는 것

067. 체계모형에 근거하여 다음이 설명하는 지역사회 사업의 질 관리 구성 요소는?

> A지역에서 당뇨병 교육을 실시하였는데, 교육실시 결과 지역 내 당뇨병 교육이 필요한 전체 대상자 중 10%만이 교육을 받았기 때문에 추가적인 교육이 필요한 것으로 평가되었다.

① 사업의 효과성　② 사업의 효율성
③ 사업의 접근성　④ 사업의 적합성
⑤ 이용자 만족도

068. 수학여행 중인 중학생 10여명이 복통을 호소하여 병원을 방문하였다. 학생들은 2시간 전에 단체로 김밥을 먹었으며, 현재 오심, 구토, 복통, 설사 증상을 보인다. 역학조사결과 화농성질환을 가진 조리사가 식품을 조리하였다. 발생할 수 있는 식중독은?

① 웰치균 식중독
② 살모넬라 식중독
③ 보툴리누스 식중독
④ 포도상구균 식중독
⑤ 장염비브리오 식중독

069. 신종감염병의 출현시 국가 방역체계 개편안에 따른 대응전략 중 1단계는 무엇인가?

① 유입차단
② 초기 즉각 현장대응
③ 확산 대응 및 전문적 치료
④ 의료환경 개선
⑤ 관리체계개편

070. 다음 재난간호 시 지켜야 할 수칙으로 옳지 <u>않은</u> 것은 무엇인가?

① 자신의 안전을 최우선으로 한다.
② 대상자의 건강요구의 우선순위를 안다.
③ 가장 위급한 소수를 위해 최선을 다한다.
④ 의료법, 응급의료법 등 의료관련법을 따른다.
⑤ 경고 신호의 의미를 알고 자신 및 대상자의 안전을 확보한다.

5회차 2교시 정신간호학

071. 간호사는 청소년과의 면담에서 "이 시기의 가장 큰 과업은 자아정체감을 형성하고 혼란을 극복하는 것입니다"라고 설명하였다. 이와 같은 발달과업을 강조한 학자는 누구인가?

① 설리번 (Sullivan)
② 콜버그 (Kohlberg)
③ 피아제 (Piaget)
④ 프로이트 (Freud)
⑤ 에릭슨 (Erikson)

072. 아버지의 죽음을 인정하지 못하고 "아직 출장 중이세요. 다음 주쯤 돌아오실 거예요."라고 말하는 환자의 방어기제는?

① 부정 (denial)
② 억압 (repression)
③ 승화 (sublimation)
④ 반동형성 (reaction formation)
⑤ 신체화 (somatization)

073. 치료적 관계의 종결 단계에서 대상자가 "선생님, 다음에 또 만나면 안 돼요? 저는 아직 준비가 안 됐어요."라고 말한다. 이때 간호사의 가장 적절한 반응은?

① "다음에 또 볼 수도 있겠죠. 상황 봐서요."
② "이 관계는 규칙이 있으니 이번이 마지막이에요."
③ "지금 느끼는 감정에 대해 함께 이야기해볼까요?"
④ "이제 끝이니 감정 얘기는 그만하고 일상으로 돌아가세요."
⑤ "그런 얘기는 해도 소용없어요. 받아들이세요."

074. 대상자가 "저는 아무 가치도 없어요."라고 말할 때, 간호사의 치료적 반응으로 가장 적절한 것은?

① "그건 당신 생각일 뿐이에요."
② "그렇게 느끼는 이유가 있을까요?"
③ "지금은 그런 말 할 상황이 아니에요."
④ "다른 사람도 그렇게 느낄 때가 있어요."
⑤ "지금 그런 말은 도움이 안 돼요."

075. 다음 중 조현병 환자의 병식결여(insight deficit) 상태를 가장 잘 나타내는 대상자의 진술은?

① "제가 병이 있다는 걸 알고 치료받고 있어요."
② "약을 먹지 않으면 다시 힘들어질 거예요."
③ "의사가 조현병이라고 했는데, 난 아무 이상 없어요."
④ "지금은 좀 나아졌지만 조심해야 할 것 같아요."
⑤ "증상이 나아진 것 같긴 해요. 치료는 계속해보려고요."

076. 다음 중 추상적 사고능력을 평가하기 위한 질문으로 가장 적절한 것은?

① "오늘 날짜가 어떻게 되나요?"
② "낮과 밤의 차이점을 말해보세요."
③ "지금 어떤 기분이 드세요?"
④ "3자리 숫자를 거꾸로 말해보세요."
⑤ "자신의 이름과 주소를 말씀해보세요."

077. 다음 중 인지행동치료(cognitive behavioral therapy, CBT)의 목표로 가장 적절한 것은?

① 감정을 억제하고 억압하게 한다.
② 타인의 감정을 읽고 공감하는 능력을 기른다.
③ 잘못된 사고를 인식하고 재구성하도록 돕는다.
④ 무의식적 갈등을 통찰하도록 돕는다.
⑤ 과거의 감정을 다시 떠올리고 표현하도록 유도한다.

078. 리튬(lithium)을 복용 중인 대상자에게 제공해야 할 간호중재로 가장 적절한 것은?

① 저염식 유지 권장
② 이뇨제 병용 복용 권장
③ 수분을 충분히 섭취하도록 격려
④ 취침 전 복용 피하기
⑤ 고요오드식이 권장

079. 지역사회에서 스트레스 관리 교육, 음주 예방 캠페인, 마음건강 자가검진 앱 활용 교육은 어떤 예방에 해당하는가?

① 1차 예방
② 2차 예방
③ 3차 예방
④ 사회적 중재
⑤ 재활 치료

080. 다음 중 지역사회 정신간호사의 역할로 가장 적절한 것은?

① 정신질환자 가족을 대신해 치료결정을 내린다.
② 병원 치료에 집중하도록 지역활동을 제한한다.
③ 지역 내 정신건강자원을 연계하고 조정한다.
④ 질병진단과 약물치료를 단독으로 제공한다.
⑤ 증상 관찰보다는 서류 행정업무에 집중한다.

081. 다음 중 성숙(발달) 위기에 해당하는 상황으로 가장 적절한 것은?

① 자녀의 사고로 인한 입원
② 대학 입학 후 기숙사 생활 적응의 어려움
③ 갑작스런 교통사고로 인한 부상
④ 직장 구조조정으로 인한 실직
⑤ 부모의 질병으로 인한 간병 부담

082. 다음 중 가정폭력 피해 여성에서 가장 흔하게 나타나는 정서적 반응은?

① 죄책감
② 공포감
③ 무감각
④ 과대감
⑤ 분노 폭발

083. 조현병 대상자가 "나는 우주를 조종할 수 있어요. 내가 움직이면 별도 반응해요."라고 말할 때, 이 증상은 어떤 망상 유형인가?

① 피해망상
② 조종망상
③ 과대망상
④ 관계망상
⑤ 허무망상

084. "나는 쓸모없어. 아무도 나를 필요로 하지 않아."라고 말하는 대상자에게 가장 적절한 간호진단은?

① 사고과정장애
② 만성적 자존감 저하
③ 감정조절 장애
④ 자기돌봄 결핍
⑤ 대인관계 장애

085. 조현병 환자가 혼잣말을 하며 불안해할 때 간호사의 가장 적절한 반응은?

① "조용히 하세요."
② "혼잣말 멈추세요."
③ "무슨 말인지 아세요?"
④ "지금 어떤 생각이 드세요?"
⑤ "이유가 뭔가요?"

086. 30세 남자 환자가 "텔레비전 속 인물이 나에게 신호를 보내요. 내가 움직이면 거기서 반응하거든요."라고 말하고, 혼잣말을 하며 벽을 응시하고 있다. 이 환자의 상태를 설명하는 조현병의 전형적인 특징 조합으로 가장 적절한 것은?

① 관계망상, 환청
② 무감동, 무쾌감
③ 언어빈곤, 감정둔마
④ 사고지연, 충동조절장애
⑤ 지남력 저하, 자극과민

087. 우울 대상자가 "나는 아무 쓸모 없는 사람이다."라고 반복적으로 말할 때, 이 대상자에게 가장 우선 적용할 수 있는 간호진단은?

① 무력감
② 자살 위험성
③ 자존감 저하
④ 사회적 고립
⑤ 자기돌봄 결핍

088. 다음 중 주요우울장애 환자에게 적용 가능한 인지행동치료 기법으로 가장 적절한 것은?

① 홍수법 (flooding)
② 혐오요법 (aversion therapy)
③ 인지재구성 (cognitive restructuring)
④ 바이오피드백 (biofeedback)
⑤ 체계적 탈감작 (systematic desensitization)

089. 다음 중 우울증의 전형적인 행동적 증상으로 가장 적절하지 않은 것은?

① 의욕 저하
② 흥미 저하
③ 수면 변화
④ 자살사고
⑤ 산만한 행동 증가

090. 다음 중 조증 환자에게 적절한 식이 계획으로 가장 적절한 것은?

① 유동식
② 고섬유질 식단
③ 손에 들고 쉽게 먹을 수 있는 고칼로리 식사
④ 저칼로리 식단
⑤ 채식 위주의 식단

091. 다음 중 특정 자극 없이 광범위하게 걱정을 반복하며 불안이 지속되는 상태에 가장 적절한 진단명은?

① 특정공포증 (specific phobia)
② 광장공포증 (agoraphobia)
③ 범불안장애 (generalized anxiety disorder)
④ 사회불안장애 (social anxiety disorder)
⑤ 강박장애 (obsessive-compulsive disorder)

092. 다음 중 강박장애(Obsessive-Compulsive Disorder)에 대한 설명으로 가장 적절한 것은?

① 감정 억제의 일환이다.
② 강박사고를 줄이기 위한 반복행동이 동반된다.
③ 강박행동은 현실 왜곡 때문이다.
④ 대인관계의 회피와 관련된다.
⑤ 반복적 사고와 행동은 의도적으로 지속된다.

093. 다음 중 증상의 의도적 조작이 특징이며, 외적 보상보다 타인의 관심을 얻기 위한 내적 동기가 주된 이유인 장애는?

① 전환장애 (Conversion Disorder)
② 인위성 장애 (Factitious Disorder)
③ 해리성 기억상실 (Dissociative Amnesia)
④ 신체증상장애 (Somatic Symptom Disorder)
⑤ 질병불안장애 (Illness Anxiety Disorder)

094. 다음 중 신체이형장애(body dysmorphic disorder)의 특징으로 가장 적절한 것은?

① 실제 신체 이상이 있다.
② 타인이 지적하면 인식한다.
③ 외모 이상에 대해 무관심하다.
④ 신체 불편감이 전혀 없다.
⑤ 경미한 외모 결점에 집착하며 사회적 기능이 저하된다.

095. 다음 중 질병불안장애(Illness Anxiety Disorder)의 특징으로 가장 적절한 것은?

① 실제 질병을 인식하지 못한다.
② 증상이 없음에도 질병에 대한 불안을 지속적으로 호소한다.
③ 타인의 주의를 끌기 위해 증상을 조작한다.
④ 외부 스트레스 상황과 무관하다.
⑤ 망상이 동반된다

096. 편집성 성격장애(paranoid personality disorder) 대상자에게 가장 적절한 간호중재는?

① 즉각적인 행동교정 피드백을 준다.
② 중립적이고 일관된 태도를 유지한다.
③ 강한 정서적 지지를 제공한다.
④ 친밀감을 강조하며 상담한다.
⑤ 그들의 생각을 논리적으로 교정한다.

097. 경계성 성격장애(borderline personality disorder) 대상자에게 가장 적절한 간호중재는?

① 감정 표현을 자제시키도록 교육한다.
② 과잉 칭찬을 통해 정서 지지한다.
③ 이상적인 대상관계를 장려한다.
④ 일관된 대응과 중립적 태도로 관계의 경계를 지킨다.
⑤ 감정 표현을 억제하고 비판을 강화한다.

098. 다음 중 중추신경계를 자극하여 흥분, 초조, 안절부절, 피해망상, 불면 등의 부작용을 유발하는 중추신경계 자극제(CNS stimulant)에 해당하는 약물은?

① 코카인 (Cocaine)
② 모르핀 (Morphine)
③ 디아제팜 (Diazepam)
④ 알프라졸람 (Alprazolam)
⑤ 페노바비탈 (Phenobarbital)

099. 다음 중 베르니케 증후군(Wernicke's syndrome)과 가장 관련 있는 원인은?

① B6 결핍 (Vitamin B6 deficiency)
② 철 결핍 (Iron deficiency)
③ 칼슘 과다 (Calcium excess)
④ 마그네슘 중독 (Magnesium toxicity)
⑤ 티아민 결핍 (Vitamin B1 deficiency)

100. 다음 중 섬망(delirium)과 치매(dementia)의 공통점으로 가장 적절한 것은?

① 급성 발병
② 원인 제거 시 회복 가능
③ 지남력 저하
④ 진행 속도가 느림
⑤ 신경퇴행성 질환에 속함

101. 섭식장애 환자와의 치료적 관계에서 간호사의 적절한 태도는?

① 감정 표현을 억제시킨다.
② 대화보다 행동 관찰을 중심으로 한다.
③ 일관되고 비심판적인 태도로 신뢰를 형성한다.
④ 목표 달성 여부에 따라 태도를 조정한다.
⑤ 대상자의 현실 왜곡을 지적한다.

102. 다음 중 수면장애 환자에게 비약물적 간호중재로 적절한 것은?

① 카페인이 포함된 차를 마시게 한다.
② 취침 전 스트레칭을 피하게 한다.
③ 취침 전 과도한 수분 섭취를 권장한다.
④ 낮 동안 햇빛을 쬐고 가벼운 운동을 하도록 격려한다.
⑤ 수면 직전 뉴스 시청을 습관화한다.

103. 다음 중 자신의 생물학적 성과 다른 성으로 인식하며 불편감과 고통을 호소하는 경우 가장 적절한 진단은?

① 성기능부전 (sexual dysfunction)
② 관음장애 (voyeuristic disorder)
③ 성별 불쾌감 (gender dysphoria)
④ 노출장애 (exhibitionistic disorder)
⑤ 성적가학장애 (sexual sadism disorder)

104. 다음 중 자폐스펙트럼장애 아동에게서 관찰될 수 있는 특징으로 가장 적절한 것은?

① 또래와의 놀이에 관심을 보인다.
② 새로운 환경에 쉽게 적응한다.
③ 복잡한 문장을 잘 구사한다.
④ 타인의 감정을 세심하게 이해한다.
⑤ 이름을 불러도 반응하지 않고 눈맞춤이 적다.

105. ADHD 아동에게 우선 적용할 간호진단으로 가장 적절한 것은?

① 수면장애
② 비효과적 역할수행
③ 사회적 고립
④ 자아정체감 혼란
⑤ 체액불균형

5회차 3교시

5회차 3교시 간호관리학

001. 나이팅게일의 간호이념으로 옳은 것은?
① 신앙은 사명을 흐리게 하므로 갖지 않는 것이 좋다.
② 간호사는 질병을 간호하는 것이다.
③ 간호사업은 비종교적이어야 한다.
④ 간호사 면허제도로 간호서비스의 질을 규제해야 한다.
⑤ 간호는 사명으로 자신을 희생하는 것이다.

002. 중세의 간호사업에 가장 큰 영향을 끼친 두 가지 요인으로 옳은 것은?
① 종교와 전쟁
② 길드와 유니버시티
③ 봉건제도와 기사도
④ 수도원 제도와 여집사단
⑤ 십자군과 군사 간호단

003. 간호전문직의 특성으로 옳은 것은?
① 훈련기간이 매우 짧다.
② 지역사회와의 결속력이 낮다.
③ 개인의 인격에 근거한 권위가 사회로부터 인정받는다.
④ 고도로 개발된 윤리강령을 가진다.
⑤ 대부분 간호직에 평생 헌신한다.

004. 간호사가 비만과 당뇨병이 있는 환자에게 교육을 하였으나 환자가 운동을 하려 하지 않는다. 이러한 경우 간호사가 겪게 되는 윤리적 딜레마는 무엇인가?
① 자율성과 선행의 원칙
② 자율성과 정의의 원칙
③ 자율성과 무해성의 원칙
④ 선행과 정의의 원칙
⑤ 선행과 무해성의 원칙

005. "간호사는 해로운 약인 줄 알고는 자기나 남에게 쓰지 않겠다"라는 서약은 어느 원리에 해당하는가?
① 정의의 원리 ② 악행 금지의 원리
③ 사전 동의의 원리 ④ 선행의 원리
⑤ 신뢰의 원리

006. 간호사의 수술위치확인 오류로 환자에게 신체상의 손해가 발생하였다. 이 상황에서 과실이 인정될 경우 주어질 간호사의 형사적 책임은?
① 불법행위 책임 ② 채무불이행 책임
③ 사용자 배상책임 ④ 업무상 과실치상죄
⑤ 업무보조위반 책임

007. 생명윤리학의 대두배경으로 옳은 것은?
① 노인인구의 증가
② 저체중출생아의 증가
③ 도덕적 가치관의 변화
④ 여성의 출산기피 현상
⑤ 기형아 출산에 대한 우려

008. 과학적 관리론이 추구하는 궁극적인 목적은 다음 중 무엇인가?
① 효과성 향상
② 민주적인 조직 운영
③ 효율성 향상
④ 조직관리의 체계화
⑤ 관리자의 리더십

009. 다음 보기는 어느 간호사의 간호업무를 설명하고 있는가?

- 쾌적한 환경을 유지할 수 있다.
- 환자에게 필요한 재활간호를 수행할 수 있다.
- 환자 개인위생이나 신체적 간호에 관련된 업무를 수행할 수 있다.
- 의사 처방에 의한 진단적 검사나 치료방법에 관련된 업무를 수행할 수 있다.

① 일선관리자
② 행정관리자
③ 중간관리자
④ 최고관리자
⑤ 경영관리자

010. 다음 글이 설명하는 기획의 원칙은?

A병원 간호부는 신규 가정간호사업을 기획하고 있다. 간호부장은 이 계획안 실행에 차질이 생기지 않도록 해당 병동에 간호인력, 물품, 기자재, 시설, 예산 등을 사전에 검토하도록 지시하였다.

① 간결성의 원칙
② 필요성의 원칙
③ 계층화의 원칙
④ 포괄성의 원칙
⑤ 구체성의 원칙

011. 민츠버그가 제시한 간호관리자의 역할 중 의사결정자의 역할을 설명한 것으로 옳은 것은?
① 각종 행사에서 조직의 대표자로서 참석한다.
② 부하의 활동을 지휘하고 조정한다.
③ 조직이 당면한 문제에 대한 해결방안을 모색한다.
④ 조직의 공식입장에 대한 정보를 외부로 전달한다.
⑤ 다양하고 특정한 정보를 조직과 환경에서 찾고 받는다.

012. 목표에 의한 관리(MBO)의 단점에 해당되는 것으로 옳은 것은?
① 중앙집권적인 통제체계를 조성한다.
② 개인위주의 목표설정으로 팀워크 형성에 방해가 된다.
③ 목표와 성과의 계량적 측정을 강조하여 양을 중요시한다.
④ 수직적 의사소통에 문제가 발생한다.
⑤ 결과에 대한 주관적인 평가가 가능하다.

013. 다음 중 간호부서의 정책(Policy)에 관한 예시로 옳은 것은?
① 보수교육을 통해 지식을 늘리고 간호관리를 향상시킨다.
② 근무 시에는 반드시 지정된 복장을 착용한다.
③ 표준간호실무에 기초하여 간호를 수행한다.
④ 휴가는 1일씩 나누어 받을 수 있으며, 연차는 15일이다.
⑤ 통제를 촉진하고 간호활동을 조정하는데 도움이 된다.

014. 여성전문병원에서 50대 여성을 대상으로 건강검진 프로그램을 새롭게 개발하였다면 마케팅 4P 믹스전략 중 어디에 해당하는가?
① 가격전략
② 유통전략
③ 제품전략
④ 촉진전략
⑤ 고객전략

015. 직무확대 방법의 가장 큰 장점은?
① 업무의 효율성을 높일 수 있다.
② 직무의 다양화로 직무만족도를 높일 수 있다.
③ 직무성과의 질적 향상이 있을 수 있다.
④ 새로운 지식을 획득할 기회가 된다.
⑤ 직무를 조직 전체의 관점에서 생각해 볼 수 있다.

016. A간호사는 최근 조직개편으로 인하여 2명의 상사로부터 업무지시를 받고 있어 스트레스가 많아졌다. 이를 해결하기 위해 적용해야 하는 조직화의 원리는?
① 조정의 원리
② 전문화의 원리
③ 분업화의 원리
④ 명령통일의 원리
⑤ 통솔범위의 원리

017. 직무분석 과정의 마지막 단계는?
① 직무설계방법 확정
② 직무평가 실시
③ 직무기술서 확정
④ 직무분류 실시
⑤ 직무관련 자료수집

018. 경력간호사가 자신과 타인으로부터 인정받고 싶은 욕구가 있다. 이는 매슬로우의 욕구단계 이론 중 어느 단계에 해당하는가?
① 안전의 욕구　② 존경의 욕구
③ 자아실현의 욕구　④ 생리적 욕구
⑤ 안정의 욕구

019. 인력모집 방법 중에서 내부모집에 해당되는 것은?
① 학생인턴십　② 채용박람회
③ 교육기관 의뢰　④ 원내 공개모집
⑤ 고용대행기관 활용

020. 상급자의 점수가 한곳에 집중되어 있을 때 대체방법은?
① 중요사건기록법　② 강제분할법
③ 도표식평정법　④ 체크리스트법
⑤ 대인비교법

021. 관리자와 리더는 비슷하면서도 차이가 있다. 리더의 특징에 해당하는 것은?
① 공식조직 내에서 지위를 갖고 있다.
② 미래지향적이며 변화와 혁신을 추구한다.
③ 특정의 기능, 의무, 책임이 주어진다.
④ 비자발적인 팔로워(follower)까지도 지휘한다.
⑤ 직위권한에 기인한 합법적 권력을 갖는다.

022. A병동 간호사들은 5년간 함께 일해 왔으며 매우 협동적으로 일하고 있다. 수간호사가 다음 달 근무표를 짜려고 할 때 어떤 리더십을 사용하는 것이 좋은가?
① 지시적 리더십　② 설득적 리더십
③ 참여적 리더십　④ 위임적 리더십
⑤ 전제적 리더십

023. 프렌치와 레이븐의 권력의 유형 중 조직에서 필요한 지식, 기술을 가지고 있을 때 권력의 유형은?
① 조정적 권력　② 합법적 권력
③ 강압적 권력　④ 전문적 권력
⑤ 보상적 권력

024. 아담스(Adams)의 공정성 이론에서 타조직 간의 불공정성을 없애기 위해 인지적으로 자신의 기여와 보상에 대해 파악되는 중요성이나 가치를 왜곡해서 동일한 결과를 얻을 수 있다고 보는 것은?
① 투입의 변경
② 결과의 변경
③ 비교대상의 변경
④ 자기 자신의 투입이나 결과의 왜곡
⑤ 직장이동

025. 다음 의사소통 유형으로 옳은 것은?

* 의사결정 권한이 특정한 사람에게 집중되어 있지 않아 수평적 의사소통이 가능하다.
* 간호부 팀장들은 효과적인 감염관리를 위한 방안들을 서로 공유하고자 한다.
* 멀리 떨어진 부서의 팀장과는 소통이 느리다.

① 나선형　② 사슬형
③ 원형　④ 수레바퀴형
⑤ 완전연결형

026. 효과적인 팀 구축 및 운영방안으로 옳은 것은?
① 팀리더가 강력한 권한을 가져야 한다.
② 팀 리더는 가능한 초반에 의견을 제시한다.
③ 팀원의 규모는 많은 수록 안정적이다.
④ 개인의 목표가 팀의 목표보다 우선시 되어야 한다.
⑤ 다양한 역할을 수행할 수 있는 사람들로 팀원을 구성한다.

027. 갈등의 순기능에 해당하는 것은?
① 관리통제 용이
② 행정능률의 향상
③ 조직의 발전과 쇄신
④ 직원의 사기 증가
⑤ 구성원이 편협성 감소

028. 간호의 질관리 접근방법 중 결과적 접근방법을 사용한다면 이때 사용할 수 있는 적절한 평가 기준으로 옳은 것은?
① 낙상발생률
② 경력개발프로그램
③ 직무기술서
④ 환자간호계획
⑤ 간호기록

029. 총체적 질 관리(Total Quality Management)에 대한 설명으로 옳지 않은 것은?
① 지속적인 질 향상을 도모한다.
② 환자를 포함한 모든 고객의 서비스를 개선한다.
③ 문제의 발견과 해결을 목적으로 한다.
④ 임상 및 비임상을 포함한 조직 전반을 대상으로 한다.
⑤ 전체 조직 차원에서 지속적으로 질향상을 위해 노력한다.

030. 환자안전 사고의 가시적 오류와 잠재적 오류발생 가능성을 예측하여 개선계획을 전향적으로 검토하는 체계적인 방법은?
① PDCA 기법
② 근접오류분석
③ 근본원인분석(RCA)
④ 오류유형과 영향분석(FMEA)
⑤ 6시그마

031. 정확한 환자확인을 위한 옳은 방법은?
① 최소한 두 가지 이상의 지표를 사용한다.
② 상황에 따라 다른 환자확인 방법을 사용한다.
③ 환자 팔찌를 착용한 경우에는 환자확인을 생략한다.
④ 환자 이름은 폐쇄형으로 질문한다.
⑤ 병실호수로 환자확인을 대신 할 수 있다.

032. 병동에서 물품 청구 시 기준량을 설정하여 청구해야 한다. 침상 수를 기준으로 청구해야 하는 것은?
① 환의
② 거즈
③ 반창고
④ 휠체어
⑤ 환자기록지

033. A병원은 저비용이면서도 고효율적인 감염예방 방법을 실시하여 조직 차원의 감염률을 낮추려고 한다. 간호부에서 병원 감염관리를 위해 제시할 수 있는 쉽고 기본적인 감염예방 방법은?
① 손 씻기
② 음압병실 설치의 제안
③ 개인 보호장구 착용하기
④ 감염성 폐기물의 분리수거
⑤ 환경 및 기구에 대한 소독

034. 병동에서 화재 발생을 목격한 간호사가 다음 중 가장 먼저 해야 할 행동은?
① 거동이 가능한 환자와 불가능한 환자를 분류한다.
② 비상연락망을 통해 각 병동에 신속히 연락한다.
③ 즉시 "불이야"를 외쳐서 불이 난 사실을 주변에 알린다.
④ 119로 신고하고, 수동발신기를 눌러 해당 층에 경보한다.
⑤ 환자들이 비상구를 이용하여 대피하도록 유도한다.

035. 의사의 진료행위를 중심으로 발생한 업무상의 자료나 진료 및 수술. 검사기록을 전산에 기반해 입력, 정리, 보관하는 병원정보시스템은?
① 원무행정시스템
② 진료지원정보시스템
③ 처방전달시스템(OCS)
④ 유비쿼터스(ubiquitous)
⑤ 전자의무기록시스템(EMR)

기본간호학

036. 혈압측정시 나타나는 오류의 설명으로 옳은 것은?
① 연령이 증가함에 따라 낮아진다.
② 불안,두려움, 정서적 스트레스는 심박수를 감소시킨다.
③ 측정 시 팔의 위치에 따라 높게 또는 낮게 측정된다.
④ 흡연은 혈관을 이완시켜 혈압을 하강시킨다.
⑤ 백인이 흑인보다 혈압이 높게 측정된다.

037. 기흉환자에게 폐환기증진을 위해 강화폐활량계(incentive spirometry) 사용법 교육이 효과적이었음을 확인할 수 있는 환자의 반응은?
① 하루에 3번 이상은 사용하지 않는다.
② 흡기(들숨)하여 공이 떠오르면 즉시 호기(날숨) 한다.
③ 똑바로 누운 자세로 강화 폐활량계를 사용한다.
④ 최대 흡기(들숨) 후 눈금에 표시된 성취 여부를 확인한다.
⑤ 코로 숨을 쉬도록 한다.

038. 신체적 요인에 해당하는 산소화 요구의 영향이 아닌 것은?
① 심한탈수　② 기도폐쇄
③ 일산화탄소 흡입　④ 약물남용
⑤ 빈혈

039. 어깨 근육 등 큰 근육을 빠르게 꼬집거나 주무르는 마사지 방법은 무엇인가?
① 지압법　② 진동법
③ 유날법　④ 경찰법
⑤ 경타법

040. 세포외액 결핍 시 나타나는 증상은 무엇인가?
① 체중 증가
② 소변량 증가
③ 요비중 감소
④ 혈청 삼투압의 증가
⑤ 헤마토크릿의 감소

041. 경장영양에 대한 내용으로 맞지 않는 것은?
① 급식관을 통해 위나 소장으로 영양액을 주입하는 것이다.
② 정맥영양에 비해 비용이 많이 든다.
③ 영양불량의 위험이 높은 환자에게 적용한다.
④ 경구섭취로 충분한 영양을 공급할 수 없을 때 시행한다.
⑤ 장의 면역체계를 유지시켜 감염성 합병증을 줄일 수 있다.

042. TPN(Total Pareteral Nutrition) 을 투여 받고 있는 대상자의 간호에 대한 내용으로 알맞지 않은 것은?
① 삼투성 이뇨의 위험이 있으므로 고장액을 너무 빨리 투여하지 않도록 한다.
② 정맥 천자 부위의 드레싱은 48시간마다 교환하도록 한다.
③ 감염예방을 위해 매일 주입용 튜브를 24시간마다 교환하도록 한다.
④ 세균오염의 위험이 증가할 수 있어서 TPN관으로 약물이나 혈액의 주입은 금기이다.
⑤ 투여 시 용량을 급격히 증량하여 합병증 발생 위험을 최소화한다.

043. 유치도뇨에 대한 설명으로 옳은 것은?
① 무균적으로 소변 검사물을 받아야 하는 경우 시행한다.
② 배뇨 후 잔뇨량을 측정하기 위해 필요하다.
③ 방광세척을 통하여 비뇨기계 감염을 예방할 수 있다.
④ 급성 방광팽만의 즉각적인 완화를 위하여 사용한다.
⑤ 유치도뇨관 제거 후 대상자에게 소변을 관찰할 필요가 없음을 알려준다.

044. 변비로 내원한 대상자에게 우선적인 적용할 간호는?
① 수분섭취 권장
② 복부운동 시행
③ 구풍 관장 시행
④ 저섬유식이 섭취
⑤ 배변완화제 투여

045. 대상자가 심한 복통을 호소하며 관장용액을 주입 받고 있다. 간호사는 어떠한 행동을 취해야 하는가?
① 천천히 복부 마사지를 하며 용액을 계속 주입한다.
② 용액의 주입속도를 빠르게 높여 관장을 빨리 끝낸다.
③ 대상자에게 둔부를 약간 움직이게 한다.
④ 일단 관장용액 주입을 멈춘다.
⑤ 심호흡을 하도록 하며 용액을 천천히 주입한다.

046. 다음 정체관장에 대한 설명으로 옳은 것은?
① 관장액을 대장 내에 보유하지 않고 바로 배출시킨다.
② 장내 가스를 배출시켜 가스로 인한 팽만을 완화시킨다.
③ 연동운동을 자극하고 장내 가스를 제거하기 위해 시행한다.
④ 배변, 투약, 체온하강, 수분과 영양소 공급, 구충 효과 등의 목적으로 시행한다.
⑤ 50% magnesium sulfate 30cc + glycerine 60cc + 물 90cc를 혼합하여 시행한다.

047. 측위를 취하는 환자의 신체선열을 유지하기 위한 중재로 옳은 것은?
① 머리 아래에 작은 베개를 댄다.
② 양어깨와 엉덩이 선이 수직이 되도록 한다.
③ 옆구리 아래에 베개를 댄다.
④ 고관절과 무릎은 최대한 신전시킨다.
⑤ 목과 발목은 신전시킨다.

048. 장시간 침상 안정을 취했던 환자가 일어나 산책하던 중 어지러움을 호소하면서 쓰러질 것 같다고 하였다. 이 대상자에게 즉시 적용해야 할 중재로 가장 옳은 것은?
① 가까이 있는 의자에 앉힌다.
② 병실까지 부축한 후 침대에 눕힌다.
③ 잠깐 벽에 기대서서 쉬게 한다.
④ 복도 바닥에 즉시 눕혀서 쉬게 한다.
⑤ 이틀 동안 절대안정을 취하며 일어나지 못하게 한다.

049. 목발의 체중은 어디에 실어야 바람직한가?
① 액와   ② 어깨
③ 팔꿈치   ④ 손바닥과 팔
⑤ 복부

050. 임종 환자의 간호 적용으로 옳지 않은 것은?
① 곁에 있어 주며 대상자의 언어에 귀를 기울인다.
② 비효율적 호흡 양상이 나타나면 복위로 눕힌다.
③ 가능한 임종 환자의 방을 밝게 유지하도록 한다.
④ 대상자의 감정에 초점을 맞추고 이해하려고 노력한다.
⑤ 통증 조절을 위해 진통제를 정맥으로 투여한다.

051. 다음 중 연령에 따른 수면의 특성으로 옳은 것은?
① 신생아는 NREM 수면 시 몸의 움직임이 더 많아진다.
② 유아는 낮잠이 필요 없는 시기이다.
③ 학령전기 아동은 90분의 성인 수면주기가 시작된다.
④ 청소년기는 늦게 자고 늦게 일어나기를 좋아한다.
⑤ 노인은 NREM 3~4단계의 수면이 증가한다.

052. 관절가동범위(range of motion)중 발가락 끝이 아래쪽을 향하게 발목을 굽히는 것의 설명은 무엇인가?
① 족배굴곡   ② 족저굴곡
③ 외전   ④ 내전
⑤ 회전

053. 경구투약에 관한 설명으로 옳지 않은 것은?
① 모르핀을 투여하기 전에는 호흡수를 측정한다.
② 함당정제는 씹지 말고 삼키도록 한다.
③ 기름 종류의 약은 따뜻하게 하여 먹기 편하게 한다.
④ 치아에 착색되는 약은 빨대로 마시도록 한다.
⑤ 하제는 식전에 투여하는 것이 효과적이다.

054. 심부전이 있는 대상자에게 디곡신(Digoxin)을 투여하는 경우 반드시 확인해야 할 사항은 무엇인가?
① 프로트롬빈 시간　② 맥박 수
③ 혈압　④ 호흡
⑤ 체온

055. 온습포 사용 시 적용부위에 바셀린을 바르는 이유를 설명한 것은?
① 피부보호 및 화상 예방
② 피부에 열을 오래 유지하기 위해
③ 혈액순환을 위해
④ 통증 감소 및 피부 건조를 예방하기 위해
⑤ 열전달을 빨리하기 위해

056. 욕창소독을 하기 위해 준비한 일회용 드레싱세트가 소독액으로 젖어 있을 때 간호사의 행동으로 가장 적절한 것은?
① 건조해지면 다시 사용한다.
② 즉시 폐기한다.
③ 세트가 견고한 상태인지를 확인한다.
④ 유효기간이 지나지 않았으면 사용한다.
⑤ 다른 물품과의 접촉 여부를 확인한다.

057. 소아 백혈병 환자의 암 화학요법 치료 후 무균 병실을 준비하려고 한다. 이때 가장 적절한 소독 멸균법은?
① 청결　② 여과법
③ 건열법　④ 적외선 소독법
⑤ 자외선 소독법

058. Acetaminophen 2.0g를 tid po하라는 처방이 있다. Acetaminophen 1정이 0.25g 인 경우 한 번에 몇 알을 제공해야 하는가?
① 5정　② 3정
③ 6정　④ 8정
⑤ 10정

059. 외과적 무균술을 적용해야 하는 것은?
① 좌약 삽입
② 경구투약 준비
③ 유치도뇨관 삽입
④ 상처 드레싱 제거
⑤ 격리실 출입 시 가운과 마스크 착용 전

060. 다음 중 감염력이 가장 강력한 홍역의 전파방식으로 옳은 것은?
① 비말전파　② 곤충전파
③ 접촉전파　④ 매개전파
⑤ 혈액매개전파

061. 축구를 하다가 무릎의 열상을 입었고 상처에는 모래가 많이 묻은 상태로 응급실로 왔다. 가장 먼저 해야 할 간호는 무엇인가?
① 상처부위 멸균식염수로 세척
② 파상풍 예방주사를 실시
③ 상처 봉합
④ 항생제 투여
⑤ 연고

062. 수혈을 위해 간호사가 수행하는 수혈 절차 중 틀린 것은?
① 2명의 간호사가 환자확인 후 서명한다.
② 수혈세트의 chamber는 가득 채운다.
③ 처음 15분간은 15gtt로 주입하여 부작용 관찰한다.
④ 부작용이 없다면 4시간 이내에 마치도록 한다.
⑤ 첫 1시간 동안은 15분마다 활력 징후 측정한다.

063. 스테로이드가 함유된 약물 흡입 후 물로 입안을 헹구는 이유는?
① 기도 개방
② 약물내성 방지
③ 진균감염 예방
④ 상쾌함 증가
⑤ 약물 효과 증진

064. 대퇴부위 골절로 인공고관절전치환술을 받고 침상안정 중인 환자에게 욕창을 발생시키는 요인으로 옳은 것은?
① 영양불량
② 혈액순환 과다
③ 스테로이드 사용
④ 수술로 인한 부동
⑤ 골다공증

065. 낙상으로 골절 수술을 받은 여자 환자에게 퇴원 교육 중이다. 낙상 재발을 방지하기 위해 낙상 예방교육으로 적절한 것은?
① "욕실에 보조 손잡이를 설치하여야 합니다."
② "신발은 꽉끼지 않고 여유있게 신으세요."
③ "의자는 바퀴와 팔걸이가 있는 것으로 선택하는 것이 좋아요."
④ "침대 높이는 되도록 허리 높이 이상으로 최대한 높이세요."
⑤ "밤 동안 화장실 가는 복도에는 눈이 부실 정도로 조명을 켜두세요."

5회차 3교시 보건의약관계법규

066. 「의료법」에 명시된 종합병원의 요건으로 옳은 것은?
① 100개 이상의 병상을 갖출 것
② 질병군별 환자구성 비율을 충족할 것
③ 전문의가 되려는 자에 대해 수련을 실시할 것
④ 특정 질환에 대해 난이도 높은 의료행위를 수행할 것
⑤ 10개 이상의 필수진료과목을 갖추고 각 진료과목마다 전속하는 전문의를 둘 것

067. 「의료법」상 다음 의료기관 인증기준 및 방법에 대한 내용으로 옳은 것은?
① 불인증의 경우 유효기간을 1년으로 한다.
② 인증등급은 인증과 불인증 두 가지로 구분된다.
③ 인증의 유효기간은 4년으로 한다.
④ 불인증을 받은 의료기관의 장은 유효기간 내에 재인증을 받아야 한다.
⑤ 인증기준의 세부 내용은 대통령령으로 정한다.

068. 「의료법」상 의료인 보수교육을 실시할 수 있는 기관은?
① 수련병원
② 질병관리청
③ 국민건강보험공단
④ 건강보험심사평가원
⑤ 진료심사평가위원회

069. 「의료법」상 의료인과 의료기관의 장의 의무로 옳은 것은?
① 의료기관의 장은 의료인이 명찰을 자율적으로 달도록 지시한다.
② 의료인이 다른 의료인의 명의로 의료기관을 개설할 수 있다.
③ 의료인은 일회용 의료기기를 두 번 사용한 후 다시 사용하여서는 안 된다.
④ 의료기관의 장은 의료인이 응급의료상황에서 반드시 명찰을 달도록 지시 감독하여야 한다.
⑤ 의료기관의 장은 환자의 권리 등을 환자가 쉽게 볼 수 있도록 의료기관 내에 게시하여야 한다.

070. 의료업에 종사하는 다음의 의료인이 직접 진찰하거나 조산하였을 때 진단서 등의 교부에 대하여 「의료법」상 옳은 상황은?
① 조산사가 진단서를 작성하여 환자에게 교부하였다.
② 한의사가 사산 증명서를 내주었다.
③ 치과의사가 사망 증명서를 내주었다.
④ 간호사가 출생 증명서를 내주었다.
⑤ 간호사가 검안서를 작성하여 환자에게 교부하였다.

071. 「의료법」상 의료인의 면허를 반드시 취소해야 하는 경우는?
① 면허의 조건을 이행하지 아니한 때
② 향정신성의약품 중독자로 진단받은 때
③ 자격정지처분 기간 중에 의료행위를 한 때
④ 3년 동안 연속적으로 보수교육을 받지 않은 때
⑤ 태아의 성별을 임부와 가족에게 알려주었을 때

072. 「감염병의 예방 및 관리에 관한 법률」에 근거하여 제2급감염병에 해당하는 것은?
① 폐렴구균 감염증
② 말라리아
③ 황열
④ B형간염
⑤ C형간염

073. 「감염병의 예방 및 관리에 관한 법률」상 의사로부터 감염병환자를 진단하였음을 보고받은 의료기관의 장이 7일 이내에 관할 보건소장에게 신고해야 할 감염병은 무엇인가?
① 신종인플루엔자
② 결핵
③ 파상풍
④ 일본뇌염
⑤ 사람유두종바이러스 감염증

074. 「검역법」상 검역감염병 병원체가 인체에 침입하여 증상을 나타내는 사람으로서 의사, 치과의사 또는 한의사의 진단 및 검사를 통하여 확인된 사람에 대한 용어는 무엇인가?
① 감염병 환자
② 검역감염병 환자
③ 검역감염병 의사환자
④ 검역감염병 접촉자
⑤ 검역감염병 매개체

075. 「후천성면역결핍증 예방법」상 입원한 환자가 후천성면역결핍증에 감염된 것으로 판단되었을 때 그 사실을 관할 보건소장에게 신고해야 하는 자는?
① 환자 본인
② 진단한 의사
③ 환자의 보호자
④ 입원 당시 동반자
⑤ 입·퇴원 담당 직원

076. 「국민건강보험법」에서 정한 요양기관에서 제외되는 기관은?
① 약국
② 조산원
③ 산업체 부속 의원
④ 보건진료소
⑤ 한국희귀·필수의약품센터

077. 「건강보험법」상 실업자인 경우 직장 가입자 자격유지를 신청할 수 있는데 그 기간은 얼마나 되는가?
① 1주일
② 1개월
③ 2개월
④ 6개월
⑤ 1년

078. 「지역보건법」상 보건의료원에 대한 설명으로 옳은 것은?
① 10병상 이상을 갖춘 보건소
② 벽오지 무의촌에 설치된 보건진료소
③ 의료법에 따른 병원의 요건을 갖춘 보건소
④ 의료법에 따른 의원의 요건을 갖춘 보건소
⑤ 필요에 따라 시.군.구에 1개소 이상 설치한 보건소

079. 「지역보건법」상 동일한 시·군·구에 2개 이상의 보건소가 설치되어 있는 경우 해당 지방자치단체의 조례로 정하는 바에 따라 업무를 총괄하는 기관은 무엇인가?
① 보건소
② 권역의료센터
③ 보건진료소
④ 보건지소
⑤ 건강증진센터

080. 「마약류 관리에 관한 법률」상 마약류 사용자의 마약류 중독 여부를 판별하기 위해 치료보호하려고 한다. 이때 치료보호기관을 설치·운영할 수 있는 자는 누구인가?
① 시장·군수·구청장
② 시·도지사
③ 식품의약품안전처장
④ 정신과 전문의
⑤ 관할 보건소장

081. 「응급의료에 관한 법률」에서 중앙 응급의료센터의 지정과 응급의료정보센터를 설치, 운영할 수 있는 자는?
① 대통령
② 보건소장
③ 시.도지사
④ 보건복지부장관
⑤ 시장. 군수. 구청장

082. 「보건의료기본법」에 의한 보건의료인의 책임에 해당하는 것은?
① 보건의료정책과 관련되는 사회보장정책이 연계되도록 하여야 한다.
② 자신의 건강보호와 증진을 위하여 적절한 보건의료서비스를 받을 권리를 가진다.
③ 보건의료서비스의 제공을 요구받으면 정당한 이유없이 이를 거부하지 못한다.
④ 보건의료정책을 수립하기 위하여 국민의 의견을 수렴하여야 한다.
⑤ 모든 국민의 기본적인 보건의료 수요를 형평에 맞게 충족시킬 수 있도록 하여야 한다.

083. 「응급의료에 관한 법률」에 명시된 구조 및 응급처치에 관한 교육을 받도록 명령할 수 있는 대상자로 옳지 않은 것은?
① 보건교사
② 인명구조요원
③ 구급차등의 운전자
④ 항공사의 정비사
⑤ 유치원 교사

084. 「혈액관리법」상 최근 예방접종을 받은 사람 중 채혈금지 대상자로 맞는 것은?
① 콜레라 예방접종 후 24시간이 경과한 사람
② 일본뇌염 예방접종 후 24시간이 경과한 사람
③ 홍역 예방접종 후 1주가 경과한 사람
④ 풍진 예방접종 후 4주가 경과한 사람
⑤ BCG 접종 후 4주가 경과한 사람

085. 「호스피스·완화의료 및 임종과정에 있는 환자의 연명의료결정에 관한 법률」상 보건복지부가 종합계획 및 시행계획을 심의하기 위하여 보건복지부장관 소속으로 두는 것은?
① 치료보호심사위원회
② 국가호스피스연명의료위원회
③ 전문위원회
④ 중앙호스피스센터
⑤ 권역별호스피스센터

2026 간호사 국가시험

위아너스
실전대비 모의고사

정답과 해설

PASS 177

1일 **7**시간 **7**일이면 무조건 **177**점! 국가고시 **PASS**

10개년 기출문제를 바탕으로 국시 유형 완벽복원!
더욱 강력해진 해설집

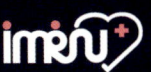

위아너스
We Are Nurse
간호사 국가시험

실전대비 모의고사

해설편 목차

1회차

- 1교시 | 성인간호학 / 모성간호학 ········· 6
- 2교시 | 아동간호학 / 지역사회간호학 / 정신간호학 ········· 21
- 3교시 | 간호관리학 / 기본간호학 / 보건의약관계법규 ········· 33

2회차

- 1교시 | 성인간호학 / 모성간호학 ········· 48
- 2교시 | 아동간호학 / 지역사회간호학 / 정신간호학 ········· 61
- 3교시 | 간호관리학 / 기본간호학 / 보건의약관계법규 ········· 75

3회차

- 1교시 | 성인간호학 / 모성간호학 ········· 88
- 2교시 | 아동간호학 / 지역사회간호학 / 정신간호학 ········· 99
- 3교시 | 간호관리학 / 기본간호학 / 보건의약관계법규 ········· 112

4회차

- 1교시 | 성인간호학 / 모성간호학 ········· 126
- 2교시 | 아동간호학 / 지역사회간호학 / 정신간호학 ········· 138
- 3교시 | 간호관리학 / 기본간호학 / 보건의약관계법규 ········· 151

5회차

- 1교시 | 성인간호학 / 모성간호학 ········· 165
- 2교시 | 아동간호학 / 지역사회간호학 / 정신간호학 ········· 176
- 3교시 | 간호관리학 / 기본간호학 / 보건의약관계법규 ········· 188

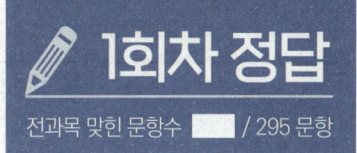

1회차 정답

전과목 맞힌 문항수 ☐ / 295 문항

1교시

성인간호학

맞힌 문항 수: / 70문항

번호	답	번호	답	번호	답	번호	답	번호	답	번호	답	번호	답	번호	답	번호	답	번호	답
001	③	008	③	015	①	022	④	029	①	036	②	043	②	050	⑤	057	⑤	064	①
002	④	009	③	016	③	023	②	030	⑤	037	⑤	044	⑤	051	②	058	⑤	065	⑤
003	③	010	④	017	④	024	②	031	⑤	038	②	045	②	052	③	059	③	066	③
004	④	011	④	018	②	025	②	032	②	039	③	046	⑤	053	④	060	③	067	①
005	④	012	⑤	019	④	026	③	033	①	040	②	047	④	054	①	061	③	068	⑤
006	①	013	③	020	①	027	②	034	③	041	③	048	⑤	055	⑤	062	⑤	069	②
007	②	014	④	021	④	028	④	035	④	042	④	049	①	056	②	063	④	070	④

모성간호학

맞힌 문항 수: / 35문항

번호	답	번호	답	번호	답	번호	답	번호	답
071	①	078	③	085	②	092	④	099	④
072	③	079	①	086	④	093	①	100	⑤
073	①	080	①	087	⑤	094	④	101	⑤
074	④	081	⑤	088	②	095	②	102	⑤
075	②	082	③	089	②	096	③	103	③
076	③	083	③	090	①	097	④	104	②
077	①	084	①	091	⑤	098	③	105	④

2교시

아동간호학

맞힌 문항 수: / 35문항

번호	답	번호	답	번호	답	번호	답	번호	답
001	⑤	008	①	015	②	022	④	029	④
002	③	009	④	016	③	023	②	030	①
003	①	010	③	017	⑤	024	⑤	031	③
004	④	011	⑤	018	④	025	④	032	⑤
005	②	012	④	019	③	026	⑤	033	③
006	③	013	③	020	⑤	027	⑤	034	③
007	②	014	②	021	③	028	②	035	①

지역사회간호학

맞힌 문항 수: / 35문항

번호	답	번호	답	번호	답	번호	답	번호	답
036	①	043	②	050	⑤	057	⑤	064	②
037	②	044	①	051	②	058	④	065	③
038	④	045	①	052	⑤	059	①	066	⑤
039	④	046	③	053	⑤	060	②	067	②
040	④	047	⑤	054	④	061	⑤	068	④
041	①	048	④	055	⑤	062	②	069	③
042	③	049	⑤	056	①	063	③	070	④

정신간호학

맞힌 문항 수: / 35문항

번호	답	번호	답	번호	답	번호	답	번호	답
071	③	078	③	085	⑤	092	③	099	③
072	②	079	①	086	⑤	093	④	100	①
073	⑤	080	④	087	④	094	⑤	101	④
074	④	081	④	088	④	095	④	102	①
075	⑤	082	⑤	089	④	096	⑤	103	④
076	③	083	④	090	④	097	⑤	104	④
077	⑤	084	②	091	③	098	⑤	105	③

3교시

간호관리학

맞힌 문항 수: / 35문항

번호	답	번호	답	번호	답	번호	답	번호	답
001	①	008	⑤	015	②	022	③	029	②
002	②	009	④	016	①	023	③	030	①
003	④	010	①	017	②	024	④	031	③
004	③	011	④	018	④	025	①	032	①
005	②	012	①	019	④	026	③	033	⑤
006	②	013	④	020	④	027	⑤	034	④
007	⑤	014	②	021	④	028	②	035	④

기본간호학

맞힌 문항 수: / 30문항

번호	답	번호	답	번호	답	번호	답	번호	답
036	①	042	②	048	③	054	④	060	①
037	②	043	③	049	④	055	③	061	②
038	①	044	④	050	①	056	①	062	①
039	⑤	045	⑤	051	④	057	⑤	063	③
040	①	046	②	052	①	058	③	064	③
041	⑤	047	④	053	①	059	①	065	④

보건의약관계법규

맞힌 문항 수: / 20문항

번호	답	번호	답	번호	답	번호	답	번호	답
066	①	070	⑤	074	①	078	③	082	③
067	③	071	⑤	075	④	079	①	083	③
068	①	072	③	076	⑤	080	③	084	①
069	④	073	①	077	②	081	④	085	③

1회차 1교시

1회차 1교시 › 성인간호학

001 정답 ③

해설 [항암제 투여 환자의 간호]
- 사람이 많은 장소 피하도록 한다.
- 칫솔, 치약 등은 개인용 사용하고 매일 샤워하도록 한다.
- 생식기, 서혜부, 겨드랑이, 항문부위 항균비누로 하루 2회 세척한다.
- 손 씻기 철저히 시행한다.
- 15분 이상 실내에 둔 물은 마시지 않는다.
- 생야채, 생과일, 샐러드, 덜 익힌 고기, 회, 후추 등은 피하도록 한다.
- 고단백, 고열량식이 섭취, 기호식품 섭취한다.

002 정답 ④

해설 [수분과 전해질 불균형]
지속적인 설사로 인해 세포외액 결핍으로 수분과 전해질의 불균형이 일어날 수 있다.
- 수분소실 → 혈청내 나트륨 농도↑ → 세포에서 혈관내로 수분이동 → 세포내 탈수 초래
- 수분과 전해질 불균형에 의한 증상으로 저혈압, 빈맥, 호흡증가, 체중감소, 핍뇨, 불안, 두통, 피부긴장도 감소, 구강점막건조 등이 나타난다.
- 소실된 수분과 전해질 공급 : 등장액 또는 저장액으로 수액을 빨리 주입하는 경우 뇌부종, 폐수종 발생할 수 있기 때문에 주의해야 한다.
- 임상검사 결과 : Hct↑, 혈장나트륨↑, BUN↑, 요비중↑

003 정답 ③

해설 [쇼크]

종류 및 특징	
저혈량성 쇼크	① 원인 : 혈액, 체액의 손실 시(약 15~20% 소실), 절대 혈량↓(구토), 상대 혈량↓(패혈증) ② 증상 : 심박출량 감소, 혈압 하강, 맥박수 증가, 맥압 감소, 중심정맥압 감소 ③ 치료 및 간호 : 출혈 부위 압박, 산소, 수액, 수혈, 다리 올림(Trendelenburg position), 오한 방지, 교감신경흥분제(혈압증가 유도)
심인성 쇼크	① 원인 : 심박출량 감소, MI, 심장수축 부전, 심실세동/빈맥, 저혈압, 맥압↓ 등 ② 치료 및 간호 - IV, 산소, 모르핀(심근경색), 인공심박동기 - 부정맥 치료, 심낭 천자(심낭 압전) - 약물 : 혈관확장제, 강심제, 이뇨제, glucocorticoid, 혈전 용해제/항응고제 - 윤번 지혈대 : 정맥 귀환 혈류를 차단하여 폐수종 및 심장 부담 완화
신경성 쇼크	① 원인 : 혈관 평활근 이완(교감신경 문제)-혈관 확장-동맥압↓, 전신 혈관 이완, 서맥(초기) ② 치료 및 간호 - 척수손상 악화 예방(고정, mythyl-prednisolone 투여) - 수액공급, 산소공급, dopamine 투여 - 혈압상승제, 하지 거상(45도) - 유치 도뇨관(조직 관류 점검, 방광 팽만 예방)
아나필락틱 쇼크	① 원인 : 제1형의 즉시형 과민성 알레르기 반응, 항원(페니실린, 조영제, 아스피린, 음식 등) ② 증상 : BP↓, 혈관 확장되어 두통, 빈맥, 저산소혈증, 천명음, 소양증, 안검부종, 의식수준↓ 등 ③ 치료 및 간호 : 기도유지, 산소 투여, 약물(epinephrine, 항히스타민제, 기관지 확장제, corticosteroid)
패혈성 쇼크	① 원인 : 패혈증, DIC 동반 ② 치료 및 간호 → 감염치료 : 혈관수축제, dopamine, corticosteroids → 원인 규명 : 객담, 소변, 혈액, 뇌척수액, 대변 등 배양
증상	
심혈관계	- 심박출량↓, BP↓, 초기 맥박↑ → 진행 시 맥박 감소, 약한 맥박, 맥압 감소(수축기압 저하) - 체위성 저혈압, 중심정맥압 저하(심인성 쇼크제외), 의존 부위의 목과 손 정맥의 편평함 - 손톱 부위 모세혈관 충만 시간 지연
호흡기계	- 호흡↑, 얕은 호흡, PaO₂↓, PaCO₂↑, 청색증 (특히 입술과 손톱) - 과다환기로 호흡성 알칼리증 → 호흡부전, 쇼크로 체내 대사산물 축적(젖산) → 대사성 산증(중탄산나트륨 투여)
신경근육계	- 초기 : 불안, 초조 - 말기 : 중추신경계 기능↓ (기면, 혼수), 전반적인 근육 쇠약, 심부건반사↓ 또는 소실, 대광반사↓

기타	- 비뇨기계 : 소변량↓, 요비중↑, 소변에서 포도당과 아세톤 검출 - 피부계 : 차가움, 축축/끈적함, 구강 내 점막 창백, 구강 건조 - 위장관계 : 장음↓ 또는 소실, 오심, 구토, 갈증 증가, 변비 - 정서 : 불안, 어지러움, 현기증, 공포, 혼수(뇌 혈류량 부족으로인하여), 뇌 조직괴사

004 정답 ④

해설 다발성 손상으로 출혈이 발생하여 혈액이나 체액의 손실이 나타나므로 순환혈액량을 확보하기 위하여 적절하게 수액을 공급해야한다. 그러기 위해서는 생리식염수, 포도당 등을 주입하여 순환혈액량을 확보해야 한다. 필요하다면 수혈을 시행한다.

005 정답 ④

해설 [척수손상(spinal cord injury, SCI) 환자 이동시 간호]
척수 안정화와 2차 손상 예방이 가장 중요
- 경추 손상이 의심될 경우 경부 고정(목 보호대) 착용 후 움직임 최소화
- 이동 시 척추판(spine board) 위에서 이동하며 환자를 옮길 때 통나무 굴리기 기법을 사용하여, 한 명이 머리를 지지하고 다른 팀원이 몸통과 하체를 동시에 이동한다.
- 통증, 감각 이상, 운동 기능 확인하여 이동 전후 변화를 관찰한다.
- 호흡과 산소 포화도 확인: 척수 손상으로 호흡 근육 약화 가능
- 혈압과 맥박 측정: 신경성 쇼크 가능성 주의

006 정답 ①

해설 전신마취 수술 후 의식이 명료하지 않으면 기침, 삼킴, 기도 보호반사가 저하되어 흡인 위험이 증가된다. 구토물이나 위 내용물이 기도로 들어갈 경우 폐렴으로 진행 가능하기 때문에 주의하여 간호하고 의식이 완전히 회복될 때 까지 금식을 유지하며 심한 갈증해소 시 가능하다면 얼음조각을 물려준다. 구토 시 기도유지를 위해 대상자의 머리를 옆으로 돌려주고 턱을 앞으로 당겨 구토물의 재흡인을 예방한다.
[기도폐쇄 및 흡인성 폐렴 위험이 있는 경우의 간호]
- 머리를 옆으로 돌려 기도 확보
- 흡인(suction)
- 호흡 상태 관찰(호흡수, 흉부 청진, SpO_2), 산소 공급과 SpO_2 모니터링
- 필요 시 의사에게 보고 및 산소·약물 처치

007 정답 ②

해설
- 1단계 부정 : 부정은 죽을 병이라는 통지를 받고 보이는 첫 반응으로, 심리적으로 완충작용을 하며 환자로 하여금 자신을 정리할 수 있도록 한다. 또한 현실을 부정하며 나에게 일어날 수 없는 일이라고 여러 병원을 다니는 양상이 나타난다.
- 2단계 분노 : 부정의 다음 단계로 분노, 원망, 질투의 감정으로 바뀐다. 왜 이런일이 하필 자신에게 일어났는지에 대해 모든 대상에게 분노를 표출한다.
- 3단계 타협 : 죽음이 어쩔 수 없는 것임을 알게 되면 이를 연기시키려는 타협을 시도한다.
- 4단계 우울 : 더 이상 부인할 수 없을 정도로 몸이 쇠약해질 때 우울해지며 피로, 슬픔, 한숨, 불안 등이 나타난다.
- 5단계 수용 : 자신과 죽음을 평화롭게 느끼며 자아실현의 단계에 해당한다.

008 정답 ③

해설 유방절제술(mastectomy) 후 환측 팔(수술한 쪽 팔)의 합병증 예방은 림프부종 예방과 감염 예방이 핵심이며, 고무장갑을 끼고 설거지를 하는 것은 수술 측 팔 손상과 감염 예방을 위한 올바른 행동이다.
[유방절세술 환자 합병증 예방]
- 혈압 측정 금지: 수술 측 팔에 바늘, 주사, 혈압 측정 금지 → 림프부종 위험
- 침습적 처치 금지: 채혈, 주사 등도 수술 측 팔은 피함
- 과도한 무게 들기 금지: 근력 운동은 가볍게, 점진적 운동
- 손상 예방: 상처나 감염 예방 위해 장갑 착용, 손목 장신구 제한
- 편안한 체위 유지: 수술 측 팔이 눌리지 않도록 주의
- 수술 측 팔에 시계, 팔찌 착용 금지

009 정답 ③

해설 두경부암(head and neck cancer) 환자가 방사선 요법(radiation therapy)을 받는 경우 치료 부위가 얼굴·목·구강·인후에 위치하므로 안위 문제가 많이 발생한다.
- 피부보호 : 방사선 조사 부위 홍반, 건조, 가려움, 피부손상 위험
  - 순한 비누와 미지근한 물로 세정
  - 자극 없는 보습제 사용, 문지르지 않음
  - 통풍과 직사광선 차단
- 구강 점막 관리 : 구강점막염, 구내염, 건조감 → 통증, 삼킴 곤란
  - 식염수나 의사 처방 구강청결제 사용
  - 부드러운 칫솔 사용, 칫솔질 자극 최소화
  - 알코올 함유 구강청결제는 금지
- 통증 관리 : 삼킴 곤란, 구강 점막염, 피부 손상 → 통증 유발
  - 약물적 통증 관리(의사 처방)
  - 온찜질·냉찜질, 구강 청결과 수분 공급으로 완화
- 영양 관리 : 삼킴곤란, 미각 변화 → 영양 결핍, 체중 감소 위험
  - 소량씩 자주 먹고, 부드럽고 자극 없는 음식 제공

- 정서적 안위 : 얼굴·목 변화, 통증, 피로 → 불안, 우울
  - 치료 과정, 부작용, 자가 관리 교육
  - 정서적 지지, 가족 참여 유도, 휴식과 수면 환경 조성
- 피로 관리 : 방사선 치료 → 피로, 활동 제한
  - 활동과 휴식을 균형있게 하며, 중요한 활동 우선하고 체력을 회복하도록 격려

010 정답 ④

해설 [식도열공 탈장 환자의 올바른 생활습관]
- 빨대로 음료를 섭취하거나 탄산음료를 마시는 것은 가스를 형성하므로 제한한다.
- 유제품 섭취는 위산분비를 증가시키므로 제한한다.
- 토마토, 오렌지주스, 레드와인 등 식도를 자극하는 식이는 피한다.
- 과식을 금하고, 소량씩 천천히 먹고 충분히 씹어야 한다.
- 식사 시 수분과 함께 섭취한다.
- 밤에 역류를 방지하기 위해서 취침 전 2~3시간 음식섭취를 금한다.
- 뜨겁거나 차갑거나 자극적인 음식이나 지방음식은 피한다.
- 흡연 및 카페인은 피한다.

011 정답 ④

해설 [위식도역류병(GERD) 환자 간호중재]
- 증상 완화 및 합병증 예방, 생활습관 관리
  - 소량·자주 먹기 (과식 금지)
  - 식사 후 바로 눕지 않기, 최소 2-3시간 경과 후 취침
  - 자극 음식 제한: 카페인, 초콜릿, 알코올, 기름진 음식, 매운 음식
  - 머리를 15-30° 정도 올린 상태로 취침
  - 비만 환자는 체중 감량 지도
- 약물 관리
  - 제산제(antacid): 식사 후 또는 증상 시
  - H2 수용체 차단제: 위산 분비 억제
  - 양성자(프로톤)펌프 억제제(PPI): 증상 완화 및 식도염 치료

012 정답 ⑤

해설 소화궤양(peptic ulcer) 합병증 중 천공(perforation)이 발생하면 위·십이지장 내용물이 복강 내로 유출되어 급성 복막염이 발생한다.

[천공 시 특징적인 임상 증상]
- 극심한 상복부 통증: 천공의 대표적 증상으로 갑자기 심하게 나타나며, 전신으로 퍼질 수 있음.
- 복부 경직: 복벽 근육 긴장, 반발통
- 구토, 빈맥, 저혈압: 쇼크 소견 가능

013 정답 ③

해설 혈청 암모니아 정상 수치 : 150μg/dL 이하
위장관출혈, 고단백식이, 저칼륨혈증, 신부전, 변비로 인한 장내 세균 증가, 진정제, 이뇨제 투여 등은 암모니아 생성을 증가시킨다.
- 문맥성 간성 뇌병증 (간성혼수) 관리
- 저단백, 단순탄수화물식이 제공, 동물성보다 식물성 단백질 제공, 저염식, 저지방식 제공
- 출혈 예방 : 간경화로 위장 출혈(식도정맥류 출혈) 시 장내 세균이 혈액을 대사하여 암모니아 증가
- Lactulose : 구강, 관장 통해 장내 산도를 7에서 5로 감소, 설사 유발(전해질 불균형 주의), 암모니아 체외 배출유도(암모니아가 요소로 전환됨)
- 신체손상 예방 : 침상난간 설치, 정신상태 수시로 평가, 부동으로 인한 합병증 예방, 수분 전해질 교정
- 정신상태 수시로 평가하여 지남력 상실 여부 평가
- neomycin 경구 투여 → 대장내상주균 파괴로 단백질 분해 감소 → 암모니아 생성 억제
- metronidazole(광범위 항생제) 투여로 암모니아 생성감소

014 정답 ④

해설 [급성췌장염 혈액 검사 결과]
- 혈청 리파아제 상승
- 혈청 아밀라아제 상승
- ALP(alkaline phosphatase), CRP(c-reactive protein) 상승
- 혈당 상승, 백혈구 상승
- 혈청 빌리루빈 상승

015 정답 ①

해설 환자 사정을 통해 저알부민과 체액 저류로 복수(ascites) 가능성 높으며 체중 급증과 복부팽만으로 체액이 축적되었음을 알 수 있다.
- 알부민 2.1 g/dL → 저알부민혈증, 혈장 삼투압 감소
- ALT 120 U/L → 간 손상
- 복부팽만, 체중 3kg 증가 → 체액 저류로 소변량 감소
- 좌위호흡(orthopnea) → 복수 또는 흉수로 인해 횡격막 압박으로 호흡곤란

016 정답 ③

해설 [급성 담낭염과 총담관폐쇄 환자사정]
- 증상: 구역, 구토, 우측 상복부 압통, 황달, 짙은 황갈색 소변
- 원인: 담즙 배출 장애 → 혈중 빌리루빈 상승
- 혈액검사 결과

총빌리루빈 증가 → 간에서 생성된 빌리루빈이 담관 폐쇄로 배출되지 못하여 발생
간효소(ALP, GGT) 상승 가능 → 담즙 정체에 특징적
백혈구 증가 → 급성 염증 반응 가능
소변 색 짙어짐 → 수용성 빌리루빈 증가
① 백혈구 감소 → 감염 시 증가
② 혈소판 증가 → 간질환이나 담도폐쇄에서는 보통 영향 없음
④ 알칼리성 인산분해효소(ALP) 감소 → 담즙 정체 시 증가
⑤ CK-MB 증가 → 심근 관련

017 정답 ④

해설 [궤양대장염(ulcerative colitis, UC) 임상증상]
- 출혈성 설사(대표적 증상): 점액·혈액이 섞인 설사, 하루 여러 번 발생
- 복통: 하복부, 특히 좌하복부 통증
- 긴급배변감, 잔변감
- 체중 감소, 피로, 발열 등도 동반 가능

018 정답 ②

해설 [게실염]
대장 벽에 생긴 게실 내에 장의 내용물이 고여 염증이 발생한 것을 의미한다.
평소에 저섬유질 식이를 섭취하거나 가공음식을 많이 먹는 경우에 발병률이 높다. 염증의 정도와 부위에 따라 증상이 다르나 오심, 구토, 설사 및 변비를 보이고 S자결장이나 좌하복부에서 통증이 발생한다.

019 정답 ④

해설 식도암 환자가 음식을 삼키기 힘들어하기 때문에 (dysphagia) 체중 감소, 저단백혈증, 섭취 감소가 나타날 수 있으며 영양부족 위험이 가장 중요한 문제이다.
- 체질량지수(BMI) 17.5 kg/m² → 저체중, 영양 상태 저하
- 일일 섭취량/배설량 700 mL/600 mL → 수분 섭취 양 적당, 체액 문제 보이지 않음
- 혈청총단백질 5.5 g/dL → 저단백혈증, 영양 불균형

020 정답 ①

해설
- TPN 용액을 투여하면 고혈당에 대한 신체적 반응으로 췌장에서 인슐린 분비가 증가된다.
- TPN 용액은 고장성 포도당 용액으로 공급이 갑자기 중단되면 혈당이 떨어지게 되지만 췌장에서는 인슐린을 계속 방출하게 되어 저혈당이 올 수 있다. 따라서 TPN 용액을 중단할 때에는 서서히 중단하여 신체가 적응할 수 있도록 해야한다.
- 반동 저혈당 증상 : 허약감, 떨림, 식은땀, 불안, 배고픔

021 정답 ④

해설 ① 수술 후 혈관성숙을 위해 6~8주 이상의 시간이 지나고 혈액투석이 가능하다.
②⑤ 왼쪽 팔은 동정맥루가 있기 때문에 손상방지를 위하여 왼쪽팔의 혈압측정 및 채혈을 금지하며 무거운 물건이나 아령은 들지 않는다.
③ 동정맥루는 동맥과 정맥의 문합 부분이며 진동감이 느껴지는 것은 정상이며 이는 동정맥루가 정상적으로 유지되고 있음을 알려준다.

022 정답 ④

해설 체액 소실로 인한 고나트륨혈증(hypernatremia due to fluid loss)에서는 세포외액이 감소하고 혈청 나트륨이 높아진 상태이며, 치료의 핵심은 저나트륨액을 서서히 보충하여 수분 균형을 회복하는 것이다.
④ 1/2 생리식염수(0.45% NaCl) → 저삼투성 수액으로 세포외액 결손 보충, 서서히 나트륨 감소(급격한 교정은 뇌부종 위험 있으므로 점진적 교정)
① 신선동결혈장(FFP) → 주로 응고인자 보충용, 전해질 교정 목적 아님
② 15% 만니톨(mannitol) → 삼투성 이뇨제, 뇌부종 등에서 사용, 고나트륨 치료 목적 아님
③ 20% 알부민(albumin) → 혈장부피 확장용, 삼투성 고나트륨 해결용 아님
⑤ 메트로니다졸(metronidazole) → 항생제, 고나트륨 치료와 관련 없음

023 정답 ②

해설 칼슘결석은 칼슘을 과도하게 포함하여 발생하는 것이다.
칼슘의 요중농도 증가 : 부갑상선 기능 항진, 부동, 골연화, 쿠싱증후군, 비타민 D의 과잉 섭취, 요세뇨관 산독증과 같이 칼슘이 재흡수가 안되는 경우, 콩팥의 구조적 기형 등이 해당한다.

024 정답 ②

해설 소변 줄기에 힘이 없고, 배뇨 후 소변 방울흘림(dribbling)과 빈뇨가 보이는 것은 전형적인 배뇨장애 증상이며, 주로 전립샘비대(BPH, benign prostatic hyperplasia)에서 나타남
- 전립샘이 커지면서 요도를 압박 → 방광 배출 저항 증가
- 잔뇨 증가 → 배뇨 후 방울흘림, 빈뇨, 야간뇨 발생
② 요도폐쇄 → 전립샘비대에 의한 요도 압박으로 소변 줄기 약함, 잔뇨, 빈뇨
④ 덩굴정맥류(varicocele) → 음낭 정맥 확장 및 불임 관련 있음

025 정답 ②

해설 [급성 사구체신염 환자 간호중재]
- 신장이 정상으로 기능할 때까지 침상안정을 한다.
- 수분은 배설량과 체중을 고려하며 제한한다.
- 고탄수화물, 적절량의 단백질, 저염식이, 저칼륨식이
- 항생제(페니실린계, 세파계) 혈중농도 유지
- 수분 정체 시 이뇨제를 투여한다.
- 항고혈압제를 투여한다.
- 항원-항체 반응 억제를 위해 면역억제제를 사용한다.
- 상부호흡기계감염을 예방한다.

026 정답 ③

해설 정상 혈청 칼륨 수치는 3.5-5.5mEq/L이다. 이 만성신부전 환자는 혈청 칼륨 수치가 상승해있고 이것은 신장에서 적절하게 배출되고 있지 않음을 의미한다. 따라서 식이를 제공할 때는 칼륨이 다량 포함된 식이는 피해야 한다.
바나나, 오렌지, 견과류, 생야채, 생과일 등은 모두 칼륨이 많이 포함되어있다.

027 정답 ②

해설 [급성 신우신염(acute pyelonephritis) 환자 퇴원 교육]
- 항생제 복용 준수 → 처방된 기간 동안 완전 복용하도록 교육
- 수분 섭취 충분히 → 하루 1.5~2L 이상, 요로세척 도움
- 배뇨 습관 → 성교 후 배뇨 권장, 소변 참지 않기
- 증상 관찰 → 배뇨 시 통증, 발열 등 무시하지 않기

028 정답 ④

해설 [유방 절제술 후 림프부종 관리]
- 수술 받은 쪽 팔은 절개선 긴장완화를 위해 24시간 부동
- 팔 운동 격려, 팔꿈치는 심장보다 높게 베개를 대주고 손은 팔꿈치보다 높게 들기
- 탄력붕대나 장갑을 착용
- 팔 마사지 시행
- 수술한 쪽의 팔에 채혈, 주사, 혈압측정 피하기
- 수술한 쪽 팔로는 무거운 물건 들지 않기
- 손상주의 : 화상, 찰과상, 절상 등에 의한 감염 가능
- 수술한 쪽 팔에 꽉 끼는 의복, 손목시계, 보석 착용 피할 것

029 정답 ①

해설 전체 고관절 치환술(total hip replacement, THR) 후 수술 측 다리의 과도한 내전(adduction)이나 굴곡 시 인공관절 탈구(dislocation) 위험 증가하기 때문에 다리 사이에 베개를 끼우도록 한다.
- 베개를 끼우면 다리 간격이 유지되어 과도한 내전 방지된다.

030 정답 ⑤

해설 골다공증은 폐경기 여성, 지속적 부동, 흡연, 음주, 카페인, 단백질과 인의 과다섭취, 칼슘 및 비타민 D 결핍 등의 원인으로 발생하며 초기 증상으로는 허약, 불안정한 걸음걸이, 경직, 식욕부진이있다. 에스트로겐, 칼슘보충제, 비타민 D, 칼시토닌 등의 약물로 치료하며 카페인과 과량의 인, 초콜릿과 옥수수는 섭취를 제한한다. 안전한 환경 및 패드를 적용하여 낙상을 예방하고 통증이 있을 시 진통제, 근이완제를 투여한다. 복식호흡, 등척성 운동, 저항성 운동, 관절가동범위 운동을 시행하며 승마, 볼링, 물구나무서기 등 척추를 억압하는 운동은 금지한다.
① 골다공증은 둔부, 척추, 팔목에 호발한다.
② 스테로이드의 장기간의 사용은 골다공증의 원인이 될 수 있다.
③ 육류를 많이 섭취하면 칼슘요구량이 증가되므로 적당히 섭취해야 한다.
④ 골다공증은 후기까지 진행되어도 증상이 없을 수 있다.

031 정답 ⑤

해설 제시된 통증 양상은 전형적인 삼차신경통(trigeminal neuralgia)의 특징이며, 통증은 안면 피부 자극, 씹기, 차갑거나 뜨거운 음식 등으로 유발 가능하기 때문에 실온 정도의 음식을 섭취하여 자극을 최소화하고 통증을 예방하도록 한다.
[삼차신경통의 치료 및 간호 중재]
- 1차적 치료는 통증완화를 위한 약물 요법
 - 약물치료 : 항경련성 약물 → 통증 완화 carbamazepine, phenytoin, diazepam
 - 수술적 요법 : 신경차단, 삼차신경근 절단술, 감압 등 수술 목적은 통증 경감
 - 통증완화 : 찬바람, 심한 더위, 추위 노출 삼가, 통증 없을 때 걷기 운동
 - 고단백질, 저작 용이한 음식 소량씩 자주 제공, 침범되지 않은 쪽으로 저작
 - 미지근한 물로 목욕, 구강 위생은 가볍게 함수
 - 각막 감각 상실 시 눈 간호 시행
 - 불안 완화 : 정서적 지지 필요, 극심한 통증, 무력감으로 대처기능 상실
 - 적절한 방안 온도 유지
 - 방문객 제한 : 3차 신경통은 아주 약한 자극에도 반응하므로 환자의 안위 증진이 가장 중요한 간호, 바람이 불거나 사람이 많은 곳 피하기
 - 정기적인 치과 방문 : 충치 시 뇌신경 마비 유발

032 정답 ②

해설 [류마티스 관절염]
- 관절의 염증에 의해 나타나는 전신성 질환
- 활액막에서 염증 시작하여 연골파괴, 관절 변형
- 대칭적, 아침강직, 손발의 변형(swan neck기형)
- 초기 : 관절염증, 발열, 체중감소, 피로, 부종, 감각이상
- 후기 : 관절기형, 심한 통증, 골다공증, 피로, 빈 혈, 체중감소, 피하 결절, 심낭염 등
- 피부 아래에 콩만한 크기의 lump, nodule 발생
- 예상되는 검사 결과
  - 류마티스인자(RF): 양성 (+)
  - 항CCP 항체(anti-CCP): 양성
  - 적혈구침강속도(ESR) 및 C-반응단백(CRP): 상승 (염증반응 증가)
① 항산균 양성 → 결핵(TB) 관련 ③황색포도알균 양성 → 감염성 관절염 가능
④ 적혈구침강속도 감소 → 염증 시에는 감소가 아닌 증가됨
⑤ 알파태아단백질(AFP) 증가 → 간암, 기형종 등에서 증가

033 정답 ①

해설 심혈관계 신체사정 순서 : 시진 - 촉진 - 타진 - 청진
복부 신체사정 순서 : 시진 - 청진 - 타진 - 촉진

034 정답 ③

해설 피로는 에너지 회복을 위해 낮잠을 자거나 충분한 휴식 등으로 개인이 조절 가능한 사항이다. 활동 시 호흡곤란, 야간 빈뇨, 체중증가, 지속적인 기침은 재발이 될 수 있는 증상이므로 병원을 찾도록 교육한다.

035 정답 ④

해설 [울혈성 심부전]
- 정의
  - 심장이 신체의 대사요구에 따른 충분한 혈액량을 박출하지 못하는 상태
  - 원인에 관계없이 심박출량 저하, 폐정맥과 전신정맥이 울혈, 신체조직 산소 부족 초래
  - 결국 정맥계의 울혈 초래 → 울혈성 심부전
  - 수축성 기능부전 : 심부전의 가장 흔한 원인
  - 이완성 기능부전 : 이완기 시 심실의 혈액을 채우는 능력의 손상
- 간호중재
  - 수분 및 염분제한 식이 : 체내에 다량의 수분이 축적되는 것을 예방하기 위함이며 염분제한의 정도는 심부전의 심각성과 이뇨제 사용의 정도에 따라 결정된다.
  - 소화되기 쉬운 음식을 소량씩 자주 제공하여 심장의 부담을 줄인다.
  - 가스 형성식이 및 위 팽만감 주는 식이를 제한한다.(풋과일, 채소, 양배추, 밀가루 식품, 소다수 등)
  - 부종 및 욕창 : 심부전 환자에게는 천골부위에 부종이 잘생기고 욕창이 발생하기 쉽다. 따라서 입원이 필요한 환자는 8시간마다 섭취량과 배설량을 측정한다. 저염식이로 하루 여러 번 소량의 식사를 제공한다.
  - 부동은 정맥 혈전증과 전색증의 위험을 가중시키므로 잦은 체위변경이나 압력 매트리스를 이용하여 압박받는 부위를 제거하거나 감소시킨다. 심부전의 정도가 심하면 증상이 완화될 때까지 침상안정을 계획하거나 활동을 제한한다.
  - 정신적, 신체적 안정 : 신체활동에 필요한 조직의 산소요구도 감소 → 심장 부담 감소
  - 방문객 제한, 실내 환경 정돈, 충분한 휴식
  - 적절한 산소를 공급하여 폐의 수축력을 향상한다.
  - 40~60%의 산소 2~6L/m, 산소 포화도 90% 이상 유지, SpO_2 측정한다.
  - 좌위를 취해 환자가 편안할 수 있도록 한다.

036 정답 ②

해설 제시된 환자의 심전도는 정상동리듬(Normal Sinus Rhythm)을 나타내고 있음을 판별할 수 있어야 한다.

항목	결과	해설
PR 간격	0.18초	정상범위 (0.12-0.20초)
RR 간격	규칙적	정상 동율동 유지
ST 분절	PR 분절과 같은 높이로 편평	허혈, 경색 없음
결론	규칙적, 정상 간격	정상 동리듬 (Normal Sinus Rhythm)

① 심실세동이므로 제세동 시행 → 심실세동은 RR 불규칙, 파형 무질서함
③ 폐부종을 의미하므로 소변배출량 확인 → 심전도상 폐부종 근거 없음
④ 조기심방수축이므로 12유도 심전도 확인 → 조기수축파 없음
⑤ 심근경색증이 예상되므로 심장효소검사 확인 → ST 분절 변화 없음

037 정답 ⑤

해설 심근경색증(MI) 후 심부전 진행 여부를 확인할 때는 심장의 혈류나 손상보다는 심장의 부담과 기능을 평가하는 지표가 중요하다.
⑤ 뇌나트륨배설펩타이드(BNP) → 심실이 팽창하거나 압력이 증가하면 분비 증가됨, 심부전 진단 및 진행 정도 평가에 가장 민감
① C반응단백질(CRP) → 전신 염증 마커, 심부전 진행 확인용 아님
② 근색소(myoglobin) → 급성 근육 손상, 급성 심근손상 초기 진단용
③ 트로포닌(troponin) → 심근 손상 확인, 심근경색 진단용
④ 동맥혈가스분석(ABGA) → 산소/이산화탄소 상태 평가, 심부전 진행 직접 지표 아님

[울혈성 심부전]
- 심장이 신체의 대사요구에 따른 충분한 혈액량을 박출하지 못하는 상태
- 원인에 관계없이 심박출량 저하, 폐정맥과 전신정맥이 울혈, 신체조직 산소부족 초래
- 결국 정맥계의 울혈 초래 → 울혈성 심부전
- 수축성 기능부전 : 심부전의 가장 흔한 원인, 심실수축력 저하 → 심박출량 저하
- 이완성 기능부전 : 이완기 동안 심실의 혈액을 채우는 능력의 손상

038 정답 ②

해설 심근경색 환자가 심실조기수축(PVC)에 의해 심실세동 또는 심실빈맥이 발생할 가능성이 있으면 즉시 항부정맥제를 투여해야 한다. 심실조기수축(PVC)를 치료하는 약물로는 리도카인(lidocaine)이 권장된다.

[심실조기수축(PVC)환자에게 리도카인(lidocaine)을 투여해야 하는 경우]
- 심실조기수축(PVC)가 분당 5개 이상 나타나거나 연속적으로 2개 이상 발생할 때
- 심실조기수축(PVC)이 2가지 이상의 형태로 발생할 때
- 심실조기수축(PVC)의 발생이 환자의 흉통과 연관될 때
- 심실조기수축(PVC)이 저혈압과 심부전을 초래할 때
- 심실조기수축(PVC)이 정상 QRS파에 가까이 발생하거나 T파와 겹쳐질 때

039 정답 ③

해설 [심부정맥혈전증]
주로 다리의 깊은 정맥(대퇴정맥, 비골정맥 등)에 혈전이 형성되는 질환으로, 혈전이 정맥 내에 생기면 혈류 장애가 발생하고, 폐색전증(Pulmonary Embolism, PE)으로 이어질 수 있다.
- 한쪽 다리에서 나타나는 경우가 많음
- 종아리, 허벅지 부종, 통증, 압통
- 피부 열감, 발적 및 다리 무겁거나 뻐근한 느낌
- 대부분 비특이적이어서 진단이 어려울 수 있음
- 항응고 요법
  - 저분자량 헤파린(LMWH, enoxaparin 등) → 초기 치료, 피하 주사
  - 와파린(warfarin) → 경구 항응고제, 장기 유지 치료
① 와파린(Warfarin) → 경구 항응고제, 피하 주사 아님
② 베라파밀(Verapamil) → 칼슘채널차단제, 항응고제 아님
③ 에녹사파린(Enoxaparin) → LMWH, 피하주사(SC) 가능, DVT 초기 치료 및 예방에 사용
④ 클로피도그렐(Clopidogrel) → 경구 항혈소판제, 정맥 혈전 치료용 아님
⑤ 사슬알균인산화효소(Streptokinase) → 정맥/동맥 혈전용 용해제(thrombolytic), 피하 투여 아님

040 정답 ②

해설 [심방세동(atrial fibrillation, AF)
- 가장 빠른 리듬을 보이는 심방 부정맥, 심질환, 심부전이 있는 노인에게 흔함
- 심방이 350~600회/분 이상 수축, 효과적으로 심방이 수축하지 못하고 미세한 파동(F파)을 무질서하게 나타냄

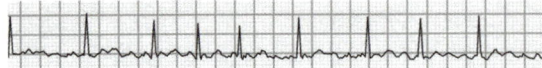

① 동빈맥(Sinus Tachycardia) : P파 정상, 규칙적 / HR 〉 100 bpm
② 심방세동(Atrial Fibrillation) : P파 없음, F파(작고 불규칙) / RR 간격 불규칙
③ 심실빈맥(Ventricular Tachycardia) : 폭이 넓은 QRS, 빠르고 규칙적 / P파 거의 없음
④ 완전방실차단(Complete AV Block) : P파와 QRS 완전히 독립 / PR 간격 일정하지 않음
⑤ 조기실실수축(Premature Ventricular Contraction, PVC) : 규칙적인 심박 사이에 조기, 폭 넓은 QRS / 보통 P파 없음

041 정답 ③

해설 갑작스럽게 발생한 매우 높은 혈압은 혈압을 빠르게 낮추는게 목적이므로 가장 먼저 반좌위를 취하고 산소공급, 합병증 관찰, 혈압 모니터링, 약물치료 등을 시행한다.
이 외에 고혈압 예방을 위해 1일 3식의 균형잡힌 식사, 운동, 금연, 절주 등 올바른 생활양식에 대해 교육한다.

042 정답 ④

해설 [말초동맥질환(Peripheral Artery Disease, PAD)]
심장과 뇌를 제외한 사지의 동맥이 좁아지거나 막혀 혈류가 감소하는 질환으로 대부분 죽상동맥경화(atherosclerosis)가 원인이며, 흡연, 고혈압, 당뇨병, 고지혈증, 고령, 비만, 가족력 등에 의해서도 발생한다.
- 말초동맥질환 증상
  - 간헐적 파행(Intermittent Claudication): 일정 거리 걷다가 다리 근육 통증, 휴식 후 완화
  - 진행 시: 휴식 시에도 통증 → 말초 허혈(rest pain)
  - 피부 변화: 창백, 냉감, 모발 감소, 상처 치유 지연
  - 발톱 및 피부 변화: 얇아지고 창백하거나, 궤양 발생 가능
  - 발목-상완지수(ABI) → 〈1.0 (정상 1.0~1.2), PAD일수록 감소
  - 모세혈관재충만시간 → 말초 혈류 감소로 지연()3초)

043 정답 ②

해설 [폐색성혈전맥관염(버거씨병)]
- 정의: 작거나 중간 크기의 동맥이나 정맥이 혈전을 형성하고 혈관을 폐색시킴으로써 말초순환부전을 일으키는 질환이다.
- 증상: 추위에 노출되었을 때 통증이 발생하며, 간헐적 파행증, 궤양과 괴저, 감각이상, 청색증 등의 증상이 나타난다.
- 간호중재
  - 추위에 노출되지 않도록 하며 규칙적인 운동을 권장한다.
  - 뜨거운 물에 목욕하는 것은 감각이상으로 인한 손상이 야기될 수 있어 삼간다.
  - 가장 중요한 교육은 금연을 하도록 하며 혈관확장제, 진통제 등을 복용하도록 한다.

044 정답 ⑤

해설 [와파린(Warfarin)]
와파린은 경구용 항응고제로, 혈액 응고를 억제하여 혈전 형성과 진행을 예방하는 약물이며, 흔히 심방세동, 심부정맥혈전증(DVT), 폐색전증(PE) 예방·치료에 사용된다.
- 비타민 K 의존성 응고인자(II, VII, IX, X)의 합성을 간에서 억제
- 결과: 혈액 응고 능력 감소 → 혈전 형성 예방
- 작용 발현까지 2~3일 소요, 최대 효과는 5~7일

045 정답 ②

해설 비타민 B 결핍성 빈혈은 Vit. B 섭취부족, 위벽에서 분비되는 내적인자가 없어 섭취한 Vit. B가 회장에서 흡수가 안될 때, 위절제술 등에 의해 발생한다. 이 환자는 일반적인 빈혈 증상과 함께 위절제술을 받은 상태이고 혈색소 수치가 12g/dL 이하이며, 헤마토크릿 수치가 28%로 정상인 38~47% 보다 낮은 상태이다. 따라서 악성 빈혈 즉 비타민 B 결핍성 빈혈이다.

046 정답 ⑤

해설 복부대동맥류(AAA, Abdominal Aortic Aneurysm)가 파열된 환자는 출혈성 쇼크 및 혈역학적 불안정이 매우 위험한 상태이며, 이러한 경우 혈압이 높으면 출혈이 더 심해지고, 수술 전까지의 시간을 버티기 어렵기 때문에, 혈압을 안정적으로 낮추는 것이 매우 중요하다.
[프로프라놀롤(Propranolol)]
비선택적 베타 차단제
심박수(HR)와 심근수축력 감소 → 심박출량 감소 → 혈압 감소 → 동맥류 파열 위험 감소
① 베타차단제에 약간의 안정 효과는 있지만, 주된 목적이 아님
②③ 프로프라놀롤은 수면유도제, 진통제가 아님

047 정답 ④

해설 [호지킨병 간호중재]
- 림프절에 있는 비정상적 거대 다핵세포(Reed-sternburg cell)의 과다 증식으로 발병한다.
- 남성(20대 초반, 50대 이후)에서 호발한다
- 통증 없이 한쪽 림프절 비대(경부, 쇄골상부, 종격동)로 점점 커진다.
- 장기를 압박하면서 호흡곤란, 연하곤란 증상이 나타난다.
- 높은 치료율(초기 진단 시 90% 이상)을 보인다.
- 체중감소, 열, 야간발한, 빈맥, 피로 등 동반 시 예후가 불량하다.
  → 악성 세포의 림프절 침범으로 림프구가 제 기능을 하지 못해 면역이 손상되어 감염의 위험성이 증가하게 된다. 따라서 우선적으로 감염 예방 간호가 이루어져야 한다.

048 정답 ⑤

해설 재생불량빈혈(Aplastic anemia)은 골수 기능이 저하되어 적혈구, 백혈구, 혈소판이 모두 감소하는 범혈구감소증(pancytopenia) 상태이며, 주사(특히 근육주사)는 출혈의 위험이 있으므로, 혈소판 감소가 있는 재생불량빈혈 환자에게는 피해야 한다.
이처럼 가능한 모든 침습적 처치를 피하고, 약물은 경구 투여가 안전하며 위험을 예방하는 데 간호 중재에 초점이 맞춰져야 한다.
- 감염 위험 (백혈구↓)
- 출혈 위험 (혈소판↓)
- 빈혈로 인한 피로, 저산소증 (적혈구↓)

049 정답 ①

해설 노화가 진행됨에 따라 폐조직의 탄력성이 감소하고 호흡근이 약화되며, 흉곽도 경직되어 전반적인 호흡 기능이 저하된다. 이로 인해 다음과 같은 변화가 나타난다:
① 폐활량(VC, Vital Capacity): 감소한다.
  노화로 인해 폐의 탄성과 호흡근의 기능이 저하되면서 최대 흡기 후 내쉴 수 있는 공기의 양이 줄어든다.
② 흉벽 순응도(Compliancy): 감소한다.
  연골의 석회화, 근육의 약화 등으로 인해 흉벽이 덜 유연해진다.
③ 강제날숨량(FEV₁): 감소한다.
  기도 저항 증가 및 호흡근 약화로 인해 강제로 숨을 내쉴 때의 속도가 줄어든다.
④ 기능잔기용량(FRC): 증가한다.
  폐가 덜 수축되고 잔기량(RV)이 늘어나기 때문에 기능잔기용량이 증가한다.
⑤ CO_2에 대한 반응성: 감소한다.
  중추신경계의 반응성이 둔화되어 고이산화탄소혈증에 대한 환기 반응이 약해진다.

050 정답 ⑤

해설 [흉막 삼출]
- 정의 : 폐의 흉막에서 체액 성분이 스며나오는 삼출 증상이 나타나는 질환으로 다양한 질환의 합병증으로 발생한다.
- 증상 : 칼로 찌르는 듯한 통증, 마른기침, 호흡곤란, 발열, 체중 감소, 타진 시 탁음, 삼출액 있는 부위의 호흡음 감소 또는 소실
- 간호중재
  - 객담이 많지 않고 수분섭취에 제한 또는 격려의 중재가 없으며 흉식호흡을 격려한다.
  - 흉곽천자 후에는 천자부위를 위로 가게하여 액체를 제거한 빈공간으로 폐가 확장되도록 돕는다.

051 정답 ②

해설 살메테롤(Salmeterol)은 장시간 작용하는 베타2-작용제(LABA: Long-Acting Beta2 Agonist)로, 기관지 평활근을 이완시켜 기관지를 확장시키는 효과가 12시간 이상 지속되며,
중등도 이상의 COPD 환자의 유지 치료에 적합하다. 주로 COPD 유지 치료에 사용되며 일반적으로 하루 2회 흡입한다.
① 알부테롤 (Ventolin) : 단시간 작용 베타2-작용제(SABA), 작용시간은 4~6시간이며, 급성 증상 완화용으로 사용됨.
③ 프레드니손 (Deltasone) : 전신 스테로이드제로, 염증 억제 및 면역 억제에 사용되며, 기관지 확장 목적이 아님.
④ 부데소나이드 (Pulmicort) : 흡입용 코르티코스테로이드(ICS), 항염증 작용을 통해 기도 염증을 조절하지만 기관지 직접 확장은 아님.
⑤ 이프라트로피움 (Atrovent) : 단시간 작용 항콜린제(SAMA), 작용 시간은 약 6~8시간이며, LABA보다 짧음.

052 정답 ③

해설 pH ↓, HCO_3^- ↓ 나타나는 ABGA 수치를 분석결과 대사성 산증 소견이 보임($PaCO_2$는 정상으로 호흡서온 보상 없음 또는 아직 시작단계)
대사성 산증이 발생하면, 체내의 pH를 보상하기 위해 호흡성 보상이 일어나며,
과호흡(hyperventilation)을 통해 이산화탄소(CO_2, 산성 성분)를 빠르게 배출하여 산성 상태를 완화하려는 보상 반응이 나타난다.
이때 관찰할 수 있는 전형적인 증상은 바로 ③ 과호흡(Kussmaul 호흡)
① 서맥 : 대사성 산증에서는 일반적으로 심박수 증가(빈맥)가 나타나며, 서맥은 흔하지 않음.
② 발열 : 산-염기 불균형과 직접적인 관련은 없음.
④ 혈압 상승 : 오히려 대사성 산증으로 저혈압이 나타날 수 있음.
⑤ 소변 배출량 감소 : 수분 상태나 신장 기능 저하로는 나타날 수 있으나, 산증에 대한 직접적인 보상 반응은 아님

053 정답 ④

해설 환자는 가래가 많은 상태이나 효과적인 배출이 어려운 상태이므로 가습을 통해서 분비물을 묽게 하여 배출하기 위해 가습기를 적용해야한다.

054 정답 ⑤

해설 기관절개 후 초기(3~5일)에는 기관절개창이 안정되지 않아 기관절개 관이 빠지는 경우
- 기관절개 부위는 빠르게 수축되어 기도가 막힐 수 있음
- 기도 폐쇄는 생명을 위협하는 응급 상황이므로 즉각적인 조치가 필요함
- 우선 조치:기도 확보(지혈집게로 개구) / 필요한 경우 재삽입 준비 및 전문의 호출

① 호흡곤란이 있는 상황에서 진정제는 기도 억제 위험이 있어 위험함
② 후두암 수술 환자는 후두 제거 상태로, 구강을 통한 인공호흡이 불가능함
③ 기도 확보 없이 무리하게 삽입 시 잘못된 삽입·출혈 위험 있음. 기도 먼저 확보해야 함
④ 기도 폐쇄를 더 악화시킬 수 있음. 응급상황에서 부적절함

055 정답 ⑤

해설 [폐수종]
- 정의: 중증의 심장병, 신장염, 중독, 급성 후두염, 뇌신경 질환 등의 원인으로 폐의 울혈에 의해 폐의 장액이 모세관을 통해 스며 나오는 질병을 말한다.
- 증상: 폐활량 감소, 환기 불균형, 저산소혈증, 호흡곤란, 청색증, 기좌호흡
- 간호중재
윤번지혈대를 사용하여 하지의 혈액이 한 번에 귀환하지 않도록 하여 정맥 귀환량을 줄여 증상을 완화한다.

056 정답 ②

해설 [중증근무력증]
- 정의 : 일시적인 근력약화와 피로를 특징으로 하는 신경근육접합질환이다.
- 증상 : 안구, 얼굴, 혀 및 저작과 연하작용을 받는 근육에 주로 증상이 나타난다. 초기에는 안구근육에 나타나며 이때 환자는 안검하수증, 복시 등이 나타난다.
- 진단 : Tensilon test
  - Tensilon은 짧고 빠르게 반응하는 콜린분해효소 억제제로 환자의 근력을 효과적으로 강화시킨다. 근무력증 환자에게 Tensilon을 정맥으로 약물투여하면 근육허약감은 사라지고 근력이 회복된다.

057 정답 ⑤

해설 [발작 시 간호중재]
- 물을 포함하며 금식을 한다.
- 흡인 예방을 위해 측위를 취해 준다.
- 발작 중에는 환자가 흥분하지 않도록 억제대를 사용하지 않는다.
- 혀를 깨물지 않게 하기 위해 설압자를 거즈에 싸서 물리거나 손수건을 말아서 치아 사이에 끼워준다.
- 발작이 시작되면 입을 억지로 벌리거나 입안으로 어떤 것도 넣지 않는다.
- 침상의 높이를 가장 낮게 조정하고 침상난간을 항상 올려둔다.
- 다칠 수 있으므로 날카로운 물건이나 위험한 물건은 치운다.
- 환자 옆에서 계속 관찰하며 필요한 중재를 시행한다.

058 정답 ⑤

해설 교통사고 후 두부 손상이 있는 환자에게서 코 또는 귀에서 맑은 액체가 흘러나오는 경우, 기저두개골 골절 (basilar skull fracture)의 중요한 징후이며 뇌척수액(CSF)일 수 있기 때문에 조속한 진단이 필요!
- CSF는 포도당을 포함하고 있기 때문에, 액체에서 포도당이 검출 시 CSF 유출 가능성 의미
- 일반적인 분비물(콧물, 눈물 등)에는 포도당이 거의 없기 때문에 CSF 감별이 가능

059 정답 ③

해설 한 두마디 단어로 대답하고 통증을 가하거나 강력한 자극을 주어야 반응을 보이는 단계는 혼미(stupor)에 해당한다.

명료 (alert)	• 정상적인 의식상태 • 자극에 대한 적절한 반응을 보임
기면 (drowsy)	• 자극을 주지 않으면 자는 모습 • 자극에 대한 느린 반응 • 질문에 대한 혼돈 • 졸음이 오는 상태
혼미 (stupor)	• 한 두마디 단어로 대답 • 통증을 가하거나 강력한 자극을 주어야 반응을 보임
반혼수 (semicoma)	• 신음소리를 냄 • 고통스러운 자극을 주면 피하려는 반응 • 자발적인 움직임이 거의 없음
혼수 (coma)	• 모든 자극에 대해 반응 없음

060 정답 ③

해설 환자는 두부 손상 후 갑자기 호흡수 감소와 의식 저하를 보이고 있으며, 이는 뇌압 상승 또는 뇌출혈로 인한 뇌간 압박 등의 신경학적 응급상태일 수 있다.

이 경우 기도 확보가 가장 우선이며 의식 수준이 혼미해지면 기도 보호 반사(구개반사, 기침 반사 등)가 소실되어 기도 폐쇄와 흡인 위험이 증가하므로, 기도유지기 삽입 등으로 산소 공급과 기도 확보가 가장 먼저 시행되어야 한다.

[ABC 간호원칙]
의식 저하 + 호흡수 감소 → Airway 관리가 가장 시급한 간호중재
- A (Airway): 기도 유지
- B (Breathing): 호흡 확인 및 산소 공급
- C (Circulation): 혈압, 맥박, 쇼크 등 확인

061 정답 ③

해설 [길랭-바레 증후군]
- 정의 : 광범위한 신경병으로 근육의 약화 및 마비가 나타나는 질환을 말한다.
- 길랭-바레 증후군 환자가 호흡곤란을 보인다면 호흡근의 약화를 의미하므로 즉시 산소를 제공하고 기도유지를 위하여 기관내삽관을 준비해야 한다.

062 정답 ⑤

해설 [두개내압상승]
정상 두개내압은 5~15mmHg로 20mmHg 이상 시 두개내압상승을 의미한다.
- 원인
  - 뇌용적 증가: 뇌부종, 종창, 뇌수종, 뇌종양, 뇌농양
  - 뇌출혈, 뇌척수액의 흡수 또는 생성장애
  - valsalva maneuver 로 인한 복부와 흉부 내 압력 증가
- 증상
  - 뇌간의 기능부전
  - 의식수준저하
  - 활력징후 변화 : 연수압증가로 쿠싱 3대 증상 발생(수축기 혈압 상승, 서맥, 체인스톡형 호흡, 고체온증)
  - 두통
  - 구토 : 오심 없이 일어나거나 분출성 구토
  - 경련 : 대발작 형태로 발생
  - 빛에 대한 동공반사 변화 : 대광반사(-), 유두부종, 마지막에는 양측 동공 확대
- 치료
  - 고탄산증, 저산소증 예방 : 흡인시간을 10초 이내로 실시, ABGA 검사, 저산소증 시 산소공급
  - 수분제한 : 약간의 탈수 상태 유지로 뇌압 감소 효과, 고농도, 식염수 사용
  - 삼투성 이뇨제 투여 : 만니톨
  - 항경련제
  - 코르티코스테로이드
  - 제산제, 항히스타민 수용체 길항제
  - 변 완화제
  - 진통 소염제
- 간호중재
  - 뇌조직의 관류 유지 : 서맥 및 혈압상승 관찰, 침상머리 15~30도 상승, 배변 시 힘주거나 침상에서 움직임 금지, 관장, 하제 금지 (복부팽만 예방), 등척성 운동 금지(혈압상승, 두개내압 상승), 조용한 환경, 스트레스 줄이기
  - 정상적인 호흡유지 : 기도청결, 기도개방 유지, 흡인은 짧게(시행 전 100% 산소공급)
  - 체액균형 유지 : 수분섭취 제한, 스테로이드 투여, 이뇨제 사용으로 인한 탈수 증상 관찰, 폐부종 여부 관찰, 소변량 증가 관찰, 정체도뇨관 삽입
  - 감염 예방
  - 손상방지 패드, 낙상주의
  - 뇌압상승 시 요추 천자 금지

063 정답 ④

해설 뇌경색은 뇌혈관이 혈전이나 색전 등으로 막혀 발생하는 질환으로 재발 방지를 위해서 혈소판의 응집을 억제해 혈전 형성을 예방하는 항혈소판제 사용이 권장됨.
항혈소판제는 혈소판의 응집을 억제하여 혈전 형성을 막음으로써, 뇌경색의 재발을 효과적으로 예방한다. (아스피린, 클로피도그렐 등)
① 진정제 : 증상 완화 목적이나 뇌경색 재발 방지에는 해당하지 않음
② 혈전용해제 : 급성기 혈전 용해에 사용되나, 재발 예방을 위해 지속 투여하지는 않음
③ 삼투이뇨제 : 뇌부종 치료에 사용되며, 재발 예방 목적 아님
⑤ 저장성 식염수 : 수분 및 전해질 보충용으로, 재발 예방과는 무관

064 정답 ①

해설 운동은 혈당 농도가 최고에 이르는 시간에 규칙적으로 시행해야 한다.
[당뇨병 환자의 운동요법]
- 혈당 농도가 최고에 이르는 시간에 규칙적으로 시행한다.
- 운동 후 저혈당증 예방 위해 운동 직후 간식 섭취한다.
- 장시간 운동 시 운동 전·중·후 혈당을 확인한다.
- 강도 낮은 장기간의 유산소운동(에어로빅) 권장한다.
- 강도 높은 단기간의 무산소운동(비에어로빅)은 금지한다.
- 운동으로 지질대사의 장애를 교정하는 효과가 있다. (LDL 감소하고 HDL 상승)

065 정답 ⑤

해설 [요붕증]
- 정의 : 뇌하수체 후엽의 기능장애로 항이뇨 호르몬의 부족으로 초래되는 수분대사질환이다.
- 증상
  - 지속적인 다뇨, 심한갈증, 탈수
  - 소변량 증가(1일 5~20L), 소변비중 낮아짐(1.001~1.005), 삼투압 감소 (100mOsm/kg 이하) – 두통, 시력장애, 근육쇠약, 근육통, 식욕부진, 체중감소 등
- 치료
  호르몬 대체요법으로 vasopressin을 투여 → 다뇨와 다갈증이 완화 / 정상적인 수분균형

066 정답 ③

해설 [cortisol 투여지침]
- 아침에 2/3, 오후 4~6시에 1/3 복용한다. 오후 늦게 투여 시 불면증 생길 수 있다.
- 위장관 장애를 예방하기 위해 공복 시 약물복용을 피하고 식사나 간식과 함께 복용한다.
- 의사처방 없이 절대 중단 하지 않고 스트레스 증가 시 처방에 따라 용량을 증가시킨다(수술, 치과치료, 독감, 고열, 임신 등).
- 체액 정체 확인을 위해 매일 같은 시간에 체중을 측정하고 정기적으로 병원을 방문하여 호르몬 농도를 유지한다.

067 정답 ①

해설 에디슨병은 부신피질 기능저하증으로, 부신피질에서 분비되는 알도스테론 결핍으로 인해 나트륨과 수분이 체내에서 손실되고, 이로 인해 체액량 부족과 저나트륨혈증이 나타난다.
환자가 구역, 구토를 호소하면 수분과 전해질 손실이 더 심해져 체액 부족이 악화될 수 있으므로 체액과 전해질 상태를 면밀히 관찰하고 보충하는 것이 우선이다.
② 호흡기 문제 관련 진단으로, 증상과 관련 적음
③ 에디슨병은 저혈당 위험이 높으며 고혈당과는 거리가 있음
④ 대사율은 감소하는 경향이며, 대사증후군과는 무관
⑤ 에디슨병은 주로 부신피질 문제이며, 부신수질과는 다름

068 정답 ⑤

해설 [SIADH(부적절 항이뇨호르몬 분비 증후군)]
항이뇨호르몬(ADH)이 과도하게 분비되어 수분 저류가 발생하고, 그 결과 혈청 나트륨이 희석되어 저나트륨혈증이 발생하는 질환
- 정상 혈청 나트륨 수치: 135–145 mEq/L
- 나트륨 수치 115 mEq/L은 생명을 위협하는 수준으로 뇌부종 → 신경계 증상 발생가능
- 저나트륨혈증에서는 뇌세포에 수분이 유입되며 뇌부종이 발생, 혼돈, 혼수, 발작, 혼미, 사망까지 이를 수 있음 → 신경학적 증상(의식 변화, 혼돈, 발작 등)의 세밀한 관찰이 필요
① 신체활동은 수분 대사를 증가시켜 저나트륨 증상을 악화시킬 수 있음
② SIADH는 수분 제한이 기본 치료 원칙이므로 부적절
④ 저장성(하이포토닉) 수액은 나트륨을 더 희석시켜 증상 악화 가능

069 정답 ②

해설 [급성 중이염]
- 정의: 중이, 이관, 유양돌기에 염증이 발생하는 질환이다.
- 원인
  중이는 비강, 부비동 등과 연결되어 호흡기계 감염이 흔한 원인으로 인플루엔자(아동), 폐렴구균(성인), 용혈성 연쇄상구균(감기 합병증)에 의해 발생한다.
- 증상
  - 발적기 : 이통, 발열, 부종, 청력정상
  - 삼출기 : 삼출물 형성, 전도성 난청
  - 화농기 : 고막천공 전 심한 이통, 천공 후 무통진단
- 이경검사 : 귀의 반대편으로 머리 기울이며 이개를 후상방으로 잡아당겨 외이도가 직선이 되도록 함
- 간호중재
  - 통증 완화를 위해 진통제를 투여한다.
  - 감염예방 : 전신적 항생제 투여, 국소적 항생제 점적, 항생제 7~10일간 투여(감염 재발 방지), 깨끗한 외이 유지, 귀를 솜으로 느슨하게 막기, 귀에 물이나 샴푸가 들어가지 않도록 주의

- 급성 중이염일 때 귀에 압력이 가하는 행동은 삼가야 한다. 따라서 코를 풀 때는 한 번에 한 쪽씩 눌러 번갈아 가면서 풀고 얼굴에 힘을 주거나, 빨대를 사용하는 것을 삼간다.
- 항히스타민제, 충혈완화제, NSAIDs, 해열제 투여
- 피부간호 : 분비물이 자극되지 않도록 크림 적용
- 적절한 수분섭취, 휴식

070 정답 ④

해설 녹내장 수술 후에는 홍채와 수정체 또는 주변 조직 사이에 유착이 생길 위험이 있다. 이런 유착은 방수의 흐름을 방해하고 안압 상승 및 재발 위험을 초래
- 산동제(동공을 확장): 홍채를 주변 조직에서 떼어냄
- 축동제(동공을 수축): 모양체근을 수축시켜 방수 유출을 촉진
산동제와 축동제를 교대로 투여함으로써, 홍채의 운동(움직임)을 유도하고 유착 방지 및 안압을 조절함.
① 산동제의 단독 효과이며, 교대 투여 목적은 아님
② 황반변성과 관련된 치료가 아님
③ 치료 목표는 오히려 방수 배출 증가임
⑤ 폐쇄각 녹내장의 경우 산동은 오히려 각을 좁혀 악화시킬 수 있음

1회차 1교시 모성간호학

071 정답 ①

해설 [여성 건강 간호의 목적]
- 여성건강 간호의 대상은 여성과 가족이다.
- 여성건강간호의 총체적 목적은 여성개인과 가족중심 관점으로 포괄적인 간호를 하는 것이다.
- 여성의 전 생애를 통해 건강유지 및 건강증진, 질병예방 및 회복 등을 탐구하고 간호한다.
- 여성은 가족구성원의 핵심이므로 가족중심 접근법을 적용하여 여성개인뿐 아니라 가족 전체의 건강을 도모한다.
- 여성의 관점에서 이해하는 여성중심 접근방법으로 여성이 자신의 건강문제를 스스로 인식하고 지식을 습득하여 결정하고 조정하는 능력을 갖춘다.

072 정답 ③

해설 [성폭력의 정의]
성폭력은 성희롱이나 성추행, 성폭행 등을 모두 포괄하는 개념으로 상대방의 동의 없이 강제로 성적 행위를 하거나 성적 행위를 강요하는 것으로 신체적인 폭력은 물론 정신적인 괴롭힘과 언어적인 폭력 그리고 상징적인 폭력까지 포함한 포괄적인 개념이다.

073 정답 ①

해설 [자궁경부질세포진 검사]
- 자궁경부암 검사의 기본은 세포진 검사이다.
- 자궁경부질세포진 검사는 점막 표면에서 떨어진 세포를 파파니콜로 염색법으로 염색한 후 현미경으로 관찰하는 검사이며, 주로 자궁 경부암 진단에 사용된다.

074 정답 ④

해설 [초경]
- 초경은 생식기의 생리적 성숙을 의미하며 처음 월경이 나타나는 것을 말한다.
- 초경은 배란은 없이 자궁 내막에 대한 에스트라디올의 작용으로 인한 출혈로 나타나는 경우가 많다. 초경 이후 2~3년 동안은 배란이 잘 일어나지 않고 생리 주기가 불규칙할 수 있으며, 생리통은 대부분 초경 이후 1년 이상 경과한 이후에 나타나게 된다.

075 정답 ②

해설 [생리적 무월경]
정상적인 생리주기가 3개월이상 없는 경우, 임신 가능성이 있는 경우 병원에 내원하여 상담 및 소변검사, 혈액검사, 초음파 검사를 시행하여 임신여부를 파악한다.

076 정답 ③

해설 [폐경]
폐경은 월경이 중지되는 것을 의미한다. 폐경은 의학적으로 월경이 1년 동안 없으면서 난포 자극 호르몬이 40mIU/mL 이상으로 상승하는 것을 통해 확인할 수 있다. 폐경은 난소기능의 소실로 인해 월경이 영구히 없어지는 것으로 45~55세 사이에 자연 폐경이 발생한다.
폐경 전 난소가 만들어 내던 호르몬 (에스트로겐, 프로게스트로겐)의 분비량이 적어지면서 체내 호르몬의 불균형이 일어나게 되고 자율신경 조절에 이상이 생긴다.

077 정답 ①

해설 [유피낭종]
양성 기형종 중, 외배엽 특히 모낭·땀선·피지선·모발·치아·골 등이 우세한 것을 말한다. 20대에 다발하고 임신과 합병한 난소종양의 1/2을 차지한다. 염전을 초래하기 쉽고 양측의 경우도 비교적 많다. 치료는 종양적출만으로 예후는 양호하다.

078 정답 ③

해설 난소는 배란을 하고 난소 호르몬을 분비하는 기능으로 뇌하수체전엽에서 분비되는 자극 호르몬으로 조절된다. 시상하부, 뇌하수체전엽, 난소는 서로 자극하고 억제하므로 정상적인 난소의 주기적 활동이 유지된다. 난소는 난관의 아랫부분에 좌우 하나씩 위치하기 때문에 한쪽 난소 절제술을 시행해도 매달마다 배란, 매달마다 월경 가능하다.

079 정답 ①

해설 [만성 자궁경부염]
- 만성 자궁경부염의 증상은 점성도 높은 대하, 성교곤란증, 성교 후 점적출혈, 하복통, 골반통 등이 있으며 치료방법은 냉동치료, 전기소작, 원추조직절제술, 7~8주간 성교를 삼가한다.
- 만성 경부염이 치료가 안되면 10년 후 경부암으로 발전할 가능성이 높다.

080 정답 ①

해설 [자궁내막증]
자궁내막증이란 자궁내막의 선(gland)조직과 기질(stroma)이 자궁이 아닌 다른 부위의 조직에 부착하여 증식하는 것을 의미한다. 치료하지 않을 경우 골반 내 장기끼리 서로 붙어 버리는 골반유착으로 인한 통증이 발생하거나 난임 등으로 진행될 가능성이 있다.

081 정답 ⑤

해설 [자궁탈수]
자궁을 지탱하고 있는 근육이나 인대가 늘어나 자궁이 아래로 내려가는 질환으로 질의 생식기 하수감, 질 하복부의 경미한 압박감, 천골 부위의 압박 증상이 있다.

082 정답 ③

해설 [자궁난관조영술]
난관은 난자를 난소에서 자궁으로 운반하는 1개의 관이다. 자궁경관에서 자궁강내에 조영제를 주입하고 자궁경관과 자궁강의 크기와 형상, 난관의 소통성, 골반복막의 상황, 유착의 유무, 난소종양의 유무 등을 X-선상으로 진단하는 방법이다. 감염 및 요오드제 알러지에 대한 주의가 필요하다. 실시 시기는 월경 종료후 4, 5일째쯤이 좋으며, 임신이 의심될 때는 하지 않는다.

083 정답 ③

해설 착상이란 수정된 배아가 자궁내벽에 붙어 태아가 모체로부터 산소 및 영양분을 받을 수 있는 상태를 말한다. 정상임신에서 수정란이 착상되는 부위는 자궁내막이다.

084 정답 ①

해설 [산과력의 표현]
※ G : gravida, T : term birth, P : preterm birth, A : abortion, L : living baby
cf. 쌍태아의 경우 : 1회 임신, 1회 분만, 아이 수 2명
㉠ 5자리 : G-T-P-A-L(현재 임신 포함 총 임신 수 – 만삭분만 수 – 조기분만 수 – 유산 수 – 현재 생존아 수)
㉡ 4자리 : T-P-A-L(만삭분만 수 – 조기분만 수 – 유산 수 – 현재 생존아 수)
㉢ 2자리 : G/P(gravida/para)(임신 수/출산 수)

085 정답 ②

해설 [임신에 따른 자궁저부의 높이]
- 12주 : 치골결합 위
- 16주 : 치골결합과 배꼽(제와부) 사이
- 22~24주 : 배꼽 부위
- 36주 : 가장 높은 위치, 칼돌기(검상돌기)에 위치
- 38~40주 : 34주 높이로 다시 자궁 하강(초산부 : 분만 2주 전, 경산부 : 분만직전)
※ 22~34주 : 임신주수 측정 정확함, 주수와 길이가 일치하고 보통 ±2cm

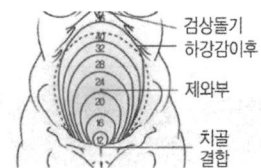

086 정답 ④

해설 철분(Fe) : 30~60mg + Vit. C 함께 섭취 한다.(철분제의 흡수에는 위산이 중요한 역할을 하는데, 산성인 환경에서 철분의 흡수가 촉진되기 때문에 Vit. C와 복용하는 것을 권장한다.) 태아는 출생 후 처음 4~6개월 동안 태아의 철분이 낮을 때 대비하여 철분을 저장, 임신 말기 태아와 모체의 철분 비축으로 인한 철분결핍성 빈혈에 대비 필요하다. 따라서 임신 중기부터 산욕 초기까지 철분제 복용하며, 검거나 진한 녹색변 볼 수 있고 변비 증상이 있을 수 있음을 교육한다.

087 정답 ⑤

해설 [초임부 간호]
함몰유두는 산전관리에 포함된다. 부모역할 적응, 출산준비 교육, 신생아 건강관리는 임신 3기에 교육한다. 임신 1기에는 임신에 따른 생리적 변화에 대해 우선적으로 교육한다.

088 정답 ②

해설 [다태임신 문제점]
- 모체 측 : 심혈관계 부담(혈액량 과다 증가), 빈혈(태아 철분 요구량 증가), 자궁기능부전, 산후 출혈(전치태반, 태반조기박리, 양수과다증, 자간전증), 분만 중 감염성 합병증
- 태아 측 : 선천성 기형, 태아 위치 이상, 조산(가장 흔한 주산기 사망 원인)

089 정답 ②

해설 [자간전증]

자간전증은 임신 20주 이후에 혈압상승, 단백뇨, 그리고 부종 등의 증상이 나타날 때 의심할 수 있다. 고혈압은 자간전증에서 가장 많이 나타나는 증상으로 갑자기 혹은 점차적으로 발생한다. 갑작스런 체중 증가는 조직내에 수분 축적으로 인하여 발생한다. 이러한 체중증가는 보이지 않는 곳에서의 부종으로부터 시작하여 얼굴이나 손가락 부종이 나타나는 것이 특징이다. 따라서 균형 잡힌 식이, 고단백 식이, 적절한 염분(부종시 저염식)을 섭취하고, 변비를 예방해야한다.

090 정답 ①

해설 [빈혈의 진단]
- 임신 초기 : Hb 11g/dL, Hct 37% 이하
- 임신 중기 : Hb 10.5g/dL, Hct 35% 이하
- 임신 말기 : Hb 10g/dL, Hct 33% 이하

091 정답 ⑤

해설 [전자태아감시(fetal monitoring)]

자궁수축의 간격, 기간, 강도 확인, 분만 중 태아 스트레스와 질식 감지

결과	양상	원인	간호중재
조기 감퇴	감퇴가 자궁수축으로 시작해서 자궁수축 이후 기본선으로 회복	아두압박	정상반응이므로 계속적인 관찰, 기록
후기 감퇴	자궁수축의 극기에서 떨어지기 시작하여 자궁수축이 멈춘 후에도 회복이 지연	자궁-태반 관류 저하	즉시 옥시토신(자궁수축제) 중단, 좌측위, 정맥 주입속도 증가, 산소공급 → 지속 시 태아질식, 저산소증, 산증 초래 → 분만 시행
가변성 감퇴	자궁수축과 관련 없이 태아심음의 감퇴	제대압박	좌측위(우선시행), 산소공급(5~10L/분), 내진으로 제대 탈출 있는지 확인(탈출 시 고골반위), 옥시토신 중단

092 정답 ④

해설 [가진통과 진진통의 비교]

특징	가진통	진진통
규칙성	불규칙적	규칙적
간격	간격 변화 없음(지속적으로 긺)	간격이 점점 짧아짐
강도	• 강도 변화 없음 • 걸으면 완화됨	• 강도가 점점 강해짐 • 걸으면 더욱 심해짐
통증 부위	하복부에 국한	등과 하복부
이슬	이슬이 안 보임	대개 이슬이 보임
진정제 효과	효과 있음	효과 없음

093 정답 ①

해설 [선진부의 준거지표]

두정위 : 후두골(occiput, O)
안면위 : 턱(mentum, M)
둔위 : 천골(sacrum, S)
견갑위 : 견갑골(scapular, Sc) 혹은 견봉(acromion, A)

094 정답 ④

해설 질 출혈이 있거나 급속분만시, 진입되지 않은 두정위나 횡위일 경우와 분만 1기의 이행기는 관장의 금기사항이다.

095 정답 ②

해설 [태향의 결정]
- 태아 선진부의 지적부위와 모체 골반의 전·후, 좌·우면과의 관계
- 선진부 지적부위의 첫 글자로 기술(O, M, S, A)
- 표시방법 : 태향 결정 시 모체가 기준 - 모체 골반의 좌·우면, 모체의 앞·뒤면
- *태아위치는 태향 - 태위 - 위치의 순서로 명명 예) LOA : Left Occiput Anterior (좌측, 후두골, 전방) 정상분만 시 가장 흔한 태향이다.

096 정답 ③

해설 [난산]
- 진통 시간이 길고 진행에 어려움이 있는 분만이다.
- 만출력 이상에 의한 것으로 자궁수축의 강도가 약하거나 수축과 이완이 부적절하여 경관 개대가 안 되는 경우, 병리적 퇴축륜이 생기는 경우, 자궁구축과 함께 수의적 만출력이 약하여 태아하강과 만출이 어려운 경우가 있다.

- 산도 이상에 의한 것으로 산도의 크기와 형태의 변화, 생식기의 기형 등으로 태아의 진입, 하강, 만출에 방해를 받는 경우가 있다.
- 태아 이상에 의한 난산으로 태위와 태향의 이상, 태아의 크기와 발육의 이상, 태아 수에 따라 산도의 진입과 통과에 방해를 받는 경우가 있다.
- 심리적 반응에 의한 난산이 있다.

097 정답 ④

해설 조기진통 치료의 목적은 조산의 지연을 통해 조산의 피해를 최소화하는 것에 있다.
조산아는 신생아 호흡부전증(RDS는 Respiratory Distress Syndrome)이 있을 수 있어 조산위험이 있을 시 태아 폐성숙 주사인 베타메타손을 투여한다.

098 정답 ③

해설 [자궁수축억제제]
- 리토드린(Ritodrine)은 조기진통 억제의 1차 약제로 대표적인 조기진통 치료제이다.
- 조기진통 임산부의 자궁수축을 억제해 조산아 출산을 예방한다.
- 모체와 태아의 건강상태와 자궁수축정도를 지속적으로 모니터링한다.

099 정답 ④

해설 분만 시 회음절개술의 목적은 분만 2기를 단축하여 회음부의 열상을 방지하는 것이다.

100 정답 ⑤

해설 [유두열상을 예방하기 위한 수유 방법 교육]
- 수유 전후 유두를 비누, 소독약으로 씻지 않는다.
- 열상이 생긴 젖꼭지는 5분이상 물리지 말고 열상이 없는 쪽부터 물리도록 한다.
- 수유시간은 짧게, 자주 물린다.
- 샤워를 하거나 수유를 마친 후에는 수유 직후 유두에 남아있는 젖을 깨끗이 닦고 그대로 건조시킨다.
- 수유시 유륜까지 완전히 아기 입에 물린다.

101 정답 ⑤

해설 [조기이상]
목적 : 순환증진으로 상처회복 촉진, 혈전성 정맥염의 예방, 자궁퇴축 촉진, 방광합병증 감소, 장운동 촉진으로 변비 예방

102 정답 ⑤

해설 [산욕기 산모의 생리적 적응 및 간호]
- 심박출량 : 분만 후 48시간 동안 일시적으로 순환혈액량이 15~30%까지 최대로 증가
  → 심장부담이 최대가 됨(심장병 산모에게 가장 위험한 시기)
- 원인 : 자궁태반 혈류소실로 자궁혈액이 체순환으로 이동하여 정맥귀환량 증가, 조직체액의 혈관 내 이동, 복부의 압력소실로 심장으로의 귀환혈류량 증가
  → 2~3일 후 배뇨와 발한으로 수분이 빠져나가 3~4주면 임신 전 상태로 회복
- 피부계의 변화
  1) 기미, 흑선의 색소 침착 호전, 임신선 백색으로 변화(영구적)
  2) 확장된 혈관으로 인한 섬망상혈관종, 검은 모반, 치육종 호전
  3) 발한 : 임신 중 축적된 체액배출로 인한 수분이 배설되는 과정으로 주로 밤에 발생

103 정답 ③

해설 [조기 산후출혈]
- 정의 : 분만 24시간 이내 출혈
- 원인 : 자궁이완(가장 흔한 원인, 자궁 저부가 배꼽 부분에서 부드럽게 만져짐), 분만 시 산도 열상, 태반조각 잔류, 자궁내번, 파종성 혈액응고장애
- 증상 : 출혈, 저혈량 쇼크(맥박, 호흡 상승, 피부 창백하고 습함, 혈압하강, 소변량 감소, 오심, 구토, 안절부절, 의식수준 저하, 심하면 혼수, 사망)
- 간호
  - 자궁이완 시 : 자궁저부 마사지, 자궁 수축제 투여
  - 연산도 열상 시 : 열상부위 봉합
  - 태반잔류 : 용수박리, 소파술
  - 체액보충 및 수혈

104 정답 ②

해설 옥시토신(Oxytocin) : 자궁수축제(임신말기, 분만 직후 사용)
출혈과 자궁 수축의 위험이 있는 경우 출산 후 심각한 합병증을 예방하기 위해 옥시토신 주사가 필요요하다.

105 정답 ④

해설 [자궁내막염]
- 자궁내막염의 치료
  - 항생제, 자궁수축제 투여
  - 침상안정
  - 체위배액 : 반좌위
  - 수액공급(3~4L/일)
  - 고단백, 고비타민, 고열량식이

1회차 2교시

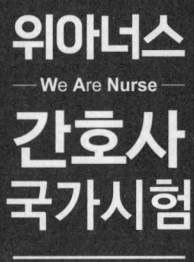

1회차 2교시 — 아동간호학

001   정답 ⑤
해설 우리나라 아동 이환율 1위 급성질환은 호흡기계 질환이다.

002   정답 ③
해설 [성장발달의 원리]
- 아동의 성장발달의 원리는 복합성, 방향성, 순차성, 연속성, 개인차, 결정적 시기, 일정하지 않은 속도가 있다.
- 두미성 : 두부 → 미부 방향 (머리 → 몸통 → 다리)
- 근원성 : 중심부 → 말초 방향, 팔 → 손 → 손가락, 중추신경계 → 말초신경계
- 단순 → 복잡한 것으로 발달 (옹알이 → 세련된 문장), 일반적 → 구체적

003   정답 ①
해설 [신체검진 기법]
- 아동의 복부 신체검진 기법은 장음의 유무와 특성을 파악하기 위해 시 → 청 → 타 → 촉진의 순서로 함, 타진 및 촉진을 하게 되면 장음의 변화가 생길 수 있어 정확한 사정에 어려움이 생김
- 다른 신체는 시 → 촉 → 타 → 청진의 순서임

004   정답 ④
해설 [치아관리]
- 유치 맹출 전 : 젖은 면 수건으로 잇몸 닦아줌
- 유치 맹출 후 : 물에 적신 부드러운 수건이나 거즈 → 아동용 칫솔 사용, 수유 후와 취침 전에 실시
- 이가 날 때 거즈로 싼 얼음 조각을 잇몸에 대주거나 차가운 음료나 딱딱한 음식(얼린 베이글, 마른 빵) 제공
- 치과방문은 2~3세 경이 좋음
- 젖병 충치 예방 위해 밤중 수유를 하지 않음
- 치아의 개수는 (월령 - 6)임, 12개월이면 유치는 6~8개 정도
- 칫솔질은 하루 두 번 이상

005   정답 ②
해설 [B형간염]
- 출생 후 첫 예방접종이다.
- 임산부 B형 간염 항원 양성인 경우 출생 후 12시간 내 백신과 면역글로불린을 동시에 접종한다.

006   정답 ③
해설 [신생아 간호]
- 출생 직후 기도분비물 제거 후 측위를 취한다.
- 구강 흡인기를 이용해 수동식 흡인한다. 상체를 낮추는 자세를 취해 구강점액과 양수가 흘러나오도록 한다.
- 신생아는 보온유지가 중요하다.

007   정답 ②
해설 [인공(젖병)수유에 대한 부모교육]
- 영아를 안는 자세 혹은 상체를 상승시킨 자세로 수유한다.
- 수유 촉진을 위해 아기의 뺨과 턱을 지지한다.
- 1회 수유시간 : 15~20분, 충분히 기다려 준다.
- 수유 동안, 수유 직후에 우유를 약간 내뱉는 것은 정상 → 좀 더 천천히 먹이고 자주 트림시킨다.
- 수유에 방해가 되는 행동이나 젖병을 흔드는 행동을 피한다.
- 수유 후 반드시 트림 → 30분~1시간 우측위를 취한다.

008   정답 ①
해설 [기저귀 발진]
- 예방을 위해 자주 기저귀 교환, 대소변이 피부에 접촉하는 시간을 줄여줌
- 물로 이용하여 씻어주고 공기 중에 자주 노출시켜 건조하게 유지 (둔부, 회음부)
- 필요시 항진균제 사용, 국소적 스테로이드 적용
- 파우더, 물티슈 사용 하지 않기
- 인공유, 고형식 시작시에 발생

009 정답 ④
해설 [반사 소실시기]
바빈스키반사는 가장 늦게 까지 남아 있을 수 있는 반사이다.
- 빨기반사 : 3~4개월
- 파악반사 : 4~6개월
- 모로, 긴장성경반사 : 3~5개월
- 바빈스키반사 : 10~16개월

010 정답 ③
해설 [이유식]
- 조제유나 모유만으로 충분한 영양분을 섭취할 수 없으므로 고형식이(밥)로 전환하는 연습을 하는 식이
- 목적 : 식이성 빈혈예방, 운동기능의 장애 방지, 의존심 방지, 골격과 근육발달의 촉진 등
- 시작 : 4~6개월, 12개월까지

011 정답 ⑤
해설 [영아의 운동발달]
보통 3~4개월 경 고개를 가눌 수 있게 된다. 일반적인 영아의 운동발달 연령보다 지연된 발달의 경우에는 추가적인 검사를 통해 아동의 상태를 정확히 확인하는 것이 중요하다.

012 정답 ③
해설 [영아의 신체발달]
- 생후 1년 : 출생 시 체중의 3배, 신장 1.5배
- 체중: 영양상태의 유용한 지표, 출생 체중(3.3kg) → 2배(≒6.6kg : 3~6개월) → 3배(≒10kg : 12개월)
- 두위 : 출생 시 두위 > 흉위, 생후 1년 두위 = 흉위, 2년 후 두위 < 흉위

013 정답 ③
해설 [음식 알레르기]
- 알레르기원으로 생각되는 음식은 돌 전에 먹이지 않음
- 알레르기원 음식 : 생우유, 꿀, 달걀 흰자, 등푸른 생선, 콩, 땅콩, 초콜릿, 옥수수 등

014 정답 ②
해설 [아동의 인지발달]
유아기는 끝없는 에너지와 만족할 줄 모르는 호기심으로 인지력이 폭발적으로 성장하는 시기이다.

015 정답 ②
해설 [에릭슨의 사회심리적 발달 이론]
- 영아기 – 신뢰감, 유아기 – 자율감
- 학령전기 – 솔선감, 학령기 – 근면감
- 청소년기 – 정체성

016 정답 ③
해설 [분노발작]
- 유아의 분노발작에 대한 부모의 적절한 대응으로는 유아가 진정될 때까지 부모는 아무런 반응을 보이지 않고 무관심으로 대함, 일관적 태도를 보이고 자리를 떠나지 않음

017 정답 ⑤
해설 [학령전기 심리사회적 발달]
- 학령전기: 자기스스로 새로운 것을 시도하려고 함. 솔선감의 표현, 남근기로 성에 대한 관심이 있고 부모와의 동일시를 통해 성 역할을 습득함
- 영아기 : 신뢰감을 형성하는 시기임
- 유아기 : 거부증이 나타남, 자율감에 집중함
- 학령기 : 과제를 달성하면서 자신감과 자존감 형성, 또래가 중요함
- 청소년기 : 이성에 대한 관심이 커지고, 또래 집단의 영향을 가장 많이 받음

018 정답 ④
해설 [청소년기]
- 청소년기에 자아정체감이 형성되고, 실패했을 때 역할 혼란을 겪게 된다. 성호르몬 분비, 성기가 성숙, 성정체성이 발달, 피임방법, 성병 등 성교육이 필요함

019 정답 ②
해설 [골수 검사부위]
- 영아의 골수검사 부위는 주로 경골과 전장골능이고, 아동부터 성인은 후장골능에서 시행한다.

020 정답 ⑤
해설 [미숙아 망막증]
- 미숙아 망막증은 출생 시 망막의 혈관이 완전히 형성되지 않은 미숙아가 출생 후 망막에 비정상적인 섬유혈관증식의 발생
- 미숙아에게 장기간 고농도 산소주입 시에 원인이 될 수 있음

021 정답 ③

해설 [산통]
- 생후 3개월 미만의 영아에서 발작적인 울음과 보챔이 하루 3시간 이상, 최소 한 주 동안 3회 이상, 3주 동안 지속 발생하는 발작적 복통
- 원인 : 영아의 기질, 소화흡수 능력의 미성숙, 알레르기
- 증상 : 주로 늦은 오후나 저녁 격렬한 울음, 영아가 팔과 다리를 끌어당기는 특징
- 간호 : 복부를 부드럽게 마사지, 자세변경 자주 시행, 따뜻한 바닥에 복위로 눕힘, 소량씩 자주 수유, 수유 중간, 후 트림 자주 시키기, 환경을 변화, 따뜻한 수건, 따뜻한 물 제공

022 정답 ④

해설 [구순구개열]
- 얼굴기형 중 가장 흔하며, 구순(입술) 및 구개(입천장)를 만드는 조직이 적절히 붙지 않았거나 떨어져 있는 갈림증
- 원인 : 부모의 연령, 모성의 알코올 섭취, 엽산과 비타민이 부족한 식이
- 교정시기: 구순열 조기수술(생후 3~6개월)로 모아결속 증진, 수유 용이, 구개열 : 생후 6~12개월 수술

  (1) 수술 전 간호
   - 충분한 영양공급 위해 길고 구멍이 큰 젖꼭지, 부드러운 플라스틱, 압축 용기 사용
   - 똑바른 자세로 수유하는 것이 효과적
   - 질식 예방 위해 수유 중간 쉬는 시간 갖기, 트림 자주 시킴

  (2) 수술 후 간호
   - 구순열 교정 시 복위는 금지(수술 부위 닿지 않도록), 앙와위 혹은 측와위
   - 봉합선 관리 위한 Logan bow, 팔꿈치 억제대 사용
   - 노리개 젖꼭지, 빨대, 설압자 사용금지
   - 1~2주 동안 치아를 닦지 않고 물로 헹구어 냄

023 정답 ②

해설 [폐렴]
- 폐를 확장시키는 편안한 자세는 반좌위를 취하나 일측성일 경우 침범된 쪽으로 누워 부목효과와 불편감 해소에 도움을 줄 수 있다.
- 대증요법, 바이러스성의 경우 세균에 의한 중복감염 시 항생제사용(세균성은 항생제)
- 침상안정, 해열제, 산소/수분 공급(∵환기를 최대화, 탈수 예방), 체위변경, 반좌위, 일측성인 경우는 감염된 폐 쪽으로 측위(∵부목효과), 적절한 습도 유지
- 원인균을 확인할 때까지 격리(마스크, 가운)

024 정답 ⑤

해설 [이물질 흡인]
- 영아가 흡인, 질식으로 인한 청색증, 호흡곤란 증상을 보일 때는 엎드린 채 머리와 상체를 아래로 향하게 등을 세게 두드려서 이물질이 나오도록 한다.

025 정답 ④

해설 [크룹]
- 크룹은 컹컹 거리는 개 짖는 듯한 쇳소리 기침을 하며 천명음, 기도부종, 호흡곤란을 동반하는 호흡장애 질환. 급성 후두기관지염의 형태가 가장 흔함.
- 치료 및 간호: 찬 증기, 크룹텐트(격리하지 않음), 분비물 액화 위한 고습도와 산소 제공, 에피네프린 분무(호흡곤란 심할 때, 기관지 확장, 점막혈관수축)

026 정답 ⑤

해설 선천성심질환 교정술 후 심박출량 감소를 예측할 수 있는 증상 : 약한 맥박, 사지 냉감, 소변량 감소, 저혈압, 진행 시 조직 저산소증으로 인한 대사성 산증

027 정답 ⑤

해설 [TET 간호]
- 청색증이 심한 TET 발작 시 호흡곤란이 야기되므로 산소공급, 슬흉위, 몰핀 투여가 가장 적절한 간호

028 정답 ②

해설 [혈우병의 증상]
- 혈우병은 반성유전으로 응고인자의 부족으로 발생한다.
- 혈우병의 증상으로 관절주위 동통과 압통, 과도한 출혈반점, 운동제한, 혈변, 발열 등이 주로 나타난다.

029 정답 ④

해설 [1형 당뇨병]
- 췌장 내 랑게르한스섬에서 인슐린을 적절히 생산해내지 못하는 상태
- 대부분 인슐린 형성 능력부족으로 인슐린 의존성, 20세 미만, 갑작스럽게 발병
- 비만과 큰 관련 없음(자가면역반응)
- 식이요법이나 경구용 혈당강하제 비효과적
- 증상: 다음, 다뇨, 다갈, 다식(4다), 당뇨성 케톤산증 (케톤뇨, 구토, 쿠스마울 호흡, 호흡 시 아세톤 냄새, 혼수)
- 간호중재
  - 성장 요구에 맞추어 인슐린 양과 칼로리 증가 필요
  - 자가주사방법 교육(10세 이상), 피하주사부위 이동(지방위축 예방), 감염예방
  - 복합 탄수화물 섭취(∵혈당을 서서히 증가시킴), 하루 필요 처방 열량에 맞추어 6가지 기초식품군에 속한 교환단위 음식을 자유롭게 선택, 규칙적 운동, 혈당이 잘 조절되지 않는 경우 과격한 운동 제한
  - 창백, 발한, 혼수 등 저혈당 증상 관찰 시 → 신속히 흡수되기 쉬운 탄수화물 제공
  - 질병, 스트레스, 월경 시 고혈당이 나타나므로 인슐린 주사량 증가

030 정답 ①

해설 [아구창의 간호]
- 아구창은 입 안에 우유 응고물 같은 흰 반점이 생기는 것이다.
- 오염된 젖병은 깨끗이 세척하여 사용한다.
- nystatin은 증상이 사라지더라도 일주일 정도 더 치료해야 하고, 수유 후에 하루에 4번 구강에 도포한다.

031 정답 ③

해설 [아동의 비뇨생식기]
- 영아기: 헨레고리의 길이가 짧아 소변 농축 기능이 미숙하여 소변 비중이 낮고 사구체 여과율 낮음
- 생후 6~12개월에 신장기능이 성인과 유사
- 미숙아의 경우 포도당, 나트륨, 중탄산염, 인의 재흡수 감소
- 신생아의 방광은 하복부의 복강에 있다가 초기 아동기에 골반강 내로 하강
- 아동은 요도가 짧아 요로 감염에 취약
- 4~5세경에 배뇨근과 요도괄약근을 조절하고 완전한 방광기능 가능

032 정답 ⑤

해설 [뇌수종]
- 영아기: 두위 증가, 팽창된 천문, 봉합선 분리, 수유장애, 고음의 울음, 움푹 들어간 눈, 일몰 현상, Macewen's sign[마퀴인 징후: 두개 내 부피 증가, 파옹음(둔탁하고 항아리 깨지는 소리)이 두개골 타진 시 들림]
- 아동기: 아침에 심한 두통, 구토, 유두부종, 사시, 운동실조증, 불안정, 무기력

033 정답 ③

해설 [부동 간호]
- 골격견인장치를 하고 있는 아동에게 내릴 수 있는 진단 중 장기간 부동을 유지해야 하므로 피부손상 위험성이 적합하다

034 정답 ③

해설 [홍역의 증상]
- 전구기(카타르기): 열, 코플릭 반점(구강점막), 코감기, 결막염, 기침 → 눈부심, 광선기피증
- 발진기: 얼굴, 귀 뒤에서 시작 → 3~4일 전체 확산
- 회복기: 발진이 났던 순서대로 소실, 색소침착, 허물 벗겨짐
- 전염기간: 발진 전 4일~발진 후 5일

035 정답 ①

해설 [신경아세포종과 신아세포종]
- ◆ 신경 아세포종(신경 모세포종): 신경관 원세포(배아)에서 기원하는 악성신생물로 부신과 자율신경계(교감신경절)에서 발생
  - 원인 및 빈도: 원인불명, 1세 미만 영아 호발, 원발 부위 복부, 주로 부신으로 전이가 된 이후 발견('침묵의 종양'), 전이가 빠름(뼈와 골수, 간)
  - 증상:
    - 중앙선을 넘는 단단하고 불규칙적이며 만져도 아파하지 않는 복부덩어리
    - 고혈압(카테콜라민 상승, 종양에 의한 심혈관계 압박), 고열,
    - 전이된 경우 통증
    - 신장, 요관, 방광 압박으로 요정체, 빈뇨, 혈뇨
    - 두개 내 전이: 두개내압 상승, 안구 돌출, 안와 부위 부종
- ◆ 신아세포종(윌름스 종양): 소아에서 많이 나타나는 신장의 악성종양, 유전적 요인
  - 증상: 복부 중앙선을 넘지 않는 크고 딱딱한 복부 덩어리, 전이되거나 악화될 때 복통, 기면, 식욕부진, 고열, 혈뇨, 고혈압(과도한 레닌 분비)

1회차 2교시 지역사회간호학

036 정답 ①

해설 구조적 지역사회 유형의 하나인 대면공동체는 서로 얼굴을 대하는 지역사회의 기본적인 집단으로 가족이나 이웃과 같은 공동체를 의미한다. 구성원 간의 소통이 원활하기 때문에 지역사회간호사가 간호를 제공하기에 매우 용이하다.

037 정답 ②

해설 봉급제는 수입의 안정으로 진료의 관료화, 형식화가 나타날 수 있으며, 총괄계약제는 진료비 총액의 범위 내에서 진료를 받게 되며 이때 의료비 지불자는 진료비에 구애를 받지 않고 의료서비스를 이용할 수 있다. 행위별수가제는 양질의 보건의료서비스를 제공할 수 있으며, 인두제는 치료보다는 예방사업에 중점을 두고 이루어진다.

038 정답 ④

해설 [발생률과 유병률]
① 유병률은 어느 시점에서 존재하는 모든 환자의 비율을 의미하는 것으로 그 당시 존재하던 인구 중 환자의 비례적인 비율의 개념이다. 어떤 시점, 혹은 일정기간 동안에 특정시점 혹은 기간의 인구 중 존재하는 환자의 비율을 의미한다.
② 발생률은 관찰 기간에 특정 질병이 새롭게 발생한 환자의 수를 단위 인구로 표시한 것으로 급성 질환이나 만성 질환 관계없이 질병의 원인을 찾는 연구에서 가장 필요한 측정 지표이다.
③ 만성질병의 경우에는 유병률이 발생률보다 높고 급성전염병은 유행기간이 짧아 유병률이 높다.

039 정답 ③

해설 실험연구는 실험적 방법을 사용하여 질병의 원인을 규명하고자 하는 연구이다. 따라서 실험연구에서는 실험군과 대조군을 선정하여야 하며, 선정할 때는 반드시 모집단을 대표할 수 있도록 무작위로 대상군을 각각 선정하여 선택 바이어스(selection bias)로 인한 교란을 없애야 한다. 또한 실험군의 독립변수를 임의로 조작하여 대조군과의 차이를 검증하는 방법이다.

040 정답 ④

해설 [지역사회 자료 수집 방법]
- 자료수집방법은 두 가지로, 기초자료를 직접 수집하는 방법과 지역사회에서 기존 자료를 통해 간접적으로 자료를 수집하는 방법이 있으며 2차 자료수집을 우선으로 하고 부족한 부분을 1차 자료수집으로 보충한다.
① 직접정보 수집 방법 : 지역 시찰, 정보원 면담, 참여관찰, 설문지, 차창 밖 조사 등
② 간접정보 수집(기존자료 활용, 이차적인 분석)방법 : 공공기관 보고서, 센서스, 통계자료, 회의록, 조사자료, 의료기관의 건강기록 등

041 정답 ①

해설
- 지역사회 간호과정은 사정-진단-계획- 수행 – 평가로 이루어지며 평가계획은 간호진단 이후 계획 단계에서 수행계획과 평가계획을 수립하게 되어 있다.
- 평가계획은 사업 시작 전인 지역사회 간호계획 단계 마지막에 이루어진다.

042 정답 ③

해설 재생산율은 한 명의 여성이 일생 동안 몇 명의 여자 아이를 낳는가를 나타내는 것이다. 여자 아이가 성장하여 아이를 낳을 것을 예상하여 만들어진 지표로 총 재생산율이라고도 한다.

043 정답 ②

해설 [지역사회 목표설정의 원리(SMART)]
① 구체성 : 목표는 구체적으로 기술되어야 한다.
② 측정가능성 : 목표는 측정 가능해야 하고 실제 행동할 수 있도록 기술되어야 한다.
③ 적극성/성취가능성 : 목표는 성취 가능한 수준이어야 하되, 노력 없이 성취 가능한 소극적인 목표는 안된다.
④ 연관성 : 목적 및 문제해결과 직접 관련성이 있어야 한다. 즉, 해당 건강문제나 목적과 인과관계가 있어야 한다.
⑤ 기한 : 목표 달성을 위한 기한이 명시되어야 한다.

044 정답 ①

해설 보건사업 질의 구성요소 중 필요한 보건사업을 제공할 수 있는 여건이 준비되어 있는 정도를 나타내는 것은 가용성이다.
② 수용성 : 대상자와 가족의 희망, 바람 및 기대에 대한 순응정도
③ 효과성 : 건강 수준의 향상에 기여한다고 인정된 보건사업의 수행 정도
④ 적정성 : 비용에 대한 상대적인 효과 및 편익
⑤ 형평성 : 보건사업의 분배와 지역사회 대상자에게 공정한 혜택을 제공하기 위한 결정의 원칙

045 정답 ①

해설
② 계획의 진행상황 파악 → 사업진행 평가
③ 방문간호 회수 → 투입된 노력에 대한 평가
④ 목표 성취를 위한 투입비용 → 사업의 효율성에 대한 평가
⑤ 대상자의 목표성취 여부 → 사업의 효과성에 대한 평가

046 정답 ③

해설 교육적 진단 단계에서는 건강행위에 영향을 주는 성향요인, 촉진요인, 강화요인을 사정한다.
- 성향요인은 지식, 태도, 신념가치, 자기효능, 의도 등으로 행위에 대한 동기부여 기능을 갖는다.
- 촉진요인은 보건의료 및 지역사회 자원의 이용가능성, 접근성, 시간적 여유 제공성과 개인의 기술, 개인의 자원 및 지역사회 자원 등으로 행위수행 동기가 실현가능하도록 하는 기능을 갖는다.
- 강화요인은 사회적 유익성, 신체적 유익성, 보상, 사회적지지, 친구의 영향, 충고, 보건의료 제공자에 의한 긍정적 혹은 부정적 반응 등으로 행위가 강화되거나 중된되는 기능을 갖는다.

047 정답 ⑤

해설 계획적 행위이론은 합리적 행위이론에 지각된 행위통제 개념을 추가한 것이다. 완전한 통제를 갖지 못하는 사람들의 행동을 예측하기 위해 만들어진 지각된 행위통제는 자신이 대상 행동을 실제로 얼마나 잘 수행하고 통제할 수 있는지에 대한 주관적 평가로 통제신념(장애물이나 필요한 자원과 기회의 존재가능성에 대한 인식)과 지각된 권한(행위촉진요인 또는 장애요인의 영향력에 대한 인식)으로 구성된다.

048 정답 ④

해설 PATCH는 미국 질병통제예방센터에서 사용하는 방법으로, 지역사회의 다양한 문제의 우선순위를 결정하는 데 적용 가능하다. 건강문제의 중요성과 건강문제가 얼마나 용이하게 변화될 수 있는가 하는 것이 결정기준이며, 점수를 부여하는 기준척도가 객관적으로 제시되어 있지 않다는 단점이 있다.
① BPRS : 문제의 크기, 문제의 심각도, 사업의 추정효과
② NIBP : 문제의 크기, 해결방법의 효과
③ CLEAR : 지역사회의 역량, 합법성, 효율성, 수용성, 자원의 활용성
⑤ PEARL : 적절성, 경제성, 수용성, 자원이용가능성, 적법성

049 정답 ⑤

해설 구조적 평가란 사업 시작 전에 사업에 투입되는 자원의 적절성을 평가하는 것으로 해당 사업의 담당인력 수와 전문기술의 보유 여부, 시설 및 장비의 적절성, 행정적, 재정적 절차 등이 이용된다.
①④ 과정평가
②③ 결과평가

050 정답 ⑤

해설 [지역사회 참여단계]
- 1단계-동원 : 주민의 자발적 참여도가 매우 낮은 단계로 형식적이고 강요된 참여
- 2단계-협조 : 주민의 참여를 유도하나 보건사업의 계획과 조정과정이 제공자 측에 여전히 독점되어 있는 상태
- 3단계-협력 : 설득방식에 의한 주민참여가 강조되는 단계로 협조단계보다 강제성이 약화된 주민참여 형태
- 4단계-개입 : 주민 측에서 개발사업 과정이 공개되기를 주장하고 의사결정에 개입하려는 상태
- 5단계-주도 : 주민 주도적 접근이 최고조에 다다른 형태로 주민 스스로의 자주적인 관리를 강조

051 정답 ②

해설 [방문간호와 가정간호]
간호의 실무현장을 가정으로 하는 방문간호와 가정간호는 간호의 다른 실무현장에 비하여 간호사의 독자적 판단과 전문성이 더욱 요구되므로 간호의 영역 확장의 의미를 갖는다.
① 방문간호
  ㉠ 맞춤형 방문건강관리와 「노인장기요양보험법」에 의하여 시행된다.
  ㉡ 간호사, 의사, 사회복지사, 간호조무사, 치과위생사 등 다직종이 참여하는 사업이다.
② 가정간호
  가정전문간호사에 의하여 의료기관 이외의 가정에서 의료행위를 할 수 있는 법적 배경을 갖고 2001년부터 전면 확대 실시되었다.

[방문간호와 가정간호의 특성 차이]

구분	방문건강관리	가정간호
법적근거	[지역보건법]	[의료법]
운영주체	보건기관	의료기관
대상자	독거노인, 노인부부, 장애인 등 의료취약계층	- 병원입원 후 조기 퇴원한 환자 - 입원이 요구되는 외래환자
이용절차	관할보건소에서 대상자 등록 후 관리	진료담당 의사가 환자와 협의 후 가정간호 의뢰
세공인력	간호사, 의사, 사회복지사 등 다직종 참여	가정전문간호사
서비스 내용	- 거동불편자 - 독거노인 또는 노인부부 - 기타 질환자	- 가정전문간호사의 독자적 판단 및 수행 - 의사의 처방 필요
비용 부담	무료	- 본인부담 20% - 의료급여 1종 무료 - 교통비 전액본인부담

052 정답 ③

해설
- 도수율: 근로시간 합계 100만 시간당 재해발생건수
- 건수율: 근로자 1,000명당 재해발생건수

053 정답 ⑤

해설 [인구구조]
1) 성비의 정의(sex ratio)
  ① 성비는 남녀인구의 균형상태를 나타내는 지수
  ② 보통 여자 100명에 대한 남자의 수로서 표시
  ③ 100보다 크면 남자의 수가 많은 것을 의미

  성비 = 남자 수 / 여자 수 × 100

2) 성비의 구분
  ① 1차 성비(primary sex ratio) : 태아의 성비
  ② 2차 성비(secondary sex ratio) : 출생 시의 성비
  ③ 3차 성비(tertiary sex ratio) : 현재 인구의 성비

054 정답 ④

해설
- 대상자를 다른 기관에 의뢰하는 경우에는 가장 우선적으로 대상자가 수용하는지를 고려해야 한다.
- 대상자에게 필요한 정보 및 의뢰기관을 제공하고 추후관리를 지속적으로 진행하면서 의뢰하기 전에 대상자와 의논하여 스스로 납득하고 의뢰여부를 결정하도록 해야 한다.
- 대상자가 기관에 갈 때 의뢰서를 지참하도록 하고 의뢰할 기관에 대해 충분히 정보를 주고 설명한다.
- 대상자를 의뢰하기 전에 의뢰할 기관이나 기관의 담당자를 먼저 접촉하여 관련 사실을 파악할 필요가 있다.

055 정답 ⑤

해설 인지적 영역은 지식의 증가와 이를 활용하는 능력을 나타내며, 행동의 복잡성에 따라 가장 낮은 수준의 "지식" 습득부터 가장 높은 수준의 "평가"로 분류된다.

[인지적 영역의 예]

수준	대상자의 행동
지식	인슐린을 맞으면 당뇨병이 조절된다고 말한다.
이해	인슐린 주사방법과 목적을 설명한다.
적용	적절한 혈당수준을 유지할 수 있도록 매일 인슐린 용량을 조정한다.
분석	인슐린, 식사, 활동 그리고 당뇨병의 관계를 논의한다.
종합	자신의 당뇨병을 관리하기 위하여 학습내용을 통합하고, 계획을 세운다.
평가	목표에 비추어 당뇨병의 조절상태를 비교한다.

056 정답 ①

해설 [보건교육 요구의 4가지(Bradshaw)]
① 규범적 요구 : 보건의료전문가에 의해 정의되는 요구
② 내면적 요구 : 언행으로 드러나지는 않으나 학습자가 바라는 대로 정의되는 요구
③ 외향적 요구 : 자신의 건강문제를 다른 사람에게 호소하거나 행동으로 나타내는 요구
④ 상대적 요구 : 다른 대상자와의 비교를 통해 나타나는 요구

057 정답 ⑤

해설 캠페인은 건강관리에 필요한 지식과 기술을 향상시키기 위해 매우 집중적이고 반복적인 과정을 거치므로 많은 사람에게 중요한 정보를 단기간에 제공하기에 적합하며, 지역사회 어디서나 활용이 가능한 방법이다. 하나의 주제나 문제점을 둘러싸고 계획되며 대개 수일에서 1개월까지의 기간을 활용한다.

058 정답 ④

해설 [인지주의 학습이론]
① 인지주의에서는 문제해결을 위해 정보를 적극적으로 탐색하고 이미 알고 있는 것을 재배열하며 재구성함으로써 새로운 학습을 성취하는 능동적이고 적극적인 존재로 인간을 보았다.
② 학습은 본질적으로 내적인 사고과정의 변화이기에 개인이 환경으로부터 받은 자극이나 정보를 어떻게 지각하고 해석하고 저장하는가에 관심을 두었다.
③ 주의집중은 학습을 증가시킨다.
④ 정보자료를 조직화할 때 학습을 증가시킨다.
⑤ 우선적인 것은 정보의 저장에 영향을 준다.
⑥ 새로이 학습한 내용을 다양한 배경에서 적용하는 것은 그 학습의 일반화를 도와준다.
⑦ 모방은 하나의 학습방법이다.
⑧ 신기함이나 새로움은 정보의 저장에 영향을 준다.

059 정답 ①

해설 ② 외부체계도는 가족관계와 외부체계와의 상호관계를 도식화 한 도구이다.
③ 가족밀착도는 가족구성원들의 밀착관계와 상호관계를 도식화 한 도구이다.
④ 가족연대기는 가족 역사 중에서 개인에게 영향을 주었던 사건을 순서대로 열거한 것이다.
⑤ 가족기능평가도구는 가족의 자가관리능력과 가족의 기능수준을 사정하는 도구이다.

060 정답 ②

해설 [상징적 상호작용이론의 관점]
– 가족의 상호작용은 외부관찰만으로는 설명될 수 없다.
– 가족은 살아있는 기능적인 집합체이다.
– 가족구성원에게 맡겨진 역할과 이에 대한 기대가 있다.
– 가족밀착도를 통해 가족간의 상호작용을 사정할 수 있다.
– 과정을 중시하며 주관적인 이론이다.

061 정답 ⑤

해설 지역보건법 제15조(지역보건의료기관의 조직)
① 지역보건의료기관의 조직은 대통령령으로 정하는 사항 외에는 「지방자치법」 제125조에 따른다.
② 보건소에 보건소장(보건의료원의 경우에는 원장을 말한다) 1명을 두되, 의사 면허가 있는 사람 중에서 보건소장을 임용한다. 다만, 의사 면허가 있는 사람 중에서 임용하기 어려운 경우에는 「의료법」 제2조제2항에 따른 치과의사·한의사·조산사, 「간호법」 제12조에 따른 간호사, 「약사법」 제2조제2호에 따른 약사 또는 보건소에서 실제로 보건 등과 관련된 업무를 하는 공무원으로서 대통령령으로 정하는 자격을 갖춘 사람을 보건소장으로 임용할 수 있다. 〈신설 2024. 1. 2., 2024. 9. 20.〉

062 정답 ②

해설 [개인의 면역성]

숙주는 병원체에 대한 방어체계를 가지고 있기 때문에 병원체가 침입하였다고 해서 모두 감염되는 것은 아니다. 면역은 크게 선천면역과 후천면역으로 나눌 수 있다.
① 선천면역 : 인체가 태어날 때부터 체내에 가지고 있는 자연면역이다.
② 후천면역 : 항체나 항독소를 숙주 스스로 생성하는지에 따라 능동면역과 수동면역으로 나눈다.
 – 자연능동면역 : B형 간염을 앓은 후 획득한 면역
 – 자연피동면역 : 모유수유 후 획득한 면역
 – 인공능동면역 : 생백신 접종 후 획득한 면역- B형 간염 예방 접종 후 획득한 면역
 – 인공피동면역 : 회복기 혈청을 주사하여 얻은 면역

063 정답 ③

해설 [집단검진 정의]

질병의 증상이 없는 사람들 중에서 질병을 가지고 있을 만한 사람들을 빠르고 분명하게 가려내기 위해 적절한 검사를 시행하여 조기에 질병을 알아내는 것을 검진이라 하고 이 때 사용하는 검사 또는 시술을 선별검사라 한다. 선별검사법을 지역사회 인구 집단을 대상으로 할때는 전체적 집단검진이라 한다.

[집단검진 목적]
1. 질병의 조기진단이 가장 중요한 목적
2. 유병률 발생양상 등의 정보를 얻어 질병의 역학적 연구에 적용하기 위해 시행
3. 질병의 자연사와 발생기전을 규명(검진으로 질병의 조기상태를 파악하면 그 질병의 자연사나 발생기전 이해에 도움이 됨)
4. 보건교육(질병발생에 대한 지식, 예방의 중요성을 인식시키고 정기적 건강검진을 유도)

064 정답 ②

해설 면역력이 약한 대상자가 밀집되어 있는 집단에서 감염병이 발생하는 경우에는 우선적으로 환자, 보균자 및 감염의심자를 위험성이 없어질 때까지 격리시켜야 한다.

065 정답 ③

해설 인구조정정책은 출산억제정책과 출산장려정책으로 구분할 수 있다. 출산, 양육에 유리한 환경 조성 및 인구가 해외로 유출되는 것을 막기 위한 정책 등은 출산장려정책으로 저출산 고령화 시대에 인구를 증가시키기 위해 시행할 수 있는 정책이며, 피임교육과 피임기구의 보급은 출산억제를 위한 정책이다.

066 정답 ⑤

해설
- 가정간호사업 : 우리나라에서 시행되고 있는 가정간호는 병,의원 등 기관이나 시설에서 제공하던 간호를 가정에 있는 환자에게 가정전문간호사가 제공하는 간호를 의미한다.
- 방문건강관리사업 : 취약계층의 건강문제를 포괄적, 적극적으로 파악하여 건강관리 서비스를 제공하는 취약계층의 건강증진을 위한 실천전략이다.
- 통합건강증진사업 : 지자체가 지역사회 주민을 대상으로 하는 건강생활실천 및 만성질환 예방, 취약계층 건강관리를 목적으로 하는 사업을 통합하여 지역특성 및 주민 수요에 맞게 기획, 추진하는 사업이다.
- 노인장기요양 방문간호사업 : 고령이나 노인성 질병 등의 사유로 일상생활을 혼자서 수행하기 어려운 노인 등에게 방문간호를 제공하고 있다.

067 정답 ②

해설 [사례관리]
- 사례관리란 복잡한 여러 가지 문제와 장애를 가지고 있는 사례관리 대상자에게 적합한 형태로 적절한 시기에 그들이 필요로 하는 포괄적 서비스를 제고하기 위한 방법이다.
- 사례관리는 질적이고 비용효과적인 결과를 위해 의사소통하고, 사용가능한 자원을 이용하여 개별적 건강요구를 충족하도록 서비스를 사정, 계획, 중재, 조정, 감시 평가하는 협력적 과정이다.

068 정답 ④

해설 A는 건강관리상 사후관리가 필요 없는자, C1은 직업성 질병으로 진전될 우려가 있어 추적검사 등 관찰이 필요한 자, C2는 일반질병으로 진전될 우려가 있어 추적 관찰이 필료한 자, D1은 직업병 유소견자, D2는 일반질병의 소견을 보여 사후관리가 필요한 자, R은 1차 건강진단 결과 건강수준의 평가가 곤란하거나 질병이 의심되는 자(2차 건강진단 대상자), CN은 질병으로 진전될 우려가 있어 야간작업 시 추적관찰이 필요한 근로자, DN은 질병의 소견을 보여 야간작업 시 사후관리가 필요한 근로자이다.

069 정답 ③

해설 [크롬(Cr)중독]
① 주로 크롬 도금작업이나 크롬산염을 촉매로 취급하는 작업 등에 노출되어 발생한다.
② 급성증상
  심한 신장장애를 일으켜 과뇨증이 발생하고, 심하면 무뇨증으로 발전하여 요독증으로 1~2일 또는 10일 안에 사망한다.
③ 만성증상
  ⓐ 코, 폐 및 위장의 점막에 병변, 장기간 노출 시 기침, 두통, 호흡곤란이 일어난다.
  ⓑ 특히 비중격의 연골부에 둥근 구멍이 뚫리는 비중격 천공이 나타난다.
④ 예방
  - 크롬을 먹은 경우에는 응급조치로 우유와 환원제로 비타민 C를 준다.
  - 호흡기 흡입에 의한 급성중독의 경우에는 병원에 입원시킨다.
  - 작업장 공기를 허용 농도 이하로 유지하고 피부에 물질이 닿지 않도록 작업복을 착용한다.
  - 피부보호용 크림을 노출된 피부에 바르고 비중격 점막에 바셀린을 바르도록 한다.

070 정답 ④

해설 다량 환자가 발생한 경우 중증도에 따라 환자를 분류하며(Triage 체계) 우선순위에 따라 처치함으로써 제한된 자원으로 최대한 많은 사람을 치료할 수 있다. 재난 구조의 목표는 치료가 불필요한 희생자로부터 치료가능한 자를 분류하여 생존자의 수를 최대화하는 것으로 중증이지만 생존 가능성이 큰 대상자가 우선적으로 조치 되어야 한다.

1회차 2교시 정신간호학

071 정답 ③
해설 항문기(1~3세)는 배변훈련을 통해 자율성과 자기 통제력을 발달시키는 시기이다.
① 물고 빠는 행동 → 프로이드의 구강기 특징
② 또래와의 사회성 발달 → 잠복기 또는 에릭슨의 학령기(근면성 vs 열등감)
④ 이성 부모에 대한 성적 감정 → 남근기의 오이디푸스/엘렉트라 콤플렉스
⑤ 주 양육자와의 신뢰 형성 → 에릭슨의 구강기(신뢰 vs 불신) 개념

072 정답 ②
해설 전위는 감정을 원래의 대상에게 표출하지 못하고 덜 위협적인 대상에게 옮겨 표출하는 것이다.
① 억압: 받아들이기 힘든 감정을 무의식적으로 억누름
③ 승화: 사회적으로 용납되는 방식으로 전환
④ 투사: 자신의 감정을 타인의 것처럼 인식
⑤ 동일시: 타인의 성격·행동 등을 자기 것으로 삼음

073 정답 ⑤
해설 치료적 관계의 초기 단계에서는 신뢰 형성과 안정감 제공이 핵심이다.
①,②: 대상자 비난 또는 협박성 표현 → 관계 손상
③: 분석 요구 → 부담 유발
④: 감정 반영은 긍정적이나 보기 길이 기준으로 하위

074 정답 ④
해설 ④: 감정을 수용하고 표현을 유도하는 개방형 질문으로, 치료적 의사소통 기법 중 하나이다.
①: '왜'라는 표현이 방어적 반응을 유발할 수 있음
②,③: 감정을 수용하지 않고 판단하거나 회피
⑤: 협박성, 통제적인 표현 → 치료적 관계 형성 방해

075 정답 ⑤
해설 관계망상은 대상자가 외부의 중립적인 사건이나 자극(예: TV 속 인물)이 자신과 관련 있다고 믿는 비현실적인 믿음을 말한다. 피해망상은 해를 입는다고 믿는 망상이다.
① 강박사고: 반복되고 불쾌한 생각
② 사고의 두절: 생각의 흐름이 갑자기 끊김
③ 피해망상: 해를 입는다고 믿는 망상
④ 신체망상: 신체 이상에 대한 망상

076 정답 ③
해설 주요우울장애는 세로토닌(serotonin)과 노르에피네프린(norepinephrine)의 감소와 관련이 깊다. 특히 세로토닌(Serotonin) 감소와 밀접하게 관련된다. 세로토닌은 기분, 수면, 식욕, 충동 조절 등에 관여하는 신경전달물질로, 우울 증상의 핵심 기전이다.
① 도파민: 조현병, 파킨슨병 등에서 더 관련 있음
② 아세틸콜린: 치매(알츠하이머) 관련
④ 글루타메이트: 흥분성 신경전달물질, 기분장애 직접 연관성 낮음
⑤ 가바(GABA): 불안, 수면, 경련과 관련

077 정답 ⑤
해설 토큰경제(token economy)는 바람직한 행동에 대해 토큰을 제공하고, 일정 토큰을 모아 보상을 받을 수 있도록 하는 정적 강화(positive reinforcement) 치료 기법이다.
① 홍수법: 불안을 유발하는 자극에 노출
② 바이오피드백: 생리적 반응을 조절
③ 체계적 둔감화: 점진적 노출을 통한 불안 감소
④ 모델링: 타인의 행동을 관찰·모방

078 정답 ③
해설 할로페리돌은 도파민 D2 수용체를 차단하여 항정신병 효과를 나타내며, 이는 조현병의 양성증상(망상, 환각 등)에 효과적이다. 도파민 차단은 EPS 유발 가능성도 있음.
① 멜라토닌: 수면-각성 주기를 조절하는 호르몬
② 세로토닌: 기분, 수면, 식욕, 충동 조절
④ 아세틸콜린: 기억력, 인지 기능, 근육운동에 관여
⑤ 노르에피네프린: 각성, 스트레스 반응, 주의집중에 관여

079 정답 ①
해설 질병 발생을 사전에 예방하기 위한 건강증진, 교육, 홍보는 1차 예방에 해당한다.
②: 조기발견 및 치료
③: 재발 방지
④: 관리·관찰 중심
⑤: 기능 회복 및 재적응

080 정답 ④
해설 ④ 지역사회 정신건강서비스는 탈시설화를 기반으로 하며, 환자의 기능 유지와 사회 적응, 자립 지원이 핵심이다.
①,③,⑤는 병원 중심 치료에 해당함
②는 약물 중심 치료로, 지역사회 중심의 통합적 접근과 다름

081 정답 ④

해설 우발적 위기(재난 위기)는 예측 불가능하고 갑작스러운 외부 사건으로 인한 위기이다.
→ 예: 태풍, 지진, 화재, 사고 등 자연재해나 사고 중심
①,③: 성숙 위기 (예측 가능한 생애사건)
②: 성숙 위기 중 긍정적 사건
⑤: 반복 가능한 상황이나 개인 내적 요인 → 발달 위기 또는 상황 위기

082 정답 ⑤

해설 직접적인 신체적 손상을 유발하는 행위는 신체적 학대에 해당한다. 멍, 상처, 골절 등이 주요 징후이다.
① 유기: 돌보지 않고 방치
② 성적 학대: 성적 접촉이나 폭행
③ 경제적 학대: 재산 착취
④ 정서적 학대: 모욕, 위협, 무시 등 비신체적 폭력

083 정답 ④

해설 관계망상은 무관한 외부 환경이나 타인의 행동이 자신과 관련 있다고 믿는 망상이다. 피해망상과 유사하나, 직접적인 해를 강조하지 않는 것이 특징이다. 이 경우 전봇대의 CCTV가 자신을 감시한다고 믿는 것은 본인 중심의 비현실적 해석에 해당한다.
① 신체망상: 신체에 이상이 있다고 믿음
② 조종망상: 자신이 외부에 의해 조종된다고 느낌
③ 피해망상: 누군가 자신을 해치려 한다는 믿음
⑤ 허무망상: 존재 자체가 무의미하다고 느끼는 극단적 사고

084 정답 ②

해설 사회적 고립은 대인 접촉을 회피하거나 관계를 끊고 혼자 있으려는 상태에 적용된다. 이 사례에서 대상자는 타인과의 접촉을 회피하고 상호작용을 거부하고 있으므로 사회적 고립이 적절하다.
① 사고과정장애: 망상, 사고의 비논리성, 와해된 언어
③ 감각지각장애: 환각 등 지각 왜곡
④ 언어적 의사소통장애: 언어 이해나 표현에 어려움
⑤ 만성적 자존감 저하: 지속적인 자기비하나 무가치감 표현 시

085 정답 ⑤

해설 ⑤는 감정 수용 + 지지적 태도를 보여주는 치료적 의사소통으로, 환청 대상자에게 가장 적절하다.
①,②: 환청을 부정하거나 무시 → 대상자의 현실감 혼란, 방어 유발
③: 감정 공감 없이 단순 회피 지시
④: 내용 캐묻기 → 망상 및 환청 강화 위험

086 정답 ⑤

해설 ⑤는 망상에 대해 감정을 수용하면서도 현실감을 제공하는 치료적 반응이다. 대상자가 느끼는 불안을 무시하지 않으면서, 현실 검증을 부드럽게 시도한다.
①,③: 단순한 현실 부정 → 대상자 반발
②: 해석 유도 → 방어 유발
④: 지나친 보장 표현 → 의심 강화 가능성 있음

087 정답 ③

해설 ③ 상황적 자존감 저하는 특정 사건을 계기로 자존감이 급격히 저하되었을 때 사용하는 간호진단이다. 이 사례는 자기 존재에 대한 부정적 인식과 무가치감 표현이 핵심이다.
① 지식 부족: 질병이나 치료에 대한 정보 부족
② 만성 혼동: 지남력 및 인지기능 손상
④ 언어적 의사소통 장애: 말·언어 표현의 어려움
⑤ 비효과적 건강관리: 자가 간호 및 건강 유지를 위한 행동 부족

088 정답 ⑤

해설 ⑤는 감정을 수용하면서 자기 표현을 유도하는 치료적 의사소통으로, 대상자의 자존감 회복에 효과적이다.
①,②: 감정을 부정하거나 단정지음 → 대상자 위축
③: 일반화 → 개인의 고통을 축소함
④: 회피 지시 → 근본적 감정 접근 회피

089 정답 ⑤

해설 ⑤는 조증의 핵심 증상인 과잉활동, 사고비약, 언어 과다, 충동성 등을 잘 보여준다. 조증 삽화는 에너지가 넘치고, 말이 많고, 수면욕구가 감소하며, 충동적 행동이 특징이다.
① 무기력, ② 반응 저하, ③ 상실감 → 우울 삽화에 해당
④ 자극 민감 + 과수면 → 불안장애, 비전형 우울증 양상과 유사함

090 정답 ④

해설 충동 조절 장애는 자신이나 타인에게 해가 되는 행동을 즉각적으로 억제하지 못할 때 적용된다. 조증 상태에서는 충동성이 두드러지므로, 이 경우가 가장 적절하다.
① 감각지각장애: 환각, 착각 등 지각 왜곡
② 자존감 저하: 자기비하, 무가치감 등 정서 중심
③ 사고과정 장애: 사고 와해, 비논리적 사고
⑤ 사회적 상호작용 장애: 대인관계 유지 어려움 → 보조적 진단 가능하나 행동 통제 문제가 중심이면 ④ 우선

091 정답 ③

해설 ③은 중등도 불안의 전형적인 특징으로, 집중력이 떨어지고 주의가 선택적으로 좁아지는 현상이 나타난다.

①,② → 경증 불안: 감각 예민, 학습 촉진
② → "환경의 변화에 관심을 보인다"는 주의가 넓고 유연한 경증 불안에서나 가능한 행동, 중등도 이상에서는 주의가 좁아지고, 내면에 집중하면서 주변에 관심을 덜 가지게 됨
④,⑤ → 고도 불안 또는 공황 수준: 지남력 상실, 의식 혼탁, 왜곡된 사고 가능

092 정답 ③

해설 사회불안장애(Social Anxiety Disorder)는 타인의 시선이나 평가에 대한 두려움으로 인해 공적 상황(예: 발표, 식사, 면접 등)에서 극심한 긴장과 회피 행동을 보이는 것이 특징이다.

① 특정공포증: 물체나 상황(예: 엘리베이터, 뱀 등)에 대한 공포
② 광장공포증: 탈출이 어렵거나 도움받기 힘든 상황에 대한 공포 (예: 혼잡한 장소)
④ 범불안장애: 광범위한 일상적 걱정이 지속되는 상태
⑤ 외상 후 스트레스 장애: 외상 경험 후 재경험, 회피, 과각성

093 정답 ④

해설 ④는 강박 행동의 기저에 있는 불안을 수용하고 감정을 표현하도록 지지하는 치료적 의사소통 중재이다. 강박 행동은 대부분 불안 해소를 위한 반복적 행위이므로, 그 감정을 직접 다루는 것이 우선이다.

① 무시: 감정 무시 → 비치료적
② 경고: 통제적 접근 → 불안 악화
③ 억제 + 활동 유도: 대안 제시는 가능하나 우선 중재는 감정 수용
⑤ 물리적 제한: 비윤리적, 위기상황이 아니면 사용 금지

094 정답 ⑤

해설 ⑤는 전환장애의 대표적 특징으로, 운동 기능(마비, 경련) 또는 감각 기능(시각·청각 소실 등)의 일시적 손상이 존재하지만, 신경학적으로 설명이 되지 않는 경우에 해당한다. 대상자는 증상에 대해 무의식적이며 비의도적이다.

①: 전환장애는 반드시 통증을 동반하지 않음
②: 대상자는 실제로 고통을 느끼며 증상은 '꾸밈'이 아님
③: 전환장애는 의학적으로 설명이 어려운 증상
④: 인위성 장애(조작적 행동, 외적 보상 추구)에 해당

095 정답 ③

해설 정기적이고 일관된 간호 접근은 대상자에게 예측 가능한 구조를 제공해 불안을 완화하고, 불필요한 검사나 진료 요청을 줄이는 핵심 중재이다. 신체증상장애는 증상 자체보다 그로 인한 정서적 고통과 과도한 건강 염려가 특징이다.

①: 증상에 대한 몰입 심화
②: 의료 쇼핑(doctor shopping) 위험
④: 감정 표현 차단, 불신 유발
⑤: 과도한 감별은 오히려 건강 염려를 강화시킬 수 있음

096 정답 ⑤

해설 ⑤는 의존성 성격장애의 핵심인 의사결정의 어려움과 과도한 타인 의존을 잘 보여준다. 이들은 혼자 결정하거나 독립적으로 행동하는 데 큰 불안을 느낀다.

①: 해리성 장애(특히 해리성 기억상실) 특징
②: 분열성 성격장애(사회적 고립 추구)
③: 히스테리성(연극성) 성격장애
④: 편집성 성격장애(타인에 대한 극심한 불신)

097 정답 ⑤

해설 ⑤는 반사회성 성격장애의 핵심 특징으로, 타인의 권리를 무시하거나 침해하면서도 죄책감을 느끼지 않는 행동 양상이 전형적이다. 이들은 공감 부족, 공격성, 무책임, 범법행동 등을 보인다.

①: 강박성 성격장애 (규칙과 질서에 집착)
②: 분열형 또는 조현형 성격장애
③: 정신병적 장애 또는 공상성 사고
④: 애정 결핍에 따른 우울은 성격장애보단 기분장애 영역

098 정답 ⑤

해설 ⑤는 메스암페타민(필로폰) 중독 시 나타나는 대표적 증상으로, 중추신경을 과도하게 자극하여 흥분, 불면, 식욕감소, 공격성, 피해망상 등을 유발한다.

①,②: 중추신경 억제제(예: 알코올, 마약류) 중독 시
③: 금단 증상에서 흔히 관찰됨
④: 벤조디아제핀류 과용 시 나타나는 증상

099 정답 ③

해설 손의 진전은 알코올 금단 초기(6~12시간 내)에 가장 흔하게 관찰되는 증상이다. 그 외 초기 증상으로는 불안, 오심, 발한, 불면 등이 있다.

① 동공 축소: 마약성 진통제(예: 아편류) 사용 시
② 식욕 증가: 금단 증상과 무관
④,⑤: 억제제 과용 시 나타나는 생리 반응이며, 금단 초기와는 관련 없음

100 정답 ①

해설 ① 착각(misinterpretation)은 섬망에서 흔히 나타나는 증상 중 하나로, 외부 자극을 잘못 지각하는 상태이다. 섬망은 급성 발병, 의식 장애, 지남력 저하, 착란, 환각, 환청 등이 특징이다.
② 언어 빈곤: 치매나 우울증에서 흔함
③ 장기기억 손실: 치매에서 점진적으로 진행
④ 기분 변화의 지속: 기분장애에서 나타남
⑤ 점진적 인지 저하: 섬망은 급성 발병이므로 해당되지 않음

101 정답 ④

해설 신경성 식욕부진증의 핵심 증상으로, 체중이 정상 이하로 감소했음에도 불구하고 여전히 비만하다고 인식하는 왜곡된 신체상이 주요 특징이다.
① 수면과다, 과식 → 폭식장애나 우울증에 가까움
② 운동 무관심 → 실제로는 과도한 운동이 흔함
③ 체중 증가 무관심 → 오히려 체중 증가에 대한 극심한 두려움이 있음
⑤ 수분 섭취 증가 → 체중 조작 목적일 수는 있으나 주요 진단 기준은 아님

102 정답 ①

해설 기면증의 대표 증상으로, 주간에 갑작스럽고 통제되지 않는 수면 삽화가 발생한다. 대화 중, 식사 중 등 의도치 않게 잠에 빠지며 탈력발작, 수면마비, 환각 등을 동반할 수 있다.
② 수면무호흡증: 수면 중 호흡 정지
③ 불면증: 수면 시작 지연
④ 과다수면장애: 수면 시간은 많지만 질 낮고 졸림 지속
⑤ 불면 + 악몽 장애

103 정답 ③

해설 ③ 관음장애(voyeuristic disorder)는 다른 사람의 나체나 성적 행위를 몰래 관찰하면서 성적 흥분을 느끼는 상태이다. → 피해자는 동의하지 않으며, 관찰 행위는 반복적이고 강박적이다.
① 노출장애: 자신의 성기를 타인에게 노출
② 마찰도착장애: 타인에게 마찰을 가해 성적 흥분을 느낌
④ 성기능부전: 성 반응 주기 장애 (욕구, 흥분, 극치감 등)
⑤ 성별 불쾌감: 성 정체성에 대한 괴리감

104 정답 ⑤

해설 상동적인 행동과 의사소통의 결함은 자폐스펙트럼장애의 핵심 특성이다. 이들은 반복적이고 제한된 행동, 언어·비언어적 의사소통의 어려움, 사회적 상호작용의 결함을 보인다.
① 의존성 증가: 의존성 성격장애 특징
② 감정이입 및 언어 과잉: 자폐와 반대 성향
③ 기분 변화와 과잉활동: ADHD나 양극성 장애와 관련
④ 높은 의사소통 기술: 자폐에서는 어려움이 특징임

105 정답 ③

해설 메틸페니데이트(Methylphenidate)는 ADHD 치료에 가장 널리 사용되는 중추신경 자극제이다. 주의력 증가, 충동성 감소, 과잉행동 조절에 효과적이다.
① 도네페질: 알츠하이머 치료제
② 설트랄린: SSRI 계열 항우울제
④ 다이설피람: 알코올 중독 치료제
⑤ 프로프라놀롤: 베타차단제, 불안 증상 완화에 사용

1회차 3교시

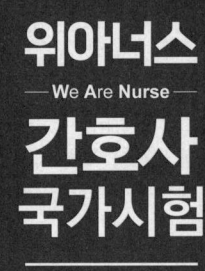

1회차 3교시 ▶ 간호관리학

001 정답 ①
해설 세계보건기구(WHO)의 설립목적은 세계 온 인류의 건강을 가능한 한 최고 수준에 도달하게 하는 것이다.

002 정답 ②
해설 [미군정기 : 해방직후의 간호(1945~1948)]
1) 간호 행정 조직변화
   ① 1945년 : 일제 강점기의 경무청 위생과를 보건후생국으로 승격
   ② 1946년 : 보건후생부 내 간호사업국 설치, 간호교육제도 개편 (간호교육, 행정 등 간호사업의 중요성을 인식시키는 계기로 작용)

2) 간호교육제도 개편
   ① 전국 간호교육의 교과과정 재정
   ② 간호입학 자격 : 최종 중졸 이상, 교육연한 3년
   ③ 병원 부속 간호학교인 간호부 양성소 폐지, 고등간호학교로 명칭 개칭
   ④ 조산교육과정
      간호교육과정에 포함, 교육함으로써 졸업 후 간호사와 조산사의 자격 동시에 취득
   ⑤ 면허소지자에 대한 재교육 실시 : 현대 간호강습과정 실시
   ⑥ 전국 간호학교의 심사 및 인가
   ⑦ 전국 간호사 조산사 면허를 중앙화
   ⑧ 학교 정규 양성과정 없이 검정고시로 면허를 주는 제도인 간호사 자격 검정고시제 폐지운동
      ㉠ 1948년까지 3년 이상 경험자에게 기회
      ㉡ 1949년 폐지
      ㉢ 6.25 이후 다시 복구
      ㉣ 1962년 완전 폐지

003 정답 ④
해설 [간호실무표준]
1) 간호사가 취할 수 있는 통상적인 행태 수준으로 간호전문직의 내적 기준이며, 강제가 따르는 외적 기준이 된다.
2) 간호실무표준은 간호사의 주의의무를 판단하는 기준이 되고, 전문간호사의 주의의무 최소화의 법적인 기준이 된다. 또한 간호실무지침은 간호업무의 구체적 기준이 된다. 책임을 지고 수행하도록 업무를 분담함으로써 전문적인 지식과 기술을 습득하여 전문화되고 능률의 향상을 기대할 수 있는 원리

004 정답 ③
해설 의료오류 관련 용어에 대한 이해를 묻는 문제이다. 여기서 중요한 것은 적신호사건과 근접오류, 위해사건의 정확한 개념과 각각의 차이를 이해하고 있어야 한다는 것이다.
1) 적신호사건(sentinel event)
   ① 의료 대상자에게 장기적이고 심각한 위해를 가져온 위해사건을 말하며, 48시간 이내에 강제적 보고를 해야하는 환자안전 사건들이 적신호사건에 포함된다.
   ② 잘못된 부위나 잘못된 환자 수술/시술 후 의도하지 않은 이물질 잔존, 잘못된 약물투여로 인한 환자 사망이나 심각한 장애, 입원 환자의 자살이나 영아 유괴 등이 이에 해당한다.
2) 근접오류(near miss)
   의료오류가 발생하여 환자에 대한 위해(harm)의 가능성이 있을 수 있지만, 회복 조치에 의해서 원하지 않는 결과가 예방된 경우를 말한다. 환자에게 위해를 가져오지 않은 사건, 즉 아무일도 일어나지 않은 사건을 의미한다.
3) 위해사건(adverse event)
   의료 대상자에게 신체적, 정신적 상해 및 부작용의 발생으로 인한 위해를 가져온 사건을 의미하며 기존의 질병 때문이 아닌 병원에서 치료 과정 중에 발생한 사망이나 상해를 의미한다.
4) 빠뜨림(slips, lapse)
   주의가 산만하거나 피로, 스트레스 등으로 인해 올바른 행동 절차의 부정확한 수행에서 비롯된 것을 말한다.

005 정답 ②

해설 간호윤리에는 지켜야 할 4가지 도덕적 원칙(자율성 존중의 원칙, 선행의 원칙, 악행금지의 원칙(무해성의 원칙), 정의의 원칙)이 있으며 예산을 형평성에 맞게 분배하는 부분에 대한 것은 정의의 원칙에 해당한다.

> **[정의의 원칙(the principle of justice)]**
> (1) 정의의 원칙은 한판의 파이를 어떻게 공평하게 나누어 먹느냐의 의미로 해악과 이득이 공존하는 상황에서 이득을 분배하는 것을 뜻한다.
> (2) 부담이나 해악이 필연적으로 수반되는 혜택의 경우, 공평한 분배의 문제는 정의의 원칙에 따라 이루어지게 된다.
> (3) 분배의 기준은 균등한 분배(선착순 지급), 획일적 분배(동일한 몫의 분배), 필요에 의한 분배(의료보험 혜택), 투여된 노력에 의한 분배, 성과에 따른 분배, 공적에 따른 분배 등으로 볼 수 있다.
> (4) 정의의 원칙의 적용
> ① 해악과 이득이 공존하는 상황이 발생하는데, 이때 윤리적인 관심사는 어떻게 해악과 이득을 분배(distribute)하는지에 있다. 그 예로는 다음과 같은 것들이 있다.
>   ㉠ 응급처치를 필요로 하는 사람이 많을 때 누구부터 처치할 것인가?
>   ㉡ 정부예산이 노인건강관리에 집중될 경우 옳은가?
>   ㉢ 뇌사자에 의한 장기이식을 시행할 때 해결해야 할 사항이 있다. 즉 수여대상자 중 누구에게 먼저 우선권을 줄 것인지, 누가 장기수여를 선택할지, 확보된 장기를 어떤 기준에서 분배할지 등을 고려해야 한다.
> ② 부담이나 해악이 필연적으로 수반되는 혜택의 경우, 공평한 분배의 문제는 정의의 원칙에 따라 다루어진다. 여기에는 소득 분배의 문제, 첨단의료 개발과 고가의료에 대한 사회 재원의 투자 문제, 장기이식에서 분배의 문제 등이 포함된다.

006 정답 ②

해설 환자가 혼자 있을 때 낙상하지 않도록 침상 난간을 올려놓아야 하는 것은 주의의무로 볼 수 있다.

[주의의무]
1) 주의의무는 나쁜 결과가 발생하지 않도록 의식을 집중할 의무이다.
2) 민사상의 책임과 별도로 형사상의 책임을 진다.
3) 결과 예견의무와 결과 회피의무의 이중적 구조로 구성된다.
4) 과실의 유무 판단은 일반인(통상인)의 주의정도를 의미하는 것이 아니라 전문직 간호사의 주의정도를 말한다.

007 정답 ①

해설

구분	목적론(공리주의, 결과주의)
특성	• 다수의 행복을 위해서 소수가 희생되어도 좋다는 논리로 '최대 다수의 최대 행복'을 주장 • 결과적으로 나타난 선의 유무가 윤리 행동의 척도 • 최선의 결과를 가져올 것인가에 대한 관심이 많음 • 신축성 있는 도덕규칙 적용 • 효용의 원리+결과주의 원리
단점	• 다수의 행복을 위해 소수의 고통 받는 사람이 희생되어도 좋다 → 개인의 인권이 무시될 수 있음 • 도덕적 의무보다 효용의 원리가 더 중시됨 • 도덕적 가치가 무시될 수 있음

008 정답 ⑤

해설 [과학적 관리이론]
과학적 관리론은 테일러(F. Taylor)에 의해 1890년대에 시작되어 발전되었으며 과학적 관리론의 궁극적인 목적은 생산성과 효율성의 향상이다.

1) 과학적 관리이론의 특징
 ① 근로자의 효율성과 생산성을 향상시키는 방법에 과학적 원칙을 적용했다.
 ② 직무의 표준화를 주장했으며, 생산율에 따라 보수를 지급하는 제도를 채택했다.
 ③ 조직 전체의 합리화가 아닌 공장 내부의 합리화를 시도하였다.
 ④ 공식적 조직(계층제나 분업체계)을 중시하였다.
 ⑤ 종업원의 인간성을 경시하면서 경제적·합리적 인간관을 강조하였다.
 ⑥ 과업의 표준화를 위해 지나치게 유일 최선의 방법만을 강조하였다.
 ⑦ 과학적 관리는 관리자의 명령과 통제에 의한 일방적 경영관리이다.
 ⑧ 과학적 관리는 작업의 과학, 노동의 과학이지 경영의 과학이 아니다.

2) 과학적 관리론의 장점
 ① 관습, 감정, 직관을 배제하고 과학적 원칙을 적용하여 생산성 증대를 가능하게 함
 ② 간호업무기준, 작업표준, 지침서 등 실무나 연구 분야에 과학적 체계론적 기틀을 마련 함
 ③ 시간과 동작연구에 의한 업무의 표준화와 일일 과업량을 설정함
 ④ 노동조건의 표준화와 임금의 표준화를 이루어 냄

3) 과학적 관리론의 단점
 ① 생산성만을 강조하여 인간성이 경시된 편향적 관리
 ② 관리자의 일방적인 명령과 통제에 의한 관리
 ③ 근로자의 업무수행에 중점을 둔 노동방법의 과학화
 ④ 정해진 표준화로 인해 개인차가 고려되지 못함
 ⑤ 성공에 대한 높은 임금 지급이 있으나 미달 시에는 임금 삭감
 ⑥ 과업 달성의 기준이 일류 직공만이 달성 가능한 정도로 높음

009 정답 ④

해설 [간호관리체계모형의 투입요소와 산출요소]
1) 투입요소 : 간호인력(수, 특성, 배합)시설 및 장비, 공급품, 정보, 기술, 시간, 재정, 간호소비자의 특성(태도), 간접비(실무교육)환자분류(간호의 강도), 간호표준, 환자간호전달체제 등
2) 산출요소 : 재원일수, 간호서비스의 양과 질(간호시간, 질평가, 점수 등)환자의 간호상태(건강회복, 재활, 질병으로부터 보호, 건강증진, 존엄성 있는 죽음 등)구성원들은 모든 아이디어가 제출되고 기록될 때가지 탁상 주위를 돌아 다닌다.

010 정답 ①

해설 [문제의 적용수준에 따른 의사결정 유형]

1) 전략적 의사결정
   ① 최고관리층이 내리는 의사결정
   ② 조직의 목표를 세우는 것
   ③ 조직과 환경과의 동태적인 균형을 확립하려는 의사결정
   ④ 장기적인 기획의 의사결정
   예) 양질의 간호 제공을 위한 보호자 없는 병동 운영
2) 전술적 의사결정(관리적 의사결정)
   ① 중간관리층이 내리는 의사결정
   ② 전략적 의사결정을 구체화하여 최상의 성과를 내도록 하는 관리적 의사결정
   ③ 자원의 조달 및 개발, 조직구조 관리 등 자원을 조직화하는 의사결정
   ④ 중·단기 기획의 의사결정
   예) 보호자 없는 병동을 위한 증원 여부 결정 → 간호사 업무량, 환자만족도 분석
3) 운영적 의사결정(업무적 의사결정)
   ① 일선관리자가 내리는 의사결정
   ② 전술적의사결정을 구체화하고 일상적으로 수행되는 업무에 관한 의사결정
   ③ 인적·물적 자원을 조달하고 이를 결합하거나 기존 결합방식을 변경하여 효율적인 최적화 상태에 목적을 두는 의사결정
   ④ 정형적 의사결정과 관련
   예) 세부운영계획 → 간호전달체계, 업무분담 등

011 정답 ④

해설 [브레인스토밍(Brainstorming)]

1) 브레인스토밍은 창의적인 의사결정 기법으로 적절한 수(5~10명)의 참여자가 개방적 분위기에서 자유롭게 아이디어를 창출할 수 있어야 하고, 그 아이디어를 결합 또는 교체하여 실행 가능한 방안을 도출하는 방법이다.
2) 비판 금지, 최대한 많은 아이디어를 제시(대량발상), 자유분방한 분위기를 조성해야 하는 특징을 갖는다.

012 정답 ①

해설 ② 단기목표를 지나치게 강조하는 경향이 있어 조직의 장기목표가 무시될 수 있다.
③ 의미 없는 목표를 구성원들이 고집할 수 있어서 목표의 신축성이 결여되기 쉽다.
④ 계량화할 수 없는 성과는 목표로 설정하기가 곤란하다.
⑤ 조직 내 구성원과 관리자가 함께 목표를 설정하게 되어져 있다.

013 정답 ④

해설 [포괄수가제]

① 제공한 서비스 항목과 수량에 직접 관계없이 사례에 기초하여 진료비를 지불하는 방식으로 DRG(Diagnosis related group)가 대표적인 방법(미국-Medicare, Medicaid)이다.
② 장점: 의료비 절감 및 증가 억제, 조기퇴원 및 재원일수 단축, 자원이용 감축
③ 단점: 투입비용을 줄이려는 동기가 강화되어 서비스의 질이 저하

014 정답 ②

해설 [서비스의 표적시장]

① 내부시장 : 간호사, 의사, 타부서 및 타직종 직원, 병원행정가
② 영향자 시장 : 국회, 정부기관, 정치집단, 소비자 단체, 의료보험공단 등
③ 공급업자 시장 :의 료용품 제조 및 공급업자, 의료관련 용역업자(예 : 세탁, 청소, 경비, 간병인 등의 용역)
④ 간호의뢰 시장:의료관련 전문단체(예 : 간호협회, 의사협회, 병원협회, 간호학회)
⑤ 간호리쿠르트 시장 : 간호학생, 잠재 간호사 지망생, 간호교육기관 등
⑥ 간호고객 시장 : 환자 및 그 가족, 건강한 개인, 지역사회, 일반대중 등

015 정답 ②

해설 [매트릭스 조직 (= 행렬조직 = 그리드 조직)]

① 기능적 구조와 생산성 구조의 장점만을 받아들이게 설계되었다.
② 명령통일의 원리를 위배한 조직이다.

016 정답 ①

해설 [직무순환(job rotation)]

① 직무순환은 수평적 직무확대기법으로 단지 서로 하던 과업만 바꾸어서 수행하는 것이며 실제 직무에 커다란 변화가 있는 것은 아니다.
② 직무순환 장점
   ㉠ 직원들에게 다양한 경험과 자극을 줄 수 있어서 업무능률을 향상시킬 수 있다.
   ㉡ 새로운 지식과 기술을 배울 수 있으며직무에 대한 지루함과 단조로움이 줄고 직무를 조직 전체의 관점에서 생각할 수 있다.
③ 직무순환의 단점
   ㉠ 처음에는 새로운 직무에 흥미를 느끼지만 업무에 익숙해지면 곧 흥미를 잃게 된다.
   ㉡ 업무에 대한 잦은 불연속성으로 인해 근무자가 무력감이나 좌절감을 느낄 수 있고 직무의 계속성을 보장할 수 없다.

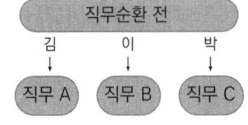
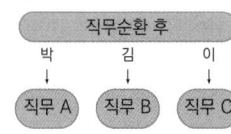

017 정답 ②

해설 [일차간호방법(primary nursing method)]

1) 일차간호의 개념
   ① 일차간호방법은 한 명의 간호사가 담당하는 환자의 병원 입원에서 퇴원까지의 24시간 전체의 간호를 책임지는 방법이다.
   ② 일차간호에서의 모든 간호는 간호사에 의해 제공되어야 하며 한 명의 일차간호사가 1~5명 정도의 환자를 입원 또는 치료의 시작부터 퇴원과 치료의 종결까지 24시간 간호를 계획하며 수행하는 책임을 갖는다.
   ③ 환자를 담당하는 간호사가 정해지면 환자가 퇴원한 후나 그 기관에 다시 입원한 경우에도 그 환자의 간호를 지속적으로 책임지는 것으로 전인간호가 이루어질 수 있는 가장 확실한 방법이다.
   ④ 일차간호사가 주체적·주도적 역할을 수행하고, 수간호사는 조정자 역할을 수행하며 저녁과 밤번 근무 간호사들은 일차간호사가 세워놓은 간호계획에 따라서 간호(이차간호사)를 수행한다.
   ⑤ 일차간호에게 중요한 책임은 환자, 의사, 이차간호사, 그리고 다른 팀 요원들간의 명확한 의사소통체계를 확립하는 것이다.
   ⑥ 일차간호사의 업무
      ㉠ 업무시간 동안 일차간호사는 환자에게 전인적 간호를 제공하고 비번일 때도 자신이 담당한 환자간호를 도와주는 간호사를 지정하여 자신이 없는 동안에도 환자를 어떻게 간호해야 할지 가르쳐야 한다.
      ㉡ 일차간호사는 환자의 건강상태, 생활실태, 간호요구 등을 사정할 책임이 있으며 요구를 충족시키도록 계획하고 그 계획에 따라 간호를 제공해야 한다.

2) 일차간호방법의 장점
   ① 환자와 간호사의 만족도가 높고 보조인력(일반간호사)을 감독하고 업무를 조정하는 데 소비하는 시간을 줄일 수 있으며 직접적인 간호활동에 더욱 많은 시간을 할애할 수 있다.
   ② 일단 기술을 개발한 간호사는 도전과 동기부여가 되며 일차간호사가 환자 간호의 모든 것을 책임지는 체계이므로 누군가에게 지시를 전달하는 과정에서 발생되는 실수를 줄일 수 있다.
   ③ 일차간호사의 업무만족도가 높기 때문에 일차 간호전달을 위한 기술을 개발시키는 데 동기부여가 될 수 있고 비번인 경우에도 이차간호사 등의보조인력을 융통성 있게 활용할 수 있다.

3) 일차간호방법의 단점
   ① 일차간호에 필요한 책임감과 자율성의 정도 때문에 수행에 어려움이 있다.
   ② 유능한 일차간호사일 경우 그 능력이 담당한 환자에게만 국한되므로 다른 환자들이 혜택을 받을 수 없다.
   ③ 도와주는 간호사에 의해 간호계획이 변경되는 경우 문제가 발생할 가능성이 있다.

018 정답 ③

해설 [조직문화의 정의]
① 조직문화는 집단에서 자연발생적으로 생기는 규범이다.
② 조직문화는 지배적 가치로 사람들이 상호작용할 때 관찰 가능한 행동의 규칙성이다.
③ 조직문화는 사용하는 언어나 존경 또는 복종의 표현방식 등을 의미한다.
④ 조직구성원들과 고객에 대한 조직의 정책수립 지침이 되는 철학이다.
⑤ 조직에 적응하는 데 필요한 게임의 규칙 같은 것이다.
⑥ 물리적인 설비배치나 구성원이 고객이나 외부인과 접촉하는 방식에 따라 조직에 흐르는 느낌이나 분위기이다.
⑦ 비가시적이고 핵심적인 가치관에 기초한 의례, 의식, 상징물이다.
⑧ 조직구성원 모두가 공유하는 가치와 신념, 규범과 전통, 관리 관행, 행동 양식, 지식과 이념, 습관과 기술, 상징과 이미지 등을 포함하는 거시적이고 복합적인 개념으로 조직구성원의 가치판단과 행동패턴에 영향을 주는 것을 말한다.

019 정답 ④

해설 [간호인력 요구산정을 위한 간호활동 분류]
간호인력을 파악하기 위해 필요한 간호업무량은 직접간호시간 + 간접간호시간 + 개인여유시간을 모두 포함하여 합산한다.

1) 직접간호활동
   ① 간호요원이 환자 곁에 머무르면서 신체적·정신적 요구와 관련된 간호를 말한다. 예)신체사정, 식사 제공, 활력증후 측정 등을 직접 제공하는 것
   ② 직접간호를 수량화하는 방법에는 간호를 제공하면서 직접 보는 방법과 훈련된 관찰자가 간호제공자를 관찰하는 방법이 있다.

2) 간접간호활동
   ① 환자를 위해서 제공되기는 하지만 환자가 없는 상황에서도 이루어질 수 있으며 환경적·사회적·경제적 안녕과 관련하여 제공하는 간호행위를 말한다.
   예) 간호계획서 작성, 동료에게 환자 상태를 보고, 업무인수인계, 다학문간 집담회를 개최
   ② 질병의 정도나 간호제공자에 대한 의존도에 따라 달라지지 않기 때문에 각 환자별로 또는 각 환자의 범주별로 달리 사정할 필요가 없다.

3) 개인시간
   근무시간 내에 수행되는 직접간호활동과 간접간호활동을 제외한 시간
   예)휴식시간, 식사시간, 대기시간 등

020 정답 ②

해설 후광효과는 특정요소로 인해 다른 것까지 높게 평가될 수 있음으로 객관성을 유지하기 위해 강제배분법, 체크리스트법을 활용한다.

[후광 효과(헤일로 효과, 연쇄 효과)]
① 피평정자의 긍정적 인상에 근거하여 모든 수행 측정에 높은 점수를 주는 경향을 말한다.
② 어느 평정 요소에 대한 평정자의 판단이 다른 평정요소에 영향을 주거나 막연한 일반적 인상이 모든 평정요소에 영향을 주는 것이다.
③ 헤일로 효과를 방지하기 위한 방법으로는 강제배분법, 체크리스트법을 활용하거나 여러 명의 평정자가 상호 독립적으로 평정하게 하거나 하나의 평정요소에 관하여 피평정자 전원을 평정하고 다음 요소에 관해 전원을 평정하는 방법을 이용한다.

021   정답 ②

해설 수간호사라는 권력을 통해 간호사를 추천하여 상이라고 하는 보상을 주는 것이기에 보상적 권력에 해당한다.

[권력의 유형(J. French & B. Raven)]
① 보상적 권력(reward power) : 권력의 근원으로서 타인이 원하는 것을 보상해줄 수 있는 자원과 능력을 가진 경우를 지칭한다.
② 합법적 권력(legitimate power) : 권력행사자가 보유하는 지위(직위)에 바탕을 둔 권력으로, 이를 권한이라 한다. 합법적 권력은 공식적 지위가 높을수록 더욱 높아지는 경향이 있다.
③ 강압적 권력(coercive power) : 부하직원을 해고하거나 징계할 때 또는 봉급을 제한할 때 등의 권력을 의미하며, 직·간접적인 처벌의 결과로 위협을 가하게 된다.
④ 준거적 권력(referent power) : 개인이 갖는 특별한 자질에 기반을 둔 권력으로 다른 사람들이 호감과 존경심을 갖고 권력행사자를 닮으려고 할 때 생기는 권력(종교지도자, 영화배우, 유명스포츠맨 등)이다.
⑤ 전문적 권력(expert power) : 전문성, 기술, 지식 등에 기반을 둔 권력으로 특정 분야나 상황에 대하여 높은 지식을 가질 때 생기는 권력으로 의사의 지시에 따라 환자가 그대로 믿고 따르는 경우에서 볼 수 있다.
⑥ 정보적 권력(informative power) : 권력행사자가 유용한 정보에 쉽게 접근할 수 있다거나 희소가치와 중요성이 있는 정보를 소유하고 있다는 사실에 기반을 둔다.
⑦ 연결적 권력(관계적 권력, connective power) : 중요한 인물이나 조직 내의 영향력 있는 사람과 연줄을 갖고 있다는 사실에 기반을 둔다.

022   정답 ③

해설 [직원 훈육 시 고려해야 할 사항]
1) 사전에 설정된 규칙을 일관성 있게 모든 직원에게 의사소통해야 한다.
2) 훈육 시 직원의 사생활을 보호하고 체면유지를 도와야 한다.
3) 인간성 자체에 대한 비난으로 확대하지 않아야 한다.
4) 구두경고, 서면경고, 정지, 해고 순으로 점진적으로 벌칙을 적용한다.

023   정답 ③

해설 민주적 리더십은 집단에 대한 통제를 최소화하고 구성원들의 의견을 수렴하여 의사결정을 함으로써 간호사로 하여금 전문가로 성장할 기회를 허용하는 리더십을 말한다.
① 전제적 리더십에는 집단에 대한 강한 통제를 갖고 과업중심적이며 지시적인 리더십이다.
② 상황적 리더십은 상황이나 사건에 따라 그 때 그 때 다르게 발휘되는 리더십 유형을 말한다.
④ 자유방임적 리더십은 어떠한 지시, 감독, 지원 없이 간호사가 간호관리자의 영향력 없이 업무를 수행하는 리더십을 말한다.
⑤ 혼돈을 주기 위한 보기이다.

024   정답 ④

해설 [동기부여 이론]
동기부여이론은 크게 내용이론과 과정이론으로 나뉘는데, 무엇이 동기를 불러일으키는지를 다루는 내용이론과 인간의 행동이 어떤 과정을 통해서 유발되는지, 즉 동기부여가 일어나는 과정을 다루는 과정이론으로 구분된다.
㉠ 내용이론 : 매슬로우의 욕구단계이론, 허즈버그의 동기-위생 2요인이론, 앨더퍼의 ERG이론, 맥클리랜드의 성취동기이론, 맥그리거의 X-Y이론, 아지리스의 성숙-미성숙이론
㉡ 과정이론 : 아담스의 공정성이론, 브룸의 기대이론, 로크의 목표설정이론, 스키너의 강화이론

025   정답 ①

해설 비공식적인 의사소통에 대한 설명이다. 대표적인 비공식적 의사소통 기법은 그레이프바인이며 약 75%의 정확성을 보인다.

026   정답 ③

해설 [경력개발의 개념]
1) 기관의 요구와 개인의 요구가 일치될 수 있도록 각 개인의 경력을 개발하는 활동
2) 목적
① 개인차원 – 자기개발을 통해 심리적 만족을 얻는데 있음
② 조직차원 – 조직목표 달성을 위해 필요한 자질을 갖춘 인적 자원을 개발
③ 궁극적 목적 – 조직구성원의 자기계발을 통해 조직의 유효성 증대
3) 간호조직 내 경력개발이 필요한 이유
① 병원 간 경쟁력 심화로 우수한 간호사 확보 위함
② 간호사의 핵심역량을 키워나갈 수 있는 체계적인 방안
③ 지식사회로의 변화에 주도적으로 대응하기 위한 접근
④ 간호사의 간호역량의 차이에 따른 조직기여도를 공정하게 관리하기 위함

027   정답 ⑤

해설 [갈등관리 유형과 상황의 적합성]

갈등관리 유형	적합한 상황
협력형	① 양측의 관심사가 너무 중요하며 통합적인 해결안을 도출해야 할 때 ② 양측의 관여를 확보하고자 할 때
수용형	① 논제가 상대방에게 더 중요할 때 ② 다음 논제에 대한 사회적 신용을 얻을 필요가 있을 때
강압형	① 신속하고 결단성 있는 해결이 필요할 때 ② 비용절감이나 규칙강요와 같은 인기 없는 조치를 시행할 때
회피형	① 논제가 사소하고 다른 논제의 해결이 더 급할 때 ② 사람들을 진정시키고 생각을 가다듬게 할 필요가 있을 때
타협형	① 복잡한 문제에 대해 잠정적 해결이 필요할 때(임기응변적 해결이 요구될 때) ② 협상력이 동등한 상대방과 상호배타적인 목표를 달성하기 위해 노력할 때

028 정답 ②

해설 [간호의 질 관리 접근 방법]

도나베디안(Avedis Donabedian)의 질 통제 모델에서 나온 구조적·과정적·결과적 접근방법이 있다.

1) 구조적 평가(구조적 접근)
   ① 어떤 상황에서 간호를 제공하는지를 평가하는 것으로서 조직의 철학, 목표, 기관의 면허, 재정적 자원, 물리적 설비, 직원배치 유형, 직원의 자질, 감독방법 등을 파악해서 평가한다.
   ② 구조적 평가는 간호가 수행되는 환경이나 사회적 수단을 평가하는 것으로 바람직한 간호행위 수행에 필요로 하는 모든 인력, 시설, 소비품, 그 기관의 간호철학, 목표, 행동, 간호지침이 이에 속한다.

2) 과정적 평가(과정적 접근)
   간호과정의 운영상황을 측정하는 기준을 설정하고 그에 따른 평가 결과를 반영하는 것으로 과정적 평가는 간호의 실제 수행, 즉 간호사가 환자와 상호작용을 하는 간호활동을 평가한다.

3) 결과적 평가(결과적 접근)
   간호의 결과로 나타난 환자의 건강상태 변화와 의료 이용 만족도 등을 평가하는 것으로 결과적 평가는 간호수행 후 나타나는 건강상태 변화와 환자가 간호서비스를 이용한 결과에 만족하는 정도를 평가한다.

[질 관리의 접근방법]

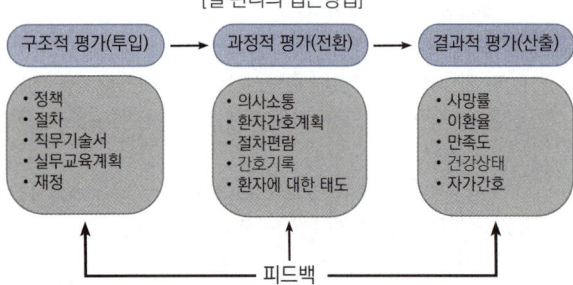

[질 관리 접근방법의 비교]

구분	구조적 평가	과정적 평가	결과적 평가
특징	간호가 수행되는 구조, 환경, 전달체계	간호실무과정, 간호과정 측정	목표 달성 정도
질 평가 시 표준	물리적 시설, 직원의 자격, 정책, 절차, 인력개발 프로그램	간호업무 수행, 환자 교육, 의사소통	자가간호 수준, 환자만족도
문제점	간호의 질 관련 지표로 보기 어려움, 비용이 많이 듦	정확한 간호표준이 없는 경우 평가가 어려움	시간이 많이 걸리므로 측정시기의 적정기준을 잡기가 어려움

	예시		
예시	• 적정 간호인력이 배치되어 있는가? • 병동에 안전관리 매뉴얼이 비치되어 있는가? • 입원환자 5명당 2명의 간호사가 확보되어 있는가? • 신규간호사 오리엔테이션 프로그램이 개발되어 있는가? • 간호직원의 책임과 직무분석이 서면화되어 있는가? • 응급실 내 간호사와 보조인력의 수 • 환자의 응급실 체류 시간	• 간호사는 투약 시 5가지 기본 규칙(5R)을 올바르게 지켰는가? • 간호사는 환자에게 간호행위를 수행할 때 친절했는가? • 환자가 동통, 오심, 구토 등을 호소할 때 간호사가 주의 집중을 했는가? • 간호목표의 설정과 간호계획 시 환자와 의논하였는가? • 응급실에 들어온 지 30분 내에 환자의 문제사정과 기록 • 환자에게 냉가습기를 적용한다. • 환자의 체위를 반좌위로 유지한다. • 금식 기간 동안 처방된 수액을 주입한다. • 수술 후 24시간 후 환자의 조기 이상을 격려한다.	• 환자는 간호의 결과에 어느 정도 만족하는가? • 입원환자 수, 재원기간, 병상점유율, 활동 정도, 자각하는 기술, 환자의 건강상태의 변화, 환자의 지식, 외래방문, 환자의 자가간호 능력 • 수술 후 2일째에 환자의 장음이 들린다. • 수술 후 합병증이 예방된다.

029 정답 ②

해설 [흐름도(flow chart)]

① 특정 업무과정에 필요한 모든 단계를 도표로 표시하거나, 미리 정의된 기호와 그것들을 연결하는 선을 사용하여 그린 것이다.
② 순서도 또는 플로우차트(flow chart)라고도 한다.
③ 프로그램의 흐름이나 어떤 목적을 달성하기 위한 처리 과정을 표현하는데 사용할 수 있다.
④ 질 관리과정을 분석하고 개선하려 할 때 유용한 도구이다.
⑤ 업무과정을 분석하고 문제점을 확인하고자 할 때 사용된다.

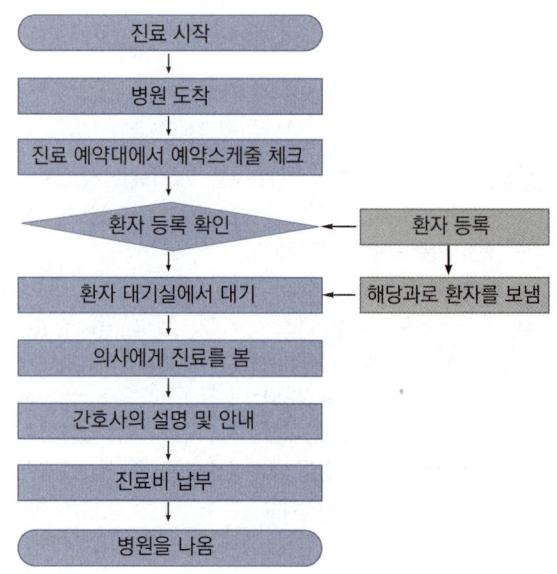

030 정답 ①

해설 [의료기관 인증평가를 위한 환자안전관리를 위한 보고 유형]
1. 근접오류(Near miss) : 일어날 뻔한 사건으로 사고발생 전 발견되어 환자에게 위해가 가지 않은 사건
2. 위해 사건 : 진료과정 중 오류로 인하여 환자에게 위해가 가해지거나, 예기치 않게 부작용이 발생한 사건
3. 적신호 사건 : 위해 사건 중 환자가 사망 또는 영구적 손상 등 생명의 위협을 일으킨 경우

031 정답 ③

해설 ③ 감염예방을 위해서는 직원들의 정기적인 건강검진과 예방접종을 통해 직원 자신도 보호하고 환자도 보호하도록 해야 한다.
① 원인병원체로는 그람 음성간균이 50~70%로서 대부분을 차지하고 있으며, 포도상구균이 10~20%, 그리고 연쇄상구균, 진균, 바이러스, 원충 등도 가끔 병원감염의 원인이 된다.
② 발생부위에 따라 병원감염을 분류하면 요로감염이 30~40%로 가장 많이 발생하며, 수술 후 창상감염이 20~25%, 호흡계감염이 10~20%, 패혈증이 5~15%의 순으로 발생한다. 요로감염이 가장 많이 발생하는 것은 틀림이 없지만, 비율 및 다른 병원감염들의 내용들은 교과서마다 차이가 있다.
④ 청소지침을 만들어서 환자와 직접 접하지 않은 부서, 일반병실, 감염에 대한 감수성이 높은 지역 등으로 분류하여 차등화된 기준을 적용하여 청소를 실시한다.
⑤ 감염위험에 노출된 직원은 응급실이나 감염관리실을 방문하여 진료를 받아 필요한 조치를 받은 후 '근무 중 손상보고서'를 작성하여 보고하도록 한다.

032 정답 ①

해설 간호단위 관리에 해당하는 기출 문제 중에서 안전관리를 묻는 문제의 출제빈도가 높은 편이다.
[안전관리]
1) 사고발생 원인을 제거하여 사고로 인한 손실을 미연에 방지하기 위한 간호계획을 수립하고 실시하여 대상자에게 안전한 간호를 제공한다.
2) 안전관리의 위험요소
① 기술적 요인
부적절한 설비나 불완전한 구조와 도구들
② 환경적 요인
잘못된 건물구조와 운영관리 부실, 조명, 소음, 환기 등의 불안정한 상황, 시설 결함
③ 인적 요인
- 기술, 지식 부족, 부주의 등 직원과 관련된 사고요인들
- 안전관리에 관심을 기울이어야 하는 대상자
- 시력, 청력 장애
- 연령, 질병, 약물복용으로 인한 무기력 상태
- 정신적, 감정적 변화로 인한 판단력 결핍
- 졸도, 경련, 뇌출혈, 심장마비 등의 위급한 증상
- 환자의 부주의, 무관심, 건망증, 협조 거부

033 정답 ⑤

해설 어린이의 경우 감염 위험성이 높으므로 가능한 감염환자와 접촉이 없도록 지도한다.

034 정답 ①

해설 환자방은 30dB을 유지하고 간호사실, 준비실, 처치실도 40dB을 유지하도록 한다.

035 정답 ④

해설 ① 적절한 서명은 문제가 되지 않는다. 부적절한 서명이 간호기록상의 과오에 해당한다.
② 간호사 개인의 주관적인 기록 시에 과오가 된다.
③ 부적당한 약어사용을 사용하게 되는 경우 간호기록상의 과오가 발생할 가능성이 커진다.
⑤ 각 기록은 사전에 하는 것이 아니라 간호를 수행한 직후에 해야 한다.

1회차 3교시 기본간호학

036 정답 ①

해설 [활력징후의 정상 범위]

액와체온	맥박	호흡	혈압
36~37℃	60~100회/분	12~20회/분	수축기 120mmHg 이하 / 이완기 80mmHg 이하

037 정답 ②

해설 [입술 오므리기 호흡(Pulsed-lip)]
입술 오므리기 호흡은 폐로부터 공기의 흐름에 대한 저항을 만듦으로서 기관지 내 압력을 증가시키고 세기관지의 허탈을 막을 수 있고 평상시 이산화탄소의 양보다 더 많은 양을 제거한다. 폐에서 흡입했던 공기의 활용효율을 높게 하여 호흡의 효율성을 높이는 방법이다.

038 정답 ①

해설 ① 보기의 헤모글로빈 8.0g/dL은 빈혈을 의미한다. 산소는 적혈구 내 헤모글로빈과 결합하여 조직으로 운반되기 때문에 헤모글로빈 수치가 떨어진다는 것은 산소 전달에 취약함을 의미한다.
③ 늑골골절은 대기 중 산소가 기도로 이동하는 것을 방해하는 요소이다.
④ 연수 종양은 호흡기계 신경자극을 주는 능력에 문제가 있음을 의미한다.
②⑤ 산소전달능력과 관련이 크게 없는 보기이다.

039 정답 ⑤

해설 [강화 폐활량계(incentive spirometer)]
① 흡입량을 보여줌으로써 자발적 심호흡을 격려하는 장치이다.
② 들이마신 공기의 양을 보여주기 위해 가벼운 공이 상승한다.
③ 최대 환기 촉진하여 심호흡 격려하며 무기폐 예방, 수술 후 대상자에게 유용하다.

040 정답 ①

해설 [섭취량, 배설량 측정]
① 섭취량
  ㉠ 구강으로 섭취된 모든 액체
  ㉡ 비위관, 공장루 feeding tube 통해 주입된 수분
  ㉢ 비경구적인 수분 섭취 및 피하조직이나 복막주입액 포함
  ㉣ 얼음의 경우 섭취량의 1/2을 측정
② 배설량
  ㉠ 체외로 배출되는 모든 것을 말함
  ㉡ 소변, 설사, 구토, 물, 위 흡인액, 흉부 튜브나 배액관을 통한 배출액 모두가 포함

041 정답 ⑤

해설 [병원식이]

일반식	① 음식에 특별한 제한 두지 않음 ② 모든 입원 대상자에게 제공
경식	① 튀긴 음식이나 지방성 음식, 가스 형성 음식, 날음식 등을 제외시킴 ② 쉽게 소화되고 위를 쉽게 비울 수 있는 음식 ③ 연식에서 일반식으로 옮기기 전의 전환기 음식
연식	① 씹는 질감이 부드러운 음식을 포함 ② 잔류량이 적고 즉시 소화될 수 있으며, 양념을 위한 향신료 넣지 않음 ③ 경식보다 과일, 야채, 육류가 덜 들어감 ④ 일반식과 같이 충분한 열량 함유 ⑤ 소화능력이 좋지 않은 대상자나 수술 후 회복기에 있는 대상자, 실내온도에서 액체이거나 액화되는 음식
전유동식	① 미음, 과일과 야채주스, 크림 스프, 우유 ② 얼음, 아이스크림, 젤라틴, 커스터드 등이 포함됨 ③ 위관영양에 가장 적합함
맑은 유동식	① 물, 맑은 국물, 맑은 과일주스, 차와 커피, 아이스캔디 등 ② 복부 수술 후 가스 배출이 된 환자에게 단기간 갈증 해소와 수분 공급을 위해 처음으로 제공하는 식이
특별 치료식	나트륨, 지방, 섬유소 등을 필요량에 따라 준비한 식이 ① 저지방식 - 지방에서 특히 포화지방산, 콜레스테롤을 제외한 치료식 - 건강인 지방 섭취량의 30~40%이 약 9~12g 정도를 제공 - 적용 : 고지혈증, 담낭질환, 지방흡수불량증 등 ② 저단백질식 - 단백질을 1일 40~60g으로 제한 - 적용 : 간성뇌병변, 신부전 등 ③ 저나트륨식 - 나트륨을 1일 0.5~2.0g 정도로 제한 - 적용 : 고혈압, 신장병, 부종 등 ④ 저섬유식이 : 분변량을 감소시킬 때 사용하는 식이 ⑤ 비타민공급 : 모세혈관조직의 회복을 돕기 위해 사용

042 정답 ②

해설 [비위관을 통한 영양액 공급절차]
① 환자의 체위를 좌위로 하고 튜브의 위치를 확인한다.
② 영양 주입 전 식염수(물)을 20~30ml 주입하여 튜브를 풀어줌 (30cm 이상 높이지 않음)
③ 위 내용물이 비워지기 직전 튜브를 조여 공기 들어가는 것 방지
④ 영양액 주입 후 물 30~60ml 주입함(튜브세척목적)
⑤ 주사기에 물이 모두 주입되면 튜브를 막아둠(공기유입방지)
⑥ 주입 후 최소 30~60분간 침대 머리를 높여줌(역류방지)
⑦ 위관영양 시 주사기가 비워지게 되면 공기가 주입되므로 완전히 비워지지 않도록 계속해서 주입
⑧ 30분 간 걸쳐서 천천히 주입하며 주사기로 밀어 넣지 않음

043 정답 ③

해설 ① 배뇨곤란은 배뇨가 어렵거나 배뇨 시 불편감을 느끼는 상태
② 요실금은 배뇨의 조절능력이 상실된 것
④ 무뇨는 24시간 소변량이 100ml 이하인 것
⑤ 야뇨는 밤에 소변이 자주 보고 싶어지는 것

[소변량에 따른 증상 구분]

무뇨(anuria)	100ml 이하 / 24시간
핍뇨(oliguria)	100~400ml / 24시간 이하, 30ml/hr 이하
다뇨(polyuria)	3,000ml / 24시간

044 정답 ④

해설 분변매복은 변비 또는 불규칙적인 배변습관과 관련이 있으며 상·하부 위장관 조영술 시행 시 바륨사용이 원인이 된다.

[분변매복(Fecal impaction)]
• 단단한 큰 대변덩어리가 배출되지 않고 직장 내에 쌓여 있는 상태
• 자발적으로 대변을 배출시킬 수 없음
① 원인
만성적인 변비, Barium enema, 탈수, 근육 약화 등으로 나타남
② 사정
윤활제를 묻힌 장갑 낀 손가락을 직장 내로 삽입
③ 중재
기름정체관장, 청결관장, 용수관장(finger enema; 손가락으로 대변 제거)

045 정답 ⑤

해설 [변비의 원인]
- 불충분한 수분 섭취
- 불충분한 활동 또는 부동
- 불규칙적인 배변 습관
- 불충분한 섬유소 섭취
- 일상생활의 변화
- 프라이버시의 부족
- 완화제나 관장의 만성적 사용
- 우울 등의 정서 장애
- 마약이나 철분제 같은 약물 복용

046 정답 ②

해설 [직장좌약 삽입]
① 좌약은 차게 두어야 삽입이 용이하다.
③ 좌약이 배변 속에 삽입되면 효과를 나타낼 수 없다.
④ 좌약 삽입 후 15~30분간 참도록 하여 직장 내에 약이 퍼지도록 한다.
⑤ 좌약은 직장벽에 닿게 삽입해야 한다.

047 정답 ④

해설 [체위]
① 트렌델렌버그 체위 - 쇼크
② 반파울러씨 체위 - 뇌압상승
③ 좌위 - 비위관 삽입

[산소화 증진을 위한 체위]
① 파울러씨 체위(Fowler's position, 45~60°) 또는 반파울러씨 체위(Semi-Fowler's position 25~30°) 신경외과 두개공 수술, 호흡곤란 있는 경우, 흉인간호, 위관영양공급 침상 안정 대상자의 흉곽 팽창을 최대화할 수 있는 자세이다.
② 기좌호흡 체위
 ㉠ 침상 또는 테이블이나 의자 등받이에 등을 기대고, 베개로 팔을 지지하거나 의자에 팔을 놓아두는 자세이다.
 ㉡ 기좌호흡 체위는 복부장기가 횡격막을 덜 압박하게 하고 흉부의 아래면을 눌러 호기를 도와준다.

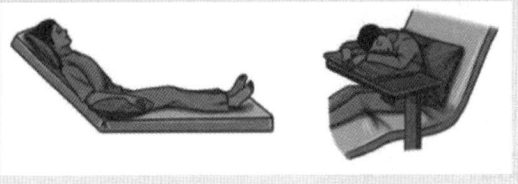

048 정답 ③

해설 등척성 운동(Isometric exercise) : 정적인 운동
① 근육의 길이는 변화 없이 근육 긴장이 증가하는 운동
② 부동대상자의 근력유지 등에 유용
③ 흔히 무산소 운동, weight 운동을 의미함, 물구나무서기, 벽 밀기 등

[등장성 운동(Isotonic exercise) : 동적인 운동]
① 운동속도는 상관없이 일정한 무게의 부하로 움직이는 운동으로 근육의 힘과 강도를 증대 시키는 운동.
② 근육의 길이가 감소하거나 증가하는 근육의 활동이 있으면서 운동을 하는 동안 장력이 변하지 않는 수축
③ 관절가동범위(ROM)운동, 유산소 운동, 아령 들기, 팔굽혀 펴기, 수영, 달리기, 자전거 타기 등

049 정답 ④

해설 ④ 목발을 사용하는 동안 액와의 신경손상을 예방하기 위해 체중의 지지를 액와에 하는 것이 아니라 손과 팔로 한다.

050 정답 ①

해설 [열요법]
- 신체를 따뜻하게 해주고 편안감, 이완감, 수면을 증진시킨다.
- 국소적인 혈액순환을 증가시킨다.
- 근육통을 감소시킨다.
① 더운물 주머니
 - 물 온도를 재어봄(정상 성인 : 52℃, 무의식환자, 2세 이하의 유아 : 40.5~46℃)
 - 주머니에 물을 2/3 정도 넣고 공기를 제거함(주머니에 남아있는 공기는 물의 온도를 빨리 식게 하기 때문임)
 - 물주머니의 마개를 막고 새는 곳 확인
 - 더운 물주머니의 외부에 물기를 없애고 싸개를 씌움
 - 대상자에게 피부보호를 목적으로 바셀린을 발라주거나 습포와 피부 사이에 수건이나 천을 대줌
 - 대상자에게 적용 후 피부 반응 및 효과를 관찰함
② 가열램프 : 신체 적용 부위에 국소 순환을 촉진시킨다.
③ 가열크래들 : 넓은 체표면적에 열을 공급해준다.
④ 미온수 스펀지 목욕 : 전도나 증발을 통해 열 손실을 증가시킴으로써 체온을 떨어뜨린다.

[냉요법]
- 혈관확장에 의해 야기되는 통증을 경감시킨다.
- 상해나 수술 후 초래되는 출혈을 감소시킨다.
- 수액 축적으로 인한 관절통을 경감시킨다.

051 정답 ①

해설 [스푼형 손톱(spoon nail)]
1) 정의 : 손톱이 점점 얇아지며 손톱 전체나 끝 부분이 스푼처럼 움푹 들어감
2) 원인 : 철결핍성 빈혈, 소구성 빈혈

052 정답 ①

해설 [체온에 영향을 미치는 요인]
1) 연령
   ① 신생아의 체온은 35.5~37.5℃의 범위
   ② 영아는 생리적 기전이 미성숙하여 체온조절이 잘 되지 않음
   ③ 노인은 체온 조절 능력이 저하 : 저체온 주의
2) 호르몬
   ① 여성이 남성보다 체온변화가 심함
   ② 배란기와 폐경기의 호르몬 변화가 체온의 변동을 야기
3) 하루 중 변화
   보통 새벽 4~6시 사이에 가장 낮고, 오후 4~6시경에 가장 높음
4) 스트레스
   신체적, 정서적 스트레스는 교감신경을 자극하여 신진대사가 항진되고, 그 결과 체온이 상승
5) 환경
   외부 온도가 인간의 체온 조절 체계에 영향을 줌
6) 운동
   심한 활동이나 격렬한 근육 운동은 체온을 상승시킴

053 정답 ①

해설 [Z - track 기법]
1) 목적피하조직에 심한 자극을 주거나 착색시키는 약물 주사 시(철분제, DPT 백신)
2) 방법
   - 큰 근육 부위 선택
   - 바늘 삽입 전 피부를 2.5~3cm 잡아당기며 당겨진 상태에서 바늘 주입
   - 한손으로 내관을 당겨 혈액이 나오는지 확인(피부를 계속 당기고 있음)
   - 약물 주입 후 약 10초 동안 피부는 계속 당기고 있음
   - 주사바늘을 재빨리 빼면서 당긴 피부를 놓음(약물이 새어나오지 않도록)
   - 주사 후 문지르지 않음

054 정답 ④

해설 [투약 과오 예방]
- 한 번에 많은 약을 복용 했을 경우에는 약물의 요량이 초과되어 독성과 부작용을 일으키기 쉬우므로 절대로 한꺼번에 복용해서는 안된다.

055 정답 ③

해설 수혈 중 주의 깊게 관찰해야 할 수혈의 부작용은 체온상승, 혈압하강, 맥박수 증가, 오한, 두통, 흉통, 호흡곤란, 두드러기, 피부 홍조 등이다.

056 정답 ③

해설 ③은 부동, 실금, 영양부족의 조건을 가지고 있으므로 발생 위험이 가장 크다.

[욕창 발생 위험요인]
1) 외부 요인
   ① 압력 : 압력의 크기보다 압력이 주어진 기간이 욕창발생에 더 중요한 영향을 미침, 70mmHg보다 높은 압력으로 1~2시간 지속
   ② 응전력(Shearing force) : 압력과 마찰력이 합쳐진 물리적인 힘으로, 침상머리 20~30° 높게 하면, 가피에 받는 압력은 바로 눕힐 때 보다 훨씬 높음
   ③ 마찰 : 표면 사이에서 서로 반대로 움직이는 힘 마찰은 피부의 찰과상을 유발하여 혈관 손상 유발
2) 내재적 요인
   ① 영양부족 및 빈혈 : 저단백혈증, 빈혈 등(영양 및 산소 공급이 불충분한 세포는 손상이 쉽고, 치유가 지연됨)
   ② 고령 : 나이가 많을 수록 피부장벽이 약해짐
   ③ 습기 : 변실금, 요실금(습한 피부조직은 탄력성이 감소하고 압력과 마찰에 의해 쉽게 상해를 받게 됨)
   ④ 피부감각 부재 : 압력에 대한 불편감 부재
   ⑤ 부동 : 3시간 이상 신체 제한일 때 위험
   ⑥ 혈압 및 혈관 질환 : 쇼크, 저혈압, 당뇨병 등은 모세혈관에 손상 줌
   ⑦ 발열 : 조직의 대사요구량 증가, 발한 동반
   ⑧ 신경계 문제, 근골격계 문제, 심한 기동성 장애 환자, 노인 환자에게 위험성이 높음

057 정답 ⑤

해설 [EO gas 소독(산화에틸렌 가스)]
① 세포의 대사과정을 변화시켜 아포와 미생물을 파괴시킴
② 30~60% 습도, 45~55℃에서 1시간 30분~2시간 동안 멸균
③ 마모되기 쉬운 기구, 열에 약한 물품 멸균에 용이
④ 침투력이 강하고 효과적이나 비경제적
⑤ 독성이 있어 멸균 후 상온에서 8시간~16시간 동안 방치(환기)해야 함(장시간 걸림)

058 정답 ③

해설 정맥주사 주입 시 경로가 부적절한 경우 혈관주위조직으로 주사액이 스며들어 조직괴사를 일으킬 수 있다.
이러한 증상을 일혈이라고 하며 "일혈"이 발생하면 정맥카테터를 즉시 제거하는 것이 가장 바람직하다.

059 정답 ①

해설 [투약의 기본원칙]
① 정확한 약(right Drug) ┐
② 정확한 용량(right Dose) │
③ 정확한 경로(right Route) ├ 5right
④ 정확한 시간(right Time) │
⑤ 정확한 대상자(right Client) ┘
⑥ 정확한 기록, 정확한 교육, 거부할 권리, 정확한 사정, 정확한 평가

060 정답 ①

해설 삼각근은 예방접종시에 많이 사용되는 근육주사 부위이며, 근육의 크기가 작으므로 1mL이상의 약물은 투여해서는 안된다.

061 정답 ②

해설 감염 사슬에서 출구는 병원성, 미생물이 저장소에서 빠져 나가는 곳이다. 호흡기계를 통해서 병균과 바이러스가 탈출할 수 있기 때문에 환자에게 재채기 할 때 환자복 소매 끝 등으로 입과 코를 막도록 교육해야 한다.

062 정답 ①

해설 [사후의 신체적 변화]
1) 사후 강직(Rigor mortis)
   ① 사망한지 2~4시간 후에 신체가 경직되기 시작하여 98시간까지 지속
   ② 신체의 글리코겐의 부족 때문에 ATP가 합성되지 않아 ATP의 부족현상으로 강직 발생
   ③ 불수의적 근육(심장, 방광 등)에서 시작되어 머리, 목, 몸통, 사지로 진행
2) 사후 한랭(Algor mortis)
   ① 사망한 후에 체온이 점차적으로 하강하는 것
   ② 혈액순환이 정지되고 시상하부의 기능 중단
   ③ 체온이 실내온도와 같게 됨(1시간에 1℃씩 하강)
3) 사후 시반(Livor mortis)
   ① 혈액순환이 정지된 후에 적혈구가 파괴되고 헤모글로빈이 방출되어 피부가 변색되는 것
   ② 신체의 가장 낮은 부위에 나타나게 됨
4) 조직은 연해지고 박테리아 작용에 의해 액화됨

063 정답 ③

해설 [Heparin Lock]
1) 정맥주사 카테터 끝을 막아 놓은 마개로, 생리식염수나 헤파린 관류 한 것을 말함
   • SAS : 식염수(Saline, S) · 약제 투약(Administration, A) · 식염수(S)
   • SASH : 식염수(S) · 약제 투약(A) · 식염수(S) · 헤파린(Heparin, H)
2) 목적
   • 정맥 혈관 확보
   • 잦은 채혈을 해야 할 때
   • 정맥 내 간헐적 약물 주입
   • IV 카테터의 개방성을 위해 장시간 수액을 불필요하게 주입할 필요 없음

064 정답 ③

해설 Hydrocolloid는 흡수성 밀폐 드레싱으로 상처 부위에 7일 동안 부착해두면 삼출물이 soft gel 상태로 변화되면서 육아조직과 상피조직의 재생이 일어난다.

065 정답 ④

해설 주사 주입속도를 계산하는 방법의 문제로 1분당 방울수를 계산하는 문제이다.

$$분당\ 방울수\ (gtt/min) = \frac{총주입량(mL) \times mL당\ 방울수}{총주입시간(분)}$$

$$= \frac{(1000 \times 20)}{(14 \times 60)} = 23.8 gtt/min$$

반올림해서 분당 방울수는 24방울이 된다.

1회차 3교시 보건의약관계법규

066 정답 ①

해설 의료법 제3조의5(전문병원 지정)
① 보건복지부장관은 병원급 의료기관 중에서 특정 진료과목이나 특정 질환 등에 대하여 난이도가 높은 의료행위를 하는 병원을 전문병원으로 지정할 수 있다.
② 제1항에 따른 전문병원은 다음의 요건을 갖추어야 한다.
   1. 특정 질환별·진료과목별 환자의 구성비율 등이 보건복지부령으로 정하는 기준에 해당할 것
   2. 보건복지부령으로 정하는 수 이상의 진료과목을 갖추고 각 진료과목마다 전속하는 전문의를 둘 것
   3. 최근 3년간 해당 의료기관 또는 그 개설자가 3개월 이상의 의료업 정지나 개설 허가의 취소 또는 폐쇄 명령을 받은 사실이 없을 것
③ 보건복지부장관은 전문병원으로 지정하는 경우 진료의 난이도 등에 대하여 평가를 실시하여야 한다.
④ 보건복지부장관은 제1항에 따라 전문병원으로 지정받은 의료기관에 대하여 3년마다 평가를 실시하여 전문병원으로 재지정할 수 있다.

067 정답 ③

해설 의료법 제3조의4 (상급종합병원 지정)
① 보건복지부장관은 다음의 요건을 갖춘 종합병원 중에서 중증질환에 대하여 난이도가 높은 의료행위를 전문적으로 하는 종합병원을 상급종합병원으로 지정할 수 있다.
   1. 보건복지부령으로 정하는 20개 이상의 진료과목을 갖추고 각 진료과목마다 전속하는 전문의를 둘 것
   2. 전문의가 되려는 자를 수련시키는 기관일 것
   3. 보건복지부령으로 정하는 인력·시설·장비 등을 갖출 것
   4. 질병군별 환자구성 비율이 보건복지부령으로 정하는 기준에 해당할 것

068 정답 ①

해설 의료법 제30조(협조 의무)
① 중앙회는 보건복지부장관으로부터 의료와 국민보건 향상에 관한 협조 요청을 받으면 협조하여야 한다.
② 중앙회는 보건복지부령으로 정하는 바에 따라 회원의 자질 향상을 위하여 필요한 보수(補修)교육을 실시하여야 한다.
③ 의사·치과의사·한의사 및 조산사는 제2항에 따른 보수교육을 받아야 한다.

069 정답 ④

해설 의료법 시행규칙 제24조(가정간호)
① 의료기관이 실시하는 가정간호의 범위는 다음과 같다.
  1. 간호
  2. 검체의 채취(보건복지부장관이 정하는 현장검사를 포함한다. 이하 같다) 및 운반
  3. 투약
  4. 주사
  5. 응급처치 등에 대한 교육 및 훈련
  6. 상담
  7. 다른 보건의료기관 등에 대한 건강관리에 관한 의뢰
④ 가정전문간호사는 가정간호 중 검체의 채취 및 운반, 투약, 주사 또는 치료적 의료행위인 간호를 하는 경우에는 의사나 한의사의 진단과 처방에 따라야 한다. 이 경우 의사 및 한의사 처방의 유효기간은 처방일부터 90일까지로 한다.

070 정답 ⑤

해설 의료법 시행규칙 별표3 의료기관의 종류별 시설기준(제34조 관련)
중환자실 설치는 병상이 300개 이상인 종합병원에만 해당한다.

071 정답 ⑤

해설 의료법 제17조(진단서 등)
① 의료업에 종사하고 직접 진찰하거나 검안(檢案)한 의사 치과의사, 한의사가 아니면 진단서·검안서·증명서를 작성하여 환자 또는 검시(檢屍)를 하는 지방검찰청검사(검안서에 한함)에게 교부하지 못한다. 다만, 진료 중이던 환자가 최종 진료 시부터 48시간 이내에 사망한 경우에는 다시 진료하지 아니하더라도 진단서나 증명서를 내줄 수 있으며, 환자 또는 사망자를 직접 진찰하거나 검안한 의사·치과의사 또는 한의사가 부득이한 사유로 진단서·검안서 또는 증명서를 내줄 수 없으면 같은 의료기관에 종사하는 다른 의사·치과의사 또는 한의사가 환자의 진료기록부 등에 따라 내줄 수 있다.
② 의료업에 종사하고 직접 조산한 의사·한의사 또는 조산사가 아니면 출생·사망 또는 사산 증명서를 내주지 못한다. 다만, 직접 조산한 의사·한의사 또는 조산사가 부득이한 사유로 증명서를 내줄 수 없으면 같은 의료기관에 종사하는 다른 의사·한의사 또는 조산사가 진료기록부 등에 따라 증명서를 내줄 수 있다.

의료법 제21조(기록 열람 등)
① 환자는 의료인, 의료기관의 장 및 의료기관 종사자에게 본인에 관한 기록의 전부 또는 일부에 대하여 열람 또는 그 사본의 발급 등 내용의 확인을 요청할 수 있다. 이 경우 의료인, 의료기관의 장 및 의료기관 종사자는 정당한 사유가 없으면 이를 거부하여서는 아니 된다.

의료법 제19조(정보 누설 금지)
① 의료인이나 의료기관 종사자는 이 법이나 다른 법령에 특별히 규정된 경우 외에는 의료·조산 또는 간호업무나 진단서·검안서·증명서 작성·교부 업무, 처방전 작성·교부 업무, 진료기록 열람·사본 교부 업무, 진료기록부등 보존 업무 및 전자의무기록 작성·보관·관리 업무를 하면서 알게 된 다른 사람의 정보를 누설하거나 발표하지 못한다.
② 의료기관 인증에 관한 업무에 종사하는 자 또는 종사하였던 자는 그 업무를 하면서 알게 된 정보를 다른 사람에게 누설하거나 부당한 목적으로 사용하여서는 아니 된다.

072 정답 ③

해설 감염병의 예방 및 관리에 관한 법 제13조(보건소장 등의 보고 등)
① 제11조 및 제12조에 따라 신고를 받은 보건소장은 그 내용을 관할 특별자치도지사 또는 시장·군수·구청장에게 보고하여야 하며, 보고를 받은 특별자치시장·특별자치도지사는 질병관리청장에게, 시장·군수·구청장은 질병관리청장 및 시·도지사에게 이를 각각 보고하여야 한다.
② 제1항에 따라 보고를 받은 질병관리청장, 시 · 도지사 또는 시장 · 군수 · 구청장은 제11조제1항제4호에 해당하는 사람(제1급감염병 환자로 의심되는 경우에 한정한다)에 대하여 감염병병원체 검사를 하게 할 수 있다.

073 정답 ①

해설 감염병의 예방 및 관리에 관한 법 제24조(필수예방접종)
① 특별자치도지사 또는 시장·군수·구청장은 다음의 질병에 대하여 관할 보건소를 통하여 필수예방접종
  1. 디프테리아   2. 폴리오   3. 백일해
  4. 홍역   5. 파상풍   6. 결핵
  7. B형간염   8. 유행성이하선염 9. 풍진
  10. 수두   11. 일본뇌염
  12. b형헤모필루스인플루엔자
  13. 폐렴구균   14. 인플루엔자   15. A형간염
  16. 사람유두종바이러스
  17. 그룹 A형 로타바이러스
  18. 그 밖에 질병관리청장이 감염병의 예방을 위하여 필요하다고 인정하여 지정하는 감염병

074 정답 ①

해설 검역법 제3조(국가의 책무)
① 국가는 검역 업무를 수행할 때에 검역 대상자의 인권을 보호하여야 한다.
② 국가는 검역감염병이 국내외로 번지는 것에 신속하게 대처하기 위한 대응 방안을 수립하여야 한다.

075 정답 ④

해설 후천성면역결핍증 예방법 제5조(의사 또는 의료기관 등의 신고)
② 학술연구 또는 제9조에 따른 혈액 및 혈액제제(血液製劑)에 대한 검사에 의하여 감염인을 발견한 사람이나 해당 연구 또는 검사를 한 기관의 장은 보건복지부령으로 정하는 바에 따라 24시간 이내에 질병관리청장에게 신고하여야 한다.

076 정답 ⑤

해설 국민건강보험법 제48조(요양급여 대상 여부의 확인 등)
가입자나 피부양자는 본인일부부담금 외에 자신이 부담한 비용이 제41조제4항에 따라 요양급여 대상에서 제외되는 비용인지 여부에 대하여 심사평가원에 확인을 요청할 수 있다.

077 정답 ⑤

해설 국민건강보험법 제41조(요양급여)
① 가입자와 피부양자의 질병, 부상, 출산 등에 대하여 다음의 요양급여를 실시한다.
 1. 진찰·검사
 2. 약제(藥劑)·치료재료의 지급
 3. 처치·수술 및 그 밖의 치료
 4. 예방·재활
 5. 입원
 6. 간호
 7. 이송(移送)
② 제1항에 따른 요양급여의 범위는 다음과 같다.
 1. 제1항 각 호의 요양급여(제1항 제2호의 약제는 제외): 보건복지부장관이 비급여대상으로 정한 것을 제외한 일체의 것
 2. 제1항제2호의 약제: 요양급여대상으로 보건복지부장관이 결정하여 고시한 것
③ 요양급여의 방법·절차·범위·상한 등의 기준은 보건복지부령으로 정한다.
④ 보건복지부장관은 제3항에 따라 요양급여의 기준을 정할 때 업무나 일상생활에 지장이 없는 질환에 대한 치료 등 보건복지부령으로 정하는 사항은 요양급여대상에서 제외되는 사항(비급여대상)으로 정할 수 있다.

078 정답 ③

해설 지역보건법 제11조(보건소의 기능 및 업무)
① 보건소는 해당 지방자치단체의 관할 구역에서 다음의 기능 및 업무를 수행한다.
 1. 건강 친화적인 지역사회 여건의 조성
 2. 지역보건의료정책의 기획, 조사·연구 및 평가
 3. 보건의료인 및 「보건의료기본법」 제3조제4호에 따른 보건의료기관 등에 대한 지도·관리·육성과 국민보건 향상을 위한 지도·관리
 4. 보건의료 관련기관·단체, 학교, 직장 등과의 협력체계 구축
 5. 지역주민의 건강증진 및 질병예방·관리를 위한 다음의 지역보건의료서비스의 제공
  가. 국민건강증진·구강건강·영양관리사업 및 보건교육
  나. 감염병의 예방 및 관리
  다. 모성과 영유아의 건강유지·증진
  라. 여성·노인·장애인 등 보건의료 취약계층의 건강유지·증진
  마. 정신건강증진 및 생명존중에 관한 사항
  바. 지역주민에 대한 진료, 건강검진 및 만성질환 등의 질병관리에 관한 사항
  사. 가정 및 사회복지시설 등을 방문하여 행하는 보건의료 및 건강관리사업
  아. 난임의 예방 및 관리

079 정답 ①

해설 지역보건법 제23조(건강검진 등의 신고)
①「의료법」 제27조제1항에 해당하는 사람이 지역주민 다수를 대상으로 건강검진 또는 순회 진료 등 주민의 건강에 영향을 미치는 행위(건강검진)를 하려는 경우에는 보건복지부령으로 정하는 바에 따라 건강검진등을 하려는 지역을 관할하는 보건소장에게 신고하여야 한다.

> 의료법 27조(무면허 의료행위 등 금지)
> ① 의료인이 아니면 누구든지 의료행위를 할 수 없으며 의료인도 면허된 것 이외의 의료행위를 할 수 없다. 다만, 다음에 해당하는 자는 보건복지부령으로 정하는 범위에서 의료행위를 할 수 있다.
> 1. 외국의 의료인 면허를 가진 자로서 일정 기간 국내에 체류하는 자
> 2. 의과대학, 치과대학, 한의과대학, 의학전문대학원, 치의학전문대학원, 한의학전문대학원, 종합병원 또는 외국 의료원조기관의 의료봉사 또는 연구 및 시범사업을 위하여 의료행위를 하는 자
> 3. 의학·치과의학·한방의학 또는 간호학을 전공하는 학교의 학생

080 정답 ③

해설 마약류 관리에 관한 법 제15조(마약류의 저장)
마약류취급자, 마약류취급승인자 또는 제4조제2항제3호부터 제5호까지 및 제5조의2제6항 각 호에 따라 마약류나 예고임시마약류 또는 임시마약류를 취급하는 자는 그 보관·소지 또는 관리하는 마약류나 예고임시마약류 또는 임시마약류를 총리령으로 정하는 바에 따라 다른 의약품과 구별하여 저장하여야 한다. 이 경우 마약은 잠금장치가 되어 있는 견고한 장소에 저장하여야 한다.

081 정답 ④

해설 응급의료에 관한 법 제26조(권역응급의료센터의 지정)
① 보건복지부장관은 응급의료에 관한 다음의 업무를 수행하게 하기 위하여 「의료법」 제3조의4에 따른 상급종합병원 또는 같은 법 제3조의3에 따른 300병상을 초과하는 종합병원 중에서 권역응급의료센터를 지정할 수 있다.

082 정답 ③

해설 보건의료기본법 제12조(보건의료서비스에 관한 자기결정권)
모든 국민은 보건의료인으로부터 자신의 질병에 대한 치료 방법, 의학적 연구 대상 여부, 장기이식(臟器移植) 여부 등에 관하여 충분한 설명을 들은 후 이에 관한 동의 여부를 결정할 권리를 가진다.

083 정답 ③

해설 국민건강증진법 제16조(국민건강영양조사 등)
① 질병관리청장은 보건복지부장관과 협의하여 국민의 건강상태·식품섭취·식생활조사등 국민의 건강과 영양에 관한 조사를 정기적으로 실시한다.

084 정답 ①

해설 혈액관리법 제2조(정의)
1. "혈액"이란 인체에서 채혈(採血)한 혈구(血球) 및 혈장(血漿)을 말한다.

085 정답 ③

해설 호스피스·완화의료 및 임종과정에 있는 환자의 연명의료결정에 관한 법 제2조(정의)
2. "임종과정에 있는 환자"란 제16조에 따라 담당의사와 해당 분야의 전문의 1명으로부터 임종과정에 있다는 의학적 판단을 받은 자를 말한다.

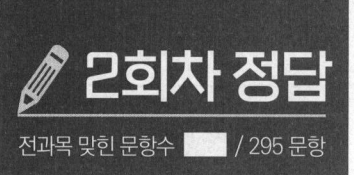

2회차 정답

전과목 맞힌 문항수 ☐ / 295 문항

1교시

성인간호학 맞힌 문항 수: / 70문항

번호	답	번호	답	번호	답	번호	답	번호	답	번호	답	번호	답	번호	답	번호	답	번호	답
001	④	008	②	015	①	022	②	029	④	036	③	043	②	050	②	057	①	064	③
002	②	009	④	016	⑤	023	④	030	②	037	⑤	044	④	051	③	058	⑤	065	②
003	⑤	010	①	017	④	024	③	031	⑤	038	②	045	①	052	①	059	②	066	③
004	⑤	011	③	018	①	025	⑤	032	③	039	③	046	⑤	053	④	060	⑤	067	②
005	①	012	⑤	019	②	026	③	033	③	040	③	047	②	054	①	061	②	068	⑤
006	②	013	③	020	④	027	①	034	①	041	④	048	③	055	⑤	062	④	069	③
007	⑤	014	②	021	⑤	028	④	035	⑤	042	②	049	①	056	⑤	063	①	070	④

모성간호학 맞힌 문항 수: / 35문항

번호	답	번호	답	번호	답	번호	답	번호	답
071	①	078	④	085	⑤	092	⑤	099	⑤
072	②	079	③	086	③	093	③	100	④
073	②	080	②	087	⑤	094	④	101	④
074	⑤	081	③	088	②	095	④	102	①
075	①	082	④	089	②	096	①	103	②
076	④	083	②	090	①	097	③	104	⑤
077	②	084	③	091	⑤	098	③	105	②

2교시

아동간호학 맞힌 문항 수: / 35문항

번호	답	번호	답	번호	답	번호	답	번호	답
001	①	008	④	015	⑤	022	④	029	⑤
002	④	009	⑤	016	④	023	④	030	②
003	⑤	010	③	017	⑤	024	③	031	⑤
004	③	011	③	018	③	025	③	032	②
005	⑤	012	①	019	⑤	026	①	033	④
006	①	013	③	020	②	027	⑤	034	④
007	①	014	②	021	③	028	②	035	①

지역사회간호학 맞힌 문항 수: / 35문항

번호	답	번호	답	번호	답	번호	답	번호	답
036	④	043	①	050	③	057	③	064	④
037	⑤	044	③	051	④	058	⑤	065	③
038	②	045	①	052	①	059	④	066	③
039	③	046	①	053	④	060	①	067	②
040	②	047	④	054	③	061	④	068	①
041	③	048	②	055	③	062	④	069	③
042	④	049	①	056	①	063	④	070	③

정신간호학 맞힌 문항 수: / 35문항

번호	답	번호	답	번호	답	번호	답	번호	답
071	⑤	078	⑤	085	⑤	092	②	099	①
072	①	079	②	086	⑤	093	③	100	⑤
073	⑤	080	⑤	087	②	094	⑤	101	③
074	④	081	⑤	088	③	095	③	102	⑤
075	②	082	①	089	④	096	⑤	103	①
076	①	083	⑤	090	④	097	⑤	104	⑤
077	⑤	084	⑤	091	⑤	098	①	105	⑤

3교시

간호관리학 맞힌 문항 수: / 35문항

번호	답	번호	답	번호	답	번호	답	번호	답
001	④	008	②	015	①	022	④	029	④
002	④	009	④	016	⑤	023	④	030	④
003	③	010	④	017	④	024	④	031	②
004	③	011	①	018	③	025	①	032	②
005	②	012	④	019	④	026	④	033	②
006	④	013	③	020	④	027	①	034	②
007	④	014	①	021	③	028	⑤	035	③

기본간호학 맞힌 문항 수: / 30문항

번호	답	번호	답	번호	답	번호	답	번호	답
036	⑤	042	③	048	④	054	①	060	②
037	⑤	043	①	049	②	055	②	061	②
038	②	044	②	050	①	056	⑤	062	④
039	③	045	②	051	④	057	④	063	⑤
040	②	046	①	052	⑤	058	③	064	③
041	④	047	①	053	③	059	⑤	065	③

보건의약관계법규 맞힌 문항 수: / 20문항

번호	답	번호	답	번호	답	번호	답	번호	답
066	③	070	①	074	⑤	078	③	082	②
067	②	071	⑤	075	②	079	④	083	③
068	①	072	①	076	③	080	②	084	③
069	④	073	①	077	②	081	④	085	④

2회차 1교시

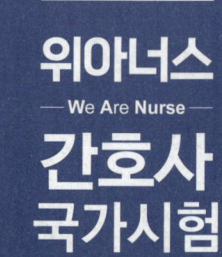
위아너스 간호사 국가시험

2회차 1교시 > 성인간호학

001   정답 ④

해설 [전신성홍반성낭창(systemic lupus erythematosus, SLE)]
- 정의
  - 결체조직을 침범하는 만성 염증성 질환
  - 일생동안 증상 악화/완화 불규칙적 반복
  - 가임기간 젊은 여성(20~40대) 호발
- 증상
  - 관절염 : 특히 손과 발(관절 부위에 열, 부종, 압통)
  - 얼굴에 나비 모양 발진(햇빛에 노출되었을 때 뚜렷해짐) → 약 70~90%에서 나비모양의 발진이 콧등을 중심으로 양쪽 뺨에 대칭적으로 나타남
  - 신증상 : 혈뇨, 단백뇨, 소변량 감소 → 신부전으로 전신적으로 증상이 나타날 수 있어 위험
  - 백혈구 감소증
  - 만성적 염증 질환
  - 심폐증상 : 심내막염, 심근염, 심낭염 등
  - 위장계 : 복통, 설사, 연하곤란, 오심과 구토 등
  - 신경계 : 정신증, 발작, 편두통, 뇌신경 마비, 말초신경 증상
  - 생식기계 : 월경불순

002   정답 ②

해설 화상 후 체액의 이동이 발생한다. 혈관수축 후 화상주위의 혈관은 이완되고 모세혈관의 투과성은 상승한다. 이러한 체액변화는 간질강에 지속적인 혈장 부족 현상을 초래한다. 화상부위가 광범위하면 그 부위뿐만 아니라 모든 조직에서 이런 혈관변화가 일어난다.
화상과 체액이동 : 체액손실(저혈량성 쇼크), 전해질 및 산-염기 불균형 발생예방, 반흔 감소, 빠른 치유도모를 위해 필요하다.

003   정답 ⑤

해설 항암화학요법은 정상 세포의 과도한 파괴 없이 유해 종양세포 파괴, DNA와 RNA 활성을 억제하여 세포주기 각 단계에서 세포재생을 막는다. 항암화학요법 부작용으로 골수기능을 저하시켜 면역력 저하로 이어질 수 있다. 면역력 저하는 감염의 위험성을 높이고 감염은 환자에게 위협적이므로 감염예방을 위한 중재가 우선적으로 이루어져야 한다. ANC 500/mm³ 이하 시 감염위험이 증가하여 손 씻기, 감염관리방법 준수, 무균술 적용, 사람 많은 곳 제한, 생과일, 생야채, 회 섭취 제한, 방문객 제한 등의 간호중재가 이루어져야 한다.

004   정답 ⑤

해설 성인의 경우, 가슴압박의 위치는 복장뼈 아래쪽 1/2 지점이다.
① 성인의 가슴압박과 호흡의 비율은 30:2로 수행해야 한다.
② 성인의 경우, 가슴압박의 깊이는 5cm로 수행해야 한다.
③ 양쪽의 경동맥을 동시에 촉지하게 되면 뇌혈류 저하 및 차단을 유발 할 수 있다. 따라서 맥박 확인을 위해 양쪽 경동맥을 동시에 촉지하지 않는다.
④ 가슴압박의 속도는 100-120회/분을 유지하며 수행해야 한다.

005   정답 ①

해설 환상지통은 이미 절단해서 상실한 신체의 일부가 아직 있는 것처럼 느끼고 그곳의 통증을 느끼는 것을 의미한다.

006   정답 ②

해설 통증사정의 Q(Qualit, 특성)는 통증이 쑤시는지, 예리한지, 으스러지는지 등 통증의 양상을 확인하는 것이다.
*PQRST로 통증을 사정한다.
- P(Provoking factors, 자극요인) : 통증을 완화시키거나 악화시키는 요인 확인
- Q(Qualit, 특성) : 통증이 쑤시는지 예리한지 으스러지는지 무딘지 등의 양상을 확인
- R(Region or radiation, 부위 또는 방사) : 통증 부위가 어디인지, 어느 부위로 방사되는지 확인
- S(Severity or intensity, 심각성 또는 강도) : 통증이 얼마나 심한지, 강도는 어떤지 확인
- T(Time, 시간) : 통증이 있는 시기, 지속기간을 확인

007 정답 ⑤

해설 내시경 경피 위루술(PEG)이란 내시경을 통하여 피부를 통해 위장에 직접 영양을 공급하는 시술을 의미한다. 내시경 경피 위루술(PEG)을 시행하는 목적은 경구를 통한 영양공급이 불가능할 때 영양을 공급하기 위해서 시행한다.

- 내시경 경피 위루술(PEG) 간호중재
  - 위치확인 : 4시간 마다 위 내용물 흡인 → 산도 및 위 잔여물 측정
  - 흡인하여 위 잔여물 100cc 이상 시 1시간 내 음식 주입 금지
  - 음식물 투여 후 미지근한 물 30~60cc 주입하여 위관폐쇄 방지 및 세척
  - 영양액 주입 중이나 후 1시간 동안 30도 상승체위 유지
  - 경피적 내시경 공장루술인 경우 관 위치확인위해 흡인 금지
  - 음식물 주머니와 튜브는 세균감염을 최소화위해 24시간마다 교환, 음식주입 후 or 6시간마다 물로 씻기
  - 위루관 삽입 48시간 이내는 관 삽입주위 출혈 관찰
  - 관 삽입 48시간 이후 삽입 주위의 피부를 비누와 물 or 과산화수소로 닦기
  - 필요시 드레싱하고 염증증상 사정 후 의사에게 보고
  - 삽입한 관이 잡아당겨지거나 빠지지 않도록 주의

008 정답 ②

해설 궤양성 대장염이란 대장의 점막 또는 점막하층에 국한된 염증을 특징으로 하는 만성 염증성 장 질환이다. 직장에서 시작되어 상부로 연속적으로 분포 및 확산되는 것이 특징이다. 이 환자는 좌측 하복부의 통증으로 내원하였으므로 이에 대한 간호진단이 내려져야 한다.

[임상증상]
- 왼쪽 하복부 산통
- 발열, 탈수, 체중감소
- 직장출혈, 이급후중
- 백혈구 증가증, 저포타슘혈증
- 저알부민 혈증
- 설사로 인한 대사성 산증

009 정답 ④

해설 궤양성 대장염은 1일 10~20회 출혈성 설사가 발생하는 대변양상을 보인다.
① 궤양성 대장염은 설사가 발생한다.
② 불충분한 영양 섭취 및 흡수로 체중감소가 나타난다.
③ 간헐적으로 우측 하복부의 통증이 나타나는 것은 크론병의 증상에 해당한다.
⑤ 회장 말단에 궤양, 발적, 출혈 증상이 나타나는 것은 크론병의 증상에 해당한다.

010 정답 ①

해설 장루(ostomy) : 장 내용물이 장에서 복부의 피부에 있는 누공을 통해 밖으로 나갈 수 있도록 길을 내줌

- 장루관찰 : 건강한 장루는 습기를 띠고 붉게 약간 올라와 있고 주위는 깨끗함
- 피부간호 : 장루 주변 피부는 순한 비누와 물로 세척하고 두드려 완전히 건조, 장루주위 피부보호제 적용
- 주머니 비우기 : 1/3~1/2 정도 채워졌을 때 비움
- 주머니 교환 : 변 배출량이 적을 때(식전, 취침 전, 기상 후), 장을 비운 후 교환, 4~5일마다, 샐 때마다 비우기, 주머니 크기는 장루보다 0.2~0.3cm 더 크게 오림
- 장세척
  - 목적 : 형성된 변을 제거, 규칙적인 배변습관 형성 위함
  - 수술 전 배변하던 시간대 / 매일 또는 격일로(설사 시 금지), 1시간 정도 욕실에서 시행
  - 주입 시 경련 있으면 멈추고 심호흡, 복부마사지 후 천천히 주입(500~1,000ml, 체온 정도의 미온수 사용)
  - 냄새, 가스 조절관리(음식은 개인차가 있으므로 섭취를 중단하지 않음)
  - 냄새 유발식품 제한 : 달걀, 치즈, 생선, 마늘, 양파, 콩, 비타민류 등
  - 가스 유발식품 제한 : 양파, 양배추, 탄산음료, 무, 맥주 등
  - 설사 유발 : 알코올, 양배추, 시금치, 완두콩, 생과일 등 주의
  - 공기를 삼키는 행위 : 흡연, 빨대사용, 껌 씹기, 말하면서 식사 금지
  - 냄새 조절 : 방취처리 주머니, 탈취제 사용
  - 충분한 수분섭취, 고단백, 고탄수화물, 고칼로리, 저잔유식이 제공, 균형 잡힌 식이 제공, 장운동 증진 식이(고지방, 고섬유식이) 제한

011 정답 ③

해설 환자는 혈압저하, 맥박상승, 호흡증가, 혈색소 감소를 통해 소화성 궤양으로 인한 출혈 합병증을 예상할 수 있다. 혈압을 증가시키기 위해서는 다리를 올려주고 처방에 따른 수혈 및 수액 주입이 가장 우선적으로 이루어져야 한다.

012 정답 ⑤

해설 첫날 T-tube 배액량은 500~1000ml 정도이며 3일째에는 200ml 정도로 배액되면서 시간이 지날수록 점차 줄어든다. 3일째에도 500ml 정도 배액된다면 지나치게 많이 배액되는 것으로 의사에게 보고해야 한다.

013 정답 ③

해설 [체외충격파 쇄석술(extracorporeal shock wave lithotripasy, ESWL)]
- 결석을 부수기 위해 초음파, 레이저, 건성 충격파 에너지 등을 적용하는 비침습적인 시술
- 시술 전 : 진정제 투여, 피부 특정 위치 국소마취 크림 도포
- 편평한 시술대에 눕히고 충격파 방출
- 30~40분 정도 부동
- 합병증은 드물지만, 출혈, 시술 후 결석 파편들 통과 시 신산통 경험
- 시술 후 신산통 호소 → 항경련제 투여, 조기 이상, 수분 섭취 증가로 이뇨촉진
- 결석 배출 확인을 위해 배뇨 시마다 소변을 거즈로 걸러냄
- 합병증 : 옆구리 반상 출혈, 결석 파편 잔류, 요로성 패혈증, 신장 주위 혈종과 출혈, 빈뇨, 핍뇨, 배뇨통, 혈뇨, 통증, 발열, 오한, 패혈증, 창자 막힘, 심혈관계 이상

① 시술 후 약 2주일 정도 소변으로 결석이 배출된다.
② 결석 재발 예방을 위하여 유제품과 비타민D 섭취를 제한해야 하며 수분섭취를 격려해야 한다.
④ 시술 후 가장 많이 나타나는 증상은 배뇨통이며, 이 외에도 빈뇨, 핍뇨, 혈뇨 등이 나타날 수 있다.
⑤ 체외 충격파 쇄석술은 비침습적인 방법으로 결석을 깨어 소변으로 제거하는 것이다.

014 정답 ②

해설 해당 환자는 만성 신부전 환자로 BUN, Cr의 수치가 높고, 얼굴부종, 소변량의 감소를 통해 체액과다를 예측할 수 있고 체액과다와 관련된 중재를 우선적으로 시행한다.

[수분 조절]
- 필요하면 이뇨제 투여(체중, I&O 측정) 단, 투석전에는 저혈압 우려되니 금지
- 나트륨 섭취 관찰
- 수분축적 → 혈압상승 → 시력 변화 초래
- 수분은 전날 요 배설량, 부종, 체중, 혈중 나트륨 수치 보면서 섭취
- 전해질조절 : 고칼륨, 대사성 산독증, 저칼슘, 고인산 혈증

015 정답 ①

해설 동맥혈가스분석검사 결과, pH는 7.50로 높고 PCO₂는 18mmHg로 낮은 것으로 보아 '호흡성 알칼리증'이라는 것을 알 수 있다.
호흡성 알칼리증은 체내 이산화탄소가 부족해 발생하는 것으로 입 주위 혹은 사지 감각 이상, 현기증, 두통 등의 증상이 나타날 수 있다. 심한 경우 혼미, 혼수, 발작, 경련 등이 발생할 수 있다. 이에 대한 중재로는 체내의 이산화탄소를 높이기 위해 종이봉투를 주어 호기된 공기를 재호흡할 수 있도록 한다.

016 정답 ⑤

해설 세포내액량의 과다의 가장 흔한 원인은 0.45% 생리식염수과 같은 저장성 용액을 정맥 내로 과다하게 투여하는 것과 항이뇨 부적절 증후군, 강박적인 수분섭취와 같은 정신적인 문제가 있다.
①②③④은 세포외액량이 결핍되어 탈수를 유발할 수 있는 상황에 해당한다.

017 정답 ④

해설 골다공증이란 뼈의 강도가 약해져 골절이 일어날 가능성이 높은 상태를 말한다. 골다공증 원인은 폐경기 여성, 마른 여성, 지속적 부동, 흡연, 음주, 카페인, 단백질과 인의 과다섭취, 칼슘 및 비타민 등이 있다.

018 정답 ①

해설 류마티스 관절염은 관절의 염증에 의해 나타나는 전신성 질환으로 자가면역질환이다.

• 증상
- 대칭적
- 아침강직, 손발의 변형
- 초기: 관절염증, 발열, 체중감소, 피로, 부종, 감각 이상
- 후기: 관절기형, 심한 통증, 골다공증, 피로, 빈혈, 체중감소, 피하결절, 심낭염
- 피부 아래에 콩만한 크기의 lump nodule 발생
- 백조목 기형

• 간호중재
- 아스피린, NSAIDs, 스테로이드(염증제거), 면역억제제, 질환 조정제(gold salts 등)투여, 메토트렉세이트(백혈구, 엽산 부족으로 구토, 소화불량 관찰)
- 물리요법 : 열, 냉, 마사지, 운동
- 작업치료, 부목
- ROM, 등척성 운동(근육 강화) : 진통제 복용 후 시행하며 통증 심하면 중단
- 조조강직 시 더운물 목욕
- 관절보호를 위해 큰 근육사용
- 수술 : 활막제거술, 관절이식
- 급성기 : 관절의 휴식, ABR

① 관절 변형 시 원래대로 돌아오기 힘들다.

019 정답 ②

해설 석고붕대 후 통증, 창백, 감각이상, 지각마비, 냉감, 압박감, 맥박소실 등이 있으면 신경과 순환계의 합병증을 의심해야 한다. 이러한 증상이 나타나면 즉시 의사에게 알리고 석고붕대를 제거하기 위한 준비를 해야한다.

020 정답 ④

해설 환자의 반응이 없고, 맥박과 혈압이 측정되지 않으며 심실세동이 발생한 위급한 상황이므로 즉시 심폐소생술을 시행하여야 한다.

- 심실세동
  - 심실이 빠르고 비효과적으로 떨리는 상태이다.
  - 심실근육세포가 빠르고 불규칙하게 흥분, 심실이 효과적으로 수축하지 못하여 심박출을 전혀 못하게 된다.
  - 즉시 치료 안하면 수분 내 사망한다.
  - 파형을 구분할 수 없이 극도로 불규칙적이고 모호한 곡선을 보인다.
  - 치료 : 제세동(defibrillation), 즉각적인 제세동이 불가하다면 즉시 심폐소생술을 시행한다.
  - 제세동 직후 약물로 리도케인, 에피네프린, 염화마그네슘, 중탄산나트륨을 투여한다.(제세동의 효과 증대)

021 정답 ⑤

해설 울혈성 심부전은 심장이 충분한 혈액을 내보내지 못하는 상태로 심박출량이 감소하여 폐정맥과 전신정맥이 울혈되고 신체조직의 산소가 부족하게 된다. 환자는 호흡곤란을 호소하고 있으므로 호흡을 용이하게 해주는 자세를 취하는 것이 우선적인 간호중재이다. 이 밖에도 가스교환 증진을 위해 1~4시간마다 호흡수 및 호흡양상을 관찰한다. 또한 폐음을 청진하고, 처방된 산소를 공급한다.

022 정답 ②

해설 디기탈리스(digitalis)는 심근에 작용하여 심장의 수축력을 강화시키고 심장의 불응기를 연장하여 심박수를 느리게 한다. 디기탈리스(digitalis)를 복용할 때에는 맥박수와 심리듬을 주의 깊게 사정하며 기록하고 빈맥이나 60회 이하의 서맥이 나타날 경우 투약을 중단하고 즉시 의사에게 알린다.

동성서맥은 심전도 상에서 심전도 모양이나 맥박 등에 이상이 없고 맥박수가 1분에 60회 이하인 경우를 말한다.

023 정답 ④

해설 강심제는 울혈성심부전, 심낭염, 심방세동의 부정맥에 사용되는 심장수축제로 심근경색에서는 사용하면 안된다.

- 스트렙토키나아제, 유로키나아제(urokinase) : 혈전용해
- 니트로글리세린(nitroglycerin) : 심근경색증 시 투여함, 산소공급, 전부하 및 후부하의 감소 및 심근의 측부 순환을 증진
- 모르핀(morphine) : 심한 통증 완화
- 아트로핀, 이소프로테레놀, 리도카인(lidocaine) : 항부정맥제로 부정맥을 조절

024 정답 ③

해설 심부전으로 인하여 심장의 관류 저하로 신장으로 가는 혈액량이 부족해져 이로인한 이상이 있는지 신장기능 검사를 시행해야 한다.

심박출량이 감소하면 신장의 혈액량이 감소되어 신사구체의 여과작용이 저하된다. 그 결과 소변량이 줄어들게 되고 체액을 보존하려는 신장의 보상기전이 나타난다.

025 정답 ⑤

해설 수술 후 출혈위험이 있으므로 수술 1주일 전에 아스피린 및 항응고제를 중지해야 한다.

① 좌주심장동맥이 50% 이상 폐색되는 경우 관상동맥 우회술이 적용할 수 있다.
② 정맥보다는 동맥을 사용하는 경우 장기간 사용할 수 있다.
③ 좌전하행동맥이 협착된 경우 내유선동맥을 심근부위로 끌어당겨 이식한다.
④ 관상동맥 우회술 후 성생활은 운동부하검사 후 의사의 지시에 따라 심장과 봉합성에 영향을 주지 않는 상황에서 재개할 수 있다.

026 정답 ③

해설 레이노 증후군이란 추위와 스트레스 등에 의하여 혈관이 수축되어 사지가 창백해지거나 청색증이 나타나는 질환을 말한다.

- 원인 : 추위, 스트레스, 카페인, 흡연 등
- 호발부위 : 손가락, 발가락
- 증상 : 피부 창백, 청색증, 괴저, 발적, 통증, 무감각, 저림, 가려움증 등
- 간호중재
  - 보온유지, 카페인 및 초콜릿 섭취 제한
  - 금연
  - 스트레스 관리, 이완요법 등
  - 필요시 혈관확장제, 칼슘길항제 등 투여

027 정답 ①

해설 심부정맥혈전증은 정맥혈의 정체, 정맥의 손상 등의 원인으로 하지 내 혈액이 응고되어 발생하는 질환이다.

- 간호중재
  - 마사지를 금하고 탄력스타킹을 적용한다.
  - 손상된 사지를 보온해주고 순환을 증진시키기 위해 온습포를 적용한다.
  - 꽉 끼는 옷을 금한다.
  - 침상 안정 시 환자의 발이나 하지를 심장보다 높게 위치하도록 한다.
  - 항응고요법 (헤파린(heparin), coumadin 유도체)
  - 혈전용해제
  - 혈전제거술

028 정답 ④

해설 절대호중구수(ANC)가 500이하인 환자인 경우 감염에 취약하므로 역격리를 통해 보호해야 하는 것이 가장 우선적인 중재이다.

이 외에도 마스크 착용, 손 씻기, 상처 예방, 변비예방을 위한 완화제 사용, 사람들 많은 곳 방문 제한, 생과일 및 채소와 꽃이나 화분 금지, 감염예방 등이 있다.

029 정답 ④

해설
- 트렌델렌버그 검사(Trendelenburg test) : 정맥판막의 적절성을 평가 위한 검사이다. 다리를 올려 정맥에서 혈액을 비운 후 내릴 때 다리정맥의 정맥충만을 관찰하는 것이다. 빠르게 충만해지면 정맥의 판막기능부전을 의미하여 정맥류를 의심할 수 있다.
- 스트레이트 레그 검사(Straight Leg test) : 추간판탈출증 환자를 사정하기 위해 실시한다.
- 호만 징후 검사(Homan's sign test) : 혈전정맥염의 징후를 사정하기 위해 실시한다.
- 프로트롬빈시간(PT) : 혈전이 생성되는 시간을 측정하는 검사이다.
- 알렌 검사(Allen test) : 요골동맥에서 동맥혈을 채취하기 전에 척골동맥에서 기능을 평가하기 위해 실시한다.

030 정답 ②

해설 [악성빈혈]
- 원인
  - 비타민 B_{12} 섭취부족
  - 내적인자 결핍으로 섭취한 비타민 B_{12}가 회장에서 흡수 안 됨 = 악성빈혈
- 증상
  - 빈혈증상 : 허약, 창백, 피로, 체중감소, 권태
  - 신경계증상 : 진동감각 상실, 사지 무감각, 저림, 마비와 정신병
  - 위장계증상 : 위장위축, 소화불량, 변비, 설사
  - 증상의 악화와 완화의 교대
- 진단검사
  - schilling test(+) 쉴링테스트 : 악성빈혈진단에 가장 정확한 검진법, 내적인자 부족 시 양성
  - 적혈구 수치저하, 혈색소 수치 감소
- 간호중재
  - 비타민 B_{12} 섭취 부족 시 경구로 보충 : 간, 내장, 견과류, 녹황색채소, 효모 등
  - 악성빈혈인 경우 : 비타민 B_{12} 근육주사(내적인자가 없으므로 경구로 투여 시 흡수 안 됨)
  - 생선, 달걀 같은 식품 섭취 권장

031 정답 ⑤

해설 산소포화도 수치는 낮고 호흡수는 증가하며 보조근육 사용과 코를 벌렁거리는 것은 비효율적 호흡양상이 나타나는 것을 알 수 있다. 따라서 호흡을 용이하게 할 수 있는 간호중재를 시행하도록 한다.
- 침대상부를 올려주어 중력 작용으로 호흡을 용이하게 한다.
- 수분 섭취를 권장하여 가래의 점성을 감소시키고 배출을 용이하게 한다.
- 복식호흡을 통해 호흡곤란을 조절한다.
- 입술오므리기 호흡을 통해 호기를 길게 하여 호기 저항을 감소시킴으로써 호흡을 용이하게 한다.

032 정답 ③

해설 흉관 내 파동이 없다는 것은 개방성이 유지되고 있지 않음을 의미한다. 따라서 흉관이 꼬여 있는지 확인해야 하며 자세를 변경하도록 하고 개방성을 지속적으로 사정해야한다.

[흉관과 흉곽배액(chest tube and pleural drainage)]
- 목적 : 흉막강내 공기나 액체를 제거 → 흉막강내 정상 음압을 유지, 폐의 재팽창을 증진
- 간호중재
  ① 배액관 개방성 유지 확인
  - 파동 : 흡기 시 물이 올라가고 호기 시 내려감, 관이 막히면 파동이 사라짐
  - 기포발생 증가 : 공기가 새고 있음
  - 기포 발생 없음 : 폐의 재팽창, 폐색, 배액관이 꼬였음을 의미
  ② 배액병의 양, 색, 특징 관찰 : 배액량이 100ml/hr 이상이면 보고 (과다 출혈)
  ③ 응급상황 관리
  - 배액병이 깨지거나 흉관 빠짐 → 늑막강내로 공기 유입 → 폐허탈, 즉시 개구부 막기
  - 배액병 깨진 경우 흉관을 즉시 겸자로 clamping, 노출 부분 소독제로 닦기(긴장성 기흉 시 잠그면 안됨)
  ④ 관 훑기 : 혈액 응고, 물이나 죽은 조직 기계적으로 제거 → 권장하지 않음
  ⑤ 지지적 간호
  - 체위 변경 시 당겨지지 않도록 주의
  - 배액병은 낮은 곳에 위치
  ⑥ 배액관 제거
  - 가능하면 빨리 제거하기(감염, 통증, 견관절 활동 제한 유발)
  - 배액량이 거의 없고, 폐가 재팽창 되고, 배액성상이 정상일 때
  - 제거 30분 전 진통제 투여
  - 흉부방사선 촬영 : 폐확장 유지 확인
  - valsalva법으로 관 제거 : 심호흡 후 호기 끝에 숨을 참는 상태에서 빠르게 관 제거(기흉 예방)
  - 제거 후 봉합, 무균의 바셀린 거즈로 밀폐 드레싱

033 정답 ②

해설 흡입산소농도란 숨을 들이쉴 때 포함된 산소 백분율로 표시한 것이다. 1L/min 산소를 제공하면 4%의 FiO_2가 증가한다. 공기 중 산소 농도는 약 20%이기 때문에 1L/min으로 산소를 제공하면 24%의 FiO_2가 된다.
따라서 4L/min의 산소의 흡입산소농도는 36%이다.

034 정답 ①

해설 rifampin을 복용하면 소변, 땀 등 분비물이 오렌지색으로 배출한다.
② 결핵약은 아침식전에 복용하도록 교육한다.
③ 공복에 약물을 복용하는 것은 약물의 흡수율을 높인다.
④ 6개월 이상 약물을 꾸준히 복용하도록 교육한다.
⑤ 여러 약물의 혼합복용은 내성예방 및 약제간 효과를 상승시킨다.

035 정답 ②

해설 천식은 기도의 만성 염증 질환, 기도 과민성의 증가, 가역적인 기도 폐쇄 질환이다. 증상으로 급성 발작 시 천명음, 호흡수 증가, 호흡곤란, 가슴 답답함, 기침, 다량의 점액분비, 보조근육을 이용한 호흡 양상이 나타난다. 천식발작으로 갑작스러운 호흡곤란이 발생하였을 때는 기관지 확장제를 투여해야 한다. 산소요법, 침상안정, 수분공급을 하며 꽃가루, 먼지 등 원인이 되는 물질과 접촉하지 않도록 해야한다.

036 정답 ③

해설 기관지 확장증의 임상적인 특징은 악취나는 객담, 만성 기침, 객혈이 있다. 이 외에 증상에는 청색증, 저산소혈증, 고상지두, 호흡곤란, 식욕상실, 체중감소 등이 있다.
술통형 가슴은 폐기종의 증상이다.

037 정답 ⑤

해설 수술 후 1~2일째는 연식 또는 유동식을 주고, 4일째는 고형식을 준다.
- 수술 직후 활력징후와 목 삼키는 행동을 관찰하며 출혈 여부를 사정한다.
- 심한 기침, 코를 푸는 행위, 거친 음식 섭취, 오렌지주스 등은 피한다.
- 빨대는 상처를 건드리거나 출혈을 유발할 수 있으므로 금한다.
- 의식 회복 후 충분한 수분섭취를 권장한다.
- 수술 후 삼킨 혈액으로 인하여 며칠동안 검은 변을 볼 수 있다.

038 정답 ②

해설 긴장성 기흉은 개방성, 폐쇄성 기흉의 합병증으로 발생한다.
- 흡기동안 늑막강 내로 들어온 공기가 나가지 못해 공기량이 증가되면서 늑막내압이 상승
- 대정맥 압박으로 순환장애 유발 및 응급상황
- 흉곽의 비대칭, 경정맥확장
- 손상되지 않은 쪽으로 기관변위, 손상된 쪽의 호흡음 상실, 손상된 쪽의 흉곽 타진 시 과공명음
- 빈맥, 쇼크, 안절부절함 등
- 간호중재
  - 응급으로 손상된 쪽 중앙쇄골선 두 번째 늑간에 큰 바늘 삽입하여 공기 배출 후 중앙 액와선과 4번째 늑간공간이 만나는 지점에 흉관 삽입하여 밀봉배액
  - 호흡과 심장 상태 관찰
  - 심부정맥 및 피하기종 유무 관찰
  - V/S 측정

039 정답 ③

해설 후두절제술 후 가장 중요한 간호는 기도관리이다. 계속적으로 호흡수, 호흡양상, 맥박수 등을 측정하고 기도개방유지를 위하여 심호흡과 기침, 흉부물리요법 등을 실시한다.
전체 후두절제술 후 대상자의 주요 간호진단에는 부적절한 기도유지, 영양불균형, 통증, 언어적 의사소통 장애, 신체상 손상 등이 있다.

040 정답 ③

해설 기관지경 검사 후 분비물 흡인을 예방하기 위해 상체를 올려준 자세를 취하도록 하는 것이 좋다.
①②④⑤은 환자에게 설명하는 것이다.

041 정답 ④

해설 결핵은 공기감염이므로 기침이나 재채기를 할 때 코와 입을 막고 하며, 가래는 전염성이 높기 때문에 별도의 가래용기에 뱉어 소각한다.
① 약물치료를 시작하고 2주 정도 격리한다.
② 1인 음압병실을 사용한다.
③ 사용한 식기는 매회 소독하는 것이 좋다.
⑤ 결핵균은 자외선에 파괴되므로 환의나 침구는 햇빛에 노출시킨다.

042 정답 ③

해설 만성폐쇄성폐질환 환자의 경우 산소분압에 의해 호흡이 조절된다. 따라서 만성폐쇄성폐질환 환자에게 고농도 산소를 투여하게 되면 호흡중추에서 산소가 충분하다고 여겨 스스로 호흡하지 않을 수 있으므로 저농도 산소를 투여한다.

043 정답 ②

해설 좌측의 심부건 반사의 항진과 바빈스키 반사의 양성, 동공 대광반사의 저하는 뇌손상을 의미한다. 따라서 뇌손상에 의한 두개내압 상승 징후를 집중적으로 관찰해야 한다.
- 두개내압 상승 징후 : 의식저하, 수축기혈압 상승, 맥압 상승, 서맥, 체온 상승, 대광반사 소실, 유두부종, 동공확대, 두통, 구토 등

044 정답 ④

해설 제5뇌신경(삼차신경)은 얼굴과 입의 감각, 저작운동에 관여한다. 삼차신경에 이상이 있을 경우 얼굴에 날카롭고 극심한 통증이 반복적으로 발생할 수 있는데 이것을 삼차신경통이라고 한다.
제4뇌신경 – 활차신경 – 눈의 움직임
제5뇌신경 – 삼차신경 – 얼굴과 입의 감각, 씹는 운동
제6뇌신경 – 외전신경 – 눈의 움직임
제7뇌신경 – 안면신경 – 눈물샘, 침샘, 미각, 얼굴표정
제8뇌신경 – 청신경 – 청각, 평형감각

045 정답 ①

해설 다발성 경화증이란 중추신경계의 수초 탈락으로 뇌와 척수의 전도장애를 초래하는 만성 진행성 퇴행성 신경계 질환이다. 증상으로는 근 허약과 강직, 피로감, 감각이상, 운동실조증, 의도성 진전, 언어 및 연하장애, 복시, 안구진탕증 등이 있다.

- 간호중재
  - 비뇨기 감염의 위험이 높으므로 금지증이 아니면 수분을 충분히 섭취하게 한다.
  - 변비를 예방하기 위해 수분과 섬유질 섭취를 늘린다.
  - 관절가동운동, 근육신전운동 또는 힘을 강화하는 운동 프로그램을 제공한다.
  - 과다한 에너지 소비, 스트레스, 체온상승, 습도 등을 피하도록 교육한다.
  - 복시 완화를 위해서는 안대를 양쪽 눈에 교대로 적용한다.

046 정답 ⑤

해설 GCS 사정 도구에 따라 강한 통증을 주어야 눈을 뜨므로 2점이고, 언어의 혼돈을 보이므로 3점, 자극을 주었을 때 사지를 피하려는 모습을 보인 것으로 보아 4점임을 알 수 있다. 따라서 GCS 점수는 9점이다.

관찰반응	점수	반응
눈뜨는 반응 (eye opening, E)	4	자발적으로 눈뜸 (open eyes spontaneously)
	3	부르면 눈을 뜸 (opne eyes to voice)
	2	통증자극에 눈을 뜸 (open eyes to pain)
	1	전혀 눈을 뜨지 않음 (no eye opening)
언어반응 (verbal response, V)	5	지남력 있음 (appropriate and oriented)
	4	혼돈된 대화 (confused conversation)
	3	부적절한 언어 (inappropriate words)
	2	이해불명의 언어 (incomprehensible sound)
	1	전혀 없음
운동반사 반응 (motor response, M)	6	명령에 따름 (obey commands)
	5	통증에 국소적 반응이 있음 (localize to pain)
	4	자극에 움츠림 (withdrawal to pain)
	3	이상굴절반응 (abnormal flexor response)
	2	이상신전반응 (abnormal extensor response)
	1	전혀 없음

047 정답 ②

해설 kerning 징후, Brudzinski 징후 – 세균성 뇌수막염 진단

① Babinski reflex 검사 – 표재성 반사에 해당, 양성인 경우 중추신경계 질환을 의미
③ Romberg 검사 – 소뇌기능장애 판별
④ Tensilon 검사 – 중증 근무력증 진단
⑤ Lasegue 검사 – 요추간판 탈출증 진단

048 정답 ③

해설 뇌수술 후 합병증으로 두개내압 상승이 올 수 있다. 두개내압 상승하면 심한 두통, 의식수준 감소, 안절부절못함, 불안정 및 빛반사 감소, 동공 확장 혹은 축동 상태가 나타난다. 위 환자는 뇌절제술 이후 두통을 호소하고 혈압상승이 나타난 것을 보아 두개내압 상승이 온 것을 확인할 수 있다.

- 뇌조직관류를 유지하기 위해서 머리를 똑바로 가운데 놓이게 하고, 침상머리를 30°정도 상승시켜 경정맥 배액을 촉진한다.
- 경부의 과도한 회전이나 굴곡 금지
- 배변 시 힘주거나 침상에서의 움직임 금지
- 기침과 긴장을 피하도록 한다.
- 수분섭취 제한, 스테로이드 투여, 이뇨제 사용으로 인한 탈수증상 관찰
- 만니톨 투여로 울혈성 심부전, 폐부종 초래될 수 있으므로 관찰
- 기도청결, 기도개방 유지, 흡인은 짧게 시행

049 정답 ①

해설 경추 손상 시 호흡 및 기도유지에 영향을 미칠 수 있다.
- 횡경막(C3-C5), 호흡보조근육(C2-C8)
- 늑간근(T1-T7), 복부근육(T6-T12)
- 위에 모두 척수손상에 의해 영향을 받으며, 호흡유지에 영향을 준다.

050 정답 ②

해설 레보도파는 중증도 파킨슨병 치료에 투여하며, 뇌-혈액장벽을 통과할 수 있는 도파민의 전구물질이다.
- 공복 시 흡수가 잘되서 공복 시 투여를 권장하나 오심이 있으면 음식과 함께 투여한다.
- 알코올은 레보도파와 길항작용을 하므로 섭취를 제한한다.
- 단백질은 레보도파의 흡수를 방해하므로 약물시간 전·후에는 금한다.
- 우유, 생선, 돼지고기, 생선, 치즈, 해바라기씨, 계란 등 섭취를 제한한다.
- 파킨슨병 환자는 충분한 식사시간을 제공해야 불안감이 완화된다.
- 비타민 B_6는 간에서 레보도파의 전환을 증가시켜 뇌에서 도파민으로의 전환을 감소시키기 때문에 금한다.
- 연하곤란 시 연식, 찬음식을 제공하며 흡인을 예방한다.

051 정답 ③

해설 요붕증이란 뇌하수체 후엽의 기능장애로 항이뇨호르몬의 부족으로 초래되는 수분대사질환이다.

- 증상
  - 지속적인 다뇨, 탈수, 심한 갈증
  - 소변량은 1일 5-20L까지 배설
  - 소변은 희석되며 소변비중은 1.001-1.005로 낮아짐
  - 삼투압이 100mOsm/kg 이하로 나타남
  - 두통, 시력장애, 근육쇠약, 근육통, 식욕부진, 체중감소

052 정답 ①

해설 저혈당은 식사 시간이 지연되거나 과도한 운동을 할 때, 간식을 섭취하지 않을 때 등 발생할 수 있다.

저혈당의 증상으로는 과민, 떨림, 두통, 발한, 허기, 피로, 기억력 저하, 의식 상실 등이 나타난다.

저혈당 증상이 나타날 때는 혈당검사를 시행하고 혈당수치가 낮을 때 의식이 있는 경우 단순 당질 15~20g에 해당하는 사탕 3~4개, 주스 100~150cc 등을 경구로 섭취한다. 의식이 없는 경우 50% 포도당 용액을 주입한다. 15분 내에 혈당 수치를 재확인하고 여전히 저혈당이면 탄수화물을 재섭취하도록 한다.

053 정답 ④

해설 당뇨병의 합병증으로 당뇨성 발 궤양이 발생할 수 있다.
- 발톱이 살에 파고들지 않도록 발톱은 일직선으로 깎도록 교육한다.
- 티눈이나 굳은살은 제거하면 상처가 날 수 있으므로 함부로 손톱깎이로 자르지 않는다.
- 발가락 사이에 물기나 로션으로 인해 습기가 남아 있지 않도록 잘 닦아준다.
- 온습포는 당뇨병 환자의 온도감각 저하로 인해 화상을 유발시킬 수 있으므로 삼가도록 교육한다.
- 발에 넉넉한 면 양말과 신발을 신고, 신발은 손상예방을 위해 앞이 막힌 것을 신는다.
- 발을 매일 관찰한다.

054 정답 ②

해설 저혈당을 예방하기 위해선 식사를 기다리는 동안 우유나 크래커를 섭취하도록 한다.
① 스트레스나 감염은 혈당이 상승할 수 있다
③ 포화지방산과 콜레스테롤은 섭취를 제한한다.
④ 발에 티눈, 굳은살, 수포, 균열은 발 괴저를 초래할 수 있으므로 관찰해야 한다.
⑤ 인슐린 요법 중인 당뇨병 환자의 운동 시 저혈당을 방지하도록 교육해야 한다. 혈당이 최고로 상승하는 시기에 규칙적으로 운동하도록 한다.

055 정답 ⑤

해설 갑상샘 절제술 후 부갑상샘이 손상되거나 제거되고, 부종 발생 시 테타니가 나타난다. 테타니는 수술직후 24~48시간 안에 나타나거나, 6~7일이 지난 후에 올 수 있다. 초기 증상으로는 입 주위나 발과 손의 저린 감각이 나타나고, 후기 증상으로 Chvostek's 징후와 Trousseau's 징후 양성, 전신경련이 나타난다.

이 징후가 나타나면 즉시 혈청 칼슘과 인의 수준을 측정한다.

056 정답 ④

해설 대상포진은 Varicella zoster virus가 원인인 질환이다.
- 증상
- 신경절 따라 일측성 수포성 발진, 통증(등에 신경절 따라 수포 형성 부위)
- 통증 양상 : 타는 듯한, 찌르는 듯한, 예리함. 없을 수도 있음
- 염증 양상 : 일측성, 흉수 신경, 경수 신경, 뇌 신경 따라 띠 모양
- 합병증 : 전층 피부 괴사, 안면 마비, 눈 감염

057 정답 ①

해설 외상으로 인하여 다발성 골절, 외상성 뇌출혈, 의식저하 및 차고 축축한 피부, 혈압저하, 맥박상승, 호흡상승, 체온저하는 출혈로 인한 쇼크 상태임을 알 수 있다.

저혈량성 쇼크란 혈액이나 체액의 손실로 발생하는 쇼크이다.

	종류 및 특징
저혈량성 쇼크	• 원인 : 혈액, 체액의 손실 시 (약 15~20% 소실), 절대 혈량 ↓(구토), 상대 혈량 ↓(패혈증) • 증상 : 심박출량 감소, 혈압 하강, 맥박수 증가, 맥압 감소, 중심정맥압 감소 • 간호중재 : 출혈 부위 압박, 산소, 수액, 수혈, 다리 올림(Trendelenburg position), 오한 방지, 교감신경흥분제(혈압증가 유도)
심인성 쇼크	• 원인 : 심박출량 감소, MI, 심장수축 부전, 심실세동/빈맥, 저혈압, 맥압↓ 등 • 간호중재 - IV, 산소, 모르핀(심근경색), 인공심박동기 - 부정맥 치료, 심낭 천자(심낭 압전) - 약물 : 혈관확장제, 강심제, 이뇨제, glucocorticoid, 혈전 용해제/항응고제 - 윤번 지혈대 : 정맥 귀환 혈류를 차단하여 폐수종 및 심장 부담 완화
신경성 쇼크	• 원인 : 혈관 평활근 이완(교감신경 문제)-혈관 확장-동맥압↓, 전신 혈관 이완, 서맥(초기) • 간호중재 - 척수손상 악화 예방(고정, mythyl-prednisolone투여) - 수액공급, 산소공급, dopamine 투여 - 혈압상승제, 하지 거상(45도) - 유치 도뇨관(조직 관류 점검, 방광 팽만 예방)
아나필락틱 쇼크	• 원인 : 제1형의 즉시형 과민성 알레르기 반응, 항원(페니실린, 조영제, 아스피린, 음식 등) • 증상 : BP↓, 혈관 확장되어 두통, 빈맥, 저산소혈증, 천명음, 소양증, 안검부종, 의식수준↓ 등 • 간호중재 : 기도유지, 산소 투여, 약물(epinephrine, 항히스타민제, 기관지 확장제, corticosteroid)
패혈성 쇼크	• 원인 : 패혈증, DIC 동반 • 치료 및 간호 → 감염치료 : 혈관수축제, dopamine, corticosteroids, → 원인 규명 : 객담, 소변, 혈액, 뇌척수액, 대변 등 배양

058 정답 ⑤

해설 기분전환요법은 경한통증에 적용 시 더 효과적이며 아로마테라피, 음악감상 등이 있다.
① 환자가 피곤하지 않도록 하기 위하여 야간에 수면을 취할 수 있도록 한다.
② 표피 마사지는 근육을 이완시켜 통증을 감소시키는 효과가 있다.
③ 소곤거리거나 시끄러운 대화법은 오히려 환자를 긴장하게 만들어 통증 감소에 방해된다.
④ 전기치료는 만성통증에 더 효과적이다.

059 정답 ②

해설 지팡이는 마비되지 않은 쪽으로 잡고 지팡이와 마비된 사지를 동시에 앞으로 나가게 하여 마비된 쪽의 하지에 부가될 힘이 지팡이가 대신 받도록 한다.

060 정답 ⑤

해설
- 검사 전 1~3일 동안 유동식을 섭취하며, 씨 있는 과일은 먹지 않는다.
- 저녁부터 금식을 한다.
- 고혈압은 조절이 잘 되는 경우 검사가 가능하며 항고혈압제에 대해서는 검사 전 의사와 상의하도록 한다.
- NSAIDs, 아스피린 등의 혈액응고에 영향을 미치는 약물의 복용 출혈의 위험을 높이므로 검사 전 후 2주 동안 복용을 중단한다.
- 콜라이트 용액은 대장을 청결하기 위해 복용하며 전날 저녁부터 3~4시간동안 10~15분 간격으로 복용한다.

061 정답 ②

해설 아프타성 구내염은 경계가 분명한 작고 붉은 병소에서 중심부가 괴사가 진행되는 홍반성 반점이다. 스트레스나 전신 질환 후 이차적으로 발생하며 1~2주 내에 자연치유가 된다.

062 정답 ④

해설 콜린성 약물은 하부식도괄약근 압력 증가시키는 작용을 한다. 이와 함께 위산 분비 증가에 대한 반응을 줄이기 위해 히스타민 수용체 길항제를 함께 투여한다.

063 정답 ①

해설 크보스테크 징후는 저칼슘혈증 시 안면신경 부위를 가볍게 쳤을 때 안면근육에 경련이 발생하는 것을 말한다. 저마그네슘혈증 일 때에는 트루소징후가 함께 나타난다.

064 정답 ③

해설 신장생검이란 신 조직을 직접 검사함으로써 사구체 상태를 사정하고 염증, 섬유증 반흔의 유무 등을 확인하는 검사다.
- 검사 전 간호중재
  - 대상자를 엎드린 자세를 취하게 한다.
  - 소독포로 씌운 후 국소마취를 진행한다.
  - 심호흡 후 멈추게 하고 생검침으로 조직을 채취한다.
- 검사 후 간호중재
  - 생검 후 4시간 동안 편평한 체위로 침상안정을 한다.
  - 생검 후 4시간 동안 기침을 피한다.
  - 혈압과 맥박을 자주 측정한다.
  - 24시간 동안 혈뇨를 볼 수 있음을 설명하고 2주간 무거운 물건을 드는거나 운동은 피하도록 교육한다.

065 정답 ②

해설 수술 후 하루만에 고열, 통증, 소변량 감소 증상을 나타난 것으로 보아 '초급성 이식거부반응인 것을 알 수 있다'
- 초급성
  - 수술직후 48시간 이내 발생
  - 소변량 감소, 고열, 신장부위 통증 등
  - 즉시 신장 적출술 시행
- 급성
  - 수술 후 수일~수개월 내 발생
  - 무뇨, 핍뇨, 이식부위 통증, 고열, 갑작스러운 체중증가, 고혈압, 부종 등
  - 고용량 스테로이드, 다일 항체 면역억제제, 방사선 조사 실시
- 만성
  - 수술 후 수개월~수년에 걸쳐 발생
  - 산장 기능 점차 감소, 단백뇨

066 정답 ③

해설 퓨린의 신진대사장애로 요산이 과잉 축적되어 통풍이 발생하게 된다. 따라서 식이에서는 저퓨린식이를 섭취하고 고퓨린식이는 피하도록 한다.
- 저퓨린식이 : 채소, 곡류, 감자, 과일, 우유, 치즈, 달걀 등
- 중 및 고퓨린식이 : 육즙, 내장, 쇠고기, 정어리, 조개류, 콩류, 시금치, 아스파라거스 등

067 정답 ②

해설 수술 부위의 손은 팔꿈치보다 높게 올려야 한다.
- 간호중재
  - 팔꿈치는 심장보다 높게 배개를 대주고 손은 팔꿈치 보다 높게 둔다.
  - 탄력붕대나 장갑을 착용한다.
  - 팔 마사지를 시행한다.
  - 손상에 주의한다.
  - 수술한 쪽 팔에 혈압측정, 주사, 채혈은 피한다.
  - 무거운 물건 드는 일, 힘이 가해지는 활동은 금한다.
  - 손톱정리시 가위 사용을 피한다.
  - 피부 부착용 제모제를 사용하는 것은 피한다.

068 정답 ⑤

해설 다음 증상 및 징후를 확인하였을 때 수근관증후군인 것을 알 수 있다. 수근관증후군은 손목 정중신경의 압박으로 인하여 손의 통증, 감각 무뎌짐, 손의 힘 약해짐의 증상이 나타난다. 또한 밤에 통증이 심해지고 팔, 어깨, 목, 가슴까지 방사되며 팔렌징후와 티넬징후에서 양성을 보인다.

069 정답 ③

해설 자극을 줄이기 위하여 안대를 착용하여 안구의 움직임을 최소화한다. 외출 시에는 자외선으로부터의 눈을 보호하기 위하여 선글라스를 착용하도록 교육한다.
① 수술부위의 출혈을 방지하고자 수술하지 않은 쪽으로 눕도록 한다.
② 수술직후에는 침상난간을 올리도록 하여 낙상을 예방할 수 있도록 하며 몇 시간이 지나야 퇴원이 가능하다.
④ 기침과 재채기, 코 풀기, 짐 들기 등의 행위는 안압을 상승시킬 수 있다.
⑤ 수술부위를 손으로 만지지 않도록 교육한다.

070 정답 ④

해설 메니에르병의 현훈을 제거하고 귀의 충만감이나 압력을 제거하기 위해서는 약물요법으로 이뇨제를 사용하고 식이로는 저염식이를 권장한다.

2회차 1교시 모성간호학

071 정답 ①

해설 [여성건강간호학의 가족중심간호 기본원리]
- 출산, 양육, 사회화 등은 가족의 독특하면서도 중요한 기능으로 정상적이고, 건강한 사건이며, 가족 전체의 과업이다.
- 가족은 충분한 정보와 전문적인 지지가 주어지면 스스로 간호를 결정할 능력이 있다.
- 출산은 가족생활에서 정상적이고 건강한 사건이며, 새로운 가족관계 형성의 시작이다.

072 정답 ②

해설 [바르톨린샘의 특성]
- 바르톨린샘은 질 옆 4시, 8시 방향에 위치해 있다.
- 성적흥분 시 알칼리성 분비물을 분비하며, 질을 윤활시키고, 정자를 보호한다.
- 임균의 감염이 잘 발생한다.

073 정답 ②

해설 [에스트로겐]
뇌하수체 전엽의 난포자극호르몬은 난포를 성숙시키는데, 난포가 성장하면 난소에서 에스트로겐이 분비되게 한다.

074 정답 ⑤

해설 [유방자가검진의 시기]
- 규칙적으로 월경을 하는 경우 매달 월경 후 1주일 이내에 검진한다.
- 폐경이 되거나 월경이 불규칙한 경우 일정한 날짜를 정해 놓고 매달 같은 날에 검진한다.

075 정답 ①

해설 class Ⅰ은 정상이므로 정기적으로 자궁경부질세포검사를 시행하면 된다.

분류	결과
Class Ⅰ	이상세포 없음
Class Ⅱ	염증으로 이상세포 출현
Class Ⅲ	비정상 유핵세포변화(이형성)
Class Ⅳ	암(상피내암)으로 생각할 수 있는 세포상 출현
Class Ⅴ	침윤암(편평세포암)으로 시사할 만한 세포상

076 정답 ④

해설 [난포자극호르몬]
- 무월경이 나타나면 HCG농도와 난포자극호르몬 농도를 측정하여 임신을 확인한다.
- 난포자극호르몬의 수치가 40mIU/ml 이상이면 폐경의 진단을 내릴 수 있다.
- 폐경이행기 및 폐경에 관한 지문이다.

077 정답 ②

해설 [전자궁적출술]
양쪽 난소와 질을 남겨두고 자궁과 자궁 경부 모두를 완전히 제거하는 외과적 수술로 임신, 출산, 월경은 불가능하나 난소를 같이 제거한 경우가 아니라면 여성호르몬은 정상적으로 분비되기 때문에 성의욕 상실은 없다. 자궁이 없더라도 자궁 외의 질 부위는 그대로 보전되기 때문에 부부관계는 큰 문제가 되지 않는다.

078 정답 ④

해설 [임질의 치료]
정의 : 임균 감염증(임질)은 성관계를 통해 임균에 감염되어 발생하는 남성 또는 여성 생식기의 감염증이다.
- 임질은 페니실린과 에리스로마이신을 치료제로 사용한다.
- 내성이 있으므로 완전히 치료될 때까지 치료를 중단하면 안 된다.
- 치료기간 중 성교는 금지하고, 배우자와 함께 치료한다.

079　정답 ③

해설 [질염의 증상]
- 칸디다성 질염
  - 원인균은 candida albicans(진균성 질염)으로 임신부, 당뇨, 폐경 이후, 장기간의 항생제 사용이 원인이다.
  - 심한 소양증과 희고, 치즈 같은 질 분비물과 소양증을 보인다.
  - 항진균제(fluconazole)을 사용한다.
  - 면 속옷 입기, 꽉 끼는 옷 피하기, 회음을 앞에서 뒤로 닦을 수 있도록 한다.
  - 임신 시 신생아 아구창 예방을 위해 치료받도록 한다.
- 트리코모나스 질염
  - 원충성 질염으로 성 접촉이나 수건에 의해 감염된다.
  - 녹황색 거품의 악취나는 질 분비물을 동반한다.
  - 배뇨곤란, 질 작열감, 성교 곤란증, 소양증 등이 주요 증상이다.
  - 치료는 성교 피하고 콘돔 사용하기, 배우자와 함께 치료, Metronidazol 치료가 필요하다.
- 노인성 질염
  - 에스트로겐의 농도 저하로 인해 발생한다.
  - 성교 시 통증, 소양증, 혈액 섞인 질 분비물, 작열감의 증상이 나타난다.
  - 에스트로겐 크림이나 질정으로 증상을 완화한다

080　정답 ②

해설 [골반결핵]
- 결핵균에 의해 발생하는 여성 생식기 결핵으로 폐결핵으로부터 혈행성으로 전파된다.
- 불임, 월경불순, 하복부 통증, 혈액 섞인 물 같은 분비물의 증상이 있다.
- 골반결핵이 감염되는 곳 중 난관은 90~100%이다.
- 폐결핵약의 복용으로 치료하며, 치료 후 6개월마다 정기검진을 해야한다.

081　정답 ③

해설 [AIDS의 원인]
- AIDS 감염자와의 성행위, 오염된 주사기, 면도날, 칫솔을 함께 사용하지 않는다.
- 감염된 혈액이나 혈액제제를 투여하지 않는다.
- 일상적인 생활접촉만 아니라 모기 등 곤충에 의해서는 감염되지 않는다.

082　정답 ④

해설 [자궁내막생검]
- 배란 후 자궁내막 생검하여 분비기가 되었는지 확인한다. 수정란의 착상부위, 황체기능, 배란 여부를 평가하기 위한 검사이다.

083　정답 ②

해설 [임신 중 소화기계의 변화]
- 입덧 : 오심, 구토, 4~6주부터 12주까지 지속 (∵HCG 영향, 양가감정)
- 식도괄약근의 이완, 위산의 식도역류(가슴앓이), 변비, 치질 발생 (∵ 프로게스테론 영향)
- 잇몸 비대, 치육염, 결석 (∵ 에스트로겐 영향)

084　정답 ③

해설 [임부의 심리적 특징]
임부는 태아와 자신을 분리된 독립된 개체로 생각하다가 태동으로 인해 애착이 형성되게 된다.

085　정답 ⑤

해설 [임신 시 영양]
- 임신 초기 엽산의 섭취는 거대적 아구성 빈혈의 예방을 위해 필요하고, 구개파열, 토순, 심장기형과 같은 선천성 기형의 예방에 도움이 된다.
- 철분은 임신 2기부터 필요하게 된다.
- 임신 중 칼로리는 비임신시보다 300kcal가 증가하게 되므로 지나친 음식 섭취는 임부의 건강에 좋은 영향을 주지 않는다.

086　정답 ③

해설 [임신 시기별 인슐린 요구량]
- 임신 1기 : 인슐린 요구량 감소
- 임신 2기 : 태반 호르몬의 항인슐린 성질로 인해 인슐린 요구량 증가
- 임신 3기 : 태반 호르몬의 증가로 인슐린 요구량 현저히 증가
- 분만 : 분만 시 어려움과 신진대사 증가로 인슐린 요구량 감소
- 분만 후 : 태반 호르몬의 감소로 인슐린 요구량 감소
  - 임신 2, 3기에 인슐린 요구량이 가장 많이 증가한다.

087　정답 ⑤

해설 [포상기태의 치료]
- 포상기태는 암적색의 질 분비물을 보이며, 임신오조 증상, 임신 개월수에 비해 큰 자궁의 크기, 정상보다 HCG 수치가 높은 것을 볼 수 있다.
- 포상기태의 치료방법으로 출혈 예방을 위해 흡입소파술을 시행한다.
- 기태가 자궁근층까지 간 경우는 자궁 적출술을 시행한다.
- 소파술 시 출혈 및 자궁천공을 예방하기 위해 옥시토신을 투여한다.

088　정답 ②

해설 [태변 배출]
- 두정위에서의 태변 배출은 저산소증을 의미한다.
- 둔위 시의 태변 배출은 정상이다.

089 정답 ②

해설 [제대압박 시 간호]
- 제대압박으로 가변성 하강 시 제대압박 감소를 위해 좌측위, 고골반위를 취해준다.
- 제대 탈출 확인 후 산소 공급, 옥시토신 중단, 태아심음 관찰 등의 간호중재를 취해준다.

090 정답 ①

해설 [자궁 외 임신의 증상]
- 자궁 외 임신은 수정란이 자궁강이 아닌 이외의 부분에 착상되는 것이다.
- 자궁 외 임신에서 수정란이 가장 많이 착상되는 장소는 난관팽대부이다.
- 자궁 외 임신은 난관협착이나 폐쇄, 자궁내 장치, 골반염증성 등의 원인에 의해 발생한다.
- 12주 이내 수정란 파열로 복강 내 출혈, 칼로 찌르는듯한 급격한 편측성 복부 통증, 출혈로 배꼽 주변이 푸르게 보이는 cullen's sign을 볼 수 있다.

091 정답 ⑤

해설 [자간증 임부의 경련조절 간호]
1) 황산마그네슘(MgSO4)을 투약한다.
   - 중추신경억제, 경련감소, 평활근 이완으로 자궁혈관 수축 예방
   - 근섬유 흥분을 감소시켜 경련완화 효과
   → 황산마그네슘(MgSO4) 투약 중단 상황: 환자 호흡수가 10회/분 이하인 경우
   - 중독증상을 보일 때는 중화제 투여(중독증상 : 저혈압, 호흡감소, 맥박 감소, 소변량 감소, 태반을 통과하므로 태아심음 감소)
2) 자극을 줄인다.(조용하고 어두운 실내분위기 조성)
3) 진정제 diazepam(valium), dilantin 투여한다.
4) 경련 동안 모성의 태반조기박리를 확인한다.
5) 경련 동안 태아의 태아 서맥, 저산소증, 산독증을 확인한다.
6) 경련 후 산소를 공급하고 이물질을 제거한다.

092 정답 ⑤

해설 [산도의 구분]
정상분만 가능성을 결정하는 것은 골반 입구의 가장 짧은 산과적 결합선과 중골반의 횡경선(좌골극간의 거리)이다.

093 정답 ③

해설 [하강]
- 하강은 태아가 골반입구를 지나 골반출구를 향하여 내려가는 과정으로 station –4~+4로 표시한다.
- 진입은 아두의 대횡경선이 골반입구를 통과할 때를 말하며 이때 station 0이라고 표시한다.

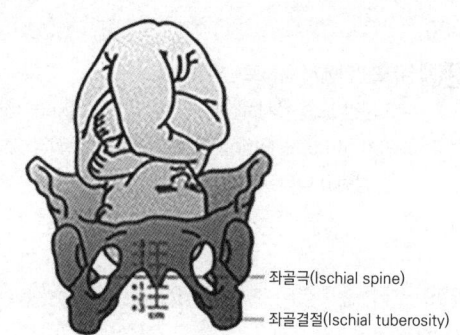
좌골극(Ischial spine)
좌골결절(Ischial tuberosity)

094 정답 ④

해설 [태아 곤란증 간호]
- 태아곤란증은 태아의 심박동이 120회/분 이하, 160회/분 이상이거나 자궁수축이 끝난 후 태아의 서맥이 30초 이상 지속되는 경우, 자궁 내압이 75mmHg이상시, 자궁수축 지속시간이 90초 이상이거나 자궁수축 간격이 2분 이하인 경우이다.
- 태아곤란증의 증상이 나타나면 옥시토신을 중단하고, 하지를 상승시키고 좌측위, 산소를 공급한다.

095 정답 ④

해설 [제대탈출 시 자세]
- 제대탈출은 아두만출 전 제대가 선진부 앞부분으로 밀려 내려와 제대가 눌린 상태로 태아의 저산소증 발생 위험이 크다.
- 산부는 특별한 증상을 느끼지 못하며 가변성 감퇴현상, 질강으로 제대가 보인다.
- 태아의 심음을 사정하며. 제대가 눌리는 것을 방지하기 위해 고골반위, 산소공급을 해준다.
- 제대 탈출 시 제대가 건조되지 않도록 멸균 생리식염수로 적신 거즈로 덮어준다.
- 제대를 억지로 밀어 넣지 않는다.

096 정답 ①

해설 [유도분만의 금기증]
- 유도분만은 자연적인 자궁수축 전에 자궁수축을 유도하여 분만하는 것을 말한다.
- 금기증
  - 산도기형, 아두골반 불균형, 태위 이상, 태아 선진부 이상
  - 과거 제왕절개술 또는 자궁수술 경험 등의 자궁파열 위험성
  - 전치태반
  - 태아질식 상태, 저체중아, 미숙아
  - 고령, 4회 이상 다산부

097 정답 ③

해설 [산부의 방광팽만]
- 분만 도중 자궁과 태아의 압박으로 요도와 방광이 압박되기 때문이다.
- 방광의 긴장도와 방광이 차 있는 느낌을 지각할 수 있는 능력이 감소되었기 때문이다.

098 정답 ③

해설 [유도분만에서 옥시토신의 중단]

유도분만 도중 옥시토신을 중단해야 하는 경우는 태변배출 시, 자궁 수축기간이 90초 이상일 때, 두부 통증과 고혈압, 후기감퇴, 심한 가변성 감퇴가 나타날 때이다.

099 정답 ⑤

해설 [자궁파열의 치료]
- 자궁 근육의 열상으로 자궁 협부나 체부가 파열되는 것이 자궁파열이다.
- 완전자궁파열 시 날카로운 복부통증, 자궁수축 정지, 복강내 출혈 혹은 질 출혈, 복부팽만감, 혈압 하강 등의 쇼크 증상, 태아 심음 중단, 태아 촉진이 쉬워진다.
- 자궁파열 시 활력징후 사정, 자궁적출술, 수혈, 저혈량 쇼크 증상 및 복막염 위험을 관찰해야 한다.

100 정답 ④

해설 [배뇨 확인의 목적]
- 산후 6~8시간 내에 자연배뇨를 실시해야 한다.
- 그 이유는 산후 감염을 예방하고, 자궁수축을 촉진하고, 방광기능을 확인하며, 산후 출혈을 예방하기 위해서이다.

101 정답 ④

해설 [분만 후 배뇨]
- 분만 후 1시간 간격으로 자연배뇨를 확인한다.
- 방광팽만 시 자궁이완, 소변정체, 감염의 위험이 있기 때문이다.
- 자연배뇨 촉진 후 필요 시 인공도뇨 할 수 있다.
- 환자가 소변을 보지 못하는 경우 가장 우선적으로 자연배뇨를 하도록 유도한다.

102 정답 ①

해설 [Rubin의 심리적 변화]
- 분만 후 2~3일은 소극기로 수동적이고 의존적인 특징을 보인다.
- 힘든 분만으로 의존성이 증가하게 되며, 수다스러워진다.
- 충분한 휴식과 수면을 할 수 있도록 한다.

103 정답 ②

해설 [유방염의 간호중재]
- 유방염은 산후 2~3주경 호발하는 국소적 농양으로 심한 유방울혈이 있은 후 체온상승, 오한, 권태감, 겨드랑이 림프절 증대의 증상을 호소한다.
- 유방울혈은 유방염의 요인이 될 수 있다. 모유수유 자체가 유방염의 원인은 아니다.
- 항생제를 투여해 치료한다.
- 젖을 짜내 유방울혈을 완화시킨다.
- 농양 시 절개와 배농을 시킬 수 있다.
- 예방하기 위해 수유 전후 손을 씻고, 유두를 청결히 한다.
- 유두 열상을 예방하기 위해 아이를 가까이 안고 수유하며 유륜까지 깊이 빨리도록 한다.
- 수유 후 남은 젖을 짜내 유방울혈을 예방한다.

104 정답 ⑤

해설 유방을 지지하기 위해서 잘 맞는 순면의 수유용 브래지어나 유방지지대를 착용한다.

105 정답 ②

해설 [산욕기 심박출량의 변화]
- 분만 후 48시간 동안은 순환 혈액량이 일시적으로 15~30%까지 증가하여 심장에 부담을 주게된다.
- 자궁태반 혈류의 소실로 인해 정맥귀환량이 증가하고, 조직 내 축적되어 있던 수분 성분이 순환계로 돌아오기 때문이다.

2회차 2교시

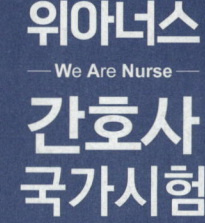

2회차 2교시 — 아동간호학

001 정답 ①
해설 [비외상성간호]
- 비외상성 간호(비상해적 간호, atraumatic care) : 환자의 고통을 최소화, 아동과 가족이 경험하는 신체적·정신적 고통을 주변 상황으로부터 제거하고 최소화하는 치료적 간호를 제공하는 것

002 정답 ④
해설 [성장발달의 원리]
- 성장: 신체 전체나 일부의 크기, 세포의 수와 크기의 증가, 양적 측정 가능
- 발달: 전 생애를 통해 지속적·순서적으로 이루어지는 질적 변화, 통합적·복합적 능력의 증가
- 아동의 성장발달의 원리는 복합성, 방향성, 순차성, 연속성, 개인차, 결정적 시기, 일정하지 않은 속도가 있다.
- 두미성 : 두부 → 미부 방향 (머리 → 몸통 → 다리)
- 근원성 : 중심부 → 말초 방향, 팔 → 손 → 손가락, 중추신경계 → 말초신경계
- 단순 → 복잡한 것으로 발달 (옹알이 → 세련된 문장), 일반적 → 구체적

003 정답 ⑤
해설 [DDST II 검사]
- 잠재적 발달지연이나 위험성 평가를 위한 검사이다.
- 개인-사회성, 미세운동, 언어, 전체운동 영역의 발달을 사정한다.
- '지연'(delay)항목이 없고 '주의' 항목이 1개까지 정상, 2개 이상이면 1~2주 내 재검사 권유
- 현재 발달 상태를 알기 위한 것이기 때문에 모든 항목을 통과할 필요는 없다.
- 미숙아는 교정연령으로 평가한다.
  (단, 2주 이하 조산아나 2세 이상 아동은 교정하지 않음)
- 72개월 이하 아동을 위한 검사이다.

004 정답 ③
해설 [예방접종 주의사항]
- 접종 후 경련이 발생하면 즉시 진찰을 받도록 한다.
- 생백신 접종 금기 대상자는 면역 결핍성 질환을 앓는 경우 해당한다.
- 발열이나 국소적 종창이 DTaP의 주요 부작용이다.
- 오전에 접종하도록 하여 하루동안 아동을 관찰한다.
- 예방접종은 일정에 맞게 해야한다.

005 정답 ⑤
해설 [학령기 비만]
- 학령기는 비만이 증가하는 시기임
- 패스트푸드, 인스턴트의 섭취를 줄임
- 영양가 있는 간식을 먹되, 식사시간이나 간식시간 외에는 음식 섭취를 제한
- 식사 후 다른 일을 하거나, 식사 중 텔레비전 시청, 컴퓨터를 하지 않도록 함

006 정답 ①
해설 [신생아]
① 혈관종은 정상적인 반응이다.
② 질환이 있을 때 지속적인 청색증이 관찰된다.
③ 선천성 고관절 탈구의 경우 다리의 길이가 다르다.
④ 정상 신생아는 굴곡된 자세이다.
⑤ 남아는 고환이 처져있고, 주름진 모습을, 여아는 대음순이 음핵과 소음순을 덮고 있는 모습 관찰, 남아의 고환이 만져지지 않으면 잠복고환이 의심된다

[정상 신생아 피부특징]
- 붉으스름하나 여러 가지 색으로 변화, 손발이 차가울 때는 청색증, 울 때는 암적색이나 자색으로 쉽게 변함
- 말단청색증 : 정상적이며 혈관의 불안정, 모세혈관 정체로 인함 → 지속적일 경우 질환
- 할리퀸 증상 : 신생아를 옆으로 뉘였을 때 중앙선을 경계로 아래 붉은 빛, 위쪽 창백한 상태로 있는 일시적 현상
- 태지 : 피부 표면을 덮는 회백색의 크림치즈와 비슷, 피지선과 상피세포의 분비물로 구성, 생후 1~2일에 자연 소실, 억지로 제거하지 않음
- 미립종 : 코, 턱 주위 좁쌀처럼 하얗고 작은 덩어리, 2~3주내 소실

- 대리석양 피부 : 냉기 노출 시 피부에 일시적으로 생기는 반점
- 몽고반점 : 엉덩이, 천골 부위에 편평한 짙은 푸른색 착색. 진피 세포가 뭉친 것, 4~5세에 자연 소실
- 솜털 : 태아 16주에 나타나 32주에 사라짐. 어깨, 등에 분포, 미숙아 많음

007 정답 ①

해설 [영아의 목욕]
- 목욕물의 온도는 37.7~40.6℃를 넘지 않도록 하며, 어린 영아는 비누를 사용하지 않고 목욕시킨다.
- 순서 : 눈부터 시작(내안각에서 외안각 방향), 머리에서 다리 방향, 여아 생식기 앞~뒤 방향, 남아 귀두 주변 닦음
- 기저귀 부위 파우더나 전분은 유기체가 잘 성장할 수 있는 환경을 제공하므로 사용하지 않는다.
- 피부의 산도 유지 (pH : 5.5)
- 준비물품을 목욕시작 전에 미리 확인하고 목욕 중 절대 아기를 혼자 두지 않을 것
- 수유 전과 보채지 않을 때, 수유 직후에는 하지 않음

008 정답 ④

해설 [아프가 점수]
- 출생 후 1분과 5분에 측정한 점수
- 0~3점 : 즉각적인 소생술 필요, 4~6점 : 중등도의 곤란, 7~10점 : 정상
- 5가지 관찰지표인 심박동, 호흡능력, 반사능력, 근육긴장, 피부색을 통해 신생아의 전반적인 건강상태를 파악

009 정답 ⑤

해설 [신생아의 반사]
- 빨기반사: 물체를 입술에 대거나 입안에 놓으면 빨기를 시도하는 반사
- 포유반사: 뺨을 톡톡 치거나 접촉하면 자극방향으로 머리를 돌리는 반사
- 모로반사: 머리를 갑자기 신전하면 팔을 벌려서 위로 올리고 손을 C 모양을 함. 소실시 뇌 손상의 지표, 쇄골골절 의심
- 긴장성경반사: 앙와위에서 머리를 한쪽으로 돌리면 머리를 돌린 쪽의 사지는 신전, 머리를 돌린 반대쪽의 사지는 굴곡
- 바빈스키반사: 발바닥 외측을 발꿈치에서 발가락 쪽으로(외측으로) 긁으면 발가락이 신전

010 정답 ③

해설 [영아의 운동발달]
- 혼자 앉기는 늦어도 8~9개월에는 이루어진다. 따라서 신경학적 검사와 발달 검사가 필요하다.
- 1개월: 머리를 좌우로 움직임, 짧게 간신히 들어올림
- 3~4개월: 머리를 가눔, 손바닥으로 물건을 쥠
- 4~5개월: 몸을 뒤집기(복위→앙와위)
- 6개월: 앙와위 → 복위로 뒤집기, 엎드린 상태에서 양팔로 몸무게 지탱
- 6~7개월: 도움 받아 앉음, 배밀이
- 8개월: 도움 없이 앉음, 집게잡기 가능, 박수, 손인사, 기기시작
- 9개월: 사지기기
- 10개월: 혼자일어나 가구 주위를 잡고 돌아다님
- 12개월: 다른 사람 손을 잡고 걷기, 혼자 걷기 가능, 숟가락과 컵을 이용함

011 정답 ③

해설 [영아의 안전사고예방]
- 화장실과 현관문을 닫아둔다.

[질식 예방]
- 젤리, 슬라이스 핫도그, 딱딱한 사탕, 땅콩, 포도, 건포도, 껌 등의 작은 조각은 제공하지 말 것
- 끈 달린 인공 젖꼭지, 비닐봉지, 블라인드나 커튼 줄 주의, 푹신한 매트리스 위에서 재우지 않도록 교육
- 수유 후 아기의 입에 우유병을 괸 채로 침대에 눕혀놓지 않도록 교육

[자동차 안전]
- 유아용 카시트는 차 뒷자석에 설치
- 신생아와 영아는 2세까지 후방카시트 장착

012 정답 ①

해설 [프로이드 발달이론]
- 신뢰감을 형성하는데 중요한 시기는 영아기(구강기)이다.
- 영아기(구강기) → 유아기(항문기) → 학령전기(남근기) → 학령기(잠복기) → 청소년기(생식기)

013 정답 ③

해설 [이유식과 고형식이]
- 이유식 시작: 4~6개월, 12개월까지
- 이유식: 조제유나 모유만으로 충분한 영양분을 섭취할 수 없으므로 고형식이(밥)로 전환하는 연습
- 목적: 식이성 빈혈예방, 운동기능의 장애 방지, 의존심 방지, 골격과 근육발달의 촉진 등
- 4~6개월 쌀미음부터 시작: 쌀→야채→과일→고기, 생선, 달걀노른자의 순서로 제공
- 한 번에 한 가지씩 새로운 음식을 추가하여 2~3일간 먹임
- 새로운 음식을 주기 전에는 4~7일간 간격, 모유나 조제유 주기 전에 이유식 먼저 제공
- 12개월 전 금지: 소금, 설탕, 꿀, 가공식품, 달걀흰자, 조개류, 등 푸른 생선, 생우유, 흡인 위험 있는 음식
- 흡인위험이 있는 포도알, 마시멜로, 땅콩, 씨앗, 단단한 사탕, 팝콘, 견과류 등을 주지 않도록 함

014 정답 ②
해설 [입원 아동의 퇴행]
- 학령전기 아동은 입원시 스트레스로 퇴행 현상을 보일 수 있는데, 퇴원하게 되면 회복되기 때문에 정상으로 돌아올 때까지 기다릴 수 있도록 교육한다

015 정답 ⑤
해설 [말더듬]
- 아동이 흥분했을 때, 길고 복잡한 문장을 만들 때, 특정 단어를 생각해 낼 때 발생
- 단어를 적절하게 조합하기 어려움
- 아동의 말을 지적하거나 교정하지 말고 무시
- 아동의 말을 주의 깊게 들어줌

016 정답 ④
해설 [대소변가리기 훈련]
- 보통 18~24개월 유아기에 이루어진다. 대부분 2세에 대소변을 가리며, 4~5세 야간소변 조절한다.
- 아동이 신체적, 정서적 준비가 되어야 시작할 수 있다.
- 대변을 먼저 가리고, 밤소변보다 낮소변을 먼저 가린다.
- 아동이 성공할 때마다 충분히 칭찬한다
- 유아용 변기 사용, 10~15분이면 충분

017 정답 ⑤
해설 [학령기 신체발달]
- 림프계가 발달하여 편도선이 성인보다 크다.
- 급성장하는 시기는 남아는 12~14세, 여아는 10~12세이다. 여아가 2년 정도 빠르다.
- 체지방율 감소, 근육량 증가한다

018 정답 ③
해설 [청소년기 식이습관]
- 청소년의 식이에 영향을 미치는 요인은 신체상에 대한 관심으로 식사량의 감소, 아침 거르기, 정서적 문제 등을 들 수 있다.

019 정답 ⑤
해설 [위관영양]
- 4개월 이전의 영아는 구위관 삽입 → 호흡유지, 자극감소
- 튜브 길이: 코~귀~검상돌기~배꼽 중간
- 튜브 위치 확인: 공기 주입, 위내용물 흡인(황갈색, 녹색), 삽입 후 방사선 사진으로 위치 확인
- 위 내용물을 흡인하여 마지막 영양주입의 잔류량을 확인 후 시행 → 잔류량은 다시 주입
- 호흡부전, 청색증, 복부팽만, 구토가 발생하면 의사에게 알리고 영양을 중지함
- 영아에게 노리개 젖꼭지를 물려줌(sucking reflex 유지)
- 영양액 주입 전 증류수로 관을 통과, 영양액 주입 후 두부를 30° 올리고 우측위

020 정답 ②
해설 [영아돌연사증후군]
- 대개 수면 중에 발생하는 1세 이하의 영아의 갑작스럽고 설명할 수 없는 죽음
- 원인: 불명확, 2~4개월 영아, 남아, 겨울에 빈발
- 영아돌연사증후군 예방을 위해 똑바로 뉘어 재우는 것을 권장하고 있음
- 간호: 부모의 침대에서 함께 자지 않기, 지나치게 폭신한 이불과 인형제거, 간접흡연 주의, 너무 더운 환경 제한, 무호흡 모니터 사용

021 정답 ③
해설 [선천성 심장기형]
- 선천성 심장기형 아동의 가장 흔한 건강문제는 호흡곤란과 저산소증이다.
- 선천성 심장기형 아동의 증상: 비효율적인 호흡 양상(호흡곤란, 저산소증, 가장 흔한 간호 문제), 빈맥과 빈호흡(HR 〉 160, RR 〉 60), 심장잡음(murmur), 성장지연, 수유 곤란, 호흡기감염 재발, 곤봉모양의 손가락(∵말초조직 저산소증에 대한 보상), 슬흉위(∵심장 부담을 줄이려고 정맥혈귀환을 막는 자세), 심장부전

022 정답 ④
해설 [탈수 증상]
- 피부 점막의 건조, 천문 함몰, 움푹 들어간 눈, 피부긴장도 저하, 빠르고 약한 맥박, 사지 냉감·반점, 체중감소, 핍뇨, 대천문 함몰, 빈맥, 혈압하강, 눈물감소

023 정답 ④
해설 [유문협착증]
- 증상: 담즙이 섞이지 않은 분출성 구토, 우상복부의 단단한 올리브 모양의 덩어리, 건강한 아동에게 잘 발생, 남녀의 발생 비율은 약 4:1로, 남아에게 흔하게 나타남.
- 간호: 비위관으로 위감압, 대사성 알칼리증 교정, 침상머리 상승, 기도흡인 예방

024 정답 ⑤
해설 [타진법]
- 손을 컵 모양으로 오므려 배액이 필요한 부위 위의 가슴을 두드림, 환의 위에서 시행, 타진컵을 이용
- 1회 30~60초, 하루 여러 번 시행, 기관지 분비물 점도가 높으면 3~5분

025 정답 ③
해설 [세기관지염의 간호중재]
- 습도가 있는 산소를 공급해주고, 수분섭취를 격려, 체위변경, 반좌위, 흉부물리요법, 감염예방(RSV는 격리), 손씻기
- 이차적 세균성 폐렴이 없으면 항생제가 아닌 항바이러스제를 투여
- 기관지 확장제를 투여하지 않음

026 정답 ①
해설 [천식의 증상]
- 재발성의 마르고 발작적 기침, 거품이 있는 끈끈한 객담, 가슴 답답함, 호흡곤란
- 천명음, 밤에 천식 증상이 심해짐
- 호흡음이 거칠고 폐 전체 잡음 청진
- 거품 있는 맑은 가래
- 등을 앞으로 구부린 앉은 자세, 술통형 흉부

027 정답 ⑤
해설 [청색증형 심장질환]
- 청색증형 : 비산화혈이 체동맥 순환내로 유입되는 경우, 팔로사징후, 삼첨판 폐쇄, 대동맥 전위(우-좌 단락)
- 비청색증형: 비산화혈이 체동맥 순환내로 유입되지 않는 경우, 심실중격 결손, 심방중격 결손, 동맥관개존증, 대동맥 축착, 대동맥 협착, 폐동맥 협착(좌-우 단락)

028 정답 ②
해설 [철분결핍성 빈혈 간호]
- 미숙아는 2개월, 만삭아는 4개월 이내에 철분보충을 시작
- 철분제는 비타민 C와 함께 식간에 복용하며 빨대를 이용해 마심
- 철분제 복용 시 위장장애, 변비, 흑색변 등이 있음

029 정답 ⑤
해설 [아토피 피부염 간호중재]
- 소양증 조절: 증상완화, 2차성 세균감염 예방이 목적, 중등도에서 심한 경우 : 항히스타민제, 1%hydrocortisone(얼굴) 약물 투여/손과 팔 억제대 필요, 손톱 짧고 깨끗이 유지
- 서늘한 환경 제공, 햇빛을 직접 받지 않게 면 소재 혼방 옷 착용
- 수분 유지: pH 약산성 비누 사용, 피부 깨끗이 유지, 목욕은 단시간에(미지근한 물)
- 고탄수화물 식이, 고지방식이 제한

030 정답 ②
해설 [요로감염]
- 방광이나 신장이 세균에 감염되어 소변 속에서 번식하게 되어 나타나는 질병으로 요도가 짧고, 항문과 가깝기 때문에 여아에게 호발
- 원인 : 대장균(75~90%), 여아의 경우 해부학적으로 요도가 짧고 항문과 요도가 가까워 발생 빈도가 남아에 비해 높음
- 증상 : 세균뇨, 배뇨통, 빈뇨, 악취 나는 소변, 잔뇨감, 급뇨
- 치료 및 간호: 광범위 항생제 투여, 임상증상이 좋아져도 완치를 뜻하는 것이 아니므로 예방적 항생제 사용, 적절한 수분 섭취(3~4시간마다), 소변이나 대변을 닦는 방향은 앞에서 뒤로, 면 속옷, 소변 참지 않기

031 정답 ⑤
해설 [가와사키]
- 4세 이하의 영유아에게서 발생하는 급성 열성 발진증이다.
- 원인: 겨울과 봄에 주로 나타남, 2세 이하 남아
- 증상
  - 5일 이상 계속되는 발열(항생제, 해열제에 반응하지 않음)
  - 손발 부종, 손바닥의 홍반, 피부 낙설
  - 입술 홍조, 딸기 모양의 혀
  - 부정형 발진
  - 안구 결막 충혈
  - 비화농성 목림프절 종창
- 치료 및 간호
  - 면역글로불린 투여
  - 아스피린 투약, 심혈관 손상 예방 (울혈성 심부전 증상과 징후 관찰)
  - 피부 청결, 부종 부위는 마찰과 지속적인 압력 받지 않도록 함

032 정답 ②
해설 [이분척추]
- 출생 전에 신경관의 융합이 안 되어 붙지 않고 벌어지는 질환
- 원인 : 유전적 소인, 임부의 엽산 결핍, 원인불명, 유해환경
- 부위 : 제2요추나 제1천골의 척추궁 불융합(태아기)
- 간호 : 낭포가 터지지 않도록 복위로 눕힘, 둔부 공기에 노출, 척추 하부에 기저귀 채우지 않도록 함, 하지의 괴사와 기형 예방, 무균적 습윤 드레싱, 압력감소(공기매트), 말단부위 신경계 사정

033 정답 ④
해설 [척추측만증 증상]
- 서 있는 위치에서 어깨 높이 다름, 견갑골 튀어나옴, 둔부의 높이 다름
- Adam's 검사(전방굴곡 검사)에서 손을 뻗어 앞으로 굽힐 때 등의 높이 다름
- 좌우 팔과 몸통사이의 간격이 다름
- 한쪽 엉덩이가 더 높음

034 정답 ④

해설 [수두 간호중재]
- 직접접촉(가피는 감염되지 않음), 비말감염, 오염된 물건, 발진 1일 전부터 가피 형성까지 전파시기
- 전염기간 : 발진 1일 전부터~첫 수포 발생 6일 후까지 형성
- 임상증상: 미열, 심한 소양증 동반한 발진, 3~4일간 수포, 7~10일 내 가피, 몸통에서 발진 시작 후 전신으로 퍼짐
- 치료 및 간호: 항바이러스 제제 투여, 격리, 소양증 간호, 피부간호, 서늘한 환경

035 정답 ①

해설 [백혈병을 위한 간호 중재 중 식이]
- 달고 기름진 음식, 고염식이, 강한 냄새가 나는 음식을 피함
- 고열량, 고단백식이 제공

2회차 2교시 지역사회간호학

036 정답 ④

해설 [사회주의형]

특징	• 사회주의 국가가 채택하는 형태로 의료 형평성을 매우 중시 • 국가 전체 프로그램의 하나로 보건의료를 다룸
장점	• 의료자원의 효율적인 할당 • 의료체제에 대한 관리와 통제 용이
단점	• 의료조직이 정부조직의 일부분이므로 이에 따른 경직성으로 관료 체계의 병폐 심각 • 의료서비스 이용의 자유선택권 박탈

037 정답 ⑤

해설 의료보장과 소득보장이 모두 가능한 것은 우리나라 사회보험 중에서 1964년 처음으로 도입 된 산재보험이 있다.
①②는 사회보험방식의 소득보장, ③④는 사회보험 방식의 의료보장 보험이다.

038 정답 ②

해설 [필수예방접종]

1. 디프테리아	2. 폴리오	3. 백일해
4. 홍역	5. 파상풍	6. 결핵
7. B형간염	8. 유행성이하선염	9. 풍진
10. 수두	11. 일본뇌염	12. b형헤모필루스인플루엔자
13. 폐렴구균	14. 인플루엔자	15. A형간염

16. 사람유두종바이러스 감염증
17. 그룹 A형 로타바이러스 감염증
18. 그 밖에 질병관리청장이 감염병의 예방을 위하여 필요하다고 인정하여 지정하는 감염병

039 정답 ③

해설 질병발생 여부에 따른 2개 집단의 대상자를 선정한 후 질병 발생원 인여부의 경험여부를 조사한다. 환자군과 대조군은 질병발생 유무만 다르며, 원인 유발 의심 요인 이외 연구 결과에 영향을 미칠 수 있는 요인은 동일한 집단이다.

040 정답 ②

해설 ①, ③, ④, ⑤는 모두 1차 자료에 해당하는 직접 정보 수집방법이며 ②번의 주민센터의 인구 통계율만 2차 자료인 간접적인 방법이다. 지역사회간호 자료수집 과정에서는 2차 자료를 우선적으로 사정한 후 부족한 부분에 대해 1차 자료를 수집하는 것이 순서이다.

[지역사회 자료 수집 방법]
1) 직접정보 수집 방법 : 지역 시찰, 정보원 면담, 참여관찰, 설문지, 차창 밖 조사 등
2) 간접정보 수집(기존자료 활용, 이차적인 분석)방법 : 공공기관 보고서, 센서스, 통계자료, 회의록, 조사자료, 의료기관의 건강기록 등

041 정답 ③

해설 [환경분석과 효과적인 전략개발을 위한 SWOT 분석]
① SWOT분석은 계획에 기초가 되는 강점, 약점, 기회, 위협 등을 파악하는 데 초점을 두는 상황감사기법이다.
② 지역사회간호사정에서 사용되는 SWOT분은 조직 외부에 있는 기회(opportunities)와 위협(threats) 요인을 살펴보기 위해 이들 환경을 중심으로 장래에 예측되는 대중, 경쟁자 사회문화적·정치적·기술적·경제적 환경 등의 변화를 분석하는 동시에, 조직 내의 강점(strengths)과 약점(weaknesses)을 파악하는 것이다.
③ 비만프로그램 체계가 확립되지 않은 것은 약점(W), 지역보건의료 계획 중점 과제에 선정된 것은 기회(O)이다.

042 정답 ④

해설 ① 조사망률 = 연간 총 사망수/연 중앙인구
신생아사망률 = 생후 28일 미만의 사망수/1년간의 출생자수
② 모성사망률 = 임신분만산욕 합병증으로 인한 모성사망수/15~49세 가임기 여성수
조출생률 = 연간 총 출생아수/연 중앙인구
③ 보정영아사망률 = 그 기간 내 출생아 중 영아기 사망수/어떤 기간 내 출생수
출생사망비(인구동태지수) = 그 기간의 출생수/어떤 기간의 사망수
④ 영아사망률 = 영아기 사망수/1년간의 출생자수
주산기사망률 = 임신 28주 이후의 사산아수 + 생후 7일 이내의 신생아 사망수/1년간의 출생자수

043 정답 ①

해설 BPRS(Basic Priority Rating System)
① 보건사업의 우선순위 결정기준으로 보건소 등에서 가장 널리 사용되는 방법이다.
② 주관적 자료에 치중하고 객관적 자료가 부족한 사업의 추정효과가 가장 큰 영향력을 끼친다는 것이 점수의 타당성에 대한 신뢰도를 낮춘다.

[BPRS의 공식 BPRS = (A+2B)×C]
- A : 건강문제의 크기(10점 만점)
- B : 건강문제의 심각도(10점 만점)
- C : 보건사업의 효과성(10점 만점)
- BPRS는 300점 만점이다. [∵(10 + 2 × 10) × 10 = 300점]

044 정답 ③

해설 일차 의료서비스와 일차보건의료를 정확히 이해하고 비교할 수 있는지를 묻는 문제이다. 두 가지 모두 의료서비스의 첫 단계로 볼 수 있으나 일차보건의료는 국가가 국민에게 보장해야하는 기본적인 서비스라는 개념에서 접근해야 한다.

[일차 의료와 일차보건의료 비교]

일차 의료서비스	일차보건의료
- 의료서비스의 첫 단계 - 지불능력에 의존 - 영리목적 - 치료회복에 초점 - 병리적인 면에 초점 - 민간에 의해 수행	- 1차 의료를 포함한 광범위한 서비스 제공 - 자조와 자기결정 정신 - 지역사회가 지불가능한 비용과 참여 - 지역사회주민이 수용가능한 - 실제적·과학적 근거 - 사회적 수용이 가능한 방법으로 필수적 의료서비스 - 주로 공공에 의해 수행

045 정답 ①

해설
- 결과평가는 사업 종료 시 사업효과를 측정함으로써 사업의 지속이나 확대여부를 판단하기 위해 실시하며, 결과평가는 다시 영향평가와 결과평가로 나뉘게 된다.
- 영향평가는 단기간이 즉각적인 결과를 평가하는 것으로 지식이나 행동의 변화를 평가하는 것이고, 결과평가는 유병률, 삶의 질 등으로 장기적인 변화의 결과를 평가하는 것이 해당된다.
② 과정평가, ③ 영향평가, ④⑤ 구조평가

046 정답 ①

해설 [로이(Roy)의 적응이론]

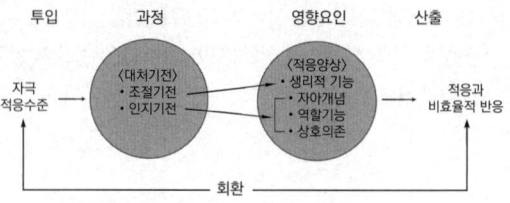

① 자극
인간의 행동과 발달에 영향을 주는 모든 상황인 주위 여건이나 인간 내부에서 일어나는 상태 변화를 의미한다.
㉠ 초점자극 : 변화가 요구되는 즉각적이고 직접적인 사건이나 상황이다(국가시험, 임신 등).
㉡ 관련자극(연관자극) : 초점자극이 주어졌을 때 개인에게 영향을 주는 초점자극 외의 모든 자극을 말한다.
㉢ 잔여자극 : 인간행동에 간접적인 영향을 줄 수 있는 과거의 경험, 개인의 신념, 태도, 성품 등을 의미한다.
② 대처기전(과정)
㉠ 조절기전 : 자극이 투입되었을 때 중추신경, 자율신경계 및 호르몬계에서 자율적으로 반응하는 대처기전이다.
㉡ 인지기전 : 자극이 투입되었을 때 인지적 정보처리과정, 학습, 판단, 정서과정을 통한 대처기전이다.
③ 적응양상 : 대처기전의 활동으로 나타나는 반응을 말한다.
④ 반응 : 자극에 대한 대처기전의 활동 결과를 말한다. 이때 자극에 대해 긍정적으로 반응하기 위해서 인간 스스로가 환경 변화에 효과적으로 대응해야 한다고 보았다.

047 정답 ④

해설
- 팬더(Pender)의 건강증진모형은 건강행위에 영향을 미치는 요인을 설명하는 것으로, 건강신념모형과 사회학습이론을 기초로 하여 개발되었다.
- 특정 질병뿐 아니라 전반적인 건강 행위를 설명하기 위한 모델로 건강증진모형은 기본적으로 건강에 대한 자기 책임, 즉 개인의 능동적 역할인 자기 효능감을 강조 하고 있다.

048 정답 ②

해설 산전관리를 통해 감소시킬 수 있는 것은 다음과 같다.
- 아이: 사산율, 주산기사망률, 저체중아 또는 미숙아 출산율, 선천성 기형아 출산율
- 산모: 빈혈, 고혈압, 자간전증 및 감염에 의한 모성사망률과 유병률 감소
* 출생 1주 이내의 조기 신생아 사망은 선천적 요인에 의한 사망이 많고 사망률이 높기 때문에 산전관리가 중요하다.

049 정답 ①

해설 비례사망지수(비례사망률 PMI)
비례사망지수가 높다는 것은 그 지역의 평균수명이 높다는 의미이므로 보건수준이 높다는 것을 나타낸다. 반대로, 비례사망지수가 평균보다 낮다면 보건수준이 낮다는 것을 의미한다.

$$비례사망지수 = \frac{같은\ 연도의\ 50세\ 이상\ 사망자수}{1년\ 동안의\ 총사망자수} \times 100$$

050 정답 ③

해설 ① 위임 : 법에 보장된 간호사의 역할에 근거하여 지역사회 간호사가 수행하는 직접적인 보건업무이며, 다른 사람에게 수행하도록 맡긴 업무도 포함됨
② 감시: 지역사회 간호중재를 계획, 수행, 평가하기 위해 지속적이고 체계적으로 자료를 수집, 분석하고 정보를 해석하여 건강상태를 기술하고 모니터링하는 것
④ 스크리닝: 건강위험 요인이나 증상이 없는 질병 상태에 있는 개인을 찾아내는 것
⑤ 아웃리치: 보건의료서비스에 대한 접근성이 낮은 위험군이나 관심 인구집단을 찾아내어 건강문제의 원인과 문제해결방법과 서비스 이용방법 등에 대한 정보를 제공하는 것

051 정답 ④

해설 면역력이 약한 영아부터 감염력이 있는 환자에게로 방문순서를 정하여야 병의 전염을 예방할 수 있다.

[가정방문활동의 우선순위]
① 개인보다는 집단을, 건강한 인구집단보다는 취약한 인구집단을 우선으로 한다.
② 일반적으로 감염성 질환을 우선으로 해야 하나, 하루에 여러 곳을 방문해야 할 경우에는 비감염성 질환, 면역력이 낮은 집단 대상자부터 우선 방문한다.
③ 급성질환과 만성질환일 때는 급성질환을 우선으로 한다.
④ 문제가 있는 대상자와 의심이 가는 대상자 중 의심이 가는 대상자를 우선으로 한다.
⑤ 하루에 여러 곳의 가정을 방문해야 하는 경우에는 급성질환이더라도 그것이 감염성 질환인 경우에는 감염의 우려가 있기 때문에 나중에 방문해야 한다.
⑥ 대상자의 생활수준과 교육수준이 낮을수록 취약하므로 우선순위가 높다.

052 정답 ①

해설 건강관리의 구분은 건강진단 실시결과에 대해 근로자 본인의 건강을 유지하고 보호하기 위한 사후관리 조치 결정에 참고하기 위함이며 이것으로 일반적인 건강의 등급을 구분하는 것은 아니다. A 판정은 건강관리상 사후관리가 필요 없는 건강자이다.

구분	내용
A	건강관리상 사후관리가 필요 없는 자(건강자)
C	C1	직업성 질병으로 진전될 우려가 있어 추적검사 등 관찰이 필요한 자(직업병 요관찰자)
	C2	일반 질병으로 진전될 우려가 있어 추적검사 등 관찰이 필요한 자(일반질병 요관찰자)
D1	직업성 질병의 소견을 보여 사후관리가 필요한 자(직업병 유소견자)
D2	질병의 소견을 보여 사후관리가 필요한 자 (일반질병 유소견자)
R	일반건강진단에서의 질환의심자(제2차 건강진단 대상자)

* 특수건강진단 선택검사항목 추가검사 대상임을 통보하였으나 당해 근로자의 퇴직 등으로 당해검사가 이루어지지 않아 건강관리구분을 판정할 수 없는 근로자는 'U'로 분류함.

053 정답 ④

해설 ④번은 변화촉진자에 대한 설명이다.

[대변자 / 옹호자(advocator)]
① 간호대상자가 자신의 이익을 위한 활동을 할 수 있도록 보호한다.
② 간호대상자가 좀 더 독립적으로 역할을 수행하도록 대변하거나 옹호한다.
③ 개인의 경우 대상자의 요구를 가족이나 다른 의료인 및 의료기관에 설명하여 대상자가 자신의 권리를 주장하도록 돕는 역할을 한다.

[변화촉진자]
① 동기부여에 조력하여 변화의 수행을 돕는다.
② 대상자의 행동을 바람직한 방향으로 변화하도록 촉진한다.
③ 변화 상황에 작용하는 방해요인과 촉진용인을 확인한다.

054 정답 ③

해설 ①은 조출생률, ② 모아비, ④ 총재생산율, ⑤ 순재생산율

[출산지표]
1) 조출생율: 출생수준을 정확히 알려주지만 성별, 연령별 구조의 영향을 많이 받는다.
   조출생율 = 연간 총 출생 수 / 연 중앙인구 × 1,000
2) 일반출산율 = 같은 기간 내 총 출산 수 / 중앙가임연령(15~44세 또는 49세) 여성인구 × 1,000
3) 합계출산율: 연령별 특수 출산율을 합쳐서 산출한다.
   즉, 한 명의 여자가 일생동안 총 몇 명의 아이를 낳는가를 나타내는 지수이다.
4) 재생산율: 한 여성이 일생동안 여아를 몇 명 낳는가에 대한 지수
   ㉠ 총재생산율 = 합계출산율 × (여아출생 수 / 총 출생 수)
   ㉡ 순재생산율 = 연령별 여성의 사망률을 적용하여 재생산을 계산한 것, 한 여성의 세가 다음 여성의 세와 교체될 때 그 크기의 비를 말한다.(세 간격은 약 25~30년)
   순재생산율 = 합계출산율 × (여아출생 수 / 총 출생 수) × (가임여성 시 생존 수 / 여아출생 수)

055 정답 ③

해설 규범적 요구는 보건의료전문가가 파악한 요구이며 영유아 단계에서 어머니는 양육으로 힘든 상태이고 가장이 폐결핵으로 실직한 상태이므로 이럴때는 의료전문가의 판단에 따라 보건교육을 실시하여야 한다.

056 정답 ①

해설 보건교육 평가방법은 교육내용에 따라 달리 적용되어야 한다. 자가 주사 기술을 교육하고 평가하는 것은 심리운동적 영역에 해당한다.
① 인지적 영역의 평가
  ㉠ 질문지법 : 신뢰도와 타당도가 높은 문항을 개발하는 것이 필요하며, 기존에 개발된 표준화된 도구를 사용하기도 함
  ㉡ 구두질문법 : 관찰법과 함께 사용함으로써 정확한 평가가 이루어질 수 있음
② 정의적 영역의 평가
  ㉠ 관찰기록법 : 관찰자의 편견이 작용하지 않도록 적절한 기록방법을 병행하도록 하며 관찰 즉시 기록하는 방법
  ㉡ 평정척도를 이용한 자가 평가법 : 대상자 자신이 특정양식에 따라 자가보고를 하는 방법
  ㉢ 질문지 : 대상자가 수행하는 항목에 대해 미리 준비된 설문지를 활용하는 방법
③ **심리운동적영역의 평가**
  ㉠ 자가감시법 : 대상자가 행위를 한 후에 자신의 행위를 기록하는 방식으로 외부에서 객관적으로 관찰한 자료와는 다를 수 있으나 스스로 평가한다는 동기화를 유도할 수 있어 중요하게 활용하는 방법
  ㉡ 행동목록표를 이용한 자가평가법 : 자신이 수행한 내용에 대해 스스로 평가할 수 있도록 체크리스트를 활용하는 방법
  ㉢ 관찰법 : 대상자의 실기하는 모습과 시범 보이는 것으로 측정하는 방법으로 인슐린 등 자가 주사 기술 평가에 적합하다.

057 정답 ③

해설 만성퇴행성질환의 일차 예방은 고위험군과 건강인에게 특정질환의 위험인자에 대한 보건교육과 홍보사업이 주가 되며 감염성질환처럼 예방접종을 통해 질병발생 이전에 예방하기가 힘들다. 따라서 밝혀진 위험인자에 대한 교육과 건강증진차원의 교육을 통한 예방사업을 하게 된다.

058 정답 ⑤

해설 [프로젝트 방법]
① 실제 상황 속에서 목적을 달성하기 위하여 수행하는 활동을 의미한다. 목표달성을 위해 대상자 스스로 계획하고 자료를 수집하고 수행하게 하여 지식, 태도, 기술을 포괄적으로 습득하게 한다.
② 대상자 자신이 계획하고 실시하므로 학습에 대한 동기유발이 용이하고 자주성과 책임감이 개발된다.
③ 의존적이고 수동적인 학습에 익숙한 사람은 시간과 노력만 낭비하는 결과를 초래하고 목표를 제대로 달성하는 것이 쉽지 않다.

059 정답 ④

해설 가족구족도(가계도)는 3세 이상에 걸친 가족구성원에 관한 정보와 그들 간의 관계를 도표로 기록하는 방법이다. 가족 전체의 구성과 구조를 한눈에 볼 수 있도록 가족 구성원에 관한 혈족관계와 중요한 가족사진, 직업, 가족의 질병력, 가족이동, 역할분담, 의사소통에 관한 정보 등이 포함된다.

060 정답 ①

해설 [듀발(Duvall)의 발단단계]
1. 신혼기 : 결혼부터 첫 자녀 출생 전까지
2. 출산기 (양육기) : 첫 자녀의 출생 ~ 30개월
3. 학령전기 가족 : 첫 자녀가 30개월~6세
4. 학령기 가족 : 첫 자녀가 6~13세
5. 10대 가족 : 첫 자녀가 13~19세
6. 진수기 가족 : 첫 자녀 결혼~막내 결혼(자녀들이 집을 떠나는 시기)
7. 중년기 가족 : 자녀들이 집을 떠난 후 은퇴할 때까지
8. 노년기 가족 : 은퇴 후 사망

061 정답 ③

해설 제한적인 환경에서 일정한 자원을 투입하여 최대의 목적을 달성하려는 경제원리가 반영된 보건사업의 원리는 효율성이다.

062 정답 ④

해설 독감, COVID-19 등 감염성 질환 예방을 위해 백신 예방접종을 시행하는 것은 숙주의 면역 증강을 통해 병원체에 저항하는 방어력을 높이기 위한 노력에 해당된다.

063 정답 ④

해설 [역학적 측정지표 - 유병률]
① 유병률은 어느 시점에서 존재하는 모든 환자의 비율을 의미하는 것이다.
② 시점 유병률과 기간 유병률이 있으며, 유병률은 의료 시설, 의료 요원의 확보 등 질병의 관리 대책을 세우는 데 중요한 자료가 된다.
③ 유병률의 분자는 신환자와 구환자를 합친 것으로 질병의 원인 조사에는 별로 도움이 되지 않는다.
• 시점 유병률 = 그 시점의 환자수/어느 시점의 인구수 × 1,000

064 정답 ④

해설 해당 질병 발생률이 아주 낮은 경우에 한하여 교차비를 구하여 비교위험도에 대항하여 사용한다.
[교차비(대응위험도, 비차비, odds ratio)]
① 특정 질병이 있는 집단에서 위험요인에 노출된 사람과 그렇지 않은 사람의 비, 특정 질병이 없는 집단에서의 위험요인에 노출된 사람과 그렇지 않은 사람의 비를 구하고, 이들 두 비 간의 비를 구한 것을 교차비라고 한다.
② 교차비는 평균 발생률이나 누적 발생률을 계산할 수 없는 환자-대조군 연구에서 요인과 질병과의 관계를 알아보고자 할 때 사용된다.
③ 질병 발생률이 매우 드문 희귀성 질환의 경우 상대 위험비와 교차비는 비슷하게 된다(RR ≒ OR).

065 정답 ③

해설 [사례관리 원칙]
① 대상자 중심 : 대상자를 중심으로 서비스를 적용하는 것이 중요
② 강점 관점 : 대상자의 내·외부적인 강점과 자원을 발견하고 활용
③ 개별 맞춤형 서비스 : 대상자의 문제와 요구에 따라 최적의 서비스를 제공
④ 역량 강화 : 대상자의 독립성, 자립심, 자조능력, 문제해결능력 강화에 초점을 둠
⑤ 포괄성 : 포괄적이고 전인적인 서비스의 제공
⑥ 연속성 : 대상자의 요구를 지속적으로 사정하여 필요한 서비스를 연계
⑦ 책임성 : 사례관리과정 전반에 대한 책임성에 근거하여 대상자에게 무한대 책임을 지는 것
⑧ 서비스의 통합성 : 다양하게 분리된 전달체계 내에서 서비스를 연결시키는 것

066 정답 ③

해설 [노인장기요양보험]
① 2007년 4월 「노인장기요양보험법」이 제정, 2008년 7월 노인장기요양보험제도가 시행되어 우리나라 사회보험 중 가장 마지막에 만들어졌다.
② 노인장기요양보험의 목적(「노인장기요양보험법」 제1조)
「노인장기요양보험법」은 장기요양급여에 관한 사항을 규정하여, 노후의 건강증진 및 생활안정을 도모하고 그 가족의 부담을 덜어줌으로써 국민의 삶의 질을 향상하도록 함을 목적으로 한다.
③ 노인장기요양보험과 국민건강보험의 비교

구분	노인장기요양보험	국민건강보험
수급자	65세 이상 노인 또는 65세 미만 노인성 질환자	전 국민
목적	고령이나 노인성 질병 등으로 인하여 일상생활을 혼자서 수행하기 어려운 노인 등에게 신체활동 또는 가사지원 등의 요양서비스 제공	질병·부상에 따른 예방·진단·치료·재활 및 출산·사망 및 건강증진 서비스 제공
이용절차	국민건강보험공단에 요양인정신청서 제출 → 요양등급판정을 받아야 함(5등급 분류)	건강보험증 지참하여 의료기관 방문
수가	• 시설급여는 20%, 재가급여는 15% 본인이 부담 • 기타의료급여수급권자 등은 각각 1/2로 경감(시설 : 10%, 재가 : 7.5%) • 국민기초생활수급권자는 무료	본인일부부담금 20%
관리·운영	국민건강보험공단	

067 정답 ②

해설 ①③④은 2차 예방, ⑤는 3차 예방에 해당한다.
• 일차예방 사업은 위험인자에 대한 교육과 홍보가 주된 내용이며 위험인자에 대한 교육은 고위험군을 대상으로 한 교육과 일반인을 위한 교육으로 구분된다.
① 고위험군을 대상으로 한 교육 : 흡연자나 음주자와 같은 고위험군을 대상으로 한 교육은 방문간호사업과 연계하여 가정에서 자가간호 프로그램으로 확대하면 효과가 있다.
② 일반인을 위한 교육 : 건강증진의 내용이 주가 되는데, 대중매체를 이용하거나 학교의 보건교육 시간의 확보 및 지방자치단체의 건강대학 등의 운영을 통해 보건교육을 확대 실시한다.

068 정답 ①

해설 [산업재해지표]
① 건수율 = 재해건수 / 평균 실 근로자수 × 1,000
② 도수율 = 재해건수 / 연 근로시간 수 × 1,000,000
③ 강도율 = 근로손실일수 / 연 근로시간 수 × 1,000
④ 재해일수율 = 연 재해일수 / 연 근로시간 수 × 100
⑤ 평균손실일수(중독률) = 근로손실일수 / 재해건수

069 정답 ③

해설 ① 일반 건강진단은 모든 근로자를 대상으로 일반질병을 조기발견한다.
② 특별 건강진단은 특수건강진단 대상 업무에 종사하고 있는 근로자대상으로 직업병을 조기발견한다.
③ 수시 건강진단은 특수건강진단 대상업무에 해당되는 업무로 인해 직업성 질환의 증상이나 소견을 보이는 경우 근로자, 감독관, 보건관리자 요청으로 실시한다.
④ 임시 건강진단은 유해인자에 의한 중독, 질병의 이환여부나 질병의 발생원인 등을 확인하기 위하여 지방고용노동관서장의 명령으로 실시한다.
⑤ 배치 전 건강진단은 유해인자 노출 부서에 근로자를 신규로 배치하거나 배치전환 시 실시한다.

070 정답 ③

해설 [재난 간호 시 윤리적 고려]
① 대상자의 사생활 보호 및 비밀준수 : 의료인의 의무이나, 때로는 공중보건의 목적에 따라 이를 준수하지 않기도 한다.
② 대상자 자율권 존중 : 재난 상황에서 피해자들에 대한 강제적 예방접종이나, 격리 시 자율권 침해가 발생하므로 의료인은 재난발생 시 검역, 격리, 치료를 시행하기 전에 법이 정한 절차를 따라 정당성확보 고려해야 한다.
③ 희소자원분배 : 부족한 자원으로 인한 분배 시 어려움 발생, 특히 환자 중증도 분류 시 여러 윤리적 문제 발생을 고려한다.
④ 의료인으로서의 책임과 사명 : 강제적 출근과 근무시간 조정, 위험상황 노출 등의 경우 의료인으로서의 전문적 가치와 개인적 가치 사이에서 갈등이 발생할 수 있다.

2회차 2교시 정신간호학

071 정답 ⑤
해설 에릭슨의 정신사회적 발달이론에서 자율성 대 수치심(Autonomy vs. Shame and Doubt) 단계는 대략 1~3세의 유아기에 해당한다. 이 단계에서 아동은 자신의 신체적 능력을 탐색하며 독립성을 키워 나가는 것이 중요하다. 따라서 혼자 옷을 입거나 음식을 먹으려 하는 등 독립적인 행동을 시도하는 특징을 보인다.
① 협동 놀이를 통한 소속감 형성 → 학령기(6~12세), 근면성 vs 열등감
② 정체성 탐색과 방황 → 청소년기(12~18세), 정체감 vs 역할혼미
③ 부모 기대에 부응하며 죄책감 경험 → 유아기 후기(3~6세), 주도성 vs 죄책감
④ 반복된 실패 경험을 통한 열등감 → 학령기(6~12세), 근면성 vs 열등감

072 정답 ①
해설 투사(Projection)는 자신이 받아들이기 힘든 생각이나 충동, 감정 등을 타인의 탓으로 돌려서 자신을 보호하려는 무의식적 방어기제이다. 위의 사례에서 환자는 음주에 대한 책임을 아내의 잔소리 탓으로 돌리며, 본인의 행동 원인을 외부로 전가하는 투사의 전형적 사례를 보여주고 있다.
② 억제(Suppression) : 불편한 생각이나 감정을 의식적으로 눌러두고 잊으려 하는 방어기제로, 의식적으로 감정 조절이 일어난다는 특징이 있음
③ 주지화(Intellectualization) : 감정이나 스트레스를 지적이고 이성적인 설명을 통해 표현하여 정서적 불안을 줄이는 방어기제
④ 반동형성(Reaction formation) : 자신이 느끼는 충동이나 감정과 반대되는 행동이나 감정을 과장되게 표현하여 원래의 감정을 숨기려는 방어기제
⑤ 승화(Sublimation) : 받아들이기 힘든 충동이나 욕구를 사회적으로 인정받는 활동(예: 운동, 예술, 봉사)으로 바꿔 표현하는 방어기제

073 정답 ⑤
해설 치료적 관계의 종결 단계에서 간호사는 대상자가 종결로 인한 불안과 슬픔 등 다양한 감정을 충분히 표현하도록 돕고, 이를 공감하며 함께 정리하는 과정을 돕는 것이 중요하다. ⑤번의 반응은 대상자의 감정을 수용하고, 함께했던 경험을 되짚으며 감정을 효과적으로 정리하도록 돕는 가장 적절한 치료적 반응이다.
① 감정을 억제하도록 하는 비치료적이고 부정적 반응이다.
② 종결 과정에서의 감정 표현을 제한하고 정리만 강요하는 비치료적 반응이다.
③ 대상자의 감정을 공감하지 않고 피상적인 위로만 주는 반응이다.
④ 대상자의 감정을 수용하는 태도를 보이지만, 더 깊이 감정을 정리하고 이야기할 수 있도록 돕는 과정이 부족하다.

074 정답 ④
해설 환청을 호소하는 대상자에게 간호사는 그 경험을 부정하거나 무시하지 않고, 사실적으로 탐색하여 파악하는 태도가 중요하다. 대상자의 경험을 존중하고 공감적 태도로 접근하는 것이 치료적 관계 형성에 필수적이다. ④는 대상자가 겪고 있는 환청의 시작 시점을 탐색하여 원인과 악화 요인을 파악할 수 있는 치료적 접근이다.
①은 환자의 경험을 무시하여 불안과 소외감을 증가시키는 비치료적 반응이다.
②는 근본적인 환청 문제를 회피하며 대상자의 불안을 충분히 다루지 않는 방식이다.
③은 다른 사람과 비교하며 대상자의 감정을 무시하는 비치료적 접근이다.
⑤는 환청 자체에 초점을 맞추어 오히려 환청 내용을 지나치게 강조하게 되어 대상자의 불안을 가중시킬 수 있으므로 주의해야 한다.

075 정답 ⑤
해설 감정둔마(Blunted affect)는 조현병의 대표적인 음성증상으로, 감정표현이 제한되고 둔해지는 상태를 말한다. 이러한 대상자는 표정 변화가 거의 없고, 감정적 반응이 빈약하며 질문에 대한 답변이 단답형이거나 매우 간략한 것이 특징이다.
① 환청(Auditory hallucination)은 실제로 존재하지 않는 소리를 듣는 지각장애로, 양성증상에 해당한다.
② 언어압박(Pressured speech)은 언어량이 비정상적으로 많고 빠른 상태로, 주로 조증에서 나타나는 증상이다.
③ 관계망상(Ideas of reference)은 자신과 무관한 주변 사건이나 사물에 특별한 의미를 부여하는 사고장애로 양성증상에 속한다.
④ 운동초조(Psychomotor agitation)는 안절부절못하거나 지속적으로 움직이는 행동장애로, 불안이나 급성 조현병 악화 시 나타날 수 있다.

076 정답 ①
해설 추체외로계 부작용(Extrapyramidal Symptoms, EPS)은 항정신병 약물의 도파민(Dopamine) D2 수용체 차단 작용으로 인해 발생한다. 도파민의 과도한 차단은 추체외로계를 억제하여 운동장애, 파킨슨증후군, 정좌불능증(akathisia), 급성 근긴장 이상반응(dystonia) 등의 EPS를 초래할 수 있다.
② 세로토닌(Serotonin) : 우울증, 불안장애 등과 관련되며, 항우울제의 주요 작용 기전과 관련된 신경전달물질이다.
③ 아세틸콜린(Acetylcholine) : 기억력, 학습능력 등 인지기능과 관련된 신경전달물질로, 부족 시 인지기능 저하 등이 나타난다.
④ 노르에피네프린(Norepinephrine) : 주의력, 각성, 스트레스 반응 등에 관여하며, 부족 시 무기력, 우울감 등이 나타난다.
⑤ 감마아미노부티르산(GABA) : 불안감 완화 및 신경계 진정 효과가 있는 억제성 신경전달물질이다.

077 정답 ⑤

해설 과잉일반화(overgeneralization)는 단 한 번 또는 소수의 제한된 경험을 근거로 모든 상황에 일반적으로 확대 적용하여 극단적인 결론을 내리는 인지적 오류이다. 위 사례에서 대상자는 단 한 번의 면접 실패를 근거로 향후 모든 직장 면접에서 실패할 것이라고 부정적으로 예측하며, 과잉일반화를 나타내고 있다.

① 극소화(minimization) : 긍정적이거나 중요한 사건의 의미를 축소하거나 과소평가하는 인지적 오류이다.
② 개인화(personalization) : 부정적인 사건이나 결과에 대해 자신과 관련 없는 부분까지 본인의 책임으로 과도하게 돌리는 사고이다.
③ 이분법적 사고(dichotomous thinking) : 모든 상황을 흑백, 성공-실패 등 극단적 두 가지 범주로만 나누어 보는 경향이다.
④ 선택적 추상화(selective abstraction) : 전체적 맥락을 무시하고 한 가지 부정적인 세부 사항에만 집착하여 전체를 부정적으로 보는 오류이다.

078 정답 ⑤

해설 리튬 독성의 초기 증상으로는 손 떨림(fine tremor), 위장관계 증상(오심, 구토, 설사), 졸음, 무기력 등이 대표적이다. 특히, 이러한 증상이 나타나면 즉시 혈중 리튬 농도를 확인하고 수분 섭취 상태를 평가해야 한다.

① 체중 증가는 리튬 사용 시 흔히 나타나는 부작용 중 하나이나, 독성 징후로 보기는 어렵다.
② 리튬 독성과 혈압 상승은 직접적 관련성이 크지 않다.
③ 불면과 식욕 증가는 리튬과 관련된 일반적인 부작용이나 리튬 독성의 전형적인 증상은 아니다.
④ 일시적인 기억력 장애는 리튬 복용 시 나타날 수 있으나 독성의 초기 주요 증상으로 보기는 어렵다.

079 정답 ②

해설 예방 수준은 1차, 2차, 3차로 구분된다.
① : 1차 예방은 질병의 발생 자체를 예방하는 단계로, 건강증진이나 교육, 환경 개선 등이 포함된다.
② : 2차 예방은 질병의 조기 발견과 조기 개입이 목적이다. 우울증 고위험군을 조기에 선별하여 상담이나 치료로 연결하는 활동이 이에 해당한다.
③ : 3차 예방은 이미 발생한 질병의 진행을 막고 합병증을 예방하는 재활과 치료 중심의 개입이다.
④ : 4차 예방은 일반적인 예방 단계에 포함되지 않는 용어로, 통상적인 예방 개념과 거리가 있다.
⑤ : 건강 증진 예방은 보통 1차 예방에 포함되는 개념으로 별도의 독립된 단계로 보지 않는다.

080 정답 ⑤

해설 정신사회 재활모형(Psychosocial Rehabilitation Model)은 정신질환자의 기능 향상과 사회적 자립을 목표로 하며, 주로 직업재활, 사회기술훈련(Social Skills Training), 일상생활 훈련(Activities of Daily Living Training) 등 지역사회 내에서의 독립적 생활 능력 향상을 목적으로 한다.

① 보호관찰은 사회적 격리를 강조하여 재활보다는 관리 중심의 접근으로 정신사회 재활모형과 거리가 있다.
② 입원을 통한 약물 순응도 향상은 의료적 모형(Medical Model)에 가까우며, 정신사회 재활모형과 다르다.
③ 감정 표현 훈련을 위한 개인정신치료는 치료적 접근으로서, 정신사회 재활모형의 핵심 요소(기능적 기술훈련)와 차이가 있다.
④ 가족의 스트레스 완화를 위한 가족 심리교육은 가족 대상의 지지적 접근으로, 보조적인 역할을 하지만 정신사회 재활모형의 주된 프로그램으로 보기 어렵다.

081 정답 ⑤

해설 위기는 크게 성숙 위기와 상황(외적) 위기로 나눌 수 있다.
상황(외적) 위기(Situational crisis)는 개인이 전혀 예상하지 못했던 갑작스럽고 충격적인 사건으로 인해 발생하는 위기이며, 개인이 기존에 가지고 있던 자원과 능력만으로는 쉽게 극복하기 어렵다. 대표적인 예로 실직, 갑작스러운 질병 진단, 사고, 자연재해, 이혼 등이 있다.
성숙 위기(Maturational crisis)는 개인의 발달 과정에서 예측 가능하게 발생하는 사건으로 인한 위기이다. 대표적인 예로 결혼, 출산, 자녀의 입학, 정년퇴직, 노화 등이 있다.

082 정답 ①

해설 유기는 보호자가 책임을 포기하고 의도적으로 노인을 방치하거나 돌보지 않는 상황을 의미한다. 본 사례처럼 퇴원 후 아무런 돌봄 없이 연락도 하지 않는 상태는 전형적인 유기에 해당한다.

② 방임 : 보호자가 식사, 의료, 위생 등의 기본적인 요구를 충족시키지 않는 행위를 말한다. 유기보다 수동적인 형태의 방치에 가깝다.
③ 신체적 학대 : 때리거나 밀치는 등의 신체적 손상이나 폭행을 가하는 행위를 의미한다. 본 사례에는 해당하지 않는다.
④ 정서적 학대 : 무시, 위협, 비난, 조롱 등을 통해 심리적 고통을 유발하는 행동을 말한다.
⑤ 경제적 착취 또는 방임 : 노인의 재산을 부당하게 사용하거나, 경제적 지원을 하지 않는 것을 말한다. 본 사례는 경제적 문제보다 돌봄의 부재에 해당된다.

083 정답 ⑤

해설 양성 증상은 현실에 존재하지 않는 것이 새롭게 추가되는 증상으로, 망상, 환각, 와해된 언어 및 행동 등이 포함된다.
반면 음성 증상은 감정 표현 감소, 언어 빈곤, 무의욕, 사회적 위축 등 기능의 저하나 결핍을 의미한다.

① 무감동(Apathy) : 감정이 둔화되어 관심과 의욕이 저하된 상태로, 음성 증상에 해당한다.
② 언어빈곤(Poverty of speech) : 말수가 극단적으로 적거나 내용이 부족한 상태로, 음성 증상이다.
③ 사회적 철수(Social withdrawal) : 사회적 상호작용을 피하고 고립되는 행동으로, 음성 증상에 속한다.

④ 무쾌감증(Anhedonia): 즐거움을 느끼지 못하는 상태로, 우울증 및 조현병의 음성 증상 중 하나이다.
⑤ 피해망상(Paranoid delusion): 누군가 자신을 해치려 한다고 믿는 비현실적인 생각으로, 대표적인 양성 증상이다.

084 정답 ⑤

해설 언어적 의사소통장애는 조현병 대상자에게 흔히 나타나는 와해된 언어, 음송증(verbigeration), 언어빈곤 등의 표현을 간호 진단으로 반영한 것이다.
① 자기돌봄 결핍(Self-care deficit): 위생, 복장, 식사, 배설 등 일상생활 수행 능력의 부족에 해당하며, 언어 반복과는 관련이 적다.
② 감각지각장애(Disturbed sensory perception): 시각, 청각, 촉각 등의 감각 이상이나 환청, 환시 등 지각의 왜곡과 관련된다.
③ 사회적 고립(Social isolation): 타인과의 상호작용을 회피하거나, 관계 형성이 결여된 상태로, 의사소통 기능 자체보다는 사회적 접촉 여부에 초점이 있다.
④ 비효율적 대처(Ineffective coping): 스트레스 상황에서 적절하지 못한 반응을 보이는 상태로, 이 경우에는 언어 반복과 직접적인 관련이 없다.
⑤ 언어적 의사소통장애(Verbal communication impairment): 언어 표현 또는 이해 능력의 손상이 있는 경우로, 같은 단어를 반복하고 질문에 응답하지 못하는 상황에 가장 적절하다.

085 정답 ⑤

해설 환청을 완전히 없애는 것은 어렵기 때문에, 환청을 어떻게 다룰지에 대한 대처 전략을 교육하는 것이 현실적이고 효과적인 간호중재다.
① 환청을 단순히 부정하거나 회피하게 하는 반응으로, 대상자의 감정에 공감하지 않는 비치료적 접근이다.
② 일부 도움이 될 수 있으나, 구체적인 주의 전환 전략으로는 부족하다. 단편적이고 효과가 제한적일 수 있음.
③ 환청이 위협적인 경우 응급 대응은 필요하나, 교육 내용으로는 지나치게 의존적인 반응을 유도할 수 있다.
④ 환청과의 상호작용을 금지하는 표현이지만, 지나치게 통제적인 방식이며, 공감이나 대처 전략을 제공하지 않는다.
⑤ 환청에 대한 주의 전환 전략을 제시하며, 대상자가 현실감각을 유지하고 스스로 대처할 수 있도록 돕는 교육 내용으로 가장 적절하다.

086 정답 ⑤

해설 폭력 상황에서는 비난이나 설득보다 신속하고 체계적인 안전 조치가 최우선임을 강조해야 한다.
① 폭력적인 상황에서 대상자에게 도덕적 판단을 내리는 것은 상황을 악화시키며, 비치료적이고 비윤리적인 반응이다.
② 감정을 표현하게 하는 것은 비폭력적인 상황에서는 효과적일 수 있으나, 이미 폭력 행동이 발생한 상황에서는 우선순위가 아니다.
③ 대상자의 인권을 침해할 소지가 있으며, 윤리적으로 부적절하고 실질적인 중재로도 부적절하다.
④ 폭력 행동을 조절하기 위한 약물은 필요할 수 있으나, 대상자나 타인의 안전 확보 후에 이뤄져야 할 조치이다.
⑤ 위험 상황에서 가장 우선은 '안전 확보'이다. 대상자뿐 아니라 주변 사람들의 안전을 확보하는 것이 가장 중요한 초기 중재이다.

087 정답 ②

해설 "다 끝났다"는 표현은 삶에 대한 통제 상실감, 절망감, 행동 무기력을 내포하므로, 무력감이라는 간호진단이 가장 적절하다.
① 무감동(Apathy): 감정의 둔화 또는 결여 상태를 의미하며, 감정 표현이 없거나 둔한 경우에 해당한다.
② 무력감(Powerlessness): 자신의 삶이나 상황을 변화시킬 수 없다는 느낌, 즉 통제력의 상실 상태로, "아무것도 할 수 없다", "끝났다"는 표현은 전형적인 무력감 진술이다.
③ 우울한 기분(Depressed mood): 이는 진단명이 아니라 증상 표현이며, 공식 간호진단으로는 사용되지 않는다.
④ 자기돌봄 결핍(Self-care deficit): 위생, 식사, 배설 등의 기본적 일상생활 수행에 어려움이 있는 상태로, 대상자의 진술 내용만으로는 판단하기 어렵다.
⑤ 사회적 고립(Social isolation): 사회적 접촉을 회피하고 관계를 단절하는 상태로, 현재 진술에는 사회적 상호작용과의 관련 내용이 없다.

088 정답 ⑤

해설 ⑤는 우울 대상자와의 초기 면담에서 가장 중요한 치료적 관계 형성 기초이다.
경청과 감정 수용을 통해 대상자가 마음을 열고 신뢰를 갖게 되며, 이후 중재가 효과적으로 진행될 수 있다.
① 기분전환 활동 권유: 관계 형성 이전에는 무리한 제안
② 약물교육: 교육은 신뢰 형성 이후 진행
③ 부정적 사고 중단 지시: 판단적 표현으로 방어 유도
④ 삶의 의미 되돌아보기: 중기 이후 내적 탐색에 적절

089 정답 ④

해설 지속성 우울장애(persistent depressive disorder)는 2년 이상 지속되는 경미한 우울 상태로, 기분은 우울하지만 일상 기능은 대체로 유지되는 것이 특징이다.
① 주요우울장애: 단기간 내 중증 우울 + 기능 저하
② 양극성 장애: 조증과 우울 삽화가 번갈아 나타남
③ 순환성 장애: 경조증과 경한 우울이 반복되는 양상
⑤ 파괴적 기분조절부전장애: 아동·청소년에게서 분노 폭발이 주 증상

090 정답 ④

해설 사고의 비약(flight of ideas)은 조증에서 대표적으로 나타나는 사고장애로, 말이 빠르게 이어지며 주제가 자주 바뀌지만 논리적 연결은 어느 정도 유지된다.
① 사고의 지연: 우울 상태에서 사고 속도가 느려짐
② 사고의 두절: 사고 흐름이 갑자기 멈춤
③ 사고의 압출: 강박적으로 같은 주제를 반복
⑤ 사고의 지리멸렬: 논리적 연결 없이 무질서한 사고 흐름 → 주로 조현병에서 관찰

091 정답 ⑤

해설 공황 수준의 불안(panic level anxiety)은 현실판단 저하, 지각 범위 축소, 죽음에 대한 공포 등 신체적·인지적 기능이 마비 수준으로 저하되는 심각한 상태이다.
① 경증 불안: 감각 예민, 문제 해결력 향상
② 일시적 불안: 특정 사건에 대한 짧은 반응
③ 중등도 불안: 주의력 일부 제한, 선택적 주의
④ 중증 불안: 지각 좁아지고 사고·지각 기능 현저히 저하됨 → 공황 직전 단계

092 정답 ②

해설 광장공포증(Agoraphobia)은 도움을 받기 어렵거나 탈출하기 힘든 상황에 대한 강한 공포와 회피 행동이 특징이다. 엘리베이터, 지하철, 혼잡한 장소, 극장 등이 대표적 예시다.
① 강박장애: 강박사고와 강박행동 반복
③ 사회불안장애: 타인 평가에 대한 공포
④ 분리불안장애: 애착 인물과 떨어질 때 극심한 불안
⑤ 외상 후 스트레스 장애: 외상 사건 이후 재경험, 과각성, 회피 등

093 정답 ③

해설 심호흡과 이완요법은 신체적 긴장을 즉시 완화시켜 불안 상태를 안정시키는 데 효과적인 우선 간호중재이다.
①,④: 논리적 설명은 불안이 어느 정도 완화된 후에 적절
②,⑤: 감정 탐색이나 통찰은 중기 이후 중재로 적합
→ 극심한 불안 상태에서는 인지적 접근이 어렵기 때문에 비언어적 이완이 우선

094 정답 ⑤

해설 만족스러운 무관심(la belle indifférence)은 전환장애에서 흔히 나타나는 특성으로, 신체적 기능 상실(예: 마비, 실어증 등)에 대해 비정상적으로 태연한 반응을 보이는 것이 특징이다.
① 병식 결여: 자신이 병이라는 자각이 없음 → 정신병적 상태에서 흔함
② 감정 둔마: 감정의 전반적 반응이 줄어듦 → 주로 조현병
③ 과대망상: 자신이 위대하거나 특별하다는 잘못된 믿음
④ 현실 왜곡: 현실을 사실대로 지각하지 못함 → 망상, 환각 시 가능

095 정답 ③

해설 ③은 인위성 장애의 핵심으로, 타인의 관심이나 간호를 받기 위해 스스로 질병을 가장하거나 만들어내는 행위이다. 의도적이고 목적은 심리적 이득(돌봄 받기 등)이며, 외적 보상은 없는 것이 특징이다.
① 증상에 무관심: 전환장애의 특징
② 외적 보상: 꾀병(Malingering)에 해당
④ 타인 회피: 자폐스펙트럼장애, 회피성 성격장애 등
⑤ 무의식적 증상 생성: 신체증상장애, 전환장애와 혼동 주의

096 정답 ④

해설 경계성 성격장애(Borderline Personality Disorder)는 유기 불안(버림받는 것에 대한 극심한 두려움)과 대인관계의 불안정성, 감정 기복, 충동성이 특징이다.
① 편집성: 타인에 대한 불신과 의심
② 강박성: 완벽주의와 통제욕
③ 회피성: 거절에 대한 두려움으로 대인관계를 회피
⑤ 자기애성: 과도한 자존감과 타인의 인정 욕구

097 정답 ⑤

해설 반사회성 성격장애는 타인에 대한 공감 부족, 충동성, 규칙 위반 등의 행동 특성을 가지므로, 일관된 규칙 설정과 한계 제시가 가장 효과적인 간호 전략이다. 간호사는 권위 있는 태도와 분명한 기준을 유지해야 한다.
① 감정 공감 중심: 경계 모호해질 수 있음
② 허용적 분위기: 규칙 위반을 강화할 위험
③ 반복적 질문 대응: 조종 행동에 말려들 수 있음
④ 감정 대변: 자율성 약화 및 비현실적 관계 형성

098 정답 ①

해설 메타돈(Methadone)은 아편계 약물(예: 헤로인) 중독자에게 사용되는 유지요법 치료제로, 금단 증상을 완화하고 재발률을 낮추는 데 효과적이다.
② 코카인(Cocaine): 중추신경 자극제
③ 모르핀(Morphine): 아편계 진통제, 중독 유발 가능
④ 디아제팜(Diazepam): 벤조디아제핀계 약물
⑤ 암페타민(Amphetamine): 중추 자극제, ADHD 치료 등

099 정답 ①

해설 진전섬망(Delirium tremens)은 알코올 중단 후 48~72시간 이내에 발생할 수 있는 심각한 금단 증상이다.
주요 증상: 환각, 진전, 지남력 상실, 불안, 자율신경 항진 증상(고혈압, 빈맥 등)
② 말초신경염: 만성 음주에 따른 감각 저하
③ 후진성 기억상실: 코르사코프 증후군의 특징(기억 저장 실패 → B1 결핍 관련)

④ 베르니케 증후군: 급성 티아민 결핍 → 안구진탕, 보행장애, 의식 혼미
⑤ 알코올성 치매: 장기 음주로 인한 전반적 인지기능 저하

100   정답 ⑤

해설 ⑤는 섬망 환자에게 적절한 환경으로, 지남력 회복을 돕는 단서 제공(시계, 달력, 창문)과 함께 조용하고 익숙한 환경을 유지하는 것이 핵심이다.
① 암실: 오히려 지남력 혼란 및 불안을 유발
② 폐쇄적 공간: 공포감 증가, 환각 악화 가능
③ 자유로운 활동 공간: 낙상·혼돈 위험
④ 조명 변화: 혼란을 더 유발할 수 있음

101   정답 ⑤

해설 ⑤는 신경성 폭식증의 핵심 증상으로, 폭식 후 수치심, 죄책감을 느끼며 구토 유발, 하제 사용 등 보상행동을 반복하는 것이 특징이다.
① 극단적 음식 제한: 신경성 식욕부진증(Anorexia nervosa)에서 흔함
② 강박적 씹기: 비전형적 식이장애 일부에서 보일 수 있으나 주요 증상 아님
③ 수면과 지남력 저하: 섬망 또는 우울증에서 흔함
④ 식욕 상실, 반사회성: 폭식증보다는 다른 진단군(성격장애 등)과 관련

102   정답 ⑤

해설 ⑤는 수면위생 교육의 핵심으로, 일정한 수면-기상 시간 유지는 생체리듬 안정화에 매우 중요하며 불면 해소에 효과적이다.
① 밤 운동: 체온 상승과 각성 유도로 수면 방해
② 스마트폰: 청색광 노출로 멜라토닌 분비 억제
③ 낮잠: 야간 수면 욕구 감소로 악영향
④ 당 섭취: 혈당 변동으로 수면 방해 가능

103   정답 ①

해설 노출장애(Exhibitionistic Disorder)는 타인의 동의 없이 자신의 성기를 노출하면서 성적 흥분을 느끼는 성도착장애이다. 이러한 행동은 타인의 불쾌감, 수치심을 유발하며, 반복적이고 충동적이다.
② 성적피학장애: 고통을 받는 상황에서 성적 흥분
③ 성적가학장애: 타인에게 고통을 가함으로써 흥분
④ 물품음란장애: 특정 물건에 대한 성적 집착
⑤ 성별 불쾌감: 성 정체성과 신체 성의 불일치로 인한 괴로움

104   정답 ⑤

해설 ⑤는 자폐스펙트럼장애에서 흔히 관찰되는 언어 특징으로, 반향어(echolalia), 상호적 대화의 어려움, 맥락에 맞지 않는 언어 사용 등이 포함된다.
① 일부 아동은 말이 전혀 없는 경우도 있음 → 일반화된 표현은 부적절
② 반향어는 자주 나타남 → "따라하지 않음"은 틀린 진술
③ 문장 구성 가능 아동도 있지만, 비언어적 소통 결함이 더 주요
④ 억양 이상은 있을 수 있으나 핵심 증상 아님

105   정답 ⑤

해설 ⑤는 ADHD 아동을 양육할 때 가장 핵심적인 전략으로, 명확하고 일관된 규칙을 세우고 지속적인 반복을 통해 행동 안정과 자기조절 능력 향상에 도움을 준다.
① ADHD는 고의적 행동이 아닌 신경학적 문제이므로 강한 훈육은 역효과
② 복잡한 활동은 오히려 산만함을 증가시킴
③ 일상은 일관성과 예측 가능성이 중요
④ 감정적 반응은 아동의 충동성과 분노 반응을 유발할 수 있음

2회차 3교시

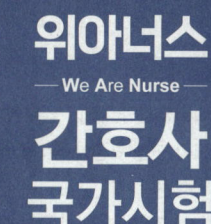

2회차 3교시 — 간호관리학

001   정답 ④
해설 [제 2간호혁명]
① 펜위크 여사에 의해 주도
② 무자격 간호사를 유능한 간호사로 교체하고 간호사의 질적 향상을 위해 면허시험 제도 조정 – 국가고시 제도가 시작된 계기가 되었으며, 1919년에는 면허시험제도의 통과로 간호사면허제도가 도입됨
③ 간호사를 위한 조직적 활동
   ㉠ 1887년 영국 간호학과 조직
   ㉡ 1889년 국제 간호협의회(ICN)창설
④ 영국의 간호잡지 'Nursing Times' 창간
⑤ 미국간호협회 조직 후원
⑥ 면허시험 제도가 늦어진 이유
   ㉠ 영국 정부의 간호를 독자적인 직업으로 인정 반대
   ㉡ 나이팅게일 면허제도 반대
   ㉢ 결국 30년 투쟁 후 나이팅게일 사후 9년 후인 1919년 면허시험 제도 실시

002   정답 ④
해설 미국에서 나이팅게일식 간호교육을 실시한 학교는 벨뷰, 보스턴, 코네티컷 간호학교이다.

003   정답 ③
해설 2013년 4차 개정된 한국간호사 윤리강령에 정의와 신뢰의 증진 항목이 새롭게 추가되었다.

004   정답 ③
해설 설명 및 동의 의무
1) 설명 및 동의 의무의 정의
   수술 등 침습을 하는 가정과 그 후에 나쁜 결과가 발생할 개연성이 있는 의료행위를 하는 경우 또는 사망 등의 중대한 결과발생이 예측되는 의료행위 등과 같이 환자의 자기결정이 요구되는 경우, 환자에게 의료행위를 받을지를 결정하는 데 필요한 정보를 제공하고 동의를 구하여야 할 의무를 말한다.

2) 설명의무의 내용
   설명의무란 의료인이 특히 환자에게 위험이 수반되는 의료행위를 시행할 때 대상자에게 의료행위의 목적과 방법, 기대되는 결과나 이에 수반되는 위험성, 다른 치료방법 등을 사전에 알려야 한다.
3) 설명의 방법
   ① 시술자가 직접 대상자에게 하여야 함이 원칙이며, 간호사가 시술자 대신 직접 서면동의서를 받아서는 안 되며, 의사가 해야 할 설명의무를 간호사가 대신한다고 해서 의사의 의무가 면제되는 것은 아니다.
   ② 설명은 구두로 하여야 하며 정형화된 서면에 따른 설명은 정확성이 부족하여 설명을 위한 준비용으로 족하지만 그것으로 설명을 대체할 수 없다.
   ③ 대상자가 설명을 이해하고 자기 의사표현을 할 능력이 있어야 하며, 그렇지 못한 경우 법적 대리인이나 부모에게 동의를 구하여야 한다.
   ④ 대상자가 동의서에 서명하는 과정에서 부당함이나 협박이 없어야 하며, 충분한 설명을 들을 수 있어야 그 동의서가 법적 효력을 갖는다.
4) 설명의무의 면제(전단적 의료가 가능한 경우)
   ① 위험이 중대하거나 시간적으로 급한 경우
   ② 환자가 설명 청취를 포기한 경우
   ③ 환자에게 악영향을 미칠 가능성이 있는 경우
   ④ 설명하였더라도 환자가 승낙할 것임을(가정적 승낙) 입증할 경우
   ⑤ 환자에게 발생한 위험이 매우 비전형적이고 발생 개연성이 작을 경우
   ⑥ 환자가 이미 위험을 알고 있었을 경우
   ⑦ 설명이 환자에게 심적 부담을 주어 투병의지를 저해하는 등 위험도가 커질 수 있는 경우

005   정답 ②
해설 [확인의무]
1) 간호사는 환자에게 수행되는 간호의 내용 및 그 행위가 정확하게 이루어지는지를 확인해야 하는 의무를 갖는다.
2) 의료보조원 또는 학생간호사에게 간호사의 의료행위가 위임되었을지라도 간호사는 이들을 지도, 감독하고 그 행위를 확인하여야 하는 의무가 있다.
3) 확인의무를 성실히 이행하지 않아 과실이 발생한 경우 과실에 대한 확인을 태만히 한 책임을 추궁받게 된다.

006 　　　　　　　　　　　　　　　　　　　정답 ③

해설 비밀유지의 예외 : 업무상 알게 된 타인의 비밀을 유지할 의무는 있으나 현행 규정상 3가지 예외적인 경우가 있으며 이때는 정당행위로 인정된다.
　　1) 본인의 동의가 있는 경우
　　2) 법령에 의해서 요구될 경우:전염병의 신고 등
　　3) 정당한 업무행위일 경우:집단 검진에서 전염성질환을 상사에게 회신하는 경우

007 　　　　　　　　　　　　　　　　　　　정답 ②

해설 [불법행위책임 및 사용자배상책임]
　1) 사용자배상책임
　　 타인을 사용하여 사무에 종사하게 하는 자는 피용자의 가해행위로 인하여 제3자가 입은 손해에 대하여 직접 배상해야 할 책임이 있다.
　2) 간호과오가 불법행위책임을 발생시키는데 필요한 요건
　　① 간호행위의 결과가 위법한 것이어서 법률상 비난받는 것임을 인식하는 정신능력(책임능력)이 있어야 한다.
　　② 가해자의 고의 또는 과실이 있어야 한다.
　　③ 간호행위가 사회가 보호하는 권리를 침해하는 것이어야 한다.
　　④ 생명, 신체 침해, 사생활, 명예의 침해 등 손해가 발생해야 한다.
　　⑤ 가해행위와 손해발생 간의 인과관계가 성립하여야 한다.

008 　　　　　　　　　　　　　　　　　　　정답 ②

해설 [인간관계론]
　① 인간관계론은 사회적 환경에 역점을 두는 이론이다.
　② 인간관계론의 핵심적인 내용은 개인과 그 개인의 집단화 과정, 인간관계, 의사소통, 리더십 등이다.
　③ 인간관계론은 전통적 관리이론이 조직적 구조에만 관심을 가진 것과는 달리 소속 구성원들의 잠재력 개발을 위해 직원들을 격려하고 직원의 안정욕, 성취욕, 소속감, 만족을 위해 직원을 돕는 것을 최우선으로 한다.

　[인간관계론의 특징]
　① 호손 전기공장에서 공장의 조명과 근로자들의 생산성 간의 상관관계를 실험하였다.
　② 생산성은 물리적 환경보다는 인간의 심리적, 사회적 욕구충족에 의해 결정된다.
　③ 직장 분위기, 조직구성원의 태도와 감정 등 사회적 인간으로서 비경제적 보상과 안정감·소속감 등 인간의 심리적 요인을 중시한다.
　④ 개인보다는 집단의 사기를 중시하고 비공식 조직 및 소집단을 중시하며 인간중심의 관리를 강조한다.
　⑤ 기계적 조직관과 합리적 경제인이라는 인간관에 대한 과학적 관리론에 반발하여 나타났다.

009 　　　　　　　　　　　　　　　　　　　정답 ④

해설 간호관리 체계모형에 기초한 투입, 변환과정, 산출요소
　1) 투입
　　① 간호인력, 물자(시설, 건물, 장비), 자금(재정), 정보, 기술, 시간, 환자 등
　　② 인력은 소비자 투입과 생산자 투입으로 구분
　　　㉠ 소비자 투입 : 환자의 상태와 간호요구도
　　　㉡ 생산자 투입 : 간호직원의 기술, 경험, 태도, 교육 및 훈련 등
　2) 변환과정
　　① 관리과정 : 기획, 조직, 인사, 지휘 및 통제
　　② 관리지원 기능 : 의사결정, 의사소통, 동기부여 및 갈등관리 등
　3) 산출요소
　　① 투입요소가 전환과정을 거쳐 얻은 결과
　　② 간호생산성을 측정하는 지표
　　③ 간호서비스의 양(간호시간), 간호서비스의 질(우수성의 정도), 환자 만족과 직원 만족, 직원개발(간호직원의 성장 및 만족), 연구(간호연구 성과), 재원일수, 환자의 간호상태(건강회복, 재활, 질병으로부터의 보호, 건강증진, 존엄사 등), 간호교육, 간호생산성, 조직개발 및 조직활성화, 간호직원의 결근율 및 이직률, 간호원가, 비용편익 등

010 　　　　　　　　　　　　　　　　　　　정답 ④

해설 [영기준 예산제도(ZBB;Zero-Base Budgeting) - 감축기능]
　① 영기준 예산제도는 기준예산이라고도 하며 전년도 예산을 기준으로 하지 않고 "영(0)"을 기준으로 새롭게 예산을 편성하는 감축 중심의 예산제도이다.
　② 점진적 예산 방법은 화폐중심적인데 비해 ZBB는 목표와 활동 중심적이다.
　③ 자금사용의 우선순위를 결정하기 위한 도구로 "가이드라인" 또는 "결정 기준틀"을 이용하는 것이 ZBB의 핵심이 된다.
　④ 영기준 예산제도의 장점
　　㉠ 실무자들의 아이디어를 받아 기획하고 구성원들의 예산관리 참여가 가능하여 혁신적인 분위기를 촉진한다.
　　㉡ 기획과 예산 사이의 커뮤니케이션 장애를 없애고, 조직의 목적을 구상하며, 목표를 기획하게 한다.
　　㉢ 우선순위를 고려하여 자원을 효율적으로 사용하게 한다.
　　㉣ 중간관리자는 실행 가능한 예산을 수립하고 상급관리자와의 협력과 조정에 따라 예산의 순위를 결정하고 실행하게 되어 상급관리자와 중간관리자 간의 상호이해와 위임능력을 촉진한다.
　⑤ 영기준 예산제도의 단점
　　㉠ 새로운 예산 수립 방법이므로 관련 지식과 기술을 배우는 데 시간과 비용을 투자해야 한다.
　　㉡ 과거 지출의 적절성을 다양한 시각에서 분석해야 하고, 과정이 복잡하여 시간이 많이 소요된다.

011 　　　　　　　　　　　　　　　　　　　정답 ①

해설 창의적 과업의 경우 개인의사결정이 더 유효하다. 이는 집단의사결정 시 나타나는 복잡한 집단상호작용 역학관계 때문인데, 첫째, 지위가 높은 구성원의 지배현상, 둘째, 집단사고 때문에 집단의사결정 시 창의력이 저해된다. 개인의사결정이 더 유효한 경우로는 ①외에도 다단계의 문제해결이 요구되는 경우, 해결책의 적정성 여부가 불명확한 경우 등이 있다.

012 정답 ①

해설 목표관리(MBO)에서는 목표설정 시에 부하직원과 함께 설정하는 참여적 목표를 강조하고 있으며, 피드백을 통해 목표달성 정도를 평가하기 위해 단기목표를 강조한다. 또한 계량화 할 수 있는 성과가 중시되는 결과지향적 목표를 우선으로 하고 있다.

013 정답 ③

해설 [일당수가제]
① 환자의 입원 1일 또는 외래방문 1일당 정해진 일정액의 수가를 산정하는 방식
② 투입자원이나 서비스 강도의 차이를 반영하지 않아 포괄수가제의 일종으로도 봄
③ 우리나라 적용 사례
 - 의료급여자의 정신과 입원진료비 : 입원료, 검사, 약품 정신요법료 모두 포함
 - 보건기관(보건소, 보건지소, 보건진료소) 이용 시
  • 대상자가 보건기관을 방문하여 진료를 받거나 의료인이 환자의 가정을 방문하여 진료를 행한 경우로 성별, 연령, 질병의 종류, 합병증 유무, 진료소요시간에 관계없음
  • 진찰, 처방, 각종 검사, 처치 및 수술 등의 비용을 포함하며, 하루에 2회 방문에도 수가는 1회만 산정

014 정답 ①

해설 새로운 간호서비스를 개발하는 것은 제품전략에 해당한다.
③ 새로운 간호수가체계의 개발은 가격전략에 해당한다.
②④는 유통전략, ⑤는 촉진전략에 해당한다.

015 정답 ①

해설 ② 위원회 조직, ③ 직능조직, ④ 매트릭스 조직, ⑤ 라인 조직에 대한 설명이다.
프로젝트 조직은 관리자가 팀 구성을 어떻게 하느냐에 따라 결과가 크게 좌우될 수 있으므로 구성원의 능력을 정확히 파악하고 일시적, 한시적으로 팀을 구성하는 관리자의 관리능력에 따라 결과가 크게 달라진다.

016 정답 ⑤

해설 직무충실화에서 발전된 개념으로 개인의 다양함과 특성을 고려하여 직무를 설계하는 방법은 직무특성모형이다.

017 정답 ④

해설 [직무명세서]
1) 직무명세서는 각 직무를 수행하는 데 필요한 자격요건을 직무기술서에서 찾아내 더욱 상세히 기술한 것이다.
2) 직무를 적절히 효과적으로 수행하는 데 필요한 특별한 인적 특성이나 요건(교육, 경험 등)과 능력에 대한 기록이다.

018 정답 ③

해설 [조직변화의 과정]
조직변화란 현재보다 더 효율적인 조직이 되기 위해서 현재의 상태에서 바람직한 상태로 조직문화를 바꾸는 것이다. 조직은 항상 변화하며 이러한 조직의 계획적 변화를 설명하는 대표적인 이론은 레빈(K. Lewin)의 3단계 변화 모형이다.
1) 해빙 단계(unfreezing)
 ① 무관심한 사람들에게 변화 욕구를 불러일으켜 개인들이 변화 욕구를 의식하는 과정이다.
 ② 구성원들이 변화에 저항하지 않고 협조할 수 있도록 기존 체제에 대한 비효율·불합리를 공개하거나 변화로 얻을 수 있는 구체적 정보를 알려준다.
 ③ 얼음이 녹아 풀리듯이 구성원의 태도나 감정이 차차 누그러지는 과정이다.
2) 변화 단계(움직임기, moving)
 ① 새로운 것을 받아들일 준비가 된 상태로 동일시와 내면화가 이루어지는 단계이다.
 ② 변화를 위해 구체적으로 대안을 탐색하고 목적과 목표를 설정하며 이를 어떻게 달성할 것인지에 대해 결정하고 선택된 대안을 실천하는 단계이다.
3) 재동결 단계(재결빙기, refreezing)
 ① 재동결은 추진력과 저항력 사이에 새로운 균형을 이룸으로써 변화가 바람직한 상태로 정착되는 단계이다.
 ② 변화했다가도 원위치로 돌아가려는 속성이 있기 때문에 구성원들에게 지속적인 지원과 강화 활동을 제공하여 신뢰와 안정을 쌓는 것이 필요하다.
 ③ 변화된 부서나 개인에게 응분의 보상을 주는 것은 변화된 상태를 안정화(stabilization)하고 시간이 지남에 따라 변화의 효과가 소멸되는 것을 막는 방법이 된다.

019 정답 ④

해설 상대가치체계에 의한 간호원가 산정방법은 다음과 같은 특징을 갖는다.
① 미국 메디케어(medicare)는 의료수가를 적용하는 수가 산정방법이다.
② 상대적 가치로 접근하여 점수화하고 이를 금액화한다.
③ 보호자 없는 병동제에서 실시한다.
④ 간호업무의 행위별 표준화가 필요하다.

020 정답 ③

해설 특정한 부분에 대해 좋은 인상을 갖는 경우 다른 요소까지도 좋게 평가하는 것은 후광효과이다.

[후광 효과(헤일로 효과, 연쇄 효과)]
① 피평정자의 긍정적 인상에 근거하여 모든 수행 측정에 높은 점수를 주는 경향을 말한다.
② 어느 평정 요소에 대한 평정자의 판단이 다른 평정요소에 영향을 주거나 막연한 일반적 인상이 모든 평정요소에 영향을 주는 것이다.
③ 헤일로 효과를 방지하기 위한 방법으로는 강제배분법, 체크리스트법을 활용하거나 여러 명의 평정자가 상호 독립적으로 평정하게 하거나 하나의 평정요소에 관하여 피평정자 전원을 평정하고 다음 요소에 관해 전원을 평정하는 방법을 이용한다.

021 정답 ③

해설 [내적 보상]
① 내적 보상의 형태로는 탄력적 근무시간 제도, 직무재설계를 통한 자율성 및 기능의 다양성 제고, 조직에서의 인정감 부여, 보다 흥미 있는 업무, 보다 많은 책임감 부여, 보다 많은 개인적 성장 기회, 보다 많은 의사결정에의 참여 등이 있다.
② 내적 보상은 외적 보상에 비해 보상으로서의 영향력이 크다. 따라서 내적 보상이 외적 보상보다 동기를 유발시키는 데 더욱 효과적이다.
③ 내적 보상은 성질상 직무의 내용과 관련된 것으로, 일단 직무의 내용에 내적 보상이 담기게 되면 보상을 위한 비용이 지속적으로 들지 않게 된다.

022 정답 ④

해설 [이직이 조직에 미치는 영향]
① 병원조직의 비용부담 증가
② 동료직원의 이직으로 남아 있는 직원의 사기 저하
③ 구성원 간의 지지적인 분위기 저하로 인한 팀의 기능 저하
④ 간호관리자의 관리능력 저하
⑤ 훈련된 인력의 감소로 인한 간호의 질 저하

023 정답 ④

해설 [상황적합성 이론]
1) 피들러(F. Fiedler)의 상황적합성 이론
  ① 기존의 리더십 유형이론을 반박하고 효과적인 유형은 상황에 따라 달라진다는 상황과 유효한 리더십의 관계를 주장하였다.
  ② 최초로 상황변수를 도입하여 리더와 상황과의 적합관계가 리더십 유효성에 가장 중요함을 밝혔다.
2) 상황의 분류
  • 상황적 매개변수의 3가지 요소 간의 조합이 리더에 대한 "상황의 호의성"을 결정
  • 호의성 = 과업의 구조화 + 리더와 구성원 간의 관계 + 리더의 직위권력
  ① 과업의 구조화(task structure)
  • 과업의 일상성 또는 복잡성을 뜻한다.
  • 과업목표의 명백성, 목표-경로의 다양성, 의사결정의 변동성 및 의사결정의 구체성에 따라 리더십 상황이 결정된다.
  • 과업이 구조화될수록 그 상황은 리더에게 더욱 호의적이다.
  ② 리더와 구성원 간의 관계(leader-member relationship)
  • 리더에 대해 부하가 가지는 신뢰성, 친감, 신용과 존경 등을 포함한다.
  • 부하가 리더를 받아들이는 정도를 반영한다.
  • 리더와 부하 간에 신뢰감과 친감 그리고 존경관계가 존재할수록 상호 간에 좋은 관계가 형성된다.
  ③ 직위권력(leader's position power)
  • 리더가 집단구성원에게 명령을 받아들이게끔 구성원 행동에 영향을 주는 권력이다.
  • 공식적·합법적·강압적 권력 등을 포함한다.
  • 승진, 승급, 해임 등의 상벌에 대한 권력이 매우 중요하며, 이러한 영향력이 많을수록 리더의 직위권력은 강해진다.

024 정답 ④

해설 [기대이론의 5가지 주요 변수]
※ 5가지 주요 변수는 행동을 선택하는 중요한 동기요인이 된다.
① 기대감 : 그 행동이 가져올 결과에 대한 지각된 가능성 또는 확률을 의미한다.
② 유인가(유의성)
  • 개인이 욕구를 반영하여 어떤 특정 행동대안의 결과에 대해 갖는 매력의 강도이다.
  • 보상, 승진, 인정과 같은 긍정적 유의성과 압력과 벌 등의 부정적 유의성으로 나뉜다.
③ 결과 또는 보상 : 행동의 결과물로서 개인행동의 성과와 같은 1차적 결과와 그 성과에 따른 보상과 승진 등 2차적 결과로 구분된다.
④ 수단성 : 성과 결과에 대한 기대감으로 개인이 지각하는 1차적 결과와 2차적 결과의 상관관계를 나타내는 것이다.
⑤ 행동선택 : 마지막 단계인 행동패턴의 선택으로서 개인은 행동대안과 기대되는 결과 및 그 중요성을 모두 비교평가한 후 자신의 행동을 취하게 된다.

025 정답 ①

해설 [수직적 구조를 갖는 조직]

조직의 생성	인위적·계획적 조직
제도화	제도적·정태적
지향과 특징	• 조직의 목표달성:통합, 조정 • 높은 분화와 문서화 정도
논리	능률성(기계적 능률)
가시성	가시적이며 외면적
범위	전체적 질서
대인관계	구성원 간의 관계 사전에 규정
리더십	리더가 임명
행동의 통제	상벌로 구성원의 행동을 통제
비고	• 과학적 관리론 • 합리적 경제인관(X이론)

026 정답 ④

해설 [간호현장에서 주장행동의 필요성]
① 간호업무능력의 향상 : 인간관계 개선으로 인해 간호업무의 향상을 가져올 수 있다.
② 인간관계의 개선 : 상대방과의 생산적인 인간관계를 지속시킨다.
③ 자기능력의 신장 : 자신의 능력을 최대한 발휘할 수 있게 하는 자기 성장의 발판이 된다.
④ 정신건강의 증진 : 감정의 억제를 사전에 예방하거나 해소시켜 정신건강을 증진시킨다.
⑤ 의사소통의 증진 : 효과적인 의사소통으로 간호업무를 위한 인간관계를 개선시킬 수 있다.

027 정답 ①

해설 [면접시험]
① 정형적 면접 : 직무명세서를 기초로 미리 질문의 내용 목록을 준비해 두고 이에 따라 면접자가 차례로 질문하는 것으로 구조적 또는 지시적 면접으로 불린다.
② 비지시적 면접 : 지원자가 거리낌없이 자기를 표현하게 하는 방법이므로 지원자에게 최대한의 의사표시의 자유를 주어서 응모자에 관한 정보를 얻는 방법이다. 고도의 질문기술과 훈련 및 방해하지 않고 듣는 태도가 필요하다.
③ 스트레스 면접 : 기업에서 활용하는 방법으로 면접자는 매우 공격적으로 피면접자를 무시하여 피면접자를 방어적이고 좌절하게 만든다. 이때 피면접자가 스트레스를 받은 상태에서 보이는 감정의 안정성과 조절에 대한 인내도 등을 관찰한다. ㉣ 패널 면접 : 다수의 면접자가 한 명의 피면접자를 평가하는 방법으로서, 면접이 끝나면 다수의 면접자들이 의견을 교환하여 피면접자를 더욱 광범위하게 조사하는 방법이다.
④ 집단 면접 : 집단별로 특정 문제에 대해 자유롭게 토론할 기회를 주고 토론과정을 지켜보면서 개별적으로 적격 여부를 심사하는 방법이다. 다수의 피면접자를 동시에 평가하고 우열을 비교할 수 있어서 시간이 절약되고 리더십 있는 인재의 발견이 용이하다는 장점이 있다.

028 정답 ⑤

해설 통제는 성과를 측정하고 수정하는 목적이 있다.

[통제의 의의]
(1) 통제의 정의
  ① 통제기능은 지휘기능의 연속이며 조직구성원들이 조직목표 달성을 위해 맞게 행동하는지를 확인하는 시스템이다.
  ② 통제는 업무수행 증진을 위해 설정한 목표를 성취하는 정도를 측정하고 업무수행을 증진시키기 위해 필요한 교정적 행동을 적용하는 과정이다.
  ③ 조직구성원들이 조직목표를 달성하기 위해 계획한 대로 행동하고 있는지를 확인하고, 차이가 있으면 수정하는 관리활동이다.
(2) 통제의 목적
  통제관리 활동을 통하여 조직의 목표가 달성되도록 하는 것이다.
(3) 통제의 필요성
  ① 급변하는 의료환경에 따른 조직환경의 불확실성
  ② 조직규모의 증대로 인한 조직구성원의 다양한 역할과 활동에 따른 관리
  ③ 인간능력의 한계로 조직구성원들은 실수나 오류를 범할 수 있음
  ④ 권한위임과 분권화의 증대로 인해 최종책임자의 통제장치가 필요
  ⑤ 비용효과적인 관리의 필요성 증대
  ⑥ 개인목표와 조직목표의 불일치를 줄이기 위해

029 정답 ④

해설 통제를 위해서는 무엇보다 기준을 정해야 한다. 그 후에 업무성과를 측정하여 비교한 뒤 수정활동을 한다.

[통제기능의 과정 및 요소]

표준설정 → 업무성과 측정 → 표준과 성과 비교 → 수정활동
조직목표 인력 직무설계 / 자료수집 / 바람직한 행동과 결과 비교 / 보상 징계 교정

feed back

030 정답 ④

해설 [소급평가의 특징]
① 수행된 간호에서 문제점을 발견하여 다음 간호계획이나 교육행정의 변화를 통해 시정하게 함으로써 간호의 질을 높이는 데 목적이 있다.
② 환자가 간호를 모두 받은 후에 평가하는 것이므로 해당 환자에게는 수정의 여지가 없다는 단점이 있다.
③ 발견된 수정 사항을 다음 간호계획에 적용하도록 함으로써 간호의 질을 높일 수 있다.

031 정답 ②

해설 [파레토차트(Pareto chart)]
파레토차트는 막대그래프와 유사하나 빈도, 비용, 시간 등 측정결과를 높은 순에서 낮은 순 즉, 내림차순으로 나열한다. 가로축은 빈도 순 또는 중요도순으로 나타내고 왼쪽 세로축은 빈도, 오른쪽 세로축은 누적빈도선으로 표현한다.

032 정답 ②

해설 [물품관리]
물품관리란 조직이 목적 달성을 위해 업무를 수행할 때 소요되는 물자의 효율적인 활용을 위한 제반 관리를 말한다. 따라서 단위에서의 물품관리는 환자의 치료를 돕고 병동의 기능을 원활히 하기 위한 필수적인 원칙이며 합리적인 관리수단이면서 경제적인 관리기술이다.
1) 기준량 설정 값
  ① 비품은 침상 수에 따라, 소모품은 환자 수에 따라 설정한다.
  ② 환자 수와 환자의 연령, 성별, 질병상태, 간호요구도를 고려한다.
  ③ 불필요한 물품의 반환할 수 있는 기회를 제공한다.
  ④ 분실한 물품 및 물품의 가격, 견고성, 물품 청구기간의 간격 등을 고려한다.
2) 물품의 청구
  ① 여유분을 포함하여 소요될 수량, 물품청구의 접수 처리와 운반비, 물품의 보관장소, 물품의 부패성, 청구양식 이용(목록, 청구수량), 가격과 견고성, 간호단위의 특성, 교환방법 등을 고려한다.
  ② 비품은 침상수에 근거하여 청구하고 소모품은 환자수에 근거하

여 청구한다.
③ 물품청구 기준량은 예산 소모량과 정확하게 일치시키는 것이 아니라 여유분을 포함한다.

[참고] 물품 분류
1) 재고자산 : 약품, 의료소모품, 진료재료
2) 고정자산 : 비품, 기계설비
3) 소모성 자산 : 사무용품
※ 일반적으로 간호단위에서는 비품과 소모품으로 구분이 된다.

033 정답 ②

해설 ① 격리실 내부는 음압을 유지하여 안쪽의 오염된 공기가 밖으로 나가지 못하도록 해야 한다.
③ 처치시에 의료인은 자신을 보호하고 감염의 전파를 차단하기 위해 반드시 보호 장구 : 장갑, 앞치마, 마스크(결핵용) 착용해야 한다.
④ 세균성, 바이러스성 호흡기계감염 등 비말에 의해 전파되는 질환이 있는 경우 환기장치 설치규정을 준수해야 한다.
⑤ 호흡기를 통한 비말감염은 전파력이 강하므로 다른 질병에 걸린 환자들과 반드시 격리하도록 조치해야 한다.

034 정답 ②

해설 [안전사고 발생의 원인]
① 시력, 청력장애로 위험물을 인식하지 못할 때
② 연령, 질병, 약물 등으로 무기력상태
③ 졸도, 경련, 심장마비, 뇌출혈 등의 위급한 증상
④ 급격한 감정변화로 판단력 결핍
⑤ 환자의 부주의, 건강증, 협조거부
⑥ 병원직원의 주의부족, 의무태만
⑦ 잘못된 건물이나 시설의 구조
⑧ 기계설비의 불량
⑨ 의료인의 부당한 진료
⑩ 미끄러운 바닥, 낮은 창문, 높은 침상, 부실한 가구나 기계

035 정답 ③

해설 [간호정보시스템의 개념]
① 간호정보시스템은 보건의료기관에서 간호서비스와 자원 및 간호수행에 필요한 표준화된 환자간호정보를 관리하고, 간호연구자원과 교육적인 응용을 간호실무에 연결하는 데 필요한 정보를 적시에 수집, 저장, 처리, 검색, 표시해주며 의사소통하는 컴퓨터 시스템이다.
② 미국간호사협회(AHA)의 간호정보시스템 특별위원회에서는 간호정보시스템을 "간호행정, 환자간호 제공, 간호교육과 간호연구를 지원하는 데 사용되는 전산화된 정보시스템"으로 정의하였다.
③ 간호실무에 간호정보체계 도입의 궁극적 목적은 간호의 질향상이다.

2회차 3교시 기본간호학

036 정답 ⑤

해설 맥박산소계측은 혈액 중 산화된 헤모글로빈 양의 백분율을 측정하는 방법으로 손쉽게 비침습적으로 산소포화도(SpO_2)를 측정할 수 있으므로, 산소화 정도의 즉각적인 확인이 가능하다.

[맥박 산소포화도 측정(Pulse Oximetry)]
(1) 혈액 내 산소포화도를 확인하기 위한 주기적·지속적인 비침습적, 경피적 측정기이다.
(2) 산소측정기는 감지기와 마이크로프로세서로 구성된다.
(3) 적용부위는 귓불, 손가락, 발가락, 코이며 대상자에 맞게 감지기(sensor)와 측정 위치를 선택한다.
(4) 정상범위 : SpO_2 95~100%
(5) 적외선을 방출하여 헤모글로빈에 의해 흡수된 빛의 양을 반대편 감지기에서 감지하여 산소포화도를 측정한다.
(6) 압박으로 인한 조직 저산소증이나 세포괴사를 이끄는 혈관계 장애와 피부박리 예방 위해 2시간마다 적용부위 바꿔준다.
(7) 맥박 산소포화도는 혈중 이산화탄소의 수치를 반영하지 못한다.

037 정답 ⑤

해설 [벤츄리 마스크]
① 대상자의 호흡양상에 관계없이 처방된 산소농도에 따라 산소를 가장 정확한 농도로 투여 가능
② 만성 폐쇄성 호흡기질환자(COPD)에게 주로 이용

038 정답 ②

해설 일산화탄소는 산소에 비해 헤모글로빈과의 결합력이 매우 높다. 이로 인해 헤모글로빈이 산소와 결합하여 운반할 기회를 빼앗게 된다.

039 정답 ③

해설 [진동법(vibration)]
① 타진 후에 시행하며, 대상자의 흉벽에 손을 펴서 강한 떨림을 제공한다. 호흡성 분비물을 묽게하여 분비물이 쉽게 배출될 수 있다.
② 금기 : 영아나 소아에게는 실시하지 않음. 늑골연, 척추, 흉골, 유방, 신장에는 적용하지 않음.
③ 대상자가 깊게 흡기 후 천천히 호기하는 동안 200회/분의 속도로 진동(흡기하는 동안은 진동을 멈춘다)
④ 진동이 끝난 후 대상자에게 기침하여 분비물을 뱉어내도록 함
⑤ 진동 전 약물 투여 및 가습을 통해서 분비물을 액화시킴

040   정답 ②

해설 비위관 튜브 삽입 시 머리를 숙이게 되면 후두보다 인두와 식도 후방으로 튜브의 삽입이 용이하게 된다. 또한 빨대 등을 이용하여 소량을 물을 마시게 하면 후두개가 기관을 폐쇄하고 관이 식도 쪽으로 삽입되어 구개반사와 기침반사가 유발되는 것이 억제된다.

041   정답 ④

해설 [저잔여식이]
저잔여식이는 장관 내에 잔여물을 많이 남기는 섬유질과 유당을 제한하는 식이이다. 적응증에는 장관의 외과수술 전, 수술 후 상처치유, 급성설사, 국소적 장염, 대장염 등이 있다.

042   정답 ③

해설 ① 혈청 알부민 수치를 3.5~5.0g/dL로 유지한다.
② 한꺼번에 많이 섭취하면 위에 부담을 줄 수 있으므로 소량씩 자주 섭취하도록 한다.
④ 1일 2,000~2,700kcal 성인 남자의 열량이다.
⑤ 수분섭취는 1일 1.5L이상 권장한다.

043   정답 ①

해설 소변 검체물 수집에서 24시간 소변 수집 시 첫 소변은 버리고, 24시간 동안 마지막 소변까지 수집한다

044   정답 ②

해설 발살바수기를 시행하는 경우 순간적으로 심박출량이 감소되나 배변을 하게 되면 다시 심장으로 평상시보다 많은 혈류량이 유입되므로 심장질환자, 호흡기질환자, 뇌압상승 환자에게 금지된다.

[Valsalva 수기]
① 심호흡 후 입과 콧구멍을 막고 숨을 내뱉으려고 할 때 배에 힘을 주는 것
② 배변 중 복부와 흉강내 압력이 4~5배 증가하여 순간적으로 심박 출량이 감소
③ 일단 배변 후 압력이 감소되며 심장으로 평상시보다 많은 혈류량이 유입됨
④ 금기 : 심혈관질환, 호흡기질환, 뇌압상승 대상자

045   정답 ②

해설 [산염기 불균형]
1) 호흡성 산증의 원인: 폐포 내 기체와 폐포 주위 모세혈관 사이의 기체 교환 장애로 폐렴, 폐기종, 천식 등 CO_2의 배출이 원활하지 못하고 체내에 있을 경우
2) 호흡성 알칼리증의 원인: 저산소증으로 과다환기를 한 경우, 정서 불안이나 정신 신경증으로 인해 과다환기가 나타날 경우
3) 대사성 산증의 원인: 당뇨, 고지방식이, 저탄수화물식이 당대사가 이루어지지 못해 지방대사가 항진되어 케톤산이 축적되거나 지속적인 설사, 신부전, 장루 환자, 과잉 산 섭취 등으로 인해 산이 과다 생산되는 경우
4) 대사성 알칼리증의 원인: 과량의 알칼리 섭취, 체내의 H^+ 과잉소실, 구토나 위액 흡인으로 인한 과다한 산의 손실이 있는 경우

046   정답 ①

해설 무의식환자의 경우 요정체를 예방하기 위해서 단순도뇨가 아닌 유치도뇨관을 삽입한다. 유치도뇨관 삽입환자는 감염위험이 높기 때문에 혼탁뇨나 발열 등 감염에 대한 관리를 해주어야 한다.

047   정답 ①

해설 [관절의 가동범위]
1) 굴곡(Flexion) : 두 관절 사이의 각도를 감소시키는 것으로 구부리는 것
2) 신전(Extension) : 두 관절 사이의 각도를 180°까지 증가시키는 것으로 펴는 것
3) 과신전(Hyperextension) : 두 관절 사이의 각도를 180° 이상 증가시키는 것
4) 외전(Abduction) : 몸의 중심에서 멀어지는 것
5) 내전(Adduction) : 몸의 중심으로 가까워지는 것
6) 회전(Rotation) : 중심축을 따라 옆쪽으로 돌리는 것
7) 외회전(External rotation) : 몸의 중심축으로부터 멀리 밖으로 돌리는 것
8) 내회전(Internal rotation) : 몸의 중심축을 향해 안으로 돌리는 것
9) 순환(회선, Circumduction) : 근위부는 고정되고 원위부가 원을 그리는 운동
10) 회내(Pronation) : 손바닥을 아래로 향해 돌리는 것
11) 회외(Supination) : 손바닥을 위로 돌리는 것
12) 족저굴곡(Plantar flexion) : 발바닥을 향해 발을 구부리는 것
13) 족배굴곡(Dorsiflexion) : 발등을 향해 발을 구부리는 것
14) 내번(Inversion) : 중심축을 향해 발바닥을 돌리는 것
15) 외번(Eversion) : 중심축에서 멀리 발바닥을 돌리는 것

048   정답 ④

해설 [신체 역학(Body mechanics)]
1) 신체역학의 개념
  ① 신체를 기계 또는 운동의 도구로 사용하고자 하는 원리
  ② 신체의 효과적인 기능을 위하여 또한 적절한 균형과 자세와 신체 선열을 유지하기 위해 근골격계와 신경계의 조정된 노력
  ③ 수평선과 수직선에 의한 신체의 한 부분과 다른 부분과의 관계
  ④ 올바른 신체선열은 최적의 근골격계의 균형과 움직임을 가능하게 하고 좋은 신체기능을 증진
2) 신체 역학의 필요성
  ① 균형, 자세 및 신체 선열을 유지하기 위한 근골격계와 신경계의 조정된 노력
  ② 필요성 : 근골격계 긴장 감소, 적절한 근긴장도 유지 및 신체 균형 이룸
  ③ 근골격계의 효과적 사용
    ㉠ 신체 균형 : 무게 중심이 낮을수록, 기저면이 넓을수록, 무게 중

심을 지나는 수직선이 기저면과 가까울 수록 신체균형과 안정성이 잘 이루어짐.
ⓒ 다리를 벌리고 서는 것이 붙이는 것보다 편하고, 서 있는 것보다 앉는 것이 편함.
ⓒ 신체역학을 잘 활용하면 신체 손상의 위험 감소와 근육군의 피로를 감소시킬 수 있음
ⓔ 길고 강한 큰 근육을 사용하면 근육의 긴장이 예방된다.

049 정답 ②

해설 [부동의 영향]
- 오랫동안 침상에 누워있던 환자가 보행을 시도하게 될 때 기립성 저혈압이 발생할 수 있다.
- 장기간의 안정은 정맥혈의 정체를 가져오고 정맥 혈류량이 감소하게 되어 저혈압을 유발하고 어지러움 등이 나타나게 된다.

050 정답 ①

해설 저체온은 일반적으로 추위에 장시간 노출되거나 체온조절의 효율성을 저하시키는 약물 및 질환들에 의해 유발된다. 수술 및 마취 중에는 환자가 온도가 낮은 수술실에 노출되고 또한 마취제에 의한 체온조절의 억제가 동반되면서 저체온이 흔하게 발생된다. 마취 중에 발생되는 경정도의 저체온만으로도 창상감염, 입원기간 연장, 심각한 심장합병증 및 심실성 빈맥의 빈도 증가, 응고장애, 그 외 마취약제의 효과연장, 회복실 퇴실의 지연, 전율(shivering), 및 면역기능의 약화 등의 저체온과 관련된 다양한 합병증들이 유발될 수 있으며, 특히 고위험도 환자들에서는 마취 중 저체온의 위험성이 더 증가된다.

051 정답 ④

해설 상피세포 재생, 뇌조직 재생 및 신생은 은 NREM수면 단계에서 이루어진다.
[REM(Rapid Eye Movement sleep) : 빠른 안구운동 수면]
1) 역설적인 수면(Paradoxical sleep) : 분명히 잠들었는데도 뇌파의 모양은 깨어있을 때와 유사한 수면
2) 학습, 기억, 행동적응 등의 대뇌기능 활발
3) REM단계 동안은 심장도 빨라지고, 숨도 가쁘게 쉬고, 혈압상승, 위액분비가 증가
4) 남자의 경우에는 발기 상태가 지속됨(깨어있을 때와 유사한 증상이 나타남)
5) NREM수면(5%)에 비해 REM수면(60~90%)에서 꿈을 잘 기억하기 때문에 REM수면을 '꿈 수면' 이라고도 부름
6) 생생한 꿈을 꾸는 시기

052 정답 ③

해설 협상(Bargaining)
(1) 자신의 죽음을 예전의 나쁜 행동에 대한 대가라고 생각하는 것
(2) 죽음을 연기하기 위해 신과 협상하려 함
(3) 현실을 직시할 수 있도록 도와 줌

053 정답 ③

해설 반감기는 신체에 작용하는 약물의 농도가 반으로 줄어드는데 필요한 시간이다. 그러므로 반감기 후에 약물 농도는 50%가 된다.

054 정답 ①

해설 전신 보호대는 몸 전체를 홑이불로 싸는 것으로 영아의 머리나 목 부위 채혈이나 정맥주사시 적용된다.

055 정답 ②

해설 70unit : 1ml = 14unit : x
$70x = 14$
$x = 0.2$
따라서 환자에게 0.2ml를 주사하여야 한다.

056 정답 ⑤

해설 [고령 낙상의 위험요인]
노화에 따른 시력손상, 보행 장애, 균형과 협응 장애, 유전성 질환, 마비, 빈뇨, 자율신경계 질환, 이뇨제, 항우울제, 항고혈압제 등 약물에 의해서도 발생

057 정답 ③

해설 장용피복정(enteric coated tablet)은 위에서 용해되지 않고 장에서 용해되도록 표면에 막을 입힌 구강용 알약이다. 이는 위장장애를 최소화하기 위한 것이므로 가루로 만들거나 형태를 변형시키지 않고 그대로 복용해야 한다.

- 정제 (tablet): 분말을 압축하여 원통형 또는 원반형으로 단단하게 만든 약
- 캡슐 (capsule): 분말, 액상, 기름 형태의 자극성 약물을 젤라틴 용기로 싸서 만든 약
- 알약 (pill): 가루나 결정성 약을 뭉쳐서 원판이나 원추모양으로 만든 약제

058 정답 ③

해설 의료관련감염은 병원 내에서 발생한 감염으로 입원 당시에는 없거나 잠복하지 않았던 감염이 입원 중이나 퇴원 후에 발생하는 것이다.
※ 외과 수술 환자의 경우 수술 후 30일 이내, 이식물 삽입 수술의 경우는 1년 이내에 발생하는 감염이 이에 해당된다.
①②⑤는 입원시부터 가지고 있던 원인균에 의한 감염으로 볼 수 있다.
④ 알러지는 감염과 관련이 적다.

059 정답 ⑤

해설 [손씻기]
- 감염을 예방하는 감염 회로 차단의 가장 중요하고 기본적인 방법
- 비누나 세제, 물을 사용하여 10~15초 이상 씻거나 손 소독제만을 이용한 손씻기
- 손이 팔꿈치보다 아래로 있게 하며 흐르는 물에 비누를 묻혀 30초 정도 강하게 비비면서 씻음
- 기계적 마찰 이용하여 먼지와 유기물 제거

060 정답 ②

해설 공기전파주의 (홍역, 수두, 결핵)는 음압이 유지되는 독방에 있게하고, 방 밖으로의 출입은 필요한 경우에만 하고 반드시 마스크를 착용하게 한다. 비말전파주의(뇌막염, 폐렴, 성홍열, 유행성감기, 풍진, 이하선염)환자는 방문객을 90cm 정도 떨어져 있게 한다. 접촉전파주의(A형간염, 농가진, 단순포진)환자는 방 밖으로의 출입을 제한한다.

061 정답 ②

해설 멸균된 물품이 다른 물품과 접촉했을 때 멸균이 유지되지 않고, 멸균된 영역에 다른 멸균 물품을 첨가시 멸균상태는 깨지지 않는다. 끝이 젖은 설압자를 들 때 에는 끝을 아래로 해서 손잡이 쪽으로 액체가 흐르지 않도록 한다.

062 정답 ④

해설 [말초정맥 주시 시 합병증]
- 치윤: 수액주입이 안 되고 불쾌감, 부종, 희게퍼지는 증상
- 정맥염: 주사 맞는 정맥을 따라 경결, 발적,종창,통증 증상
- 색전증: 통증, 팽윤, 민감, 저린 증상
- 수분공급과다증: 호흡곤란, 혈압상승, 부종

063 정답 ⑤

해설 피내주사는 신경이나 혈관의 분포가 거의 없는 곳에 작용하여 약물에 대한 반응을 쉽게 눈으로 볼 수 있고 약물 반응 정도를 쉽게 비교할 수 있다

064 정답 ③

해설 Hydrocolloid 임시 피부와 같은 역할로 효과적으로 세균 침임을 방지한다. 적응증은 정맥울혈성 하지궤양 및 욕창이며 폐쇄성 불투명 막으로 상처의 삼출물을 흡수한다. 그러나 감염상처 삼출물이 많은 상처는 금기이다. 신경말단을 촉촉하게 유지하여 통증을 경감시키고 3-7일 유지가 가능하다.

065 정답 ③

해설 측위시 욕창 호발부위는 무릎, 대전자. 장골, 견봉돌기. 귀, 측두 등이다.

2회차 3교시 보건의약관계법규

066 정답 ③

해설 의료법 제25조(신고)
① 의사·치과의사·한의사 및 조산사는 대통령령으로 정하는 바에 따라 최초로 면허를 받은 후부터 3년마다 그 실태와 취업상황 등을 보건복지부장관에게 신고하여야 한다.

067 정답 ②

해설 의료법 제30조(협조 의무)
① 중앙회를 설립하려면 대표자는 대통령령으로 정하는 바에 따라 정관과 그 밖에 필요한 서류를 보건복지부장관에게 제출하여 설립 허가를 받아야 한다.
② 중앙회는 보건복지부령으로 정하는 바에 따라 회원의 자질 향상을 위하여 필요한 보수(補修)교육을 실시하여야 한다.

068 정답 ①

해설 의료법 시행령 제32조(의료인의 품위 손상 행위의 범위)
① 법 제66조제2항에 따른 의료인의 품위 손상 행위의 범위는 다음과 같다.
  1. 학문적으로 인정되지 아니하는 진료행위(조산 업무와 간호 업무를 포함한다.)
  2. 비도덕적 진료행위
  3. 거짓 또는 과대 광고행위
  3의2. 의학, 치의학, 한의학, 조산학 및 간호학의 정보에 대하여 거짓 또는 과장하여 제공하는 행위
  4. 불필요한 검사·투약(投藥)·수술 등 지나친 진료행위를 하거나 부당하게 많은 진료비를 요구하는 행위
  5. 전공의(專攻醫)의 선발 등 직무와 관련하여 부당하게 금품을 수수하는 행위
  6. 다른 의료기관을 이용하려는 환자를 영리를 목적으로 자신이 종사하거나 개설한 의료기관으로 유인하거나 유인하게 하는 행위
  7. 자신이 처방전을 발급하여 준 환자를 영리를 목적으로 특정 약국에 유치하기 위하여 약국개설자나 약국에 종사하는 자와 담합하는 행위

069   정답 ④

해설 의료법 시행규칙 제15조(진료기록부 등의 보존)

① 의료인이나 의료기관 개설자는 법 제22조제2항에 따른 진료기록부등을 다음에 정하는 기간 동안 보존하여야 한다. 다만, 계속적인 진료를 위하여 필요한 경우에는 1회에 한정하여 다음에 정하는 기간의 범위에서 그 기간을 연장하여 보존할 수 있다.

1. 환자 명부 : 5년
2. 진료기록부 : 10년
3. 처방전 : 2년
4. 수술기록 : 10년
5. 검사내용 및 검사소견기록 : 5년
6. 방사선 사진(영상물을 포함한다) 및 그 소견서 : 5년
7. 간호기록부 : 5년
8. 조산기록부 : 5년
9. 진단서 등의 부본(진단서·사망진단서 및 시체검안서 등을 따로 구분하여 보존할 것) : 3년

070   정답 ①

해설 의료법 제52조의2(대한민국의학한림원)

① 의료인에 관련되는 의학 및 관계 전문분야의 연구·진흥기반을 조성하고 우수한 보건의료인을 발굴·활용하기 위하여 대한민국의학한림원을 둔다.

071   정답 ⑤

해설 의료법 제66조(자격정지 등)

① 보건복지부장관은 의료인이 다음 각 호의 어느 하나에 해당하면 1년의 범위에서 면허자격을 정지시킬 수 있다. 이 경우 의료기술과 관련한 판단이 필요한 사항에 관하여는 관계 전문가의 의견을 들어 결정할 수 있다.

1. 의료인의 품위를 심하게 손상시키는 행위를 한 때
2. 의료기관 개설자가 될 수 없는 자에게 고용되어 의료행위를 한 때
2의2. 제4조제6항을 위반한 때
3. 진단서·검안서 또는 증명서를 거짓으로 작성하여 내주거나 제22조제1항에 따른 진료기록부등을 거짓으로 작성하거나 고의로 사실과 다르게 추가기재·수정한 때
4. 제20조(태아 성 감별 행위 등 금지)를 위반한 경우
5. 삭제〈2020.12.29.〉
6. 의료기사가 아닌 자에게 의료기사의 업무를 하게 하거나 의료기사에게 그 업무 범위를 벗어나게 한 때
7. 관련 서류를 위조·변조하거나 속임수 등 부정한 방법으로 진료비를 거짓 청구한 때
8. 삭제〈2011.8.4.〉
9. 제23조의5를 위반하여 경제적 이익등을 제공받은 때
10. 그 밖에 이 법 또는 이 법에 따른 명령을 위반한 때

072   정답 ①

해설 감염병의 예방 및 관리에 대한 법 제19조(건강진단)

성매개감염병의 예방을 위하여 종사자의 건강진단이 필요한 직업으로 보건복지부령으로 정하는 직업에 종사하는 사람과 성매개감염병에 감염되어 그 전염을 매개할 상당한 우려가 있다고 특별자치시장·특별자치도지사 또는 시장·군수·구청장이 인정한 사람은 보건복지부령으로 정하는 바에 따라 성매개감염병에 관한 건강진단을 받아야 한다.

073   정답 ①

해설 감염병의 예방 및 관리에 관한 법 제2조(정의)

구분	질환
제1급 감염병	에볼라바이러스병, 마버그열, 라싸열, 크리미안콩고출혈열, 남아메리카출혈열, 리프트밸리열, 두창, 페스트, 탄저, 보툴리눔독소증, 야토병, 신종감염병증후군, 중증급성호흡기증후군(SARS), 중동호흡기증후군(MERS), 동물인플루엔자 인체감염증, 신종인플루엔자, 디프테리아
제2급 감염병	결핵(結核), 수두(水痘), 홍역(紅疫), 콜레라, 장티푸스, 파라티푸스, 세균성이질, 장출혈성대장균감염증, A형간염, 백일해(百日咳), 유행성이하선염(流行性耳下腺炎), 풍진(風疹), 폴리오, 수막구균 감염증, b형헤모필루스인플루엔자, 폐렴구균 , 한센병, 성홍열, 반코마이신내성황색포도알균(VRSA) 감염증, 카바페넴내성장내세균속균종(CRE) 감염증, E형간염
제3급 감염병	파상풍(破傷風), B형간염, 일본뇌염, C형간염, 말라리아, 레지오넬라증, 비브리오패혈증, 발진티푸스, 발진열(發疹熱), 쯔쯔가무시증, 렙토스피라증, 브루셀라증, 공수병(恐水病), 신증후군출혈열(腎症候群出血熱), 후천성면역결핍증(AIDS), 크로이츠펠트-야콥병(CJD) 및 변종크로이츠펠트-야콥병(vCJD), 황열, 뎅기열, 큐열(Q熱), 웨스트나일열, 라임병, 진드기매개뇌염, 유비저(類鼻疽), 치쿤구니야열, 중증열성혈소판감소증후군(SFTS), 지카바이러스 감염증, 매독(梅毒)
제4급 감염병	인플루엔자, , 회충증, 편충증, 요충증, 간흡충증, 폐흡충증, 장흡충증, 수족구병, 임질, 클라미디아감염증, 연성하감, 성기단순포진, 첨규콘딜롬, 반코마이신내성장알균(VRE) 감염증, 메티실린내성황색포도알균(MRSA) 감염증, 다제내성녹농균(MRPA) 감염증, 다제내성아시네토박터바우마니균(MRAB) 감염증, 장관감염증, 급성호흡기감염증, 해외유입기생충감염증, 엔테로바이러스감염증, 사람유두종바이러스 감염증

074 정답 ⑤

해설 검역법 시행규칙 제14조의3(검역감염병의 최대 잠복기간)
1. 콜레라: 5일
2. 페스트: 6일
3. 황열: 6일
4. 중증 급성호흡기 증후군(SARS): 10일
5. 동물인플루엔자 인체감염증: 10일
6. 중동 호흡기 증후군(MERS): 14일
7. 에볼라바이러스병: 21일
8. 신종인플루엔자 및 감염병으로서 외국에서 발생하여 국내로 들어올 우려가 있거나 우리나라에서 발생하여 외국으로 번질 우려가 있어 질병관리청장이 긴급 검역조치가 필요하다고 인정하여 고시하는 감염병은 검역전문위원회에서 정하는 최대 잠복기간

075 정답 ②

해설 후천성면역결핍증 예방법 제13조(전문진료기관 등의 설치)
① 질병관리청장은 후천성면역결핍증의 예방·관리와 그 감염인의 보호·지원 또는 치료를 위하여 필요한 전문진료기관 또는 연구기관을 설치·운영할 수 있다.
② 제1항에 따른 전문진료기관 또는 연구기관의 설치 및 운영에 필요한 사항은 대통령령으로 정한다.

076 정답 ③

해설 국민건강보험법 제48조(요양급여 대상 여부의 확인 등)
① 가입자나 피부양자는 본인일부부담금 외에 자신이 부담한 비용이 제41조제4항에 따라 요양급여 대상에서 제외되는 비용인지 여부에 대하여 심사평가원에 확인을 요청할 수 있다.

077 정답 ①

해설 국민건강보험법 제50조(부가급여)
공단은 이 법에서 정한 요양급여 외에 대통령령으로 정하는 바에 따라 임신·출산 진료비, 장제비, 상병수당, 그 밖의 급여를 실시할 수 있다.

078 정답 ③

해설 지역보건법 제10조 (보건소의 설치)
① 지역주민의 건강을 증진하고 질병을 예방·관리하기 위하여 시·군·구에 1개소의 보건소(보건의료원을 포함)를 설치한다. 다만, 시·군·구의 인구가 30만 명을 초과하는 등 지역주민의 보건의료를 위하여 특별히 필요하다고 인정되는 경우에는 대통령령으로 정하는 기준에 따라 해당 지방자치단체의 조례로 보건소를 추가로 설치할 수 있다. [개정 2021.8.17] [[시행일 2022.8.18]]
② 동일한 시·군·구에 2개 이상의 보건소가 설치되어 있는 경우 해당 지방자치단체의 조례로 정하는 바에 따라 업무를 총괄하는 보건소를 지정하여 운영할 수 있다.

079 정답 ④

해설 지역보건법 제13조(보건지소의 설치)
지방자치단체는 보건소의 업무수행을 위하여 필요하다고 인정하는 경우에는 대통령령으로 정하는 기준에 따라 해당 지방자치단체의 조례로 보건소의 지소(이하 "보건지소"라 한다)를 설치할 수 있다.

지역보건법 시행령 제10조(보건지소의 설치)
법 제13조에 따른 보건지소는 읍·면(보건소가 설치된 읍·면은 제외한다)마다 1개씩 설치할 수 있다. 다만, 지역주민의 보건의료를 위하여 특별히 필요하다고 인정되는 경우에는 필요한 지역에 보건지소를 설치·운영하거나 여러 개의 보건지소를 통합하여 설치·운영할 수 있다.

080 정답 ②

해설 마약류 관리에 관한 법률 제39조(마약 사용의 금지)
마약류취급의료업자는 마약 중독자에게 그 중독 증상을 완화시키거나 치료하기 위하여 다음 각 호의 어느 하나에 해당하는 행위를 하여서는 아니 된다. 다만, 제40조에 따른 치료보호기관에서 보건복지부장관 또는 시·도지사의 허가를 받은 경우에는 그러하지 아니하다.
1. 마약을 투약하는 행위
2. 마약을 투약하기 위하여 제공하는 행위
3. 마약을 기재한 처방전을 발급하는 행위

081 정답 ④

해설 응급의료에 관한 법 시행규칙 제3조(응급의료에 관한 설명·동의의 내용 및 절차)
① 법 제9조에 따라 응급환자 또는 그 법정대리인에게 응급의료에 관하여 설명하고 동의를 얻어야 할 내용은 다음과 같다.
  1. 환자에게 발생하거나 발생가능한 증상의 진단명
  2. 응급검사의 내용
  3. 응급처치의 내용
  4. 응급의료를 받지 아니하는 경우의 예상결과 또는 예후
  5. 그 밖에 응급환자가 설명을 요구하는 사항

082 정답 ②

해설 보건의료기본법 제3절 주요질병관리체계
제39조(주요질병관리체계의 확립)
제40조(감염병의 예방 및 관리)
제41조(만성질환의 예방 및 관리)
제42조(정신 보건의료) 국가와 지방자치단체는 정신질환의 예방과 정신질환자의 치료 및 사회복귀 등 국민의 정신건강 증진을 위하여 필요한 시책을 수립·시행하여야 한다.
제43조(구강 보건의료)

083 정답 ③

해설 국민건강증진법 제7조(광고의 금지 등)

① 보건복지부장관은 국민건강의식을 잘못 이끄는 광고를 한 자에 대하여 그 내용의 변경 등 시정을 요구하거나 금지를 명할 수 있다.

084 정답 ③

해설 혈액관리법 제2조(정의)

6. "채혈금지대상자"란 감염병 환자, 약물복용 환자 등 건강기준에 미달하는 사람으로서 헌혈을 하기에 부적합하다고 보건복지부령으로 정하는 사람을 말한다.

혈액관리법 시행규칙 제2조의2(채혈금지대상자)
법 제2조제6호에서 "보건복지부령으로 정하는 사람"이란 별표 1의2에 해당하는 사람을 말한다.

혈액관리법 시행규칙 별표1의2 채혈금지대상자(제2조의2 및 제7조 관련)

1. 건강진단관련 요인
   가. 체중이 남자는 50킬로그램 미만, 여자는 45킬로그램 미만인 자
   나. 체온이 섭씨 37.5도를 초과하는 자
   다. 수축기혈압이 90밀리미터(수은주압) 미만 또는 180밀리미터(수은주압) 이상인 자
   라. 이완기혈압이 100밀리미터(수은주압) 이상인 자
   마. 맥박이 1분에 50회 미만 또는 100회를 초과하는 자

085 정답 ④

해설 호스피스·완화의료 및 임종과정에 있는 환자의 연명의료결정에 관한 법 제7조(종합계획의 시행·수립)

② 종합계획에는 다음의 사항이 포함되어야 한다.
   1. 호스피스와 연명의료 및 연명의료중단등결정의 제도적 확립을 위한 추진방향 및 기반조성
   2. 호스피스와 연명의료 및 연명의료중단등결정 관련 정보제공 및 교육의 시행·지원
   3. 제14조에 따른 의료기관윤리위원회의 설치·운영에 필요한 지원
   4. 말기환자등과 그 가족의 삶의 질 향상을 위한 교육프로그램 및 지침의 개발·보급
   5. 제25조에 따른 호스피스전문기관의 육성 및 전문 인력의 양성
   6. 다양한 호스피스 사업의 개발
   7. 호스피스와 연명의료 및 연명의료중단등결정에 관한 조사·연구에 관한 사항
   8. 그 밖에 호스피스와 연명의료 및 연명의료중단등결정의 제도적 확립을 위하여 필요한 사항

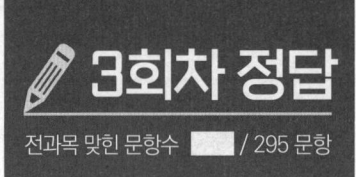

3회차 정답

전과목 맞힌 문항수 ☐ / 295 문항

1교시

성인간호학 맞힌 문항 수: / 70문항

번호	답	번호	답	번호	답	번호	답	번호	답	번호	답	번호	답	번호	답	번호	답	번호	답
001	④	008	②	015	⑤	022	④	029	②	036	③	043	④	050	③	057	③	064	②
002	②	009	③	016	⑤	023	①	030	③	037	④	044	②	051	③	058	⑤	065	⑤
003	⑤	010	③	017	③	024	③	031	⑤	038	⑤	045	⑤	052	④	059	⑤	066	②
004	⑤	011	③	018	①	025	④	032	④	039	①	046	①	053	②	060	②	067	①
005	⑤	012	⑤	019	③	026	②	033	③	040	⑤	047	③	054	④	061	④	068	③
006	④	013	④	020	⑤	027	④	034	④	041	⑤	048	⑤	055	⑤	062	①	069	③
007	③	014	①	021	④	028	③	035	③	042	③	049	④	056	④	063	⑤	070	④

모성간호학 맞힌 문항 수: / 35문항

번호	답	번호	답	번호	답	번호	답	번호	답
071	④	078	①	085	②	092	⑤	099	③
072	①	079	⑤	086	①	093	⑤	100	⑤
073	①	080	①	087	④	094	④	101	⑤
074	⑤	081	③	088	②	095	⑤	102	③
075	④	082	③	089	④	096	⑤	103	②
076	④	083	①	090	④	097	②	104	①
077	③	084	④	091	③	098	③	105	⑤

2교시

아동간호학 맞힌 문항 수: / 35문항

번호	답	번호	답	번호	답	번호	답	번호	답
001	③	008	②	015	④	022	⑤	029	③
002	②	009	②	016	②	023	③	030	④
003	②	010	⑤	017	④	024	④	031	②
004	③	011	④	018	⑤	025	③	032	③
005	①	012	④	019	④	026	①	033	①
006	②	013	⑤	020	①	027	①	034	②
007	③	014	②	021	②	028	②	035	④

지역사회간호학 맞힌 문항 수: / 35문항

번호	답	번호	답	번호	답	번호	답	번호	답
036	③	043	①	050	③	057	④	064	③
037	③	044	①	051	④	058	④	065	⑤
038	①	045	③	052	③	059	③	066	⑤
039	③	046	③	053	②	060	⑤	067	②
040	④	047	③	054	③	061	③	068	①
041	②	048	④	055	④	062	④	069	④
042	④	049	②	056	⑤	063	④	070	③

정신간호학 맞힌 문항 수: / 35문항

번호	답	번호	답	번호	답	번호	답	번호	답
071	⑤	078	②	085	③	092	②	099	④
072	④	079	③	086	⑤	093	①	100	⑤
073	③	080	②	087	③	094	②	101	②
074	①	081	④	088	⑤	095	⑤	102	②
075	④	082	②	089	②	096	⑤	103	⑤
076	⑤	083	③	090	③	097	③	104	⑤
077	④	084	①	091	①	098	③	105	⑤

3교시

간호관리학 맞힌 문항 수: / 35문항

번호	답	번호	답	번호	답	번호	답	번호	답
001	②	008	④	015	④	022	⑤	029	①
002	③	009	③	016	④	023	①	030	⑤
003	②	010	①	017	③	024	①	031	③
004	②	011	②	018	③	025	①	032	①
005	④	012	⑤	019	⑤	026	④	033	①
006	④	013	④	020	④	027	⑤	034	①
007	③	014	④	021	③	028	①	035	③

기본간호학 맞힌 문항 수: / 30문항

번호	답	번호	답	번호	답	번호	답	번호	답
036	⑤	042	③	048	③	054	②	060	⑤
037	④	043	④	049	①	055	④	061	②
038	②	044	④	050	④	056	④	062	⑤
039	⑤	045	①	051	②	057	④	063	④
040	①	046	④	052	②	058	④	064	②
041	⑤	047	②	053	⑤	059	③	065	①

보건의약관계법규 맞힌 문항 수: / 20문항

번호	답	번호	답	번호	답	번호	답	번호	답
066	②	070	③	074	②	078	①	082	④
067	⑤	071	⑤	075	③	079	①	083	④
068	④	072	②	076	③	080	②	084	⑤
069	②	073	①	077	①	081	①	085	②

3회차 1교시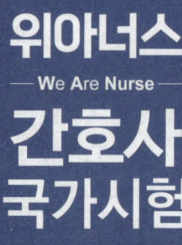

3회차 1교시 성인간호학

001 정답 ④
해설 MRSA, VRE, Rota virus, 옴, C difficile toxin, 콜레라, 페스트, 장티푸스, 파라티푸스, 세균성이질, 장출혈성 대장균감염증 등은 접촉감염에 해당된다.
- 간호중재
  - 격리 병실을 사용한다.
  - 코호트 격리를 한다.
  - 접촉 전 장갑 및 가운을 착용한다.
  - 접촉 후 손 위생을 실시한다.
  - 접촉 후 환경관리(전용기구 사용, 기구사용 후 소독 철저히 시행)를 한다.
  - 장갑 및 가운은 병실 나오기 전에 벗는다.

002 정답 ②
해설 [아나필라시스] 급성중증과민증 (의학용어 제 6판적용)
- 증상
  점막 세포 분비가 증가하여 콧물, 재채기, 눈물, 충혈, 모세혈관 투과성 증가, 광범위 혈관 확장, 기관지 협착, 심박출량 감소가 나타난다.
- 간호중재
  - 적절한 환기 유지를 위해 반좌위를 취해 기도록 유지한다.
  - 필요 시 에피네프린을 투여한다.
  - 고용량의 산소를 투여한다.
  - 조직관류 유지를 위해 정맥으로 수액을 투여한다.
  - 두드러기 혈관 부종, 기관지 경련이 의심될 때 진경제, 항히스타민제, 코르티코스테로이드를 투여한다.
  - 24시간 이내에 아나필락시스의 재발을 관찰한다.

003 정답 ⑤
해설 ① 순서는 가슴압박-기도유지-인공호흡 순이다.
② 가슴압박 속도는 분당 100회 이상 최고 120회 미만으로 한다.
③ 가슴압박 깊이는 최소 5cm이상 최대6cm으로 한다.
④ 가슴압박 대 인공호흡 비율은 30:2로 한다.
일반적 기도 폐쇄 시 머리 젖히기-턱들기로 기도유지 한다.

004 정답 ⑤
해설 [척수마취]
뇌척수액에 국소마취제 주입하여 척수 신경절과 배부 기저신경절의 자극적도를 차단하여 이하 부위의 통증과 감각을 마비시키는 것으로 하복부, 서혜부, 하지, 회음부 수술에서 시행한다.
합병증으로 저혈압, 호흡마비, 오심, 구토, 두통, 하반신 감각마비 등이 나타날 수 있다.

005 정답 ⑤
해설 [화상의 재활기 간호중재]
- 경축예방을 위해 체위유지, 부목고정, 운동, 조기이상을 통해 예방한다.
- 경축의 원인이 될 수 있는 반좌위나 머리를 댄 채로 장시간 침상안정은 금지한다.
- 경축 예방, 피부이식 후 관절 고정을 위해 부목으로 고정한다.
- 능동운동, 보행, 관절가동범위운동을 한다.
- 일상 활동 직접 하도록 격려, 물리치료, 작업치료를 받도록 한다.
- 반흔에 적절한 압력 가하여 반흔 형성을 예방한다.
- 필요 시 사회사업가에 연결해 주고, 외상 후 스트레스를 관리한다.

006 정답 ④
해설 [기동성 저하 환자의 잠재적 간호문제에 대한 간호중재]
- 직립성 저혈압이 발생할 수 있어 상체 일으킬 때 천천히 시행하며, 갑자기 체위를 변경하지 않는다.
- 낙상을 주의하여 침상에 누워있을 경우는 사이드레일을 올려주고, 이동할 때 필요한 보조기구 및 지지를 제공한다.

- 족하수 발생을 예방하기 위해 침상에 있을 때 발을 지지하고, 발목이 높은 신발을 착용한다.
- 색전증이 발생할 수 있어 다리 마사지는 금하고 저분자 헤파린을 투여한다.
- 골절의 가능성이 있어 체중부하운동을 한다.

007 정답 ③

해설 [항암제 투여 시 증상]

백혈구 감소증 ANC 500/mm³ 이하 시 감염의 위험성이 증가한다. 이에 따라 손 씻기, 감염관리방법 준수, 체온 주기적 측정, 침습적 처치 시 무균술 적용, 사람 많은 곳은 피하도록 하고, 생과일, 생야채, 회 등은 섭취를 제한한다.

008 정답 ②

해설 마약성 진통제의 부작용으로 오심, 구토, 변비, 호흡억제가 나타날 수 있다.

호흡억제의 경우 투여 전 호흡수를 관찰하고 투여하고 호흡 상태를 확인한다. 호흡수가 분당 12회 이하의 경우 용량을 줄이고 대상자를 자극한다.

009 정답 ③

해설 위식도 역류질환은 위 내용물이 식도로 유입되어 식도 점막을 손상시키는 상태이다. 증상으로는 가슴앓이, 역류로 인한 쓴맛과 신맛, 트림, 턱으로 방사된 통증, 연하곤란, 소화불량 등이 나타난다. 이에 따라 통증 감소를 위해 간호진단으로 위산 역류에 따른 식도자극과 관련된 통증으로 하여 간호중재를 시행해야 한다.

010 정답 ③

해설 식도암은 편평상피암, 선암으로 분류할 수 있고 종양의 확산을 막아주는 장막층이 없고 림프관이 풍부하여 암중에서 전이가 빠르다. 증상은 초기에 무증상이다가 점진적으로 연하곤란, 연하통, 역류, 악취, 가슴앓이 식욕저하, 구토, 쉰 목소리가 나타난다. 후기에는 혈액 섞인 내용물 역류, 체중감소가 나타난다.

011 정답 ③

해설 식도암의 원인 및 위험요인으로 음주, 흡연, 물리적 점막손상, 발암물질 섭취, 뜨거운 음식 섭취, 양잿물, 농약, 절인 채소에 생긴 곰팡이, 방사선 치료에 의한 협착, 만성식도질환 등에 의해서 발행할 수 있다.

012 정답 ⑤

해설 식도암 진단을 위해 내시경을 통해 세포학적 검사를 시행한다.

013 정답 ④

해설

	만성위염
원인	소화성궤양, Helicobacter pylori 감염, 위 수술 담즙역류, 노령, 흡연, 음주, 약물 복용
증상	임상 양상이 모호하거나 없을 수 있음 식욕부진, 팽만감, 소화불량, 트림, 모호한 상복부 통증, 오심, 구토 강한 양념, 기름진 식품에 대한 불내성
간호중재	연식, 소량씩 자주 섭취, 지방 섭취 감소, 증상을 일으키는 음식 제한 제산제, 항콜린성 제제(미주신경차단제), 히스타민 수용체 길항제 H.pylori 감염시 : metronidazole(Fragyl) 악성빈혈 시 Vit.B₁₂ 비경구 투여 steroids : 위벽세포 재생 수술 : 출혈 지속 시

014 정답 ①

해설 [T-tube 관리 및 간호중재]
- 배액은 초기 혈액 섞인 배액에서 이후 녹색으로 나온다.
- 첫날 배액양은 300~500mL이고 3~4일 후 200mL 정도 나온다.
- 하루 1000mL 이상일 경우 의사에게 보고한다.
- 배액양이 거의 없고 환자 복통, 열 증상이 있을 경우 복막염 유발 가능성 있다.
- 과다 배액 시 수분전해질 불균형 초래할 수 있다.
- T-tube 주변의 발적, 종창, 담즙 누출을 관찰한다.

015 정답 ⑤

해설 장폐색의 원인으로 유착, 탈장, 장축염전, 장중첩증, 복강수술 후 마비성 장폐색, 복강동맥이나 상하 장간막동맥 혈류차단에 의해서이다.

016 정답 ⑤

해설 [장게실염]
- 특징
  - 게실 : 근층을 통해 장 점막층이 탈장되거나 돌출되어 나온 것
  - 장게실증 : 소장이나 대장의 근층을 통해 점막이 탈출 또는 주머니(게실)가 여러개 생김
  - 장게실염 : 하나 이상의 게실에 염증 발생, 소화가 안 된 음식물이나 세균이 게실 내에 정체되어 발생, 주로 S상결장에서 발생 (배변 시 직장으로 보내기 위해 높은 압력이 필요한 부분)

- 원인
  - 저섬유식이로 인한 변비
  - 장관강내 압력 증가, 노화, 비만, 배변 시 긴장, 장 근육의 위축
  - 게실에 팝콘, 씨가 있는 식품 등 소화가 어려운 섬유질 음식이 들어가면 염증 유발
- 증상
  - 설사, 변비, 좌측 하복부에 둔한 경련성 통증, 쥐어짜는 듯한 통증, 미열, 식욕부진, 잠혈, 철결핍성 빈혈, 허약감, 피로
  - 누공 발생 시 심하면 천공으로 복막염
- 검사
  - 복부 X선, CT, 혈액검사, 초음파, colonoscopy(급성기 지난 후 시행하며 천공 주의), 대변 잠혈검사
  - 급성게실염인 경우 바륨관장 및 대장내시경 금기
- 간호중재
  - 급성기 시 금식 또는 저잔여식이를 제공한다.
  - 장폐색 시 비위관을 삽입하여 장내의 압력을 감소한다.
  - 항생제, 진통제를 투여한다.
  - 복강내압을 증가시킬 수 있는 굽히기, 무거운 것 들기, 힘주기, 허리 굽히기, 기침, 구토 등은 피한다.
  - 콩종류, 씨있는 과일, 채소는 피한다.
  - 회복 후 고섬유식이를 시작하고 지방과 붉은 고기는 제한한다.
  - 변비를 피하기 위해 식물성 배변완화제를 복용한다.

017   정답 ③

해설 단백질 분해 저하로 인하여 암모니아 생성이 증가하는 간성혼수의 경우 저단백 식이를 제공해야 한다.
① 크론병의 경우 고단백, 고열량, 저지방, 저섬유소 식이를 제공한다.
② 덤핑 신드롬의 경우 고단백, 고지방, 저탄수화물, 수분이 적은 식사를 제공한다.
④ 쿠싱 증후군의 경우 저칼로리, 저탄수화물, 고단백, 저염, 고칼륨 식이를 제공한다.
⑤ 궤양성 대장염의 경우 고단백, 고열량, 저지방, 저섬유소 식이를 제공한다.

018   정답 ①

해설 담석증의 경우 지방음식 섭취 후 소화불량, 우상복부 불편감, 식후 트림, 담석 산통, 우측 견갑골 하부 등과 우측 어깨로 방사 통증, 발한, 오심, 구토, 빈맥, 황달, 점토색 대변, 진한 소변, 소양감, 출혈 경향 등의 증상이 나타난다.

019   정답 ③

해설 간경화증 환자의 질병이 진행함에 따라 복수, 문맥성 고혈압, 저알부민혈증, 빈혈, 혈소판감소증, 에스트로겐 과잉 증상이 나타난다. 이에 따라 복수, 부종, 분비물과 관련된 비효율적 호흡양상으로 간호진단을 내리고 간호중재를 시행한다.

020   정답 ⑤

해설 간경화증 환자의 경우 문맥성 고혈압에 따른 합병증으로 복수, 식도정맥류, 출혈, 비장 비대, 간성 혼수 등이 나타날 수 있다. 식도정맥류를 위한 간호중재는 다음과 같다.
- 예방 : 알코올/아스피린 금지, 변비 예방(변완화제 투여), 거친 음식 제한, 복압 상승 예방
- 약물요법 : 장기작용 베타차단제 투여 → 출혈감소 효과. vasopressin (혈관수축 작용)
- 위삽관 : 비위관 삽입하여 식염수로 위세척
- 내시경 치료, 경화제 주사요법
- 수혈 : 출혈 심할 때
- 식도정맥류 파열 시 간호 중재 → S-B tube 삽입 : 식도정맥류 압박, 분문부 압력으로 지혈 유도
- 구강 간호 : 갈증 해소
- 심호흡, 기침 금지 : 식도 풍선이 기도로 빠져 질식 위험
- 얼음주머니 금지 : 장시간 혈관수축으로 괴사 초래
- 주기적으로 압력 제거 : 순환증진유도
- 식도 풍선이 부풀어 있는 동안 타액을 뱉어 기도로 넘어가지 않도록 함
- 맥박 및 호흡수 증가는 기도 폐색 증상이므로 즉시 튜브를 자르고 공기를 뺀 후 의사에게 보고, 침상에 가위 준비하기

021   정답 ④

해설 [유방절제술 환자의 재활간호중재]
- 24시간 내에 침상에서부터 손, 팔목, 팔꿈치 운동을 시작한다.
- 운동은 규칙적이고 점진적으로 실시한다.
- 주먹을 쥐고 펴는 운동, 공을 압축하는 운동, 추 흔들기, 손가락으로 벽 기어오르기,
- 줄 돌리기, 유리창 닦기, 팔꿈치의 굴곡, 신전 운동을 한다.
- 식사, 머리 빗기, 세수하기, 지퍼 올리기 등 자가간호를 격려한다.
- 발적, 부종, 열감 시 병원에 내원한다.
- 수술부위에서 팔꿈치, 팔 안쪽 따라 무감각은 1년 이내 호전된다.
- 유방검진은 수술 후 2년간 3개월 마다. 3년간, 6개월 마다. 그 후 매년 1회 받도록 한다.
- 매달 유방 자가검진을 실시한다.

022   정답 ④

해설 [경요도 전립샘 절제술 후 지속적 폐쇄적 방광세척에 대한 간호중재]
- 등장액(생리식염수)을 사용한다.
- 과잉정체는 감염 및 출혈을 일으킬 수 있으므로 유치도뇨 카테터는 개방상태를 유지한다.
- 꼬이거나 잘못 위치한 카테터는 소변의 흐름을 막으므로 적절한 카테터 위치를 유지한다.
- 세척액 주입 시 힘을 가하지 않도록 한다.
- 비누와 물로 성기 주위를 청결하게 유지한다.

023　정답 ①

해설 [요로결석 환자의 체외충격파 쇄석술 후 간호중재]
- 충분한 수분(하루 2~3L)을 섭취하여 이뇨를 촉진한다.
- 시술 후 신산통의 경우 항경련제를 투여한다.
- 결석 배출 확인을 위해 배뇨 시마다 소변을 거즈로 걸러낸다.
- 부갑상선호르몬 생성 자극을 방지하기 위해 비타민 D 함유 식품 섭취를 제한한다.
- 결석의 종류에 따라 식이섭취를 조절한다.
- 칼슘 결석의 경우 고단백식품 섭취를 제한한다.
- 인 결석의 경우 우유 등의 칼슘 섭취를 제한한다.

024　정답 ③

해설 만성 신부전 환자의 경우 칼륨 수치가 상승한다. 칼륨의 정상수치는 3.5~5.5mEq/L 정동이므로 사례 환자의 경우 고칼륨혈증이 나타나 간호중재가 필요하다. 칼륨 소모성 이뇨제 투여, 칼륨 보유 이뇨제 중단, 세포 내로 칼륨 이동을 유도하기 위한 금식과 인슐린 당을 주입하고, 칼륨의 심장 영향에 반대로 작용하는 중탄산염나트륨 투여, kalimate enema 시행을 하여야 한다.

025　정답 ④

해설 복막투석은 복막강에 고장성 투석액을 반복전인 주기로 주입하여 복막을 통해 물질액 교환되어 투석액으로 이동하는 것이다. 합병증으로 복막염, 복압상승으로 인한 탈장, 카테터에 의한 체액 누출 및 천공, 낮은 투석액 온도와 빠른 주입속도로 복통, 하부 요통, 저혈압, 저알부민혈증, 횡격막 압박으로 인한 호흡곤란이 발생할 수 있다.
①②③⑤는 혈액투석으로 나타날 수 있는 합병증이다.

026　정답 ②

해설 상부요로감염인 신우신염은 급성기에 오한, 발열, 요통, 오심, 구토, 늑골척추각의 통증, 백혈구 증가, 세균뇨, 농뇨, 빈뇨, 배뇨장애 증상을 보인다. 환자의 주 증상이 통증으로 급성통증 간호진단을 통해 간호중재를 시행해야 한다.

027　정답 ③

해설 [방광경 검사 후 간호중재]
- 소변배설량을 관찰한다.
- 활력징후는 4시간마다 측정한다.
- 체위성 저혈압을 예방하기 위해 서서히 일어나도록 한다.
- 소변의 색이 선홍색으로 출혈 증상 시 보고한다.
- 수분 섭취를 권장한다.
- 요통, 작열감, 방광경련, 빈뇨 시 더운물로 좌욕하거나, 통목욕을 한다.
- 요도부종으로 인한 요정체 시 좌욕, 이완제, 카테터 삽입하여 배뇨하도록 한다.
- 항생제는 1~3일 투여한다.

028　정답 ③

해설 산-염기 불균형에서 대사성 알칼리증의 경우 pH 7.45 이상 HCO_3^- 26mEq/L 이상으로 나타나는 증상은 의식 저하, 과소환기, 근허약, 칼륨저하에 의한 부정맥, 구토, 지각 이상, 테타니 등이다.

029　정답 ②

해설 절단 후 나타날 수 있는 증상으로 부종, 관절 굴절, 경축, 환상지감 등이다. 절단 후 수술환자의 환상지감은 절단된 신체가 있다는 느낌과 저리고 불편하며 이상한 느낌이 나타날 수 있고 적응을 돕기 위한 방법으로 관절가동범위 운동을 하고, 제거된 부분을 보게 하고, 만성 통증완화법을 적용하고, 기분을 전환하고, 베개를 대주어 압력을 완화하고 마사지한다.

030　정답 ③

해설 [류마티스성 관절염의 증상 및 징후]
- 대칭적으로 나타난다.
- 초기 관절염증, 발열, 체중감소, 피로, 감각이상, 부종 등이 나타난다.
- 후기에는 관절기형, 심한 통증, 골다공증, 피로감, 빈혈, 체중감소, 피하결절, 말초신경증, 혈관염, 심낭염, 섬유성 폐질환 등이 나타난다.
- 아침 강직이 나타난다.
- 백조목 기형의 손, 발 변형이 나타난다.
- 피부 아래에 콩만한 크기의 덩어리, 결절이 발생한다.
①②④⑤는 골관절염에서 나타날 수 있는 증상 및 징후이다.

031　정답 ②

해설 [슬관절대치술을 받은 환자의 수술 후 간호중재]
- 앙와위로 머리 약간 높은 자세 유지한다.
- 정맥순환 촉진을 위해 수술 후 48시간 하지거상 한다.
- 배출액 과다 냄새 등을 관찰한다.
- 혈전방지 스타킹을 적용한다.
- 손상 받지 않은 다리로 서고 수술한 다리에 체중 부하를 금지한다.

032　정답 ④

해설 골다공증의 원인으로 폐경기 여성, 마른 여성, 지속적 부동, 흡연, 음주, 카페인, 단백질과 인의 고다섭취, 칼슘 결핍, 비타민 D 결핍 등이 있다.

033　정답 ③
해설 호치킨병은 남성, 20대 초반, 50대 이후에선 흔하게 발병하며 증상으로 무통성 림프절 비대, 소양증, 피로, 허약, 식욕부진, 발열, 간 비대, 비장 비대, 장기압박에 의해 호흡곤란, 연하곤란, 후두마비, 상완마비, 사지부종 등의 증상이 나타난다.

034　정답 ④
해설 [백혈병에서 감염 예방 간호중재]
- 무균술을 적용한다.
- 채소는 익혀서 섭취한다.
- 부드러운 칫솔로 구강간호 시행한다.
- 근육주사를 금지한다.
- 방문객을 제한한다.
- 꽃이나 식물을 두지 않는다.
- 호중구 수 감소에 따라 역격리를 한다.
- 충분한 영양과 수분을 공급한다.

035　정답 ③
해설 원발성 다혈구혈증은 범골수증에 의한 골수증식성 장애로 골수가 섬유화되거나 골경화성 변화되면 빈혈을 초래하고 혈류에 미성숙한 과립구가 나타난다. 진단검사 결과 적혈구 증가, 혈색소 증가, 혈소판 백혈구 증가, 헤마토크릿 증가로 원발성 다혈구혈증에 속한다.

036　정답 ③
해설 [원발성 다혈구혈증 간호중재]
- 혈액 점성이 높으므로 최소한 1일 3L의 수분을 섭취하도록 한다.
- 조이는 옷을 피한다.
- 감염 증상이 있을 시 즉시 보고한다.
- 처방에 의해 항고혈압제를 투여한다.
- 앉을 때도 하지를 상승한다.
- 출혈의 위험을 피하기 위해 전기면도기를 사용한다.
- 치실을 사용하지 않고, 부드러운 칫솔을 사용한다.
- 적절한 활동은 혈관상태를 증진시키고 혈액의 정체를 예방한다.

037　정답 ④
해설 복부대동맥류는 복부 동맥벽이 부분적으로 약해져 늘어난 상태를 말한다. 원인 및 위험요인으로 흡연, 고혈압, 죽상경화증, 유전적 소인 등에 의해 발생한다.

038　정답 ⑤
해설 심부정맥혈전증은 심부정맥에 혈전성 정맥염이 온 상태이다. 혈전 예방을 위해 탄력스타킹을 적용하고, 간헐적 공기압축 기구를 사용한다.

039　정답 ③
해설 심장수술 후 대퇴동맥과 정맥에 ECMO를 적용하였을 경우 말초혈관에 색전으로 인한 폐색이 나타날 수 있다. 폐색을 확인하기 위하여 말초맥박을 자주 측정하여 관찰한다.

040　정답 ⑤
해설 [ECMO 적용 환자 간호중재]
- 심장수술 후 ECMO 적용 환자는 저체온증을 보이므로 따뜻한 담뇨나 웜어를 적용한다.
- 혈전 생성을 예방하기 위해 헤파린을 투여한다.
- 심전도 모니터링을 시행한다.
- 동맥혈 가스분석검사 통해 환기 상태를 사정한다.
- 심장수술 후 ECMO 적용 환자의 경우 카테터 삽입 부위 유지를 위해 되도록 앙와위를 유지한다.
- 신경계 반응을 확인한다.
- 활력징후, 중심정맥압, 섭취량과 배설량을 확인한다.
- 폐동맥쐐기압을 측정한다.

041　정답 ⑤
해설 심장수술 후 환자에게 ECMO 적용에 대한 합병증으로 출혈, 혈전, 용혈, 저산소증, 혈압 저하, 심실기능 장애, 신장 장애, 다장기 부전 등이 나타날 수 있다.

042　정답 ③
해설 승모판막 폐쇄부전증을 좌심실에서 좌심방으로 혈액이 역류되어 나타난다. 증상 및 징후는 운동 시 호흡곤란, 기침, 객혈, 심계항진, 발작성 야간 호흡곤란, 수축기 잡음, 심방세동, 색전 등이 나타난다.

043　정답 ④
해설 심실조기수축은 P파가 보이지 않고 QRS파 파형이 넓어지고 변형된 모양으로 나타난다. 1분에 5회 이상, 다양한 형태로 나타나는 경우, 3개 이상 연이어 발생하는 경우에 심실조기수축이 보이면 심실세동의 경고로 위험한 상황에 처해질 수 있다.

044 정답 ②
해설 [인공심박동기 삽입 후 간호중재]
- 시술 후 6주일간 무거운 물건을 들지 않고 과격한 신체활동을 금지한다.
- 맥박은 요골동맥에서 60초 측정하여 매일 기록한다.
- 강한 자력이 있는 곳은 피하도록 한다.
- 전원 매몰부위 충격 받지 않도록 한다.
- 항상 인공심박동기 ID 카드를 소지하도록 한다.
- 정기적인 검진의 중요성과 날짜에 대해 교육한다.
- 투여 약물의 정보를 제공한다.

045 정답 ⑤
해설 심근경색증은 관상동맥이 완전히 폐색되어 심근조직이 비가역적으로 손상되는 경색이나 괴사가 발생하는 것이다. 진단을 위한 검사로 CPK 상승, CK-MB 상승, LDH 상승, SGOT 상승, 심전도에서 NSTEMI의 경우 ST 분절 하강, T파 역전이 나타나고 STEMI의 경우 ST 분절 상승, T파 역전, 비정상적으로 깊은 Q파가 나타난다.

046 정답 ①
해설 [심근경색증 환자 간호중재]
- 흉통 시 모르핀을 투여한다.
- 반좌위 자세를 취한다.
- 아스피린을 투여한다.
- 섭취량과 배설량을 확인한다.
- 침상에서 변기를 사용하도록 한다.
- 대변완화제를 투여한다.
- 심전도를 관찰한다.

047 정답 ③
해설 [관상동맥우회술 간호중재]
- 수술 전 digitalis, 아스피린, 항응고제 투여를 중지한다.
- 칼륨 수치를 확인하고 필요시 KCL를 투여한다.
- 베타차단제, 칼슘통로차단제, 항부정맥제, 항고혈압제를 투여한다.
- 수술 전 예방적 항생제를 투여한다.
- 전신마취 후 체외순환을 이용하거나 또는 체외순환 이용하지 않고 수술을 시행한다.
- 내흉동맥, 복재정맥 중 선택하여 관상동맥에 이식한다.
- 수술 후 심부정맥, 수분전해질 불균형, 저체온증, 고혈압, 저혈압, 출혈, 심장압전 등이 나타날 수 있어 주의 깊게 사정하고 관찰한다.

048 정답 ⑤
해설 급성호흡곤란증후군은 쇼크, 외상, 심각한 신경계 손상, 지방색전, 폐감염, 독성 가스 흡입, 폐흡인, 수혈과다. 인공심폐기 사용 등으로 나타나는 심각한 호흡기계 합병증이다. 체위에 대한 간호중재는 복와위를 취하여 배액을 시행한다.

049 정답 ④
해설 혈전방지를 위해 와파린을 투여한다. 와파린 투여 시 프로트롬빈 시간을 확인하여 와파린 용량을 조절한다.

050 정답 ③
해설 흉부 x-ray 검사결과 환자의 경우 긴장성 기흉이 예상되어 흉관 삽입하여 밀봉흉관배액으로 공기를 제거하여야 한다.

051 정답 ③
해설 환자의 경우 늑골골절에 의한 혈흉으로 인한 저혈량 쇼크 상태를 예상하여 수액으로 정맥을 공급하고, 혈액검사에서 혈색소, 헤마토크릿을 확인하여 수혈하고, 흉부에 흉관을 삽입하여 밀봉흉관배액을 통해 혈흉을 제거한다.

052 정답 ④
해설 [편도선염 간호중재]
- 페니실린이나 에리쓰로마이신 항생제를 투여한다.
- 진통제 해열제를 투여한다.
- 수분섭취를 증가한다.
- 생리식염수를 함수하고 인후 세척한다.
- 부드럽고 자극성 없는 음식을 제공한다.
- 목에 얼음칼라를 적용한다.
- 출혈 증상을 관찰한다.

053 정답 ②
해설 폐결핵 진단검사로 투베르쿨린 반응검사, 객담 검사, 흉부 x-ray 검사가 있다. 확진을 위해서는 객담배양검사에서 AFB가 검출되면 결핵으로 확진한다.

054 정답 ④
해설 흉막삼출은 벽측 늑막과 장측 늑막의 윤활제 역할을 하는 늑막액의 비정상적 증가로 발생한다. 증상은 늑막성 흉통, 호흡곤란, 마른기침 타진 시 탁음, 삼출액 있는 부위의 호흡음 감소 또는 소실, 늑막액 부위에서 양명성음이 들린다. 흉부 x-ray 검사에서 삼출액 부분이 하얗게 보인다.

055 정답 ⑤
해설 만성 기관지염은 1년에 3개월 이상 만성적인 객담을 동반한 기침이 유발된다.
만성 저산소혈증으로 청색증, 곤상지두, 이른 아침 가래 섞인 기침이 나타난다.
청진 시 악설음이 들린다.
저산소혈증, 호흡성 산증을 초래한다.
⑤ 술통형 가슴은 폐기종에서 나타나는 증상이다.

056 정답 ④
해설 신경계 장애 기능 사정을 위한 검사로 lasegue 검사(하지직거상검사)를 요추간판 탈출증 진단을 위해 시행한다. 앙와위로 누워서 무릎을 편 상태에서 다리를 곧바로 올리는 검사 방법으로 좌골신경이 압박되면 하지에 심한 통증과 허약감이 나타난다.

057 정답 ③
해설 섬망은 전체 병원 입원한 환자의 10~15%가 경험하며 특히 수술 후 또는 노인에서 흔하게 발생한다. 증상으로 수면장애, 환시. 지남력 저하, 의식장애, 집중력 저하, 사고장애 등이 나타난다.

058 정답 ⑤
해설 [연하곤란 간호중재]
- 액체보다는 감촉이 있는 음식물(연식이나 반연식 등)을 섭취한다.
- 혀 깊숙이 음식을 넣어준다.
- 물은 빨대를 사용하여 머리를 신전하지 않게 하여 섭취한다.
- 머리와 목은 약간 앞으로 구부린 자세를 유지한다.
- 편마비가 있다면 영향 받지 않은 쪽으로 음식을 넣어준다.
- 식사 전후 30분간 똑바로 앉은 자세를 취한다.

059 정답 ⑤
해설 뇌동맥류는 혈관벽이 비정상적으로 부풀거나 약해져 나타나는 것으로 선천적 또는 혈관손상으로 발생하고 주로 뇌동맥의 분지에서 발생한다. 진단을 위한 검사로 요추천자, 혈관조영술, CT(컴퓨터단층촬영), MRI(뇌자기공명영상), MRA(자기공명 혈관조영술), DSA(디지털 감산 혈관조영술)를 시행한다.

060 정답 ②
해설 [뇌수술 후 환자 간호중재]
수술부위 시간당 50mL 이상의 과다한 배액량 또는 배액량 저하 시 의사에게 보고하여야 한다.

061 정답 ④
해설 환자의 경우 두개내압 상승으로 삼투성 이뇨제인 mannitol을 투여하여 두개내압을 저하시켜야 한다. 배뇨량을 체크하도록 한다.

062 정답 ①
해설 출혈성 뇌졸중은 뇌내출혈, 지주막하출혈로 구분된다. 원인은 뇌내출혈의 경우 고혈압, 혈관기형, 응고장애, 외상, 뇌종양 등에 의해 발생하고, 지주막하출혈의 경우 뇌동맥류, 동정맥기형, 외상, 약물 등에 의해 발생한다. 치료 약물로는 헤파린 투여로 인한 출혈 시 프로타민을 투여하고, 와파린 투여로 인한 출혈 시 비타민 K와 응고인자를 보충한다. 또한 항고혈압제, 두개내압 하강제, 항경련제 등을 투여한다.

063 정답 ⑤
해설 안면신경마비는 제7뇌신경을 침범하여 갑자기 마비를 초래하는 신경장애이다. 안면근육이 임상 증상 및 징후는 안면근육이 마비되어 안면표정이 상실된다. 이마 주름잡기, 웃기, 휘파람 불기, 얼굴 찡그리기, 눈감기, 뺨에 바람 넣기 등이 불가능하다. 귀 뒤쪽과 안면 통증이 나타난다. 입이 반대쪽으로 비뚤어진다. 마비된 쪽에서 계속 눈물과 침이 흐르고 혀의 전방 2/3의 미각이 상실된다.

064 정답 ②
해설 [발작 및 뇌전증 환자의 간호중재]
- 침대난간은 올려놓고 침대의 높이는 가능한 낮게 위치하도록 한다.
- 대상자 침대 주변에 인공 구강기도, 설압자, 흡인 장비를 준비한다.
- 약물은 규칙적으로 복용하여야 한다.
- 발작 유발할 수 있는 스트레스, 외상, 카페인, 초콜릿, 알코올 등은 피하도록 한다.
- 대상자는 인식표와 약을 가지고 다니도록 한다.
- 과다한 피로는 피한다.

065 정답 ⑤
해설 환자의 경우 당뇨병성 합병증 중에서 당뇨병성 발병변으로 발의 감염 위험이 증가하고 통증과 온도감각 저하가 특징적이고 심해지면 당뇨병성 발궤양이 나타난다.
• 간호중재
- 약한비누와 미온수로 발을 씻는다.
- 발가락 사이는 잘 건조한다.
- 발톱은 직선으로 자르고 굳살, 티눈은 가능한 병원에서 제거한다.
- 발에 맞는 신발을 착용한다.

- 신발 안에 거친 면이나 이물질이 있는 지 관찰한다.
- 맨발로 걷는 것, 가열된 깔개는 피한다.
- 꽉 끼는 양말 착용, 오랜 시간 같은 자세로 앉기, 다리 꼬기, 무거운 이불 덮기 등은 피한다.

066 정답 ②

해설 [당뇨병 진단 기준]
FBS(공복 시 혈당) 140mg/dL 이상
② HbA1c(당화혈색소) 4~6% 이상
③ C-peptide(펩타이드 검사) 1.3~1.5ng/mL 이하
④ PP2(식후 2시간 혈당) 140mg/dL 이상
⑤ GTT(당부하 검사) 2시간 후 200mg/dL 이상

067 정답 ①

해설 뇌하수체 후엽 호르몬의 과잉 분비는 항이뇨호르몬 부적절분비 증후군으로 항이뇨호르몬이 계속 분비되어 수분이 축적되고 혈액이 희석되어 저나트륨혈증, 혈량 증가, 사구체여과율 증가, 레닌/알도스테론 분비 억제 되어 소변의 sodium 손실이 증가되어 저나트륨혈증으로 악화한다.

068 정답 ③

해설 쿠싱증후군은 부신피질 기능항진으로 코티졸이 과잉 분비하는 것이 특징이다. 진단 검사에서 K 저하, Na 증가, RBC, Hgb, Hct 증가, WBC 증가, 혈소판 증가이다.

069 정답 ③

해설 갑상샘 절제술 후 수술 시 부갑상샘 손상 또는 제거, 부종 시 합병증으로 저칼슘혈증성 테타니가 나타난다. 초기 증상으로 입주위나 발과 손의 저린 감각이 나타난다. 후기에는 Chvostek's 징후, Trousseau's 징후, 전신경견 증상이 나타난다.

070 정답 ④

해설 평형 검사를 위해 눈을 가리고 똑바로 서게 하여 직립반사를 검사하면 정상인 경우 최소의 움직임으로 똑바른 자세를 유지하고 평형을 상실 한 경우 양성으로 판단한다.

3회차 1교시 모성간호학

071 정답 ④

해설
- 여성중심간호는 여성주의에 기초하여 여성을 이해한다.
- 여성이 삶 전체를 고려해 총체적 존재로 인식하고, 여성입장에서 건강문제를 해결하는 것이다.
- 여성은 능동적으로 환경과 끊임없이 상호작용하며, 여성이 자신의 건강문제를 스스로 인식하고 지식을 습득하여 결정하고 조정할 수 있는 능력이 있는 존재로 이해한다.

072 정답 ①

해설 성 경험이 없는 여성은 처녀막 보호를 위해 항문검사를 실시한다.
[생식기 검진 유의사항]
- 생식기 신체검진 시 자세는 쇄석위를 취하고, 편안한 분위기를 조성 한다.
- 질검사를 위해 사용되는 질경은 크기에 맞게 사용한다.
- 질검사에 윤활제를 사용하지 않는다.
- 질경 삽입이 용이하도록 따뜻하게 덥힌 생리식염수에 질경을 담갔다가 사용한다.
- 방광을 비우기 위해 검사 전 소변을 보도록 한다.

073 정답 ①

해설 [성교육 방법]
- 성교육 시 궁금해 하는 것을 파악하여 교육 내용에 반영하는 것이 좋고, 교육 내용은 주제나 문제중심으로 구성해야 한다.
- 학습은 남녀 혼성집단으로 편성하는 것이 좋으며, 성에 대한 긍정적이고 확고한 가치관을 습득하기 위한 교육을 실시한다.
- 전문용어를 사용하여 구체적이고 직설적으로 설명한다.

074 정답 ⑤

해설 [생리적 무월경]
- 생리적 무월경은 임신, 수유기, 사춘기 이전 및 폐경기 이후 정상적으로 월경이 없는 상태를 말한다.
- 난소의 기능저하로 인한 무월경은 속발성 무월경에 속한다.

075 정답 ④

해설 안면 홍조는 가장 많은 갱년기 여성이 호소하는 증상으로, 혈관운동의 불안정으로 발생된다.
에스트로겐 감소로 모세혈관이 확장되어 가슴 상부와 목이 갑자기 뜨거운 기운을 느끼며 달아오르는 느낌으로 얼굴, 머리, 팔로 퍼져나간다.

[안면홍조의 간호중재]
- 안면홍조를 완화시킬 수 있는 간호로 더운 차나 커피와 같은 카페인을 금하고, 밀집된 공간, 자극적 음식을 피한다.
- 스트레스를 피하고 유산소운동을 권장한다.

076 정답 ③

해설 [자궁내막암의 증상]
- 자궁내막암은 자궁 내 공간을 덮고 있는 조직에 발생하는 악성종양으로 60세 이상 폐경기 여성에게 호발하는 악성종양이다.
- 원인 : 장기간 에스트로겐 자극을 받았던 여성, 자궁내막증식증, 비만, 담낭질환, 미산부, 늦은 폐경
- 증상 : 비정상적인 자궁 출혈(가장 흔한 증상), 혈성대하, 통증, 폐경 후 출혈, 월경과다, 체중 감소
- 진단 : 폐경 후 pap smear, 자궁내막생검, 소파술
- 예후는 좋은 편으로 자궁내막암의 일차 치료는 수술이다. 전자궁적출술 및 양측 난소난관절제술, 화학요법, 호르몬 요법을 시행할 수 있다.

077 정답 ③

해설 외음부의 가려움증이 있을 때는 정확한 원인을 파악하여 원인에 맞는 치료를 하는 것으로, 병력을 조사하고 외음부를 시진해 본다.

078 정답 ①

해설 [트리코모나스 질염]
- 트리코모나스 질염은 일종의 기생충인 트리코모나스 원충에 의한 질 내 감염증이다.
- 성 접촉에 의해 전파되며, 간혹 수영장이나 사우나에서 젖은 수건 등을 통해 수건에 의해 감염되는 경우가 있다.
- 녹황색 거품의 악취 나는 질 분비물을 동반한다.
- 배뇨곤란, 질 작열감, 성교 곤란증, 소양증 등이 주요 증상이다.
- 항생제 투여하여, 전염력이 높으므로 반드시 배우자가 함께 치료해야 한다.

079 정답 ⑤

해설 [자궁내막증의 증상]
- 자궁내막증은 자궁내막 조직이 자궁 이외의 조직에 부착하여 증식하는 것이다.
- 증상은 월경곤란증, 비정상적 자궁출혈, 월경통, 성교통, 불임 등의 증상을 나타낸다.

080 정답 ①

해설 [다낭성 난소질환]
기능성 난소낭종의 하나로 희발월경, 무월경과 무배란, 불규칙 무통성 자궁출혈의 양측성 난소증대로 인한 불임이 나타난다.

081 정답 ③

해설 자궁탈출증은 자궁이 질구 쪽으로 탈출되어 내려온 상태를 말한다. 수술요법으로 질식 자궁절제술이 적용된다.
1) 원인 : 노년기의 회음 근육 탄력성 저하, 분만 시 손상, 다산부, 종양, 복수
2) 증상 : 기립 및 보행 시 성기하수감, 하복부 중압감, 요통, 직장류, 방광류, 요실금, 변비, 배뇨곤란
3) 진단 : 시진, 복압을 주면 자궁경부가 질구 쪽으로 돌출됨을 확인
4) 치료 : ① 보존요법 : 페서리를 사용하여 교정
② 외과적 요법 : 질식 자궁적출술, 탈수고정술(미혼여성, 임신을 원하는 경우)
③ 골반저부근육강화운동

082 정답 ③

해설 [불임의 종류]
- 원발성 불임은 임신을 한 번도 해본 적이 없는 경우이고, 속발성 불임은 임신을 한 적이 있지만 현재 임신이 안 되는 경우이다.
- 원발성 불임의 원인은 전신질환, 생식기 이상(남녀모두), 내분비 이상, 면역학적 기전 등이다.
- 속발성 불임은 여성의 가임력이 감퇴하거나 감염, 체중이상 등이 원인이 될 수 있다.

083 정답 ①

해설 [임신 중 소화기계의 변화]
- 입덧은 HCG의 영향으로 임신 4~6주에 발생하여 12주까지 지속된다.
- 12주 이상 오심, 구토가 지속되면 임신오조증으로 치료가 필요하다.
- 프로게스테론 분비 증가로 식도괄약근의 이완, 위산의 식도역류, 변비, 치질이 자주 발생한다.

084 정답 ④

해설 [임신오조증으로 입원시]
- 하루 3번 이상 구토, 5% 이상의 체중감소, 요검사에서 케톤이 나타날 경우 진단한다.
- 소화기계 안정을 위해 가장 먼저 48시간 금식, 정맥 영양 공급, 매일 체중 측정하고 소변검사에서 케톤체가 검출되는지 관찰한다. 1~2일 금식을 시키지만, 충분한 수분과 전해질, 비타민을 보충하며 고단백식이, 포도당 주사와 인슐린을 병행하기도 한다.

085 정답 ②

해설 [양수천자의 합병증]
양수천자 후 조산, 출혈, 감염, 유산, 양수의 누출, 갑작스런 태아의 사망 등의 증상을 들 수 있다.

086 정답 ①

해설 네겔레 법칙(Negele's rule) : LMP를 기준으로 한 분만예정일 계산법
→ 분만예정일(EDC): LMP(Last menstrual period, 마지막 월경 시작 일)+1년-3개월+7일(월이 12를 초과할 때) 또는 LMP+9개월, +7일 (월이 12를 초과하지 않을 때)

087 정답 ④

해설 임신 중기에 조산과 습관성 유산의 주된 원인은 자궁경관무력증 때문이다.

088 정답 ②

해설 [전치태반의 간호]
- 태반이 자궁경관의 내구를 일부 또는 전체를 덮고 있는 것이 전치태반이다.
- 전치태반은 출혈이 없다면 모체와 태아의 안전에 중점을 두어야 한다.
- 절대안정, 내진금지를 통해 임신을 최대한 유지할 수 있다.

089 정답 ④

해설 [황산마그네슘의 중독증상]
황산마그네슘 중독 시 슬개근 반사의 소실, 호흡수 감소, 소변량 감소, 맥박, 혈압 하강 등의 증상이 있다.

090 정답 ④

해설 [태아의 주요 발달사항]

임신 주수	주요 발달
4주	심장 발달 (가장 먼저 발달하는 첫 장기)
6주	간에서 조혈기능 시작
12주	• 골수, 비장, 흉선, 림프절에서 조혈기능 • 외생식기로 성별 구별 가능 • 신장에서 소변 생성
16주	비장에서 혈액 활발히 생성
20주	• 첫 태동 • 인슐린 생성 (췌장) • 태지, 솜털 나타남
28주	출생 시 생존 가능 (폐포 표면에서 lecithin 형성)
36~40주	• 36주 L/S 비율 = 2:1일 때 폐성숙으로 간주 • 36주 Ig G가 모체에서 태아에게 이동 • 태지, 솜털 거의 소실

091 정답 ③

해설 [레오폴드 촉진법]
복부촉진 단계
- 1단계 : 자궁저부 촉진(태위, 머리와 엉덩이 확인)
- 2단계 : 자궁 좌우 촉진(등과 팔다리 구분)
- 3단계 : 치골상부 촉진(태위, 태향 결정, 진입 여부 확인)
- 4단계 : 치골상부 깊숙이 촉진(신전, 굴곡, 함입, 선진부 파악)

092 정답 ⑤

해설 [자궁수축검사(CST)]
- 태아에게 스트레스를 인위적으로 주어 자궁수축을 유발하여 태아의 심박동을 평가함으로써 태아의 건강상태를 사정하기 위한 검사이다.
- 유두자극이나 옥시토신을 정맥주입하여 자궁수축을 유발하여 태아 심박동 양상을 확인한다.
- 자궁수축 검사상 음성인 경우는 10분 동안 3회 수축 시 태아심음의 후기감속이 없는 상태로 태아가 건강함을 의미한다.
- 자궁수축 검사에서 10분 동안 3회 수축 시 후기감속을 나타내면 양성이라고 하며 태아가 사망하거나 태아 질식 등의 문제를 예상할 수 있다.
- 1, 2, 3번은 태동에 따른 태아심박수의 변화를 통한 태아 건강사정을 사정하기 위한 검사로 무자극검사(NST)이다.

093 정답 ⑤

해설 [분만의 전구증상]
임신 말기 분만일이 가까워지면 분만을 예고하는 신체 변화들이 있다. 이것을 분만 전구증상이라고 한다.
분만의 전구증상은 태아 하강감, 이슬, 양수파막 여부, 가진통, 체중의 감소, 둥지틀기 본능을 통해 확인한다.

094 정답 ④

해설 [굴곡(flextion)]
선진부가 하강하면서 골반의 저항으로 굴곡되어 턱을 앞가슴에 당기면서 가장 짧은 소사경(9.5cm)으로 만출되기 위한 기전이다.
골반입구 진입 시 굴곡기전이 나타난다.

095 정답 ⑤

해설 방광팽만 : 선진부의 압박으로 소변정체, 프로게스테론으로 방광근육의 이완, 방광점막 외상, 빈뇨, 긴장성 실금, 비뇨기 감염을 유발한다.

096 정답 ⑤

해설 [분만 1기의 간호중재]
- 소음순, 회음부, 항문주위의 음모만 삭모한다.
- 오염방지, 분만 촉진을 위해 관장을 시행하나 급속분만시에는 관장을 금지한다.
- 수분섭취는 잠재기에 약간 가능하나 활동기에는 흡인의 위험으로 주의해야 한다.
- 3시간마다 배뇨를 권장한다. 방광팽만으로 인한 분만지연, 산후 출혈, 산후 소변정체 및 방광염을 예방한다.
- 통증완화 호흡법을 교육한다.
- 분만 초기의 증상, 분만 진행정도를 주의 깊게 사정하며 지속적, 정서적으로 지지한다.
- 산모가 편안할 수 있는 자세, 앙와위보다 심스체위(오른발에 베개 대주기) 등을 취하게 해준다.

097 정답 ②

해설 [신생아 간호 순서]
기도유지 → 보온 → 제대결찰순으로 진행한다.

098 정답 ③

해설 [완전자궁파열]
- 완전자궁파열의 증상
  - 날카로운 복부통증, 자궁수축정지, 복강 내 출혈 혹은 질출혈, 복부팽만감, 빠르고 약한 맥박, 혈압 하강, 차고 축축한 피부(쇼크증상)가 나타난다.
  - 태아심음 중단된다.
  - 태아촉진이 쉬워진다.
- 치료 및 간호
  - 자궁적출술
  - 출혈량, 활력징후 사정 및 수혈
  - 항생제 투여(복막염 패혈증 예방)
  - 저혈량 쇼크 증상 및 복막염 위험사정 및 대처

099 정답 ③

해설 [양수색전증 증상]
- 양수색전증은 분만 진통 중 또는 출산 후에 양수 또는 태아 조직이 산모의 순환계로 유입되어 나타나는 질환이다.
- 증상으로는 빈호흡, 빈맥, 저혈압, 호흡곤란, 가슴을 죄는 듯한 통증, 안절부절, 기침, 객혈, 청색증, 불안, 경련이며 태아 서맥 및 태아 가사도 흔히 동반된다.

100 정답 ⑤

해설 [자궁 저부 사정 자세]
자궁 저부를 사정하기 위해 가장 적절한 체위는 산모가 앙와위로 눕고 무릎을 굽힌 배횡와위 자세이다.

101 정답 ⑤

해설 [오로의 양상]
- 오로는 분만 후 자궁내막이 치유되면서 나오게 되는 분비물로 시기에 따라 양상이 달라지게 된다.
- 적색오로는 산후 1~3일에 관찰할 수 있으며 혈괴가 섞여 있고, 서 있거나 수유 시, 활동 증가 시 양이 증가한다. 갈색오로는 산후 4~9일에 관찰할 수 있으며 분홍 또는 갈색의 장액성 오로로 혈괴가 없는 것이 특징이다. 백색오로는 산후 10일~3주에 관찰되며 소량이고, 흰색이다. 오로의 양은 초산모보다 경산모가 더 많고, 수유부보다 비수유부가 더 많다. 적색오로가 지속된다거나 2주 후에도 장액성 오로가 지속되는 경우, 나쁜 냄새가 나거나 다량의 혈괴가 배출되는 경우는 위험증상이기 때문에 원인을 찾아야 한다.
- 오로의 양상은 점점 색이 옅어 지고, 양이 적어지면 태반 부착부위가 잘 치유되고 있음을 보여준다.

102 정답 ③

해설 [산욕기 혈액성분의 변화]
- 분만 10~12일에 WBC는 20,000~30,000㎣까지 증가하게 되지만, 감염은 아니다.
- 혈장의 소실이 혈구의 소실보다 많아 Hct의 상승이 일어난다.

103 정답 ②

해설 [유두열상의 관리]
- 수유 시 유두만 물리는 경우 유두열상이 발생할 수 있으며 유륜까지 깊이 빨리도록 한다.
- 젖을 빨리고 난 후 유두가 심하게 쓰리거나 유두 표면이 벗겨지고, 출혈이 발생하게 된다.
- 수유 전 온찜질, 수유 후 냉찜질해주고 수유 후 건조시킨다.
- 열상이 심하면 48시간 동안 수유를 금지시키고, 수유하더라도 5분 정도로 제한한다.

104 정답 ①

해설 분만 시 수분섭취 제한으로(분만1기 잠재기에 약간의 음료수 공급 가능, 활동기에는 흡인의 위험으로 금식)인한 탈수는 오한을 유발하므로 정맥수액이나 충분한 수분섭취(3,000cc 이상)가 필요하다.

105 정답 ⑤

해설 [산도열상의 원인]
- 자궁저부가 단단하게 만져진다면 자궁의 수축은 잘 되고 있다고 생각할 수 있다.
- 산도열상은 기계분만이나, 급속분만이 원인이 되어 질출혈을 호소하게 된다.

3회차 2교시

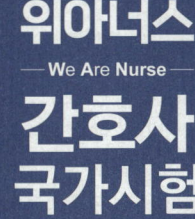

3회차 2교시 — 아동간호학

001 정답 ③

해설 [아동간호의 원리]
- 아동의 신체적·정서적 요구를 충족시키기 위해 성장과 발달의 원리를 적용
- 건강문제와 관련된 적절한 정보를 제공하여 건강증진을 촉진하도록 하는 교육 필요
- 아동의 옹호자로서의 역할 필요
- 아동간호의 핵심은 가족중심 간호, 적절한 의사결정 할 수 있도록 정보 제공, 가족의 요구 사정이 필요
- 아동 및 가족과 효과적인 의사소통을 위한 기술이 필요

002 정답 ②

해설 [성장과 발달]
- 성장은 신체 전체나 일부의 크기, 세포의 수와 크기의 증가를 말한다. 양적으로 측정이 가능하다.
- 발달은 전 생애를 통해 지속적, 순서적으로 이루어지는 질적 변화/복합적 능력의 증가, 기능과 기술의 증가로 측정이 어렵다. 언어기능, 운동 능력 등이 있다.

003 정답 ②

해설 [귀의 사정]
- 영아에게 중이염 발생될 수 있으므로 이경검사를 실시한다.
- 이경 검사 : 고막 시진
  - 3세 미만 : 이개를 후하방으로 잡아당김
  - 3세 이상 : 이개를 후상방으로 잡아당김
- 음차 검사 : 전도성 청력장애, 감각신경성 청력상실 확인
  - Rinne 검사 : 공기전도가 골전도보다 더 잘 들리는지 확인하기 위해 시행
  - Weber 검사 : 골전도로 아동이 들을 수 있는 능력이 있는지 평가,

004 정답 ③

해설 [예방접종 주의사항]
- 접종 후 경련이 발생하면 즉시 진찰을 받도록 한다.
- 생백신 접종 금기 대상자는 면역 결핍성 질환을 앓는 경우 해당한다.
- 발열이나 국소적 종창이 DTaP의 주요 부작용이다.
- 오전에 접종하도록 하여 하루동안 아동을 관찰한다.
- 예방접종은 일정에 맞게 해야한다.

005 정답 ①

해설 [치아관리]
- 유치 맹출 전 : 젖은 면 수건으로 잇몸 닦아줌
- 유치 맹출 후 : 물에 적신 부드러운 수건이나 거즈 → 아동용 칫솔 사용, 수유 후와 취침 전에 실시
- 이가 날 때 거즈로 싼 얼음 조각을 잇몸에 대주거나 차가운 음료나 딱딱한 음식(얼린 베이글, 마른 빵) 제공
- 젖병 충치 예방위해 밤중 수유를 하지 않고 젖병에 주스를 담아주지 않고 대신 물을 줌
- 치과방문은 2~3세 경이 좋음
- 치아의 개수는 (월령 - 6)임, 12개월이면 유치는 6~8개 정도
- 칫솔질은 하루 두 번 이상

006 정답 ②

해설 [미숙아 수분전해질 불균형 이유]
- 신체 대사율이 높음
- 불감성 수분 소실이 많음
- 피부의 수분 투과율이 높음
- 소변 농축 능력이 부족
- 체중에 비해 체표면적이 넓음

007 정답 ③

해설 [마유]
- 남아, 여아 모두에게 발생, 모체의 호르몬(프로락틴)의 영향, 2~3주 내 사라짐(자연소실) → 유방은 감염 예방을 위해 짜지 않아야 함

008 정답 ②

해설 [Apgar 점수 계산]
- 심박동 2점, 호흡능력 1점, 반사능력 2점, 근육긴장 2점, 피부색 1점 = 총 8점
- Apgar점수: 출생 후 1분과 5분에 측정한 점수
  0~3점: 즉각적인 소생술 필요, 4~6점: 중등도의 곤란, 7~10점: 정상

관찰지표	점수		
	0	1	2
심박동	없음	100회 미만	100회 이상
호흡능력	없음	느린 호흡, 불규칙한 호흡, 얕은 호흡	규칙적인 호흡, 큰 소리로 울음
자극에 대한 반응	없음	찌푸린 얼굴	재채기, 기침, 울음
근긴장도	기운이 없거나 축 늘어짐	사지를 신전할 때 약한 저항	활발히 움직임
피부색	청색증, 창백	몸은 분홍색, 사지는 창백	분홍색

009 정답 ②

해설 [신생아와 영아의 수면]
- 모든 신생아는 다른 수면 양상을 보임
- 하루 평균 14~18시간 잠을 자며 수면의 50%는 REM 수면
- 1개월 후부터 깨어있는 시간이 증가하고 밤에 더 많이 잠
- REM 수면 시 몸의 움직임이 더 많아지고 얼굴을 찌푸림
- 영아돌연사증후군 예방을 위해 단단한 침요를 사용하고, 엎드려 재우지 않음

010 정답 ⑤

해설 [긴장성경반사]
- 앙와위에서 머리를 한쪽으로 돌리면 머리를 돌린 쪽의 팔과 다리를 뻗고 반대쪽 사지는 굴곡한다.

011 정답 ④

해설 [낯가림]
- 낯가림은 애착이 잘 형성됐다는 증거임
- 낯선 사람을 낯설어하는 현상으로 불안이 심해지면 분리불안이 나타남
- 대상영속성의 발달로 낯가림이 발생
- 6개월에 시작하여 8개월에 극치
- 낯선 사람을 충분히 관찰할 수 있도록 시간을 줌

012 정답 ②

해설 [영아의 운동발달]
- 2~3개월 : 머리를 가눔
- 4~5개월 : 뒤집기
- 6~7개월 : 기어 다니면서 탐색
- 8~9개월 : 스스로 앉음
- 10개월 : 의지하여 설 수 있음
- 12개월 : 다른 사람의 손을 잡고 걷기

013 정답 ⑤

해설 [영아의 안전사고 예방]
◆ 자동차 안전
  - 유아용 카시트는 차 뒷자석에 설치
  - 신생아와 영아는 2세까지 후방카시트 장착
◆ 화상
  - 목욕물 확인, 외출시 자외선 차단제(6개월 이상)바르거나 모자 착용
◆ 낙상
  - 영아 사망의 주요 원인 1위 : 낙상
  - 뒤집기, 기어 다니기 시작하면서 낙상 사고 발생이 빈번
  - 보행기 사용금지
  - 높은 곳에 아기를 혼자 두지 않음
◆ 질식
  - 딱딱한 사탕, 땅콩, 포도, 건포도, 껌 등의 작은 조각 제공 금지
  - 비닐봉지, 끈달린 인공 젖꼭지, 블라인드나 커튼 줄 주의
  - 수유 후 아기의 입에 우유병을 괸 채로 침대에 눕혀놓지 않도록 교육
  - 기계적 질식 : 생후 2~3개월 호발, 삼키기 미숙

014 정답 ②

해설 [유아기 인지발달]
- 유아기(전개념기): 상징적 사고와 모방을 통한 학습, 자기중심적 사고, 마술적 사고를 한다.

015 정답 ④

해설 [대소변가리기 훈련 시기]
- 혼자 옷을 벗을 수 있거나, 쪼그리고 걸을 수 있을 때 가능
- 스트레스 받지 않는 상황
- 기저귀가 젖었다는 것을 알고, 표현할 때 가능

016 정답 ②

해설 [학령전기의 입원간호]
- 학령전기에는 신체 절단에 관심이 높고, 질병이나 입원이 자신의 잘못과 관련이 있다고 생각해 죄의식이 높게 나타난다. 또한 전환요법을 효과적으로 사용할 수 있다.

017　정답 ④
해설 [학령전기의 수면]
- 학령전기는 수면 문제 많이 발생, 상상력 풍부, 미성숙 때문에 발생함
- 일정한 시간에 잠자리에 들게 하고 부모가 아동을 안심시킴

018　정답 ⑤
해설 [학령기]
- 분류와 논리: 구체적 조작기 (7~11세), 사물의 특성에 따라 분류하고 논리적 순서에 따라 배열하여 유사점과 차이점을 구분, 유목개념(수집), 서열화

019　정답 ④
해설 [콜버그 도덕발달이론]
- 전입습적 수준 1단계(2~3세) : 복종, 처벌지양(상을 받기 위해, 벌을 피하기 위해 행동)
- 전인습적 수준 2단계(4~7세) : 신체적 결과에 따라 옳고 그름을 결정, 상대적 쾌락주의, 욕구 충족 수단으로서 도덕, 자기 위주의 규칙
- 인습 수준 3단계(7~10세) : 착한 아이가 되고 싶어 하며 규칙을 따름, 사회적 시선을 의식, 착한 아동으로 인정받고 싶어 함
- 인습 수준 4단계(10~12세) : 사회질서와 권위지향, 권위를 존중하고 규칙을 준수하며 사회적 질서를 유지하려고 함
- 인습 수준 5단계(12~18세) : 사회계약지향(사회 계약 정신으로서의 도덕, 전체 이익에 가치를 두는 도덕), 최대다수의 최대이익 중시

020　정답 ①
해설 [억제대]
- 팔꿈치 보호대(억제대)는 얼굴이나 머리에 손이 가지 않게 하기 위해 적용
  Ex) 구순구개열 수술 후, 두피 정맥주사시, 피부를 긁지 못하도록 하기 위해서 적용

021　정답 ②
해설 [뇌실 내 출혈]
- 뇌실 안이나 뇌실 주변에 혈액이 고여 발생, 미숙아의 경우 두개 내 출혈에 민감하여 발생
- 신경학적 변화나 심혈관의 상태 변화 확인, 침상 머리를 20~30° 상승, 매일 두위를 측정, 뇌압상승 예방, 급격한 체위변경 주의

022　정답 ⑤
해설 [변비의 원인]
- 식이(저섬유식이, 적은 수분섭취, 과도한 유제품섭취)
- 소화기계 구조적 장애
- 신경장애(뇌성마비)
- 약물(항우울제, 아편제, 항콜린성 약물)
- 영아가 이유식을 시작하거나 생우유 섭취 시기에 발생
- 불규칙한 배변습관

023　정답 ③
해설 [선천성 거대결장]
- 선천성 거대결장 환아의 증상은 리본 모양의 대변, 대변 덩어리 촉지, 복부팽만, 복통, 태변 배출 지연, 구토 등이 있음
- 수술 전 등장성 식염수 관장을 시행
- 수술 후 저잔여식이 제공

024　정답 ④
해설 [급성후두개염의 증상]
- 4대 증상: 침 흘림, 연하곤란, 말하기 어려움, 흡기 시 어려움.
- 고열, 인후통

025　정답 ③
해설 [미숙아 무호흡증 중재]
- 미숙아의 무호흡증 시 즉각적으로 피부자극, 흡인 후 산소공급을 한다.

026　정답 ①
해설 [편도선염의 간호]
- 측위, 반복위, 복위로 배액 분비 촉진
- 인후통 완화 : 얼음목도리, 진통제 투여
- 아세트아미노펜 투여, 침상안정, 연식이나 유동식 공급, 따뜻한 식염수로 함수, 가습기, 해열/진통제 공급
- 출혈 징후 사정 : 가장 주의 깊게 모니터링 → 빈맥, 청색증, 토혈, 과도한 삼키기, 맥박 증가, 혈압 저하, 불안 관찰
- 금지 : 기침, 빨대 사용, 아스피린 복용, 자극적 양념, 지나친 칫솔질 피하기

027　정답 ①
해설 [심장병 아동 수유]
- 심장병 아동에게 큰 젖꼭지를 사용하여 수유하는 것은 산소 요구량을 낮추기 위함
- 소량씩, 자주 수유
- 수유 중간 자주 쉬어주고, 수유 후 트림을 시킴

028 정답 ②

해설 [혈소판 감소성 자반증]
- 면역기전에 의해 혈소판이 파괴되면서 순환 혈소판의 파괴로 출혈 경향이 나타나는 질환
- 원인: 1~3주 전 다른 감염(풍진, 홍역)의 선행, 자가면역반응
- 진단: 혈소판수 감소(20,000~30,000㎣/dL 이하), 출혈시간 연장, 점상출혈
- 치료 및 간호: 혈소판 수혈은 별 효과가 없음(동종혈소판에 의해 쉽게 파괴되기 때문), 면역글로불린 투여, 혈소판 수 20,000미만 시 스테로이드 치료, 비장 적출술, 타박상과 출혈 방지, 아스피린 투여 금지, 부딪치는 운동 피함

029 정답 ③

해설 [가와사키병 진단 기준]
- 해열제로 떨어지지 않는 5일 이상 지속되는 발열
- 다음 5가지 중 4항목 이상
  - 화농이 없는 양측성 결막 충혈
  - 입술이 홍조 및 균열, 딸기혀, 구강발적
  - 부정형 발진
  - 급성기의 비화농성 경부 림프절 비대
  - 급성기 손발의 경성 부종과 홍조, 아급성기 손톱, 발톱 주위의 낙설

030 정답 ④

해설 [아토피 피부염 간호중재]
- 소양증 조절: 증상완화, 2차성 세균감염 예방이 목적, 중등도에서 심한 경우 : 항히스타민제, 1%hydrocortisone(얼굴) 약물 투여/ 손과 팔 억제대 필요, 손톱 짧고 깨끗이 유지
- 서늘한 환경 제공, 햇빛을 직접 받지 않게 면 소재 혼방 옷 착용
- 수분 유지: pH 약산성 비누 사용, 피부 깨끗이 유지, 목욕은 단시간에(미지근한 물)
- 고탄수화물 식이, 고지방식이 제한

031 정답 ②

해설 [인슐린 주사부위]
- 인슐린은 신경, 혈관의 분포가 적고, 피하지방이 풍부한 복부, 상박, 대퇴, 둔부에 주사
- 복부는 인슐린 주사 시 일정하게 흡수되는 곳

032 정답 ③

해설 [석고붕대 아동 간호]
- 석고 붕대 안쪽으로 물건을 넣어 긁지 않게 함
- 석고붕대는 건조하게 유지해야 하고, 관절과 근육에 수동적 운동을 시킴
- 석고를 적용한 곳이 그렇지 않은 곳의 감각, 온도, 피부색이 같아야 함
- 순환계, 신경계, 피부통합성(말초 부위 순환, 감각, 색, 온도), 악취나 분비물이 있을 경우, 마비, 떨림, 부종, 갑작스런 통증 시 의사 보고

033 정답 ①

해설 [이분척추]
- 출생 전에 신경관의 융합이 안 되어 붙지 않고 벌어지는 질환
- 원인 : 유전적 소인, 임부의 엽산 결핍, 원인불명, 유해환경
- 부위 : 제2요추나 제1천골의 척추궁 불융합(태아기)
- 간호 : 낭포가 터지지 않도록 복위로 눕힘, 둔부 공기에 노출, 척추 하부에 기저귀 채우지 않도록 함, 하지의 괴사와 기형 예방, 무균적 습윤 드레싱, 압력감소(공기매트), 말단부위 신경계 사정

034 정답 ②

해설 [홍역]
- 전구기(카타르기) : 열, 코플릭 반점(구강점막), 코감기, 결막염, 기침 → 눈부심, 광선기피증
- 발진기: 얼굴, 귀 뒤에서 시작 → 3~4일 전체 확산
- 회복기: 발진이 났던 순서대로 소실, 색소침착, 허물 벗겨짐
- 전염기간: 발진 전 4일~발진 후 5일
- 치료 및 간호: 감염 후 3일 이내 감마글로불린 투여, 대증요법, 격리, 형제도 1주 내 면역글로불린 투여 / 침상휴식, 해열제, 차가운 습기 제공, 수분공급 / 눈간호 : 방 어둡게 함(∵눈부심 완화), 생리식염수 세척/ 소양증 간호

035 정답 ④

해설 [백혈병 간호]
- 감염예방 : 손 씻기를 철저히, 방문객 제한, 체온 하루 3회 이상 측정, 발한 시 이불 자주 교환
- 출혈예방 : 근육주사 제한, 부드러운 칫솔 사용(치간 칫솔 금지), 직장체온 피함, 관장 금지
- 적절한 영양 공급 : 수분공급 / 고열량, 고단백식이, 달고 기름진 음식, 고염식이, 강한 냄새가 나는 음식, 생야채와 생과일은 피하기

3회차 2교시 — 지역사회간호학

036 정답 ③

해설

보건의료 전달체계	자유 기업형	사회 보험형	국민보건 서비스형	사회 주의형
대표적국가	미국	한국, 일본, 독일	영국, 덴마크	러시아, 북한
주요 진료비 지불 방식	행위별 수가제	행위별 수가제	인두제	월급제

037 정답 ③

해설 포괄수가제(case payment)
① 환자의 종류당 포괄보수단가를 설정하여 보상하는 방식이다.
② 질병별·요양일수별·환자 1인당 정해진 단가에 의해 경제적인 진료가 이루어지도록 유도한다.
③ 의료기관의 생산성을 증대시키며 행정상 절차가 간편하다는 장점이 있다.
④ 우리나라에서 적용하는 포괄수가제 질병군은 4개 진료과 7개 질병군으로 병원에 입원하여 수술을 받거나 분만한 경우에 적용된다.

안과	수정체 수술(백내장 수술)
이비인후과	편도 및 아데노이드 수술
일반외과	항문 및 항문주위 수술(치질 수술), 서혜 및 대퇴부 탈장 수술, 충수절제술(맹장염 수술)
산부인과	자궁 및 자궁부속기 수술(악성종양 제외), 제왕절개분만술

038 정답 ①

해설 [관찰연구(observational study)]
관찰연구는 연구목적을 위하여 연구자가 연구대상자에 대한 특별한 조작을 하지 않고, 연구대상자에게 일어나는 질병현상 또는 원인과 질병발병의 관계를 깊이 있게 관찰하여 파악하는 것으로 기술연구와 분석연구가 있다.
① 기술연구 (기술역학)
  - 인구집단에서 질병발생 양상을 인적·지역적·시간적 특성별로 파악하여 질병발생의 원인에 대한 가설을 설정하는 연구방법이다.
  - 생태학적 연구, 사례연구와 사례군연구, 단면연구가 이에 속한다.
② 분석연구 (분석역학)
  - 비교군을 가지고 두 군 이상의 질병 빈도 차이를 관찰하는 연구방법이다.
  - 환자-대조군 연구와 코호트 연구가 여기에 속한다.

039 정답 ③

해설 [민감도]
① 질환에 걸린 사람에게 검사를 통해 양성으로 진단하여 질병이 있다고 확진할 수 있는 확률을 의미한다.
② 민감도가 낮은 검사는 해당 질환의 발견이 어려워서 조기 진단의 기회를 놓칠 수 있다.

검사결과	질병	
	있음	없음
양성(+)	a	b
음성(-)	c	d
계	a+c	b+d

$$민감도 = \frac{검사양성수}{총환자수} \times 100 = \frac{a}{a+c} \times 100$$

040 정답 ④

해설 [지역사회 자료수집]
(1) 직접 자료수집(1차 자료)
  ① 차창 밖 조사 : 지역사회를 두루 다니며 지역사회의 특성을 관찰하는 방법
  ② 정보원 면담 : 지역사회의 공식·비공식 지역지도자의 면담을 통해 자료를 수집하는 방법
  ③ 설문지 조사 : 대상자의 가정, 시설 및 기관 등을 찾아가 대상자와 직접 면담하여 자료를 얻는 방법
  ④ 참여관찰 : 해당 지역에서 진행되는 행사에 직접 참여하여 관찰하는 방법
(2) 기존 자료수집(2차 자료)
  공공기관의 보고서, 인구센서스, 생정통계자료, 공식적인 통계자료 등 지역사회의 문제를 규명하기 위한 경제적이며 효율적인 자료수집방법

041 정답 ②

해설 지역사회간호 개념 중 3대 구성요소는 목표, 대상, 활동이다.

[지역사회간호 개념틀]
(1) 지역사회간호대상 : 지역사회
(2) 지역사회간호활동 : 간호제공 및 보건교육과 관리
(3) 지역사회간호목표 : 지역사회의 적정기능 수준 향상
(4) 지역사회간호과정 : 지역사회간호대상과 지역사회간호활동과의 관계
(5) 지역사회간호수단 : 지역사회간호활동과 지역사회간호목표와의 관계
(6) 기능연속지표 : 지역사회간호대상과 지역사회간호목표와의 관계

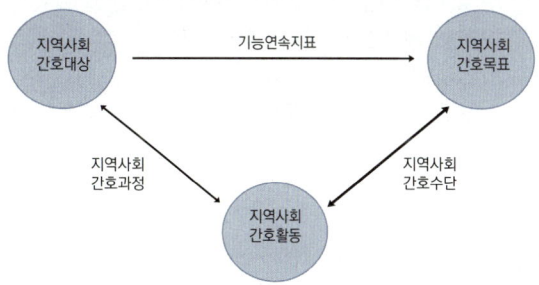

042 정답 ④

해설 인구집단의 역학적 특성이 서로 다른 두 집단의 보건지표를 비교할 때, 역학적 특성이 보건 지표에 영향을 줄 수 있는 요인으로 작용한다면 이에 대한 보정이 필요하다. 예를 들어, 두 집단 간의 사망률을 비교하고자 할 때, 한 집단이 다른 집단에 비하여 노령인구가 많다면 이 집단은 당연히 사망률이 다른 집단에 비하여 높을 수 밖에 없다. 이러한 인구 집단의 성, 연령별 구조의 차이를 없애고 사망률을 표준화 하는 것이 표준화사망률이다.

043 정답 ①

해설 [지역사회간호진단 분류체계들 비교 정리]

구분	북미간호진단 NANDA	오마하문제 분류체계 OMAHA	가정간호 분류체계 HHCCS	국제간호 실무 분류체계 ICNP
목적	급성관리상황에 초점을 둔 간호진단	지역사회보건 간호실무 영역에 적용 가능하며 간호과정에 기초를 둔 간호진단	가정간호 제공 시 요구되는 자원을 결정하기 위하여 대상자를 사정, 분류하는 방법 개발	간호실무를 기술하는 데 국제적으로 통용될 수 있는 공동의 언어와 분류체계 개발
	간호진단	환자문제	간호진단	간호현상
간호 진단 정의	실제 건강문제, 잠재적 건강문제 또는 삶의 과정에 대한 개인, 가족, 지역사회의 반응을 임상적으로 판단하는 것	환자의 안녕에 실제적·잠재적으로 불리한 영향을 미치는 문제를 나타내는 간호진단	NANDA와 동일	간호현상은 환자 및 환자 주변의 상태에 대해서 간호사가 하는 간호 진단을 의미

044 정답 ①

해설 일차보건의료의 등장배경
- 시설중심 및 임상중심의 의료가 전 인구의 건강문제를 관리하는데 비효율적이었다.
- 보건의료 자원이 불균형적으로 분포하였다.
- 사회경제 수준에 따른 건강격차가 커졌다.
- 건강에 대한 사회적 책임이 강조되었다.
- 보건의료체계가 사회경제개발의 틀에서 벗어나 있었다.

045 정답 ⑤

해설 ① 감시 : 사업의 목적을 달성하기 위하여 계획대로 진행되는지를 확인하는 것이다. 즉 업무활동의 질적 표준을 유지하기 위하여 업무의 수행수준, 수행절차, 수행결과에 대해 결여를 규명하고 결여의 원인이 무엇인지를 찾는다.
② 감시방법 : 계속적인 관찰, 기록의 감사, 물품의 점검, 요원과 지역사회와의 토의 등

046 정답 ③

해설 준비 단계는 행위변화 의도와 행동을 결합시킨 단계로 1개월 이내에 건강행동을 하려는 의도를 가지고 구체적인 계획을 하는 단계이다. 이 시기에는 금연시기 설정, 금연서약서 작성, 금단증상의 대처방법, 자신감 강화 등의 중재방법이 필요한 시기이다.

047 정답 ③

해설 교육 및 조직적 또는 생태학적 진단(3단계) : 건강행위에 변화를 가져오기 위한 보건교육 프로그램을 설정하는 단계로 전단계에서 규명된 건강행위에 영향을 주는 성향요인(predisposing factors), 강화요인(reinforcing factors), 촉진(가능)요인(enabling factors)을 사정한다.

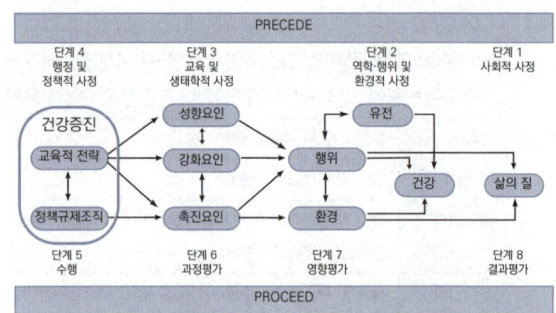

[PRECEDE - PROCEED 모형]

048 정답 ④

해설 [NIBP(needs impact-based planning)]
NIBP는 건강문제의 크기와 해결방법의 효과로 사업의 우선순위를 결정한 후 그 결과에 따라 반드시 수행해야 할 문제, 연구를 촉진해야 할 문제, 프로그램 수행을 금지해야 할 문제로 구분한다.

049 정답 ②

해설 전체 인구 중 치매 환자의 비율인 치매 유병률은 질병관리를 위해 필요한 인력 및 자원의 소요 정도를 추정할 수 있는 가장 좋은 자료이다. 발생률의 경우 급성이나 만성질환에 관계없이 질병의 원인 규명에 유용하다.

050 정답 ③

해설 방문보건사업의 건강관리서비스 건강문제 스크리닝, 건강관리서비스 (건강행태 개선, 만성질환 관리 및 합병증 예방, 생애주기별 건강문제 관리, 다문화 가족 및 북한 이탈주민 관리, 장애인 재활 관리) 제공, 보건소 내외 자원연계이다.

051 정답 ③

해설 [변화촉진자의 역할]
① 개인, 가족, 지역사회가 건강문제에 처하는 능력을 증진시킨다.
② 대상자가 건강을 위해 적합한 의사결정을 하는데 영향력을 끼친다.
③ 보건의료를 위한 변화를 효과적으로 가져오도록 돕는다.

052 정답 ③

해설 [작업환경 관리의 일반적인 기본원리]

1) 대치

작업환경 대책의 근본적인 방법으로 독성이 약한 유해물질로 대체하거나 공정 또는 시설을 바꾸는 방법이다.
① 시설변경 : 화재예방을 위해 가연성 물질을 철제통에 저장하는 것처럼 공정 변경이 도움이 되지 않는 경우 사용하던 시설이나 기구를 바꾸는 것
② 공정변경 : 페인트 성분의 비산 방지를 위해서 분무방법 대신에 페인트에 담그거나 전기흡착식 방법으로 변경하는 것
③ 물질변경 : 가장 흔한 대치방법으로 분진문제가 발생되는 경우 분진이 덜 발생하는 물질로 대치하거나 성냥 제조 시 황인을 적인으로 대치하는 것

2) 격리

화재예방을 위해 가연성 물질 보관을 플라스틱통에서 철제통으로 변경하는 것처럼
① 격리저장 : 지상의 큰 탱크에 인화성 물질을 저장하는 경우
② 위험시설의 격리 : 기계작동을 원격조정이나 자동화로 바꾸어 주기
③ 공정과정의 격리 : 산업장에서 방사선이 조사되는 공정을 자동화하는 것은 격리(공정과정의 격리)에 해당
④ 개인보호구 착용

3) 환기 : 전체환기, 국소환기

053 정답 ②

해설 대상자인 지역사회는 하나의 체계로서 스트레스원이 유연방어선과 정상방어선을 뚫고 저항선에 침입하게 되면 대상체계는 반응을 나타내는데 반응들이 잘 처리되고 저항선들이 스트레스원을 잘 막아내면 여기에서 중단되지만 스트레스원이 저항선을 뚫게 되면 기본구조를 침입하게 되어 기본구조가 파괴되고, 파괴된 기본구조를 방치할 경우 결국 사망에 이르게 된다. 이 경우 기본구조에 손상이 왔을 때 이를 재구성하는 3차 예방활동이 이루어지지 않고 주민의 사망과 폭동으로 이루어졌으므로 기본구조가 파괴된 상태라고 볼 수 있다.

054 정답 ③

해설 [출생과 관련된 지표]

출생률	$\dfrac{1년간\ 출생아수}{연앙인구} \times 1,000$
일반 출산율	$\dfrac{같은\ 기간의\ 총출산아수}{가임여성(연령\ 15\sim44세)의\ 수(1년)} \times 1,000$
연령별 출산율	$\dfrac{그\ 연령군에서의\ 연간\ 출생수}{어떤\ 연령군의\ 가임여성\ 인구} \times 1,000$
합계 출산율	- 연령별 출산율의 총합으로 출산력 수준을 나타내는 대표적인 지표 - 가임기 여성 1명이 평생동안 낳을 수 있는 평균 자녀의 수 $\dfrac{\Sigma\ 그\ 연령군에서의\ 연간\ 출생아수}{가임연령\ 중\ 한\ 연령의\ 여성\ 인구} \times 1,000$
재생산율	- 가임기 여성 1명이 평생 동안 낳는 여아의 수 $\dfrac{합계출산율\ \times\ 여아출생수}{총출생수}$
사산율	$\dfrac{28주\ 이후의\ 사산아수}{특정\ 연도\ 출산아수(출생아+사산아)} \times 1,000$

055 정답 ④

해설 지역사회 내에서 간호사가 보건교육을 실시할 때에 가장 먼저 해야 할 일은 지역사회 주민들의 교육요구 사정을 하는 것이다.

056 정답 ⑤

해설 국가보건의료체계의 하부 구조 중 조직적 배치에는 국가보건의료당국, 비정부기관, 독립적 민간부분 등이 해당된다.

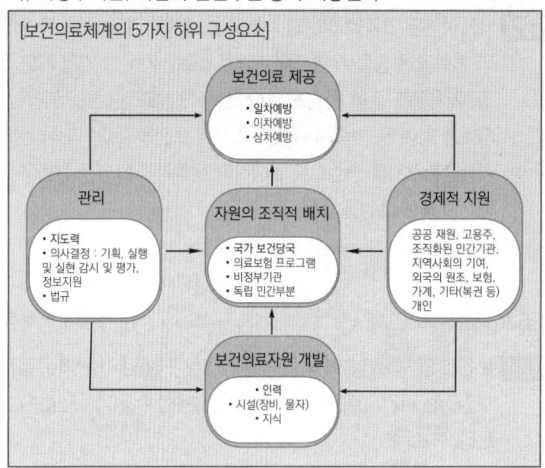

057 정답 ④

해설 시범은 보건교육 시 가장 많이 쓰이며 실천을 가능하게 하는 가장 효과적인 방법으로 빠른 시간 내에 실무에 적용할 수 있다는 장점이 있다.

058 정답 ④

해설 암 관련 건강검진연령 및 검진주기(「암관리법 시행령」 별표 1 준용)

암의 종류	검진주기	검진연령
위암	2년	40세 이상의 남·여
간암	6개월	40세 이상의 남·여 중 간암 발생 고위험군
대장암	1년	50세 이상의 남·여
유방암	2년	40세 이상의 여성
자궁경부암	2년	20세 이상의 여성
폐암	2년	54세 이상 74세 이하의 남·여 중 폐암 발생 고위험군

비고
1. "간암 발생 고위험군"이란 간경변증, B형간염 항원 양성, C형간염 항체 양성, B형또는C형 간염 바이러스에 의한 만성 간질환 환자를 말한다.
2. "폐암 발생 고위험군"이란 30갑년[하루 평균 담배소비량(갑) × 흡연기간(년)] 이상의 흡연력(吸煙歷)을 가진 현재 흡연자와 폐암 검진의 필요성이 높아 보건복지부장관이 정하여 고시하는 사람을 말한다.

059 정답 ③

해설 듀발의 가족발달이론에서 각각의 발달과업은 각 가족 구성원과 사회를 위하여 가족이 수행해 나가는 기능이다. 자녀가 결혼을 하고 떠나가는 것에 대해 부모의 역할 적응이 발달과업인 단계는 진수기이며 성인이 된 자녀의 독립 및 결혼, 부부관계 재조정도 이 시기의 발달과업이다.

060 정답 ⑤

해설 체계이론은 가족을 하나의 체계로 보며 확장기, 축소기 등 가족체계의 변화에 초점을 두며 구조기능주의로는 가족내 역할구조, 권력구조, 가치구조 등에 중점을 둔다. 상징적 상호작용론은 역할갈등, 의사소통 장애 등 가족의 내적인 과정에 초점을 둔다. 가족발달이론은 가족생활주기를 중심으로 설명하며 생의학적 모형은 질병과 건강에 대한 이해에 초점을 둔다.

061 정답 ③

해설 보건소 중 「의료법」에 의한 병원(입원환자 30인 이상)의 요건을 갖춘 보건소는 보건의료원이라는 명칭을 사용할 수 있다(「지역보건법」 제8조).

062 정답 ③

해설 수동면역은 감염자가 아닌 다른 숙주나 생물이 만든 항체나 항독소를 이용한 면역으로 효과가 빠르게 나타나지만 지속시간이 짧아 치료 및 응급처치용으로 사용한다. 이 중에서 인공수동면역은 항체나 항독소 접종을 통한 면역을 의미한다.

063 정답 ④

해설 [노인장기요양보험 수가산정기준]

급여의 종류		산정기준
재가급여	방문요양 및 방문간호	방문당 제공시간
	방문목욕	방문횟수
	주·야간 보호	장기요양 등급 및 1일당 급여제공시간
	단기보호	장기요양 등급 및 급여제공일수
	기타 재가 급여	복지용구의 품목별 제공 방법별로 적용
시설 급여		장기요양 등급 및 급여제공일수

064 정답 ②

해설 ② 휴교조치에 대한 명령은 시·도 교육감 및 시·군교육장에 대한 업무이다.

[학교장의 직무]
(1) 학교의 환경위생 및 식품위생의 유지, 관리(「학교보건법」 제4조)
(2) 학교환경위생 정화구역의 관리(「학교보건법 시행령」 제3조의2 제1항)
(3) 건강검사의 실시(「학교보건법」 제7조)
(4) 건강증진계획의 수립(「학교보건법」 제7조의2)
(5) 건강검사기록(「학교보건법」 제7조의3)
(6) 등교 중지(「학교보건법」 제8조)
(7) 학생의 보건관리(「학교보건법」 제9조)
(8) 예방접종 완료여부의 검사(「학교보건법」 제10조)
(9) 치료 및 예방조치(「학교보건법」 제11조)
(10) 학생의 안전관리(「학교보건법」 제12조)
(11) 교직원의 보건관리(「학교보건법」 제13조)
(12) 질병의 예방과 휴교조치(「학교보건법」 제14조)

065 정답 ⑤

해설 [감염의 형태]
① 현성감염: 임상적인 증세가 있는 감염상태
② 불현성감염: 임상증세가 없는 감염상태
③ 혼합감염: 2종 이상의 병원균이 침입한 경우
④ 중감염: 동일 병원균이 감염상태에서 다시 침입한 경우
⑤ 자가감염: 자신이 지닌 병원균에게 자기 자신이 다시 감염되는 경우

066 정답 ⑤

해설 ①②③은 1차 예방, ④은 2차 예방, ⑤는 3차 예방에 해당한다.

1) 일차예방
  ① 건강문제의 발생 이전에 행하는 행동으로, 건강증진과 건강보호의 영역이다.
  ② 최적의 건강증진을 위하여 혹은 특별한 질병을 일으키는 원인으로부터 인간을 보호하기 위해 고안된 방법이다.
  ③ 규칙적인 운동, 스트레스 관리, 균형 잡힌 식이, 보건교육, 예방접종 등
2) 이차예방
  ① 건강문제의 조기 발견과 조기 치료를 위한 영역이다.
  ② 건강문제를 조기에 해결하여 심각한 결과를 초래하는 것을 예방한다.
  ③ 집단검진 및 조기 진단, 현존하는 질환의 치료가 포함된다.
3) 삼차예방
  ① 건강문제의 재발을 예방하고 불구된 기능을 재활시켜 사회에 잘 적응할 수 있도록 하는 영역이다.
  ② 건강이 더 악화되는 것을 방지하고 최고의 건강수준으로 회복시키는 것이다.
  ③ 사회 재적응 훈련, 자조 집단

067 정답 ②

해설 거미줄 모형은 만성병이 사람의 내부와 외부의 질병발생에 관여하는 직, 간접적인 여러 요인들의 작용 경로가 거미줄처럼 서로 얽히고 연결되어 발생됨을 설명하는 모형이다. 원인이 복잡하게 얽혀 있는 모형으로 원인망모형이라고도 한다.

068 정답 ①

해설 [재활간호의 목적]
① 궁극적 목적은 장애인의 기능적 회복과 최대의 독립성으로 장애인의 사회통합이다.
② 잠재적 기능의 극대화와 장애 내에서 최고의 심신상태를 유지하도록 돕는다.
③ 변화된 삶에 적응하고 수용하여 최적의 안녕상태를 유지할 수 있게 돕는다.
④ 수용할만한 삶의 질을 성취하게 한다.
⑤ 자신의 삶의 질을 인정하고 가정과 지역사회에 복귀할 수 있게 한다.
⑥ 교육과 상담을 통해 환자와 가족에게 상황에 대해 이해하도록 돕는다.

069 정답 ③

해설 [업무수행 적합 여부]
일반질병 또는 직업병 유소견자에 대하여는 반드시 업무적합성 여부를 판정한다.

구분	업무수행 적합여부 내용
가	건강관리상 현재의 조건 하에서 작업이 가능한 경우
나	일정한 조건(환경개선, 보호구 착용, 건강진단주기의 단축 등) 하에서 현재의 작업이 가능한 경우
다	건강장해가 우려되어 한시적으로 현재의 작업을 할 수 없는 경우 (건강상 또는 근로조건상의 문제가 해결된 후 작업복귀 가능)
라	건강장해의 악화 또는 영구적인 장해의 발생이 우려되어 현재의 작업을 해서는 안 되는 경우

070 정답 ③

해설 [재난의 분류]

자연재난		• 자연현상으로 인하여 발생 • 태풍, 홍수, 호우, 강풍, 풍랑, 해일, 대설, 낙뢰, 가뭄, 지진, 황사, 적조, 조수 등
사회재난	인적재난	• 화재, 붕괴, 폭발, 교통사고, 화생방사고, 환경오염과 그 밖에 이와 유사한 사고로 발생 • 대통령령으로 정하는 규모 이상의 피해
	사회적 재난	• 에너지, 통신, 교통, 금융, 의료, 수도 등 국가기반체계의 마비에 따른 피해

3회차 2교시 정신간호학

071 정답 ⑤

해설 초자아(Superego)는 양심, 도덕, 이상 자아의 기능을 하며, 자아와 이드의 충동에 대해 내면화된 사회적 기준에 따라 판단하고 통제하는 역할을 한다.
①,②,③: 모두 이드(id)의 기능 → 본능적이고 즉각적인 충동, 쾌락 원칙에 따라 움직임
④: 자아(ego)의 기능 → 현실 원칙에 따라 이드와 초자아 사이 중재 역할

072 정답 ④

해설 주지화(Intellectualization)는 감정을 느끼는 것을 피하기 위해 상황을 이성적·논리적으로만 설명하는 방어기제. → 감정은 제거하고, 생각과 이론으로만 접근하여 심리적 거리를 두려는 특징이 있다.
① 승화: 본능적 충동을 사회적으로 바람직한 행동으로 전환
② 억압: 받아들이기 어려운 감정을 무의식적으로 억눌림
③ 해리: 고통스러운 감정이나 기억으로부터 심리적으로 분리
⑤ 동일시: 타인의 특성을 자기 것으로 삼아 불안을 완화

073 정답 ③

해설 ③은 대상자의 자기 인식 향상을 인정하고 지지하는 반응으로, 치료적 관계의 활동 단계에서 자기 탐색과 정서 표현을 촉진하는 치료적 의사소통이다.
① 변화의 의미를 축소
② 대상자의 감정을 일반화
④ 표현을 강요하는 인상
⑤ 감정 자체를 부정하는 반응 → 치료적이지 않으며 방어적 반응 유발 가능

074 정답 ①

해설 감정 반영(reflecting) 기법은 대상자의 감정을 수용하고 공감함으로써 정서적 표현을 촉진하고 치료적 관계 형성에 기여하는 핵심적 의사소통 기술이다.
② 감정 표현을 억압
③ 경험을 일반화하여 대상자 감정의 고유성을 무시
④ 판단적 표현 → 방어적 반응 유도
⑤ 감정의 진실성을 축소 → 대상자의 자기표현 위축

075 정답 ④

해설 과대망상(Grandiose delusion)은 자신이 특별한 존재이거나 위대한 사명, 능력을 가졌다고 믿는 비현실적인 믿음으로, 조현병의 대표적 양성 증상 중 하나이다.
① 피해망상: 누군가 자신을 해치려 한다고 믿음
② 신체망상: 자신의 신체에 이상이 있다고 잘못 믿음
③ 사고방송사고: 자신의 생각이 방송을 통해 외부로 퍼진다고 믿음
⑤ 관계망상: 주변 일들이 자신과 관련되어 있다고 해석함

076 정답 ⑤

해설 ⑤는 실제 상황을 가정하고, 그에 대해 현실적인 판단과 적절한 대응을 할 수 있는지 평가하는 질문으로, 판단력(judgment) 사정 항목의 대표 예시이다.
① 이름 질문: 지남력(orientation) 평가
② 기분 질문: 정동/정서(affect/mood) 사정
③ 날짜나 요일 확인: 시간적 지남력
④ 숫자 반복 계산: 주의력과 집중력 평가

077 정답 ④

해설 자기결정권 존중은 치료적 환경의 핵심으로, 대상자가 스스로 선택하고 책임질 수 있는 기회를 제공함으로써 자율성, 자존감, 회복 동기를 높인다.
① 간호사 중심 계획: 대상자의 주도성과 참여를 제한함
② 감정 표현 허용: 중요하지만 기본 권리 보장 이후 고려
③ 사회기술 제공: 중재 중 하나일 뿐, 우선 고려 요소 아님
⑤ 자조집단 권유: 후속적 개입, 우선순위는 아님

078 정답 ②

해설 클로자핀(Clozapine)은 치료 저항성 조현병 치료에 사용되는 비정형 항정신병 약물로, 드물지만 치명적인 부작용인 무과립구증(agranulocytosis)을 유발할 수 있다. 따라서 정기적인 CBC(백혈구 수치, 호중구 수치) 모니터링이 필수이다.
① 고혈압성 위기: MAO 억제제 부작용
③ 간기능 이상: 일부 약물에서 나타나나, 클로자핀의 주요 모니터링 사항 아님
④ 빈맥: 흔할 수 있으나 상대적으로 위험도 낮음
⑤ 전해질 불균형: 일부 항정신병약에서 가능하나 핵심 감시 항목 아님

079 정답 ③

해설 3차 예방은 질병의 만성화, 합병증, 재발을 방지하고 기능 회복과 재활을 돕는 활동이다. 퇴원 후 약물 복용 유지, 재활 프로그램 참여, 지역사회 사례관리 등이 해당된다.
① 1차 예방: 질병 발생 전 단계 → 정신건강 교육, 스트레스 관리
② 2차 예방: 조기 발견과 조기 치료
④ 사후관리: 개념은 유사하나 예방 분류에 속하지 않음
⑤ 건강 증진: 일반적 차원에서 적용되며 예방 단계 분류는 아님

080 정답 ②

해설 공동생활가정은 정신질환자가 지역사회에서 2인 이상 함께 거주하면서 일상생활을 유지하고 자립을 준비할 수 있도록 지원하는 생활형 정신재활시설이다. 상시 감독보다는 간헐적인 지원과 생활지도가 중심이며, 병원과 자택 사이 중간 단계의 회복 환경을 제공한다.
① 요양시설: 중증 정신질환자 장기 보호 목적, 자율성 낮음
③ 주간재활시설: 낮 시간만 이용, 거주 공간 아님
④ 직업재활시설: 작업 훈련·직업능력 향상 중심
⑤ 정신건강복지센터: 지역사회 정신건강 상담·사례관리 기능 수행, 거주시설 아님

081 정답 ④

해설 상황(외적) 위기는 실직, 사고, 폭력, 이혼, 질병 등 예기치 못한 외부 사건으로 인한 위기로, 개인의 기존 대처 능력을 넘어서는 경우에 발생한다. 실직은 외적이고 급작스러운 사건으로, 대표적 상황 위기 사례임.
①, ②, ③, ⑤: 모두 예측 가능한 생애 전환 과정에서 생긴 심리적 반응으로 성숙(발달) 위기에 해당함.

082 정답 ②

해설 학습된 무력감은 반복된 실패나 통제 상황에서 노력해도 바뀌지 않는다는 경험이 누적되면서 자기 효능감이 떨어지고, 결국 순응하거나 포기하게 되는 심리 상태. 폭력 상황에 반복적으로 노출된 피해자들이 자주 보이는 반응이며, 자기 탓, 포기, 반응 둔화가 특징이다.
① 현실 부정: 고통스러운 사실 자체를 인식하지 않으려는 상태
③ 자기애성 방어: 열등감을 숨기기 위한 과장된 자기 이미지
④ 이타적 반응: 타인을 위한 과도한 희생으로 갈등을 피하려는 방어
⑤ 외상 후 성장: 트라우마 이후 오히려 심리적 성숙과 회복이 나타나는 상태

083 정답 ③

해설 보속증(perseveration)은 질문이나 주제가 바뀌었음에도 같은 단어·문장을 반복적으로 말하는 사고의 형식 장애다. 사고 흐름의 융통성이 떨어지고, 답변이 고정되며 반복되는 것이 특징이다.
① 무의욕증(avolition): 동기와 의욕의 결여, 정동장애 범주
② 음송증(verbigeration): 무의미한 말이나 행동의 반복, 행동장애
④ 과대망상(grandiose delusion): 자신이 위대하다는 비현실적 믿음, 사고 내용 장애
⑤ 신체망상(somatic delusion): 자신의 신체에 이상이 있다는 왜곡된 믿음, 사고 내용 장애

084 정답 ①

해설 사고과정장애(thought process disturbance)는 사고의 내용 또는 흐름에 왜곡이 나타날 때 적용하는 간호진단이다.
② 자기통찰 결여: NANDA 정식 간호진단 아님
③ 만성적 자존감 저하: 자기비하적 표현이 있을 때 적용
④ 현실감 상실: 간호진단 용어 아님, '지남력장애' 등과 혼동 주의
⑤ 타인에게 폭력적 행동을 보임: 언행에 폭력성이 명확할 때 적용함

085 정답 ③

해설 ③은 망상을 논쟁하지 않고 감정을 반영하며 현실지지를 제공하는 중재이다. 대상자의 감정을 먼저 수용하면서도, 사실에 기반한 현실지지를 제공하는 반응이다. 망상 대상자 간호의 핵심은 감정 수용 → 논쟁하지 않음 → 현실 지지 제공 순이다.
① "망상"이라고 단정 → 대상자에게 방어 유발
② 이유 묻기 → 해석 요구로 불안 증가
④ 단순한 부정 → 대상자와의 신뢰 관계 손상
⑤ 강요성 표현 → 의존 또는 반발 반응 유도

086 정답 ⑤

해설 단호하고 안전한 어조 사용은 대상자에게 비위협적이면서도 안정적인 분위기를 제공하는 반응이다. 흥분 상태에서는 간호사의 침착하고 일관된 태도가 대상자의 긴장을 완화하고 치료적 관계를 유지하는 데 효과적이다.
① 무시: 환청에 몰입되게 하며, 관계 단절 유발
② 진정제: 약물은 보조적일 뿐, 비약물적 중재가 우선
③ 질문 회피: 대상자의 혼란을 방치할 수 있음
④ 대화 중단: 치료적 의사소통 중단으로 이어져 비치료적임

087 정답 ③

해설 사회적 고립은 대인관계를 회피하고 접촉을 단절하려는 행동이 지속될 때 적용하는 간호진단이다. 혼자 식사하거나 "아무도 나와 이야기하지 않는다"는 표현은 관계에 대한 단절감과 외로움을 반영한다.
① 수면장애: 수면 관련 호소가 없으므로 부적절
② 사고과정장애: 사고 흐름의 이상이 아닌 정서·행동 중심 증상
④ 외상 후 증후군: 외상 경험 후 재경험, 회피, 과각성 증상 동반 시
⑤ 비효율적 대처: 스트레스 상황에서 부적절한 대응 행동 보일 때 사용

088 정답 ⑤

해설 ⑤는 대상자의 감정을 반영하고 구체적으로 탐색할 수 있도록 돕는 치료적 의사소통이다. 감정 수용 → 감정 탐색의 흐름이 자연스럽고, 우울 대상자와의 관계 형성에 효과적이다.
① "사실이 아니에요": 감정을 부정하는 표현
② "다시 생각해보세요": 대상자의 인지 왜곡을 지적하거나 판단하는 느낌
③ "위험해요": 경고성 표현으로 방어 유발
④ "긍정적으로 생각해요": 현실감 없는 회피성 조언

089 정답 ②

해설 기분 고양(elevated mood)은 조증 상태에서 나타나는 대표적 증상으로, 우울 삽화에서는 관찰되지 않는다.
반면, ① 무가치감, ③ 집중력 저하, ④ 식욕 변화, ⑤ 수면장애는 모두 DSM-5 주요우울장애 진단 기준에 포함되는 증상이다.

090 정답 ③

해설 ③은 조증 환자의 과도한 자극 상태를 줄이기 위한 환경 중심 중재로, 자극을 차단하거나 줄일 수 있는 조용한 공간으로 유도하는 것은 행동 조절과 안정에 효과적이다.
① 억제대는 심각한 자해 위험이 있을 때만 최후 수단
② 과잉자극을 허용해 상태 악화 유발
④ 다른 환자에게 피해나 불안을 줄 수 있음
⑤ 활동 제한은 필요하지만, 침상안정 강요는 비현실적 중재

091 정답 ①

해설 경증 불안(mild anxiety)은 주의력이 넓고 집중력이 향상되며, 학습 능력과 문제 해결 능력이 가장 잘 발휘되는 상태다. 적당한 긴장감은 동기와 집중력 향상에 긍정적으로 작용한다.
② 중등도 불안: 선택적 주의, 학습 능력 저하
③ 중증 불안: 사고 혼란, 집중력 저하
④ 공황: 지각장애, 극심한 두려움, 학습 불가
⑤ 혼란 상태: 지남력 상실 가능, 인지기능 붕괴

092 정답 ②

해설 ②는 분리불안장애의 대표적인 핵심 증상이다. 애착 대상(주로 부모)과의 분리 상황에 대해 비정상적으로 강한 불안 반응을 보이며, 울음, 매달림, 외출 거부, 악몽 등의 반응으로 나타날 수 있다.
① 수면과다: 우울 또는 약물 영향 가능성
③ 망상 언급: 정신증적 증상, 분리불안과 무관
④ 감정표현 과다: 비전형적 표현, 진단 특성과 부합하지 않음
⑤ 반복적 놀이 제한: 전반적 발달지연이나 자폐에서 관찰될 수 있음

093 정답 ①

해설 홍수법(flooding)은 공포 자극을 최대한 강도로, 즉각적으로 반복 노출하여 초기에는 불안을 유발하더라도 시간이 지나면서 습관화와 둔감화를 유도하는 기법이다.
② 체계적 둔감법: 이완 훈련 후 점진적 노출
③ 점진적 노출법: 불안을 유발하는 자극을 단계적으로 노출
④ 바이오피드백: 신체 반응을 인지하고 조절하는 훈련
⑤ 인지재구성: 비합리적 사고를 수정하는 인지치료 기법

094 정답 ②

해설 해리성 기억상실은 외상적 경험이나 심리적 갈등에 대해 의식적으로 기억하지 못하는 상태를 말한다. 특히 일정한 시간대나 특정 사건에 국한된 기억 상실이 핵심이다.
① 언어 상실: 신경학적 문제 또는 전환장애에서 가능
③ 현실 검증 불가능: 정신병적 장애에서 나타남 (예: 조현병)
④ 기분 고양: 조증 상태의 특징
⑤ 감각 저림: 신체 증상 장애나 신경계 이상과 관련 있음

095 정답 ⑤

해설 노출 및 반응방지법(ERP)은 강박 사고를 유발하는 자극에 반복적으로 노출되면서도,
그에 따른 강박행동을 억제하여 불안을 점차 줄이는 행동치료기법이다. 강박장애 1차 치료 중재로 가장 효과적이라고 평가된다.
① 홍수법: 공포자극을 한꺼번에 노출 → 공포증 치료에 주로 사용
② 토큰경제: 행동 강화를 위한 보상 시스템, 강박장애에는 부적합
③ 인지재구성: 사고 왜곡 수정 중심, 인지치료임
④ 체계적 둔감화: 점진적 노출 기법으로 공포증에 적용됨

096 정답 ①

해설 연극성 성격장애(Histrionic Personality Disorder)의 가장 대표적인 특징은 관심을 끌기 위해 과장된 감정 표현을 하고, 극적인 행동을 자주 보이는 것이다. 옷차림, 말투, 관계 형성 방식에서도 과도하게 주목받으려는 경향이 나타난다.
② 자기비하: 회피성 성격장애에서 주로 나타남
③ 불신과 회피: 편집성 성격장애의 특징
④ 계획 집착: 강박성 성격장애
⑤ 완벽주의로 행동 억제: 강박성 성격장애

097 정답 ⑤

해설 강박성 성격장애(Obsessive-Compulsive Personality Disorder)는 완벽주의, 세부사항 과집착, 융통성 부족, 규칙 중심의 사고가 두드러지는 성격 특성을 보인다. 이들은 자신의 기준에 맞춰야만 행동하며, 과도한 통제 욕구가 대인관계를 어렵게 만들기도 한다.
① 자기 연민: 우울 성향이나 회피성 성격에서 주로 보임
② 감정적 관계 중심성: 경계성 또는 연극성 성격에서 특징적
③ 불신: 편집성 성격장애
④ 충동 조절 실패: 경계성 또는 반사회성 성격장애

098 정답 ③

해설 환각제 계열은 복용 후 수일~수주가 지난 시점에도 환각 경험이 자극 없이 재현되는 플래시백을 유발할 수 있다. 이 현상은 외부 자극 없이도 당시의 시각·청각적 환각을 재경험하게 한다.
① 알코올: 중추신경 억제제, 플래시백 없음
② 코카인: 자극제, 주로 과대망상·초조·흥분
④ 메타돈: 아편계 대체제, 플래시백 없음
⑤ 디아제팜: 항불안제, 진정 효과 중심.

099 정답 ④

해설 작화증(confabulation)은 기억의 공백을 무의식적으로 허구의 이야기로 채워 넣는 현상이다. 자신은 거짓말을 한다는 자각이 없으며, 실제로는 잊은 내용을 왜곡된 이야기로 보완한다. 주로 알코올성 뇌병증, 특히 코르사코프 증후군(Korsakoff's syndrome)에서 흔히 관찰된다.
① 일시적 혼란: 섬망 등에서 나타나지만 작화증과는 다름
② 단기 기억력 향상: 오히려 저하가 특징
③ 진정제 효과: 인지 왜곡보다는 신체 안정 관련
⑤ 환청·망상: 정신병적 장애에서 주로 관찰됨

100 정답 ⑤

해설 치매 대상자는 인지 기능이 저하되어 복잡한 선택이나 빠른 판단을 요구받을 때 불안과 혼란이 심화될 수 있다. 따라서 간호사는 예측 가능한 환경 제공, 반복적인 안내, 친숙한 자극 활용, 자율성 유지를 통해 안정감을 제공해야 한다. ⑤는 부적절한 중재로, 대상자의 부담을 증가시킨다.

101 정답 ②

해설 섭식장애(특히 신경성 식욕부진증) 환자는 극심한 체중 감소로 인해 영양 결핍이 생리적 위협이 된다. 간호진단의 우선순위는 ABC(airway, breathing, circulation) 및 생리적 안정이므로, 영양 불균형이 가장 먼저 적용되어야 한다.
① 불면: 생리적이지만 위급 수준은 아님
③ 사고과정 장애: 인지 문제는 후순위
④ 사회적 고립, ⑤ 비효율적 대응: 심리사회적 진단으로 우선순위 낮음

102 정답 ②

해설 졸피뎀(Zolpidem)은 비벤조디아제계 수면유도제로, 단기 불면증 치료에 효과적인 약물이다. 벤조디아제핀처럼 작용하지만 의존성 위험은 상대적으로 낮고, 수면 시작에 도움을 주는 용도로 사용된다.
① 항우울제는 기분장애에 사용
③,④는 각성제 계열 설명으로 기면증 치료제 (예: 모다피닐)에 해당
⑤ 항정신병제는 조현병, 망상 등 정신병적 증상 조절용

103 정답 ⑤

해설 마찰도착장애(frotteuristic disorder)는 타인의 동의 없이 신체를 접촉하거나 문지르며 성적 흥분을 느끼는 이상행동으로, 주로 혼잡한 장소(예: 지하철, 버스 등)에서 은밀하게 반복적으로 수행된다. 이러한 행동이 지속적이고 개인 또는 타인에게 고통을 줄 경우 진단된다.
① 관음장애: 타인을 몰래 관찰하면서 성적 흥분
② 성기능부전: 성 반응 주기(욕구, 흥분, 오르가슴 등)의 기능적 장애
③ 물품음란장애: 무생물(속옷, 가죽 등)을 통한 성적 흥분
④ 성적피학장애: 고통이나 굴욕을 당하며 성적 흥분을 느낌

104 정답 ⑤

해설 자폐스펙트럼장애 아동은 예측 가능한 일과와 환경에서 안정감을 느끼며, 반복적인 구조와 자극에 익숙해질수록 불안이 감소하고 행동 조절이 쉬워진다. 과도한 자극이나 변화는 혼란과 문제행동을 유발할 수 있다.
① 상상놀이: 자폐 아동은 상상놀이나 상징적 표현이 어려움
② 다양한 자극: 감각과잉 반응 유발 가능성
③ 복잡한 언어: 이해 어려움, 단순 명확한 표현이 필요
④ 집단활동 중심: 초기에는 개별화된 중재가 더 효과적

105 정답 ⑤

해설 투렛장애는 신경생물학적 원인에 의해 나타나는 비의도적 반복 운동이나 음성 틱이 특징이다. 틱은 스스로 의지로 억제하거나 조절하기 어렵기 때문에, 지적이나 억제보다는 먼저 수용적이고 비판 없는 태도로 접근하는 것이 중요하다. 심리적 압박은 오히려 틱을 악화시킬 수 있다.
①,②,③: 행동을 고치려는 중재는 죄책감과 불안을 유발
④ 처벌은 전혀 도움이 되지 않으며, 부정적 자아개념을 강화함

3회차 3교시

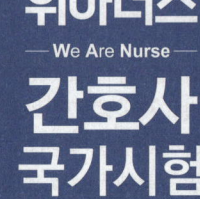

3회차 3교시 간호관리학

001 정답 ②
해설 ICN은 전세계에서 가장 오래된 여성전문단체이며 정치, 사상, 종교를 초월한 순수 전문간호단체로 간호교육, 간호사업 발전, 간호사 권익, 국민건강을 보호해 주기 위한 기관으로 비정치적, 비정부기구이다.
① 은 국제적십사에 대한 내용이며 국제적십자사는 전시나 사변 시에 중립적 의료, 간호, 구호사업을 수행한다.
③ 세계 최대의 여성단체로서의 ICN의 간접적 기능이다.
④⑤ 세계보건기구의 기능이다.

002 정답 ③
해설 [선교계에 의한 민간보건간호]
① 1914년 간호사와 조산사 면허제도를 규정하였다.
② 선교병원이나 선교단체를 중심으로 보건간호활동이 행해졌고, Hall과 Rogenberger에 의해 1923년 기독교 공중보건회관인 태화여자관이 조직되면서 시작되었다.
③ 1923년 태화여자관을 중심으로 부분적인 모자보건사업 및 아동복지사업이 시작되었다.
④ 한신광, 이금전, 이효경, 김정선 등이 공중보건사업에 헌신하였다.
⑤ 확장된 공중 보건 사업에는 육아건강 관리, 산전간호 및 우유보급소를 설치

003 정답 ②
해설 전문직 활동의 내용은 학술적이거나 이론적이기보다는 실용적인 것이어야 한다.
[플렉스너의 전문직 특성(Abraham Flexner)]
① 지적 요구에 관심이 있다.
② 고도의 개인적인 책임감과 지식에 근거한 실무를 한다.
③ 이론화되어 있고 학습기법을 통해 습득된 기술을 실무에 적용한다.
④ 이타주의에 의한 동기부여와 사회요구에 의해 동기화된다.

004 정답 ②
해설 정의의 원칙은 분배적인 원칙으로 부족한 의료자원의 할당문제, 장기수혜자를 어떤 기준에 의해서 할 것인가에 관한 문제이다.

005 정답 ④
해설 선의의 간섭주의란 개인의 이익, 복지 등을 위해서라면 개인의 자율성이나 자유는 희생되어질 수 있다는 입장이다. 선의의 간섭주의가 정당 화될 수 있는 조건에는 다음과 같은 것이 있다.
① 대상자가 관련 정보를 전혀 모르고 있거나 합리적인 사고를 할 수 없을 때
② 대상자의 결정에 동의할 경우 반드시 손상을 입게 되는 경우
③ 대상자의 합리적인 사고가 회복되거나 지식을 얻게 될 경우에는 지금의 제재를 당연히 인정해 줄 것이라는 판단이 드는 경우

006 정답 ④
해설 행위의 옳고 그름이 결과의 좋고 나쁨에 의해 결정된다는 견해는 공리주의적 입장이다.
[의무론(비결과주의, 형식주의)]
① 행위의 동기에 의해서 바르고 옳은 행위가 존재한다는 비결과주의의 대표적인 이론이다.
② 행위의 과정을 중요시 여겨 결과와 무관하게 도덕적으로 옳은 행위를 수행해야 한다고 주장한다.
③ 행위자의 의무가 무엇인지, 행위의 결과보다는 수행하는 행위자가 본인의 의무를 다하고 있는지의 여부를 기점으로 판단하는 것이다.
④ 의무론과 조건부 의무론
  ㉠ 칸트(I. Kant)의 의무론
  • 옳은 행동을 오로지 그것이 옳다는 이유에서 항상 택하는 의지인 선의지를 강조했다.
  • 두 가지 의무가 충돌하는 경우에는 완전 의무가 불완전 의무보다 선행하도록 주장하였으나 납득할 수 없는 결론이 나오는 경우도 발생한다.
  ㉡ 로스(D. Ross)의 조건부 의무론
  • 칸트의 의무론과 공리주의를 합한 것으로 옳고 그름이 행위의 결과에 의해 결정될 수는 없으나 도덕적 사고에서 결과를 배제시킬 수 없음을 인정하였다.
  • 도덕적 강제력을 갖는 의무가 있음을 인정하면서도 공리주의의 장점을 수용할 수 있는 가능성을 제시하였다.

007 정답 ③

해설 [주의의무]

1) 주의의무를 태만히 하여 타인의 생명과 건강에 위해를 초래할 경우 민·형사상 책임을 진다.
2) 주의의무는 구체적인 내용이 사전에 명확히 설정된 것이 아니고 사고가 발생한 후에 이를 위반하였는지가 검토되며 결과 예견의무와 결과 회피의무의 이중적 구조로 구성된다.
   ① 결과 예견의무 : 예견가능성이 있는 범주에서만 추궁되며, 예견가능성이란 행위의 성질에 따라 특정된 영역의 통상인이라면 행위시 결과발생을 예견할 수 있는 것을 말한다.
      ㉠ 발생 가능성이 매우 낮은 경우라도 객관적으로 일반간호사에게 알려진 상태의 것이라면 예견의무가 있다.
      ㉡ 일반간호사에게는 알려지지 않은 단계일지라도 간호사가 이를 알 수 있는 위치에 있는 경우라면 예견의무가 있다.
      ㉢ 해야 할 행위를 하지 않은 것도 주의의무 위반으로 취급한다.
   ② 결과 회피의무 : 예견가능한 위험이 발생하는 경우에는 이를 피할 수단을 강구해야 할 의무, 즉 나쁜 결과의 회피의무가 있다.
      ㉠ 위험이 발생되었더라도 이를 회피시켜 환자에게 아무런 손해를 입히지 않았다면 비록 예견의무를 다하지 못하였더라도 문제되지 않는다.
      ㉡ 의료인이 최선을 다하여 위험을 회피하려 하였으나 현대의학의 지식과 기술로 회피 불가능한 경우에는 의무가 성립되지 않는다.

008 정답 ④

해설 과학적 관리이론은 근로자의 효율성과 생산성을 향상시키는 방법에 과학적 원칙을 적용하면서 직무의 표준화를 주장했으며, 생산율에 따라 보수를 지급하는 제도를 채택했다. 성과급이란 구성원의 조직에 대한 현실적 공헌도, 즉 달성한 성과의 크기를 기준으로 임금액을 결정하는 임금체계를 의미한다.

009 정답 ③

해설 최고관리자가 설정해 놓은 전략적인 목표를 달성하기 위해 부서별로 전술적 계획을 수립하는 사람은 중간관리자로 간호과장이 이에 속한다.

010 정답 ①

해설 명목집단은 한 자리에 모여앉아 있지만 자신의 의견을 기술하여 제출한 후 의견을 취합하여 의사결정을 내리는 방식으로 다른 집단모임에서 발생할 수 있는 적의나 결과의 왜곡 등을 피할 수 있다.

011 정답 ②

해설 [PERT(작업망 체계모형, 프로그램평가 검토방법)]
① 복잡한 프로젝트의 일정계획을 세우기 위하여 사용되는 흐름 도표이다.
② 불확실한 상황에 대하여 확률적인 방법에 의해 활동의 소요시간과 비용을 계산하여 각 하위 과업이 달성되는 데 소요되는 시간을 3가지로 추정한다.
③ 3가지 소요시간은 낙관적 소요시간, 가능성이 많은 소요시간, 비관적 소요시간이다.
④ 관리자는 PERT를 사용하여 프로젝트 전체의 흐름을 파악하고, 각 과업들의 달성순서와 예상소요시간을 확인할 수 있다.

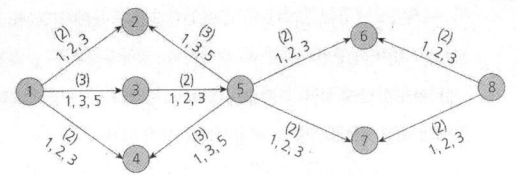

[PERT모형]

012 정답 ②

해설 [목표설정이론(Goal-Setting Theory)]
① 조직에서 가장 효과적이고 널리 적용되는 동기부여이론으로 로크(Edwin A. Lock)에 의해 발전되었다.
② MBO의 토대가 되는 이론으로 불명확한 목표와 명확한 목표가 성과에 미치는 영향에 관해 연구한 이론이다.
③ 목표가 어떻게 설정되고 목표 달성이 어떻게 추구되느냐에 따라 구성원의 동기 행동이 달라지며 동기 행동에 따라 과업의 성과가 달라진다.
④ 목표가 달성된 경우에는 만족과 보다 높은 동기를 가져오지만, 목표가 달성되지 않았을 경우에는 좌절과 보다 낮은 동기를 가져온다.
⑤ 목표 달성의 몰입도는 자기효능감 및 개인의 가치관과 기대치에 의해 결정된다.
⑥ 스티어스(R.M. Steers)가 제시한 6가지 과업목표의 속성
   ㉠ 목표의 구체성 : 구체적인 목표가 일반적인 목표보다 높은 성과를 가져온다.
   ㉡ 목표의 곤란성 : 쉬운 목표보다는 다소 어려운 목표가 높은 성과를 가져온다.
   ㉢ 목표 설정에 참여 : 구성원들이 목표 설정 과정에 참여할 때 직무 만족도가 높아지고 성과가 올라간다.
   ㉣ 노력에 대한 피드백 : 목표 달성에 대한 피드백 제공과 보상이 동기부여에 중요하다.
   ㉤ 동료 간의 경쟁 : 목표 달성에 대한 동료 간의 경쟁이 성과를 촉진한다.
   ㉥ 목표의 수용성 : 목표에 대한 구성원의 수용성이 높을수록 높은 성과를 가져온다.

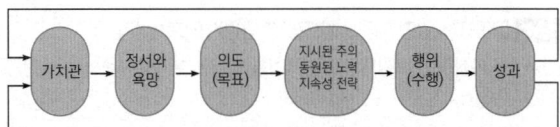

[목표설정이론의 진행 순서]

013   정답 ④

해설 [기획의 계층화]
1) 비전(꿈) : 조직의 바람직한 미래상으로서 조직의 사업영역과 성장목표가 명시되어 있는 것
  예) 국민과 함께 하는 21C 초일류병원
2) 목적(사명, 설립이념) 조직의 사회적 존재이유
  예) S병원은 국가 중앙병원으로서 세계 최고 수준의 교육, 연구, 진료를 통해 국민이 건강하고 질 높은 삶을 영위할 수 있도록 최선을 다한다.
3) 철학 : 조직구성원의 행동을 이끌어가는 가치 또는 신념을 진술한 것
  예) 환자 중심 / 인간 존중 / 지식 창조 / 사회 봉사
4) 목표 : 목적을 구체적 수치로 표현, 구체적 행동지침이며, 조직이 업무를 수행하는 최종지점이다. (이 문장을 기억할 것!!!) 기획이 지향하는 도달점은 목표이다.
  예) 대상자에게 친절과 봉사로, 동료 간에는 신뢰와 협조로, 업무에서는 자율과 책임으로 깨끗하고 밝고 부드러운 병원을 만든다.
5) 정책 : 목표를 성취하기 위한 방법을 제시, 목표를 행동화하기 위한 과정 및 활동범위를 알려주는 포괄적 지침
6) 절차 : 정책을 실행하기 위해 거치는 과정.
7) 규칙 : 구성원들이 행해야 할 것과 금지해야 할 것을 알려주는 명확한 지침.

014   정답 ④

해설 [서비스의 특징]
1) 무형성
  ① 서비스는 뚜렷한 실체가 있지 않아 보거나 만질 수 없고, 서비스를 제공받기 전에는 어떤 것인지 실체를 파악하기 어려우며 서비스 상품은 진열하기 곤란하며 커뮤니케이션도 어렵다.
  ② 해결전략
    ㉠ 잘 훈련된 인적자원을 정보제공에 사용하여 고객 접촉빈도를 높인다.
    ㉡ 구매 후에도 커뮤니케이션을 강화하여 입소문 마케팅을 적극적으로 활용한다.
2) 비분리성
  ① 비분리성은 동시성이라고도 하며 생산과 소비가 동시에 일어나는 것을 의미한다.
  ② 서비스가 제공되는 시점에 소비자가 존재해야 제공이 가능하고 서비스 제공자와 상호작용하는 것과 참여 여부의 정도가 서비스의 결과에 큰 영향을 미친다.

③ 해결전략
  ㉠ 서비스를 제공하는 조직구성원 선발 및 교육에 중점을 둔다.
  ㉡ 서비스 제공자의 표준화 및 자동화를 강화한다.
  ㉢ 가능한 여러 지역에 서비스망을 구축하고 고객관리에 세심한 관심이 필요하다.
3) 이질성
  ① 이질성은 변화가능성을 의미하는데 동일한 서비스라 하더라도 누가, 언제, 어디서, 어떠한 방법으로 제공하느냐에 따라 매번 달라지기 때문이다. 이로 인해 서비스 표준화와 품질관리가 쉽지 않다.
  ② 해결전략
    ㉠ 서비스 표준화의 설계 및 수행으로 일관성 있는 서비스를 제공한다.
    ㉡ 서비스의 기계화·산업화·맞춤화가 시행되도록 한다.
4) 소멸성
  ① 소멸성은 비분리성에 기본을 두는 개념으로 서비스는 결코 저장될 수 없다는 의미이다.
  ② 예를 들어 연주회, 비행기의 빈 좌석, 병원 입원실의 빈 침상들은 이용해야 하는 시기가 지나면 이용할 기회가 사라진다는 것이다.
  ③ 일반적인 제품처럼 재고라는 의미를 부여할 수 없다. 그러므로 수급 및 제공능력의 동시조절 및 비수기의 수요변동에 대비하여야 한다.

015   정답 ④

해설 ① 라인조직은 수직적 구조로 최고관리자의 독단적인 의사결정이 이루어진다.
② 라인 - 스태프 조직에서 스태프 조직은 지지, 조언의 기능을 담당하며 최종 결정은 라인 조직에 의해 이루어지나 책임의 소재와 한계가 분명하지 않다는 한계점이 있다.
③ 프로젝트 조직은 조직에 기동성을 부여한 일종의 대체 조직이며, 특정한 과제 또는 목적을 달성하기 위해서 만들어진 임시적·동태적 조직이다.
⑤ 직능조직은 업무활동과 관련된 특정 과정에 대하여 위임받은 직능적 권한을 가지고 라인에 있는 직원들에게 직접 명령을 내릴 수 있다.

[매트릭스 조직의 특성]
① 계층적인 명령계통에서 이루어지는 수직적 통합과 프로젝트팀의 구성원 사이의 상호작용으로 이루어지는 수평적인 통합 측면이 서 로 보완되어 있다.
② 한 사람의 부하가 두 명의 상위자로부터 명령을 받아야 하는 특성으로 명령일 원칙에 위배된다. 조직에 두 사람의 상사가 있어 명령통일의 일원화가 어렵다.(※ 라인팀장 & 프로젝트 팀장)
③ 라인 조직이나 라인 - 스태프 조직보다 계층 수가 적고 의사결정이 분권화되어 있어서 공식적 절차와 규칙에 얽매이지 않는다.

016 정답 ④

해설 [직무순환의 장단점]

장점	단점
업무능률 향상, 다양한 경험과 자극제공	업무에 익숙해지면 또다시 싫증
직무의 지루함, 단조로움 줄임	직무의 계속성 보장이 어려움
새로운 지식습득	근무자 좌절감 느낌
직무를 조직전체의 관점에서 생각	업무에 익숙할 때까지 조직전체의 비용증가

017 정답 ③

해설 [팀간호와 모듈간호 비교]

1) 유사점
   - 팀간호와 유사점 : 비전문 보조인력이 함께 팀을 이룸
   - 일차간호와 유사점 : 환자 입원에서 추후간호 및 재입원의 모든 간호를 담당
2) 차이점
   - 팀간호와 차이점 : 모듈방법은 2~3명의 간호사가 책임을 공유하나 팀간호는 팀리더가 간호과정을 책임짐
   - 일차간호와 차이점 : 모듈방법은 2~3명의 간호사가 짝을 이루어 환자를 간호하나 일차간호는 일차간호사가 24시간 환자 간호를 책임짐

018 정답 ③

해설 [조직변화의 유형]

던컨(Duncan)은 변화를 시간이 경과함에 따라 적합·순응하는 과정으로서의 자연적 변화와 목표실현을 향한 의도적 과정으로서 계획적 변화로 구분하였다.

1) 자연적 변화 : 조직이 변화가 일어나는 것을 수동적으로 받아들이기만 하고 변화를 계획하거나 변화방향에 영향을 줄 수 있는 노력을 수행하지 않은 상태에서 자연발생적으로 일어나는 변화이다.
2) 계획적 변화 : 조직이 변화하기 위해 개인·조직의 변화를 담당하는 관리자가 의식적·계획적으로 변화를 기획·설계·이행하는 것으로 사전에 바람직한 목표를 설정하고, 이를 효율적으로 달성하기 위해 전략과 전술을 개발하며, 외부 환경에 탄력적으로 적응할 수 있도록 행동이 개입되기 전에 미리 계획을 수립하고 피드백하면서 변화를 이루어나가는 과정이다.
3) 기술적 변화 : 개인이나 집단이 그가 속한 사회 혹은 집단의 요구에 의해 일어나는 변화로 이때 권력자의 생각이 반영되면 주입식 변화가 된다.
4) 사회적 변화 : 개인이 사회집단의 요구에 따르고 권력이 있는 편의 의도성이 클 때 발생하는 변화이다.
5) 상호작용적 변화 : 권력자와 피권력자가 상호 대등한 입장에서 목표를 수립하지만 충분히 숙고한 뒤에 일어나는 변화라기보다는 무의식 중에 다른 사람의 의견을 쫓아서 일어나는 변화이다.

019 정답 ⑤

해설 [환자분류체계]

1) 환자분류체계의 개념(PCS;Patient Classification System)
   ① 환자의 간호요구에 따라 간호의 시간, 양, 복잡성에 따라 분류하는 방법
   ② 환자의 상태를 간호요구와 간호제공에 필요한 간호시간에 따라 일정한 수준으로 분류하는 체계
   ③ 환자의 간호요구도에 따라 효율적인 간호인력을 투입하여 질적인 간호를 제공하기 위해 이용되는 도구
2) 환자분류체계의 목적
   ① 환자들의 다양한 간호요구를 합리적으로 결정하여 간호인력 산정 및 배치, 병원표준화 실현에 활용
   ② 생산성 감지기능, 간호수가 산정, 간호비용분석, 예산수립, 간호의 질 평가의 정보 원천으로 이용
   ③ 각 환자의 간호요구를 만족시키는 가장 효과적인 할당 및 효율적인 간호사의 근무시간 배치를 위함

020 정답 ④

해설 ④ 선입견에 의한 착오는 상동적 착오라고도 하며 평가의 요소와 상관없이 피평가자를 차별 취급하여 평가하는 오류가 발생하는 것이다.
① 후광효과는 평가자가 피평가자의 어떤 우월성 때문에 직무성과를 우월하게 평가하는 경우에 발생하는 오류이다.
② 규칙적 착오는 가치판단의 구체적 심리적 착오에 의한 것으로, 한 평가자가 타 평가자에 비해 항상 높은 점수를 주거나 반대로 나쁜 점수를 주는 경우이다.
③ 근접착오는 시간적 오류로 볼 수 있으며 평정자가 평정을 할 때 최근의 실적이나 능력 중심으로 평정하는 데서 발생하는 오류로, 최근의 일들이 평정에 영향을 미치는 경우이다.
⑤ 관대화 경향은 평정자가 평정에서 지나치게 관대하여 피평정자는 그의 실적과 상관없이 높은 점수를 받게 되는 것이다.

> [선입견에 의한 착오(상동적 착오)]
> ① 사람에 대한 경직된 편견이나 선입견 또는 고정관념에 의한 오차를 뜻하며 성별, 종교, 연령, 출신학교, 출신지 등에 따라 판단하는 경우이다.
> ② 유형화, 정형화, 집단화의 착오에 해당하는 것으로 사람에 대한 경직된 편견이나 선입견 또는 고정관념에 의한 오차를 뜻한다.
> ③ 성별, 종교, 연령, 출신학교, 출신지 등에 따라 선입견을 갖는 것을 말하는데, 안경 쓴 사람은 지적 수준이 높을 것이라고 평정하거나 특정지역이나 특정학교 출신은 당연히 어떠할 것이라고 판단하는 경우 등이 있다.
> ④ 상동적 오차를 막으려면 개인의 귀속적 요인에 대한 신상정보를 밝히지 않고 블라인드 방식을 취함으로써 선입견을 배제하여야 한다.

021 정답 ③

해설 ① 인적자원관리 ② 직무관리 ④ 유지관리 ⑤ 보상관리에 대한 설명이다.

> 1. 확보관리의 개념
> 확보관리는 조직에 적합한 자질과 능력을 갖춘 인적자원을 획득하여 조직의 목표를 달성하는 과정이다.
> 2. 확보관리의 과정
> 간호인력에서의 확보관리의 과정은 간호인력의 예측 및 계획, 간호인력 요구 산정, 환자분류체계, 모집 및 선발·배치, 인력배치를 위한 근무표(근무일정표) 작성 등의 과정을 거친다.

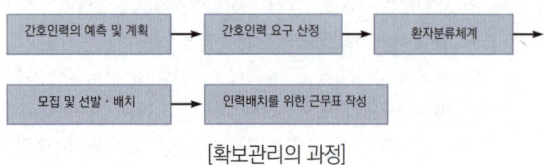

[확보관리의 과정]

022 정답 ⑤

해설 [직원훈육의 과정]

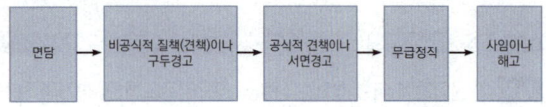

① 면담 : 공식적인 행동 규범을 상기시키고 이를 위반했음을 주지하며 행동을 개선하도록 충고한다.
② 비공식적 질책(견책)이나 구두경고 : 처음에 저지른 사소한 잘못에 대해서는 친절하게 위반사항에 대해 이해를 증진한다. 바람직하지 못한 행동의 재발은 해고를 포함한 과중한 징계조치를 받을 수 있다는 내용을 포함하는 확고한 통보이어야 한다.
③ 공식적 견책이나 서면경고 : 구두경고로 직원의 행동이 수정되지 않고 위반행동이 계속 반복될 경우에 실시한다.
④ 무급정직 : 상담과 견책에도 바람직하지 못한 행동이 계속 된다면, 직원에게 일정 기간 정직처분을 내린다.
⑤ 사임이나 해고 : 기회를 부여해도 개선되지 않거나 또는 중대한 과실이나 치명적인 과오를 저질렀을 경우 해고가 불가피하다.

023 정답 ①

해설 [변혁적 리더십(transformational leadership)]

① 가치, 비전, 권한의 부여 등을 통해 구성원을 지도하고 동기를 부여하여 기대 이상의 성과를 도출하게 하는 리더십이다.
② 조직의 미래에 대한 비전을 심어주고 변화를 지향하는 리더십이다.
③ 변혁적 리더십은 과정에 대한 도전, 비전의 공유, 행동하는 방법의 모형화(modeling) 및 마음을 북돋아주는 것으로 조직의 성과를 제고한다.
④ 변혁적 리더십의 4가지 요소
  ㉠ 리더의 카리스마 : 리더는 추종자에게 존경과 신뢰를 받고 비전과 사명감, 긍지를 심어준다.
  ㉡ 고무적 동기부여 : 리더는 추종자들에게 중요한 목표를 간단·명료하게 표현하고, 높은 기대치를 심어주며, 추종자의 노력을 집중시키기 위해 상징기법을 사용한다.
  ㉢ 지적 자극 : 리더는 추종자들의 신중한 문제해결, 지식과 합리성을 장려한다.
  ㉣ 개별적 관심 : 리더는 추종자 개인에게 관심을 가지고 주목하고, 조언과 지도를 아끼지 않는다.

024 정답 ①

해설 쉬운 목표보다는 다소 어려운 목표가 높은 성과를 가져온다.
[스티어스가 제시한 6가지 과업목표의 속성]
1) 목표의 구체성 : 구체적인 목표가 일반적인 목표보다 높은 성과를 가져온다.
2) 목표의 곤란성 : 쉬운 목표보다 다소 어려운 목표가 높은 성과를 가져온다.
3) 목표설정에 참여 : 목표설정 과정에 참여할 때 직무만족도가 높아지고 성과가 올라간다.
4) 노력에 대한 피드백 : 목표달성에 대한 피드백 제공과 보상이 동기부여에 중요하다.
5) 동료 간의 경쟁 : 목표달성에 대한 동료 간의 경쟁이 성과를 촉진한다.
6) 목표의 수용성 : 목표에 대한 구성원의 수용성이 높을수록 높은 성과를 가져온다.

025 정답 ①

해설 원형은 가장 집중성이 약하고, 직접적이며 수평적 의사소통이 가능하여 집단의 만족도, 의사결정의 수용도는 높다. 위원회나 테스크포스팀과 같은 특정문제 해결을 위해 구성된 조직에서 잘 나타난다.

026 정답 ①

해설 경험적 – 합리적 전략은 변화로 인해 어떤 이득을 가질 수 있을지를 알 수 있고 확실할 수 있을 때만 변화한다. 따라서 관리자가 이 전략을 선택하려 한다면 개인과 기관의 이득을 구체적으로 제시하여야 한다.

027 정답 ⑤

해설 프리셉터(preceptor)란 제한된 시간 동안 신입간호사의 새로운 역할 습득과 성공적인 사회화를 이루도록 도와주고 가르치며 상담하고 고양시키는 역할을 담당하는 경력간호사를 말한다.

028 정답 ①
해설 ②④은 구조적 평가, ③⑤은 결과적 평가에 해당한다.

029 정답 ①
해설 인과관계도의 특성
① 일의 결과와 그것에 관련된 요인들을 계통적으로 나타낸 것이다.
② 이시카와 다이어그램, 원인-결과도, 특성요인도, 물고기 등뼈 그림이라고도 한다.
③ 원인에 대한 적극적인 탐색을 가능하게 한다.
④ 자료를 수집해야 하는 경우가 흔하고, 과정에 대한 이해의 수준을 나타낸다.
⑤ 어떤 종류의 문제에 대해서도 활용할 수 있다.

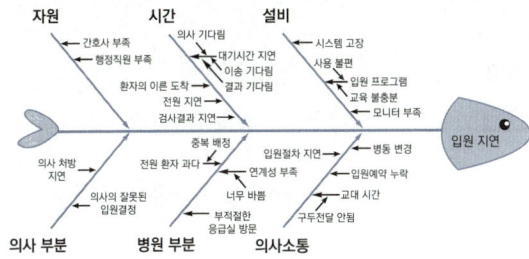

[원인 – 결과도]

030 정답 ⑤
해설 환자안전에서 가장 중요한 부분은 의료로 인한 위해를 줄이는 것이기 때문에 우선적으로 환자의 손상 정도와 상태를 사정하여 응급조치를 시행하는 것이 먼저 되어야 한다.
[환자안전 원칙의 개념]
① 환자안전의 원칙이란 의료로 인한 위해를 줄이는 것이다.
② 의료오류를 최소화하고 의료의 질적 향상을 꾀하는 것이다.
③ 의료오류를 예측하고, 오류가 환자에게 위해를 초래하기 전에 예방하고, 발견하도록 하는 시스템 접근(system approach)이 중요하다.

031 정답 ③
해설 [스위스치즈 모델]
1) 사건은 하나의 결함으로 발생하는 것이 아니고 여러 결함이 한꺼번에 모여서 발생한다.
2) 수술 부위 오류 등의 위험한 시스템 문제를 개선하기 위해 적용한다.
3) 스위스 치즈의 층은 사고의 예방을 위한 방어벽에 해당하며 구멍들이 일렬로 배열되는 경우에 사고가 발생할 가능성이 매우 커짐을 의미하는 모델이다.
4) 가시적 오류란 사고가 발생된 지점에서 나타난 오류를 뜻한다.

032 정답 ①
해설 [병원정보시스템의 종류]
1) 처방전달시스템(OCS)
병원정보시스템 중 가장 기본이 되는 시스템으로서 환자에게 발생되는 처방을 중심으로 진료부서, 진료지원 부서, 원무 부서 간에 전달되는 과정을 전산화한 시스템이다.
2) 사무자동화
OCS에서 나오는 정보를 기초로 하여 인사급여, 경리와 물품관리 및 원가분석, 경영분석에 이르기까지 병원 경영에 필요한 시스템을 정보화한 것이다.
3) 영상정보
병원에서 발생하는 영상정보(동 X-Ray, CT, 초음파 등)에서 나오는 그래픽을 전산화하여 저장하고 검색할 수 있는 시스템을 말하며 크게 PACS(Picture Archiving Communication System), 원격진료(telemedicine) 및 손으로 쓴 의무기록 차트를 스캐닝하여 디지털한 의무기록 광파일로 나눈다.

033 정답 ⑤
해설 메르스, 코로나 19 사태 및 "다나의원"의 C형 간염 사건으로 감염관리는 점차 그 중요성이 대두되고 있으며 출제경향이 매우 높은 부분이다.
① 그람 음성간균이 50~70%로 대부분을 차지하고 그 다음으로 포도상구균이 10~20%를 차지한다.
② 요로감염이 30~40%로 가장 많이 발생하며 수술 후 창상감염 20~25%, 호흡계감염 10~20%, 폐혈증이 5~15%의 순서로 나타난다.
③ 환자의 상태나 상황에 맞게 청소지침을 달리하여야 한다.
④ 선풍기는 먼지를 일으키므로 사용하지 않는다.

034 정답 ①
해설 ① 24시간보고는 각 근무교대 시간 30분전 기록하여 보고하는 것이다.
• 24시간 보고 : 환자의 일일상태, 입·퇴원환자, 전과, 중환자, 수술 및 특수 검사환자, 근무시간에 입원하고 있는 중환자수, 간호진단계획 등의 기록
• 특수사건보고 : 환자의 치료 과정 중 발생하는 비정상적이거나 예기치 않았던 사건의 보고

035 정답 ③
해설 ① 환자의 건강문제와 간호에 관계되는 정보만을 기록해야 한다.
② 간호나 처치를 시행하기 전에 미리 기록하지 않는다.
④ 자신의 의견이나 관찰내용을 해석해서 기록하지 않는다.
⑤ 명확하고 단순하면서 간결해야 한다.

3회차 3교시 기본간호학

036 정답 ⑤
해설 [혈압 측정 시 생기는 오류]
1) 혈압이 높게 측정되는 경우
   ① 커프가 너무 좁거나, 느슨히 감을 때
   ② 밸브를 너무 천천히 풀 때(이완압이 높게 측정)
   ③ 운동 직후 또는 활동 직후의 혈압 측정
   ④ 수은 기둥이 눈높이보다 높게 있을 때
   ⑤ 팔이 심장보다 낮을 때
2) 혈압이 낮게 측정되는 경우
   ① 팔의 크기에 비해 너무 넓은 커프를 사용했을 때(커프의 너비가 상박 둘레보다 넓을 때)
   ② 커프를 감은 팔을 심장보다 높게 했을 때
   ③ 수은 기둥이 눈 위치보다 아래에 있을 때
   ④ 밸브를 너무 빨리 풀 때(수축압은 낮게, 이완압은 높게 읽힘)
   ⑤ 충분한 공기를 주입하지 않은 경우(수축압이 낮게 읽힘)

037 정답 ④
해설 [산소화 요구가 높은 경우]
1) 늑골의 복합골절 등 근골격계 손상은 산소화를 감소시킨다.
2) 혈색소가 낮은 경우에 산소화를 감소시킨다.
3) 많은 양의 알코올 섭취는 호흡중추를 억압하여 호흡률과 깊이를 감소 시키므로 산소화를 감소시킨다.
4) 발열은 이산화탄소의 생성을 증가시켜 조직의 산소화를 감소시킨다.

038 정답 ②
해설 대상자는 양측 전면 하부엽에서 잡음이 들렸으므로 적절한 배액 자세는 트렌델렌버그 체위에서의 앙와위가 가장 효과적인 체위배액을 가능하게 한다.

039 정답 ⑤
해설 비재호흡 마스크는 저속 산소치료 방법이며 6~10L/분으로 고농도의 산소를 제공한다.

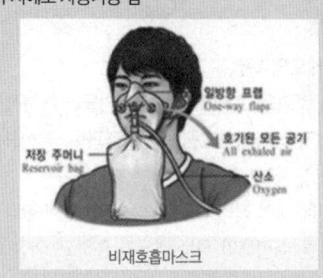

[비재호흡 마스크(두 개의 일방향 판막이 존재)]
① 분당 산소유량을 5~15L/분 속도로 흡입산소 농도 60~100%를 공급
② 호기된 공기가 저장주머니로 유입되지 않음
③ 자발적으로 호흡을 하는 대상자에게 가장 높은 산소를 제공할 수 있고, 다른 가스 투여 시에도 사용가능 함

040 정답 ①
해설 ③ 폐 안, 밖으로의 공기 움직임을 말하는 것은 환기이다.
②와 ④는 확산의 원리를 설명하고 있다.
⑤ 헤모글로빈과 세포 사이의 산소이동은 내호흡이다.

041 정답 ⑤
해설 TPN 투여 대상자의 합병증으로 흉막천공(기흉, 혈흉), 공기색전, 상완 신경 얼기 및 동맥 손상, 고혈당 및 저혈당, 순환 과잉, 감염 등이 있다.

042 정답 ③
해설 연하곤란 시 반드시 비위관을 통해 공급하는 것은 아니고 구강식이가 불가능한 경우 고려한다. 또 머리를 45도 정도 숙이면 식도가 열린 상태로 유지되어 삼키기 쉬워진다.

043 정답 ④
해설 비위관의 위치를 사정할 때 위 내로 잘 들어간 경우에는 비위관 끝에 주사기를 연결한 후 위액이 나오는지 확인하거나 공기 주입 시 청진기로 소리가 들리는 경우이다. 호기 시 거품이 발생한 경우는 비위관이 폐나 기도에 있음을 뜻한다. 또한 공기 주입 시 트림이 나오는 경우는 비위관이 식도에 위치하고 있을 때이다.

044 정답 ④

해설 ④ 대변의 특성이 흰색 및 점토색인 경우는 담즙 부족이 원인이다.

특성	정상	비정상
색깔	갈색	검정, 회색, 노랑, 녹색
냄새	독특한 냄새	악취
고형 정도	부드러운 고형성	너무 부드러움, 딱딱하고 건조함, 물 또는 풀과 같음
모양	풍부한 원형	형태 없음, 리본 형태, 가느다란 형태
성분	소화되지 않은	섬유소 기생충, 혈액, 농, 점액 등

045 정답 ①

해설 긴장성(복압성) 요실금은 기침이나 재채기, 웃음, 물건을 들어 올리거나 운동 등의 신체활동에 따라 복압이 증가하여 무의식중에 소변을 실금하는 것이다.

[요실금의 종류]

종류	병태생리
복압성 (스트레스성)	요도 괄약근 허약으로 복압상승 시 실금(예 기침, 재채기, 웃음, 코풀기, 운동 등) 대게 여성에게 나타남(폐경 후, 다산부, 출산, 갱년기, 비만, 만성 변비 등)
긴박성	강한 요의와 함께 불수의적 방광수축으로 요의 흐름을 저지시키지 못하고 갑작스럽게 다량의 실금 운동 신경장애 (억제성 배뇨근 조절 장애)
역리성 (축뇨성)	방광의 정체와 과잉 팽만으로 소변이 넘쳐 불수의적으로 소량의 요 배설/ 방광출구의 폐쇄
반사성 (계속적)	배뇨행위를 억제하지 못하고 배뇨 반사자극을 받으면 즉시 배뇨/ 흉부 10번 위쪽 병소가 있는 경우
기능적	화장실에 가는데 필요한 시간 동안 괄약근 조절 불가 / 신체적 제한, 지남력 상실, 환경장애

046 정답 ④

해설 ① 힘든 작업이나 격렬한 운동은 체온을 38.3~40℃까지 상승시킬 수 있다.
② 여성의 경우 배란시 프로게스테론의 증가로 0.3~0.6℃ 정도 체온이 상승한다.
③ 스트레스나 불안은 교감신경계를 자극하게 되어 열생산을 증가시킨다. 이로 인해 체온이 상승하게 된다.
⑤ 잠자는 시간인 새벽 4~6시 사이에는 체온이 가장 낮고, 늦은 오후 4~6시 사이에 최고로 상승하며, 약 0.5~1℃ 정도 차이가 있다.

047 정답 ②

해설 [Cleansing enema 청결관장 (배출관장)]
- 목적 : 직장 내 대변 제거
- 청결관장용액의 종류

용액	양	장점	단점
수돗물 (저장성)	500~1,000ml	자극 없이 직장 질환자에게도 사용가능	저장성 용액이라 수분 중독증 유발 심부전, 신부전 시 금기
생리식염수 (등장성)	500~1,000ml	등장액으로 노인과 유아에게 사용가능	나트륨 정체 가능성
비눗물	500~1,000ml (물:비누=200:1)	대상자에게 적용 및 사용이 손쉬움 (처방 있어야 가능)	직장 점막에 화학적 자극
고장성 식염수	90~120ml	관장 용액이 적어 피로와 통증 덜 느낌	수분·전해질 불균형 초래(저칼슘혈증, 고인산혈증, 탈수가능성 있음)

048 정답 ③

해설 [운동의 효과]
- 심맥관계: 혈액 순환 및 심박출량 증가, 심장의 효율성 증가, 순환 섬유소 용해소 증가
- 호흡기계: 폐기능 증진, 폐활량 증가
- 근골격계 : 근력 강화, 근긴장도 증가, 관절가동성 증가, 골다공증 예방, 관절의 경축 예방
- 대사계: 당과 지방산이 에너지로 전환
- 소화기계: 식욕증진, 소화 배설 향상
- 비뇨기계: 신장의 혈류 증가, 신체의 체액 균형, 산·염기 균형, 분비물 배설
- 피부: 순환 증가로 피부건강 증진, 욕창예방
- 사회심리적 효과: 활력과 전반적 안녕상태

049 정답 ③

해설 [등장성 운동]
1) 등장성 운동은 근육의 수축과 이완으로 근육의 힘과 강도를 증대시키고 관절운동을 돕는 운동이다. 또한 관절의 가동력을 향상시키는 운동으로 근육의 크기, 긴장도, 힘, 순환 등을 증가시키고 골아세포의 활동을 증가시킨다.
2) 자전거 타기, 달리기, 걷기, 수영, 유산소 운동 매일의 일상생활 활동, 능동적 관절가동범위 등이 해당된다.
3) 근육의 크기. 긴장도. 힘의 증가. 관절가동성 향상. 심폐기능 증진, 골아세포 활동 증가 등의 장점이 있다.

050 정답 ④
해설 환자를 여러 간호사가 함께 이동시킬 때에는 환자의 신체선열을 유지하기 위해 동시에 이동하도록 한다. 그렇지 않은 경우 환자의 신체 선열이 무너져 손상을 줄 수 있기 때문이다.

051 정답 ③
해설 [통증사정]
통증을 사정하기 위해서 생리적 변화를 관찰해야 한다. 급성 통증은 교감신경계를 자극하여 혈압, 맥박, 호흡수가 증가하고 창백, 발한, 동공확대 등을 초래한다. 만성 통증은 부교감 신경이 자극되어 혈압이 낮아지고 호흡과 맥박의 감소, 동공수축 및 따뜻하고 건조한 피부 등이 나타난다.

052 정답 ②
해설 [부동의 영향]
1) 심혈관 기능
   ① 기립성 저혈압 : 정맥혈 정체와 정맥 귀환량 감소로 인해 심박출량을 감소하여 저혈압 유발
   ② 심장 과부담 : 하지에 정체되어 있는 혈액을 귀환시키기 위한 심장 노력이 필요함
   ③ 혈전형성 : 정맥혈 정체 및 뼈에서 칼슘이 유리 되어 과잉응고능력을 갖게 됨
2) 호흡기능
   ① 환기량 감소 : 부동으로 폐 확장 저하되고 호흡근 약화됨
   ② 산 염기 불균형 : 환기량 저하로 O2 부족 및 CO2 정체 유발되어 호흡성 산독증 유발
   ③ 침강성 폐렴 : 폐의 확장 저하되고 호흡근 약화되면 호흡분비물 증가되고 기침 약해짐
3) 배뇨/배변기능
   ① 요정체 : 부동으로 인해 중력에 의한 완전한 소변배출 어려움
   ② 신결석 : 칼슘대사변화로 인해 고칼슘혈증 초래
   ③ 요로 감염 위험 : 소변 정체
   ④ 장 연동운동의 감소 : 만성 변비 초래

053 정답 ⑤
해설 트립토판이 포함되어 있는 따뜻한 우유를 섭취할 경우 세로토닌으로 전환되어 수면에 관여하는 멜라토닌을 형성하게 되므로 수면을 증진시킬 수 있다.
[수면증진을 위한 간호중재]
1) 규칙적인 수면위생 습관(sleep hygine, 수면건강을 위한 생활습관 낮에 활동, 밤에 수면)
2) 침실에서 수면 이외의 활동 제한(공부, 간식 먹기, TV 시청 등)
3) 취침 전 온수 목욕
4) 취침 시 조용한 음악을 듣도록 함
5) 수면 2~3시간 전 적절한 운동은 근육이완을 유도하여 수면을 유도 할 수 있음
6) 이완 요법
7) 저녁시간에 카페인 음료나 알코올은 피할 것
8) 취침 전 3시간 이내 과식 피하기
9) 30분 이내에 잠이 들지 않으면 졸릴 때까지 조용한 활동 권유
10) 따뜻한 우유(L-트립토판), 가벼운 간식(탄수화물)을 섭취하는 것은 수면에 도움이 됨

054 정답 ②
해설 수두는 직접 접촉, 피부나 점막 배설물, 비말 감염, 오염된 물건을 통해 전파될 수 있으므로 주의한다.

055 정답 ④
해설 [멸균용액 따르기]
① 용액을 따르는 동안 뚜껑을 들고 있으려면 뚜껑의 안쪽 면이 아래로 향하게 들고 있어야 하고, 테이블에 놓으려면 뚜껑의 안쪽 면이 위를 향하게 놓아야 함
② 멸균용액 사용 전 용기의 입구에 있던 오염물 제거를 위해 용액의 소량을 먼저 따라 버림
③ 용액이 멸균영역에 튀어서 젖은 오염지역을 만들지 않도록 용기의 높이를 너무 높지 않게 함
④ 라벨이 붙어 있는 쪽을 손으로 감싸고 용액을 따름(라벨에 용액이 묻을 경우 미생물의 서식지가 될 가능성이 있으며 라벨의 표기사항이 지워질 수 있음)

056 정답 ②
해설 [냉요법의 적용]
냉요법을 피부에 적용하였을 때 혈관수축을 통해 통증을 경감시켜 피부를 무감각하게 한다. 온요법은 근육이완이나 순환을 촉진할 때 효과적으로 사용된다.

057 정답 ③
해설 오염 정도가 심하지 않거나 눈에 띄게 오염되지 않았으면 알코올이 첨가된 소독제를 사용한다. 그러나 다제내성균이 있는 환자의 혈액이나 체액에 의해 눈에 띄게 오염이 되었다면 이런 경우는 항균비누와 물로 닦아내도록 한다.

058 정답 ②
해설 [욕창의 단계]
일시적인 순환장애 → 발적 → 심부 조직의 괴사 → 광범위한 궤양, 감염
- 1단계 : 발적은 있으나 피부 손상은 없음. 촉진 시 창백해지지 않는 홍반 형성, 피부온감, 부종
- 2단계 : 진피와 표피를 포함한 부분적인 피부 상실과 표재성 궤양, 수포, 찰과상 있음
- 3단계 : 피하지방의 손상이나 괴사를 포함한 완전 피부손상과 광범위한 손상, 깊게 패인 상처

• 4단계 : 광범위한 손상과 조직괴사를 포함한 완전 피부상실, 피부의 결손, 침식, 공동 형성

059 정답 ③

해설 [감염관리]

HIV는 감염된 혈액이나 체액의 직·간접 접촉을 통하여 전파되기 때문에 주사 후 주사기 뚜껑을 닫지 않은 채 바로 버려야 한다. 가능한 일회용 식기와 컵을 사용하도록 하나 외과적 무균법을 적용할 필요는 없다.

060 정답 ⑤

해설 [욕창간호]

욕창단계	드레싱법
1단계	드레싱이 없거나, 투명 드레싱·하이드로-콜로이드 사용
2단계	투명드레싱, 하이드로-콜로이드 사용
3단계	삼출물이 적은 경우 : 하이드로-콜로이드+하이드로 겔 삼출물이 많은 경우 : 칼슘 알지네이트 팩킹
4단계	하이드로-콜로이드+하이드로 겔+칼슘 알지네이트 팩킹

061 정답 ③

해설 [발열의 단계]

단계	정의	증상	간호중재
오한기 (상승기)	시상하부가 높은 수준으로 지정 온도를 올림으로써 열 생산의 기전이 일어나는 시기 (10~40분간 지속)	• 추위와 오한으로 인한 떨림 • 혈관수축 • 차고 창백한 피부 • 기모근 수축(소름) • 심박동 증가	• 보온(담요 덮음) • 수분섭취 증가 • 활동 제한 • 심장이나 호흡기 질환 시 산소공급
발열기 (고온기)	새로 지정된 온도에 도달하여 상승된 체온이 일정 기간 지속되는 시기	• 상기되고 뜨거운 피부 • 맥박과 호흡이 빠름 • 탈수 증상(갈증 호소, 건조한 구강 점막, 소변량 감소, 요 비중 증가) • 근육통 • 혼미함, 불안정	• 떨림을 방지하기 위해 가볍고 따뜻한 의복을 덮음 • 수분 섭취 • 안정 및 휴식 • 고열시 미온수 목욕 • 구강 및 비강 간호 • 냉각 도모 위해 환기시킴 • 불안정하거나 경련 시 대상자 안정 유지
종식기 (회복기)	시상하부가 정상수준으로 지정온도를 내림으로써 열 손실 기전이 일어나는 때	• 발한, 떨림 감소, 탈수 가능성 • 피부 홍조, 따뜻한 피부 • 골격근 긴장 감소	• 미온수 목욕 • 구강으로 수분 섭취 증가 • 가벼운 의복 착용 • 활동 제한

062 정답 ⑤

해설 불쾌한 맛을 내는 약물의 경우에는 약을 차갑게 주거나 또는 입에 얼음조각을 물고 있게 하여 감각을 떨어뜨리면 덜 자극받게 되므로 도움이 된다.

063 정답 ④

해설 600mg x 4회 = 2,400mg/day 2,400 x 3 = 7.200mg
환자가 먹어야 할 Piroxicam 총량은 7.200mg이다.

064 정답 ①

해설 [근육주사(Intramuscular injection)]

1) 목적 및 장점
① 경구투여, 피하주사보다 흡수율이 높고 빠르게 작용하는 약물 투여
② 피하투여보다 많은 양 투여가능
③ 피하투여에 비해 조직의 약물 자극이 적음

(2) 주사부위
① 배둔부위(Dorsogluteal), 측둔근(Ventrogluteal), 외측광근(Vastus lateralis), 대퇴직근(Rectus femoris) 및 삼각근(Deltoid)
② 고려사항 : 주사용액의 양, 근육 상태, 환자의 체위 변경 능력

065 정답 ①

해설 수혈부작용으로 용혈반응이 나타날 수 있다. 오한, 열, 두통, 핍뇨, 황달, 호흡곤란, 청색증, 흉통, 빈맥, 저혈압 등 아나필락시스 반응을 보인다.

3회차 3교시 보건의약관계법규

066 정답 ②

해설 의료법 제8조(결격사유 등)

다음에 해당하는 자는 의료인이 될 수 없다.
1. 「정신건강증진 및 정신질환자 복지서비스 지원에 관한 법률」 제3조제1호에 따른 정신질환자. 다만, 전문의가 의료인으로서 적합하다고 인정하는 사람은 그러하지 아니하다.
2. 마약·대마·향정신성의약품 중독자
3. 피성년후견인·피한정후견인
4. 금고 이상의 실형을 선고받고 그 집행이 끝나거나 그 집행을 받지 아니하기로 확정된 후 5년이 지나지 아니한 자

5. 금고 이상의 형의 집행유예를 선고받고 그 유예기간이 지난 후 2년이 지나지 아니한 자
6. 금고 이상의 형의 선고유예를 받고 그 유예기간 중에 있는 자

067 정답 ⑤

해설 의료법 제3조의3(종합병원)

① 종합병원은 다음의 요건을 갖추어야 한다.
   1. 100개 이상의 병상을 갖출 것
   2. 100병상 이상 300병상 이하인 경우에는 내과·외과·소아청소년과·산부인과 중 3개 진료과목, 영상의학과, 마취통증의학과와 진단검사의학과 또는 병리과를 포함한 7개 이상의 진료과목을 갖추고 각 진료과목마다 전속하는 전문의를 둘 것

068 정답 ④

해설 의료법 제58조(의료기관 인증)

① 보건복지부장관은 의료의 질과 환자 안전의 수준을 높이기 위하여 병원급 의료기관 및 대통령령으로 정하는 의료기관에 대한 인증을 할 수 있다.

069 정답 ②

해설 의료법 제21조의2(진료기록의 송부 등)

② 의료인 또는 의료기관의 장이 응급환자를 다른 의료기관에 이송하는 경우에는 지체 없이 내원 당시 작성된 진료기록의 사본 등을 이송하여야 한다.

070 정답 ③

해설 의료법 제10조(응시자격 제한 등)

① 제8조 각 호의 어느 하나에 해당하는 자는 국가시험등에 응시할 수 없다.
② 부정한 방법으로 국가시험등에 응시한 자나 국가시험등에 관하여 부정행위를 한 자는 그 수험을 정지시키거나 합격을 무효로 한다.
③ 보건복지부장관은 제2항에 따라 수험이 정지되거나 합격이 무효가 된 사람에 대하여 처분의 사유와 위반 정도 등을 고려하여 대통령령으로 정하는 바에 따라 그 다음에 치러지는 이 법에 따른 국가시험등의 응시를 3회의 범위에서 제한할 수 있다.

071 정답 ⑤

해설 의료법 제33조 개설 등

① 의료인은 이 법에 따른 의료기관을 개설하지 아니하고는 의료업을 할 수 없으며, 그 의료기관 내에서 의료업을 하여야 한다.
② 다음의 어느 하나에 해당하는 자가 아니면 의료기관을 개설할 수 없다. 이 경우 의사는 종합병원·병원·요양병원·정신병원 또는 의원을, 치과의사는 치과병원 또는 치과의원을, 한의사는 한방병원·요양병원 또는 한의원을, 조산사는 조산원만을 개설할 수 있다.
   1. 의사, 치과의사, 한의사 또는 조산사
   2. 국가나 지방자치단체
   3. 의료업을 목적으로 설립된 의료법인
   4. 「민법」이나 특별법에 따라 설립된 비영리법인
   5. 「공공기관의 운영에 관한 법률」에 따른 준정부기관, 「지방의료원의 설립 및 운영에 관한 법률」에 따른 지방의료원, 「한국보훈복지의료공단법」에 따른 한국보훈복지의료공단
③ 의원·치과의원·한의원 또는 조산원을 개설하려는 자는 보건복지부령으로 정하는 바에 따라 시장·군수·구청장에게 신고하여야 한다.
④ 종합병원·병원·치과병원·한방병원·요양병원 또는 정신병원을 개설하려면 보건복지부령으로 정하는 바에 따라 시·도 의료기관개설위원회의 사전심의 및 본심의를 거쳐 시·도지사의 허가를 받아야 하고, 종합병원을 개설하려는 경우 또는 300병상 이상 종합병원의 의료기관 개설자가 병원급 의료기관을 추가로 개설하려는 경우에는 보건복지부령으로 정하는 바에 따라 시·도 의료기관개설위원회의 사전심의 단계에서 보건복지부장관의 승인을 받아야 한다.
⑤ 제3항과 제4항에 따라 개설된 의료기관이 개설 장소를 이전하거나 개설에 관한 신고 또는 허가사항 중 보건복지부령으로 정하는 중요사항을 변경하려는 때에도 제3항 또는 제4항과 같다.
⑥ 조산원을 개설하는 자는 반드시 지도의사(指導醫師)를 정하여야 한다.
⑦ 다음의 어느 하나에 해당하는 경우에는 의료기관을 개설할 수 없다.
   1. 약국 시설 안이나 구내인 경우
   2. 약국의 시설이나 부지 일부를 분할·변경 또는 개수하여 의료기관을 개설하는 경우
   3. 약국과 전용 복도·계단·승강기 또는 구름다리 등의 통로가 설치되어 있거나 이런 것들을 설치하여 의료기관을 개설하는 경우
   4. 「건축법」 등 관계 법령에 따라 허가를 받지 아니하거나 신고를 하지 아니하고 건축 또는 증축·개축한 건축물에 의료기관을 개설하는 경우
⑧ 의료인은 어떠한 명목으로도 둘 이상의 의료기관을 개설·운영할 수 없다. 다만, 2 이상의 의료인 면허를 소지한 자가 의원급 의료기관을 개설하려는 경우에는 하나의 장소에 한하여 면허 종별에 따른 의료기관을 함께 개설할 수 있다.

072 정답 ②

해설 감염병의 예방 및 관리에 관한 법률 제42조(감염병에 관한 강제처분)

① 질병관리청장, 시·도지사 또는 시장·군수·구청장은 해당 공무원으로 하여금 다음의 어느 하나에 해당하는 감염병환자등이 있다고 인정되는 주거시설, 선박·항공기·열차 등 운송수단 또는 그 밖의 장소에 들어가 필요한 조사나 진찰을 하게 할 수 있으며, 그 진찰

결과 감염병환자등으로 인정될 때에는 동행하여 치료받게 하거나 입원시킬 수 있다.
1. 제1급감염병
2. 제2급감염병 중 결핵, 홍역, 콜레라, 장티푸스, 파라티푸스, 세균성이질, 장출혈성대장균감염증, A형간염, 수막구균 감염증, 폴리오, 성홍열 또는 질병관리청장이 정하는 감염병

073　　　　　　　　　　　　　　　　정답 ①

해설 감염병의 예방 및 관리에 관한 법률 제18조(역학조사)

① 질병관리청장, 시·도지사 또는 시장·군수·구청장은 감염병이 발생하여 유행할 우려가 있거나, 감염병 여부가 불분명하나 발병원인을 조사할 필요가 있다고 인정하면 지체 없이 역학조사를 하여야 하고, 그 결과에 관한 정보를 필요한 범위에서 해당 의료기관에 제공하여야 한다. 다만, 지역확산 방지 등을 위하여 필요한 경우 다른 의료기관에 제공하여야 한다.

074　　　　　　　　　　　　　　　　정답 ②

해설 검역법 제2조(정의)

1. "검역감염병"이란 다음에 해당하는 것을 말한다.
   가. 콜레라
   나. 페스트
   다. 황열
   라. 중증 급성호흡기 증후군(SARS)
   마. 동물인플루엔자 인체감염증
   바. 신종인플루엔자
   사. 중동 호흡기 증후군(MERS)
   아. 에볼라바이러스병
   자. 가목에서 아목까지의 것 외의 감염병으로서 외국에서 발생하여 국내로 들어올 우려가 있거나 우리나라에서 발생하여 외국으로 번질 우려가 있어 질병관리청장이 긴급 검역조치가 필요하다고 인정하여 고시하는 감염병

075　　　　　　　　　　　　　　　　정답 ③

해설 후천성면역결핍증 예방법 시행령 제11조(정기검진)

법 제8조제1항에 따른 정기검진은 6개월 간격으로 1년에 2회 실시한다.

076　　　　　　　　　　　　　　　　정답 ③

해설 국민건강보험법 제3조(정의)

2. "사용자"란 다음에 해당하는 자를 말한다.
   가. 근로자가 소속되어 있는 사업장의 사업주
   나. 공무원이 소속되어 있는 기관의 장으로서 대통령령으로 정하는 사람
   다. 교직원이 소속되어 있는 사립학교(「사립학교교직원 연금법」 제3조에 규정된 사립학교를 말한다. 이하 이 조에서 같다)를 설립·운영하는 자

077　　　　　　　　　　　　　　　　정답 ①

해설 국민건강보험법 제49조(요양비)

① 공단은 가입자나 피부양자가 보건복지부령으로 정하는 긴급하거나 그 밖의 부득이한 사유로 요양기관과 비슷한 기능을 하는 기관으로서 보건복지부령으로 정하는 기관에서 질병·부상·출산 등에 대하여 요양을 받거나 요양기관이 아닌 장소에서 출산한 경우에는 그 요양급여에 상당하는 금액을 보건복지부령으로 정하는 바에 따라 가입자나 피부양자에게 요양비로 지급한다.

078　　　　　　　　　　　　　　　　정답 ①

해설 지역보건법 시행령 제15조(건강생활지원센터장)

② 건강생활지원센터장은 보건소장의 지휘·감독을 받아 건강생활지원센터의 업무를 관장하고 소속 직원을 지휘·감독한다.

079　　　　　　　　　　　　　　　　정답 ①

해설 지역보건법 시행령 제8조 (보건소의 추가 설치) [개정 2022.8.9] [[시행일 2022.8.18]]

① 법 제10조제1항 단서에 따라 보건소를 추가로 설치할 수 있는 경우는 다음 각 호의 어느 하나에 해당하는 경우로 한다.
1. 해당 시·군·구의 인구가 30만명을 초과하는 경우
2. 해당 시·군·구의 「보건의료기본법」에 따른 보건의료기관 현황 등 보건의료 여건과 아동·여성·노인·장애인 등 보건의료 취약계층의 보건의료 수요 등을 고려하여 보건소를 추가로 설치할 필요가 있다고 인정되는 경우

② 법 제10조제1항 단서 및 이 조 제1항에 따라 보건소를 추가로 설치하려는 경우에는 「지방자치법 시행령」 제73조에 따른다. 이 경우 해당 지방자치단체의 장은 보건복지부장관과 미리 협의해야 한다.

080　정답 ②

해설 마약류 관리에 관한 법 시행규칙 제7조(대마의 운반·보관 등)
① 법 제4조제4항 전단에 따라 대마를 운반·보관 또는 소지하는 것을 신고하려는 자는 별지 제4호서식의 대마 운반·보관·소지 신고서(전자문서로 된 신고서를 포함한다)를 관할 특별자치시장·시장·군수 또는 구청장에게 제출하여야 한다.

081　정답 ①

해설 응급의료에 관한 법 제8조(응급환자에 대한 우선 응급의료 등)
① 응급의료종사자는 응급환자에 대하여는 다른 환자보다 우선하여 상담·구조 및 응급처치를 하고 진료를 위하여 필요한 최선의 조치를 하여야 한다.
② 응급의료종사자는 응급환자가 2명 이상이면 의학적 판단에 따라 더 위급한 환자부터 응급의료를 실시하여야 한다.

082　정답 ④

해설 보건의료기본법 제37조의3(기후변화에 따른 국민건강영향평가 등)
① 질병관리청장은 지구온난화 등 기후변화가 국민건강에 미치는 영향을 5년마다 조사·평가하여 그 결과를 공표하고 정책수립의 기초자료로 활용하여야 한다.

083　정답 ④

해설 국민건강증진법 제1조(목적)
이 법은 국민에게 건강에 대한 가치와 책임의식을 함양하도록 건강에 관한 바른 지식을 보급하고 스스로 건강생활을 실천할 수 있는 여건을 조성함으로써 국민의 건강을 증진함을 목적으로 한다.

084　정답 ⑤

해설 혈액관리법 제2조(정의)
11. "채혈부작용"이란 채혈한 후에 헌혈자에게 나타날 수 있는 혈관미주신경반응 또는 피하출혈 등 미리 예상하지 못한 부작용을 말한다.

085　정답 ②

해설 호스피스·완화의료 및 임종과정에 있는 환자의 연명의료결정에 관한 법제28조(호스피스의 신청)
① 호스피스대상환자가 호스피스전문기관에서 호스피스를 이용하려는 경우에는 호스피스 이용동의서(전자문서로 된 동의서를 포함한다)와 의사가 발급하는 호스피스대상환자임을 나타내는 의사소견서(전자문서로 된 소견서를 포함한다)를 첨부하여 호스피스전문기관에 신청하여야 한다.
② 호스피스대상환자가 의사결정능력이 없을 때에는 미리 지정한 지정대리인이 신청할 수 있고 지정대리인이 없을 때에는 제17조제1항제3호 각 목의 순서대로 신청할 수 있다.
③ 호스피스대상환자는 언제든지 직접 또는 대리인을 통하여 호스피스의 신청을 철회할 수 있다.
④ 호스피스의 신청 및 철회 등에 필요한 사항은 보건복지부령으로 정한다.

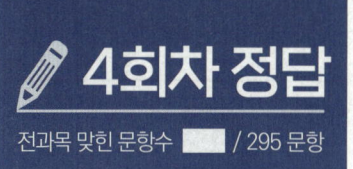

4회차 정답

전과목 맞힌 문항수 　 / 295 문항

1교시

성인간호학　　　　　　　　　　　　　　　　　　　　　　　　맞힌 문항 수: 　 /70문항

번호	답	번호	답	번호	답	번호	답	번호	답	번호	답	번호	답	번호	답	번호	답	번호	답
001	②	008	①	015	⑤	022	③	029	②	036	④	043	⑤	050	①	057	③	064	④
002	④	009	⑤	016	②	023	②	030	⑤	037	③	044	⑤	051	④	058	④	065	③
003	④	010	④	017	⑤	024	②	031	①	038	③	045	⑤	052	④	059	④	066	③
004	⑤	011	⑤	018	②	025	④	032	③	039	③	046	③	053	④	060	①	067	⑤
005	③	012	③	019	④	026	②	033	⑤	040	②	047	③	054	②	061	②	068	⑤
006	①	013	②	020	②	027	⑤	034	②	041	④	048	④	055	③	062	③	069	③
007	⑤	014	④	021	④	028	①	035	⑤	042	③	049	④	056	①	063	⑤	070	④

모성간호학　　　　　　　　　　맞힌 문항 수: 　 /35문항

번호	답	번호	답	번호	답	번호	답	번호	답
071	⑤	078	⑤	085	②	092	⑤	099	③
072	⑤	079	②	086	④	093	⑤	100	⑤
073	②	080	②	087	①	094	④	101	②
074	④	081	⑤	088	③	095	③	102	①
075	②	082	①	089	②	096	②	103	④
076	①	083	⑤	090	⑤	097	④	104	⑤
077	④	084	④	091	②	098	⑤	105	①

2교시

아동간호학　　　　　　　　　　맞힌 문항 수: 　 /35문항

번호	답	번호	답	번호	답	번호	답	번호	답
001	⑤	008	⑤	015	③	022	⑤	029	④
002	④	009	③	016	①	023	①	030	①
003	③	010	②	017	②	024	①	031	②
004	①	011	②	018	②	025	③	032	⑤
005	①	012	③	019	④	026	②	033	②
006	⑤	013	④	020	④	027	①	034	③
007	②	014	④	021	⑤	028	④	035	③

지역사회간호학　　　　　　　　맞힌 문항 수: 　 /35문항

번호	답	번호	답	번호	답	번호	답	번호	답
036	⑤	043	④	050	①	057	③	064	①
037	②	044	③	051	②	058	⑤	065	⑤
038	④	045	③	052	③	059	①	066	②
039	①	046	⑤	053	④	060	⑤	067	④
040	③	047	①	054	③	061	②	068	①
041	⑤	048	③	055	③	062	②	069	③
042	②	049	③	056	①	063	①	070	③

정신간호학　　　　　　　　　　맞힌 문항 수: 　 /35문항

번호	답	번호	답	번호	답	번호	답	번호	답
071	⑤	078	①	085	⑤	092	⑤	099	③
072	①	079	⑤	086	①	093	①	100	④
073	⑤	080	①	087	⑤	094	④	101	③
074	②	081	⑤	088	③	095	③	102	②
075	②	082	⑤	089	③	096	③	103	④
076	④	083	②	090	③	097	②	104	⑤
077	⑤	084	③	091	①	098	③	105	③

3교시

간호관리학　　　　　　　　　　맞힌 문항 수: 　 /35문항

번호	답	번호	답	번호	답	번호	답	번호	답
001	②	008	④	015	②	022	④	029	②
002	⑤	009	④	016	①	023	④	030	②
003	②	010	④	017	④	024	①	031	②
004	④	011	②	018	③	025	④	032	⑤
005	②	012	②	019	②	026	④	033	①
006	④	013	④	020	④	027	③	034	⑤
007	③	014	④	021	④	028	⑤	035	④

기본간호학　　　　　　　　　　맞힌 문항 수: 　 /30문항

번호	답	번호	답	번호	답	번호	답	번호	답
036	①	042	④	048	⑤	054	②	060	③
037	③	043	②	049	⑤	055	①	061	②
038	④	044	⑤	050	②	056	③	062	②
039	③	045	④	051	②	057	③	063	④
040	⑤	046	④	052	⑥	058	④	064	②
041	④	047	⑤	053	③	059	①	065	①

보건의약관계법규　　　　　　　맞힌 문항 수: 　 /20문항

번호	답	번호	답	번호	답	번호	답	번호	답
066	③	070	⑤	074	③	078	①	082	②
067	④	071	④	075	⑤	079	②	083	②
068	④	072	③	076	③	080	⑤	084	⑤
069	⑤	073	⑤	077	⑤	081	④	085	①

4회차 1교시

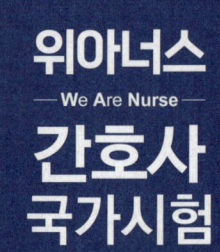

4회차 1교시 성인간호학

001 정답 ②
해설 욕창의 정의 : 뼈 돌출 부위의 지속적인 압박으로 인한 피부 손상
촉진요소 : 습도, 부동, 감각 장애, 저알부민혈증, 영양불량
- 욕창의 단계
- 1단계 : 발적은 있으나 피부 손상은 없다. 촉진 시 창백해지지 않는 홍반 형성, 피부 온감, 부종이 발생한다.
- 2단계 : 진피와 표피를 포함한 부분적인 피부상실과 표재성 궤양, 수포, 찰과상이 있다.
- 3단계 : 피하조직의 손상 또는 괴사, 손상을 아래로 확장되나 근막 아래까지는 영향을 미치지 않아 인대, 뼈, 근육은 노출되지 않음, 깊이는 해부학적 위치에 따라 다양하다.
- 4단계 : 근육, 인대 또는 뼈의 노출을 동반한 피부 전층의 손상, 침식이나 터널이 있음, 죽은 조직이나 가피가 발생한다.
- 단계를 구분할 수 없음 : 손상은 피부 전층이며 손상 아래 부분은 죽은 조직과 가피로 완전히 덮여 있어 실제 상처의 깊이를 가리게 된다.

002 정답 ④
해설 [화상의 병태생리 및 증상]
- 모세혈관투과성이 증가하여 체액손실로 저혈량성 쇼크, 핍뇨, 저나트륨혈증이 나타난다.
- 카테콜라민 분비와 혈량 감소로 인해 심박출량이 감소한다.
- 열로 인한 호흡기 손상으로 폐부종, 호흡부전, 급성호흡기장애증후군이 나타난다.
- 점막부종에 의한 상기도 폐쇄가 나타난다.
- 피부의 손상, 신경종막, 땀샘, 모낭의 정상적인 기능을 상실한다.
- 림프구 활동면역글로불린 생산 저하와 호중구와 대식세포 활동의 변화로 면역기능이 떨어진다.

003 정답 ④
해설 전신마취를 위한 환자의 수술 전 환자 사정을 위해 활력징후, 혈액검사를 실시한다. 체온 38.1℃는 열이 있다는 증상으로 이는 감염에 위험성이 있어 재사정과 간호가 필요하다.

004 정답 ⑤
해설 5-fluorouracil은 암세포로 들어오는 영양공급을 막는 작용을 하는 대사길항제이다. 부작용으로 오심과 구토, 설사, 골수기능 저하, 출혈성 방광염, 말초신경염 등이 있다. 주된 부작용으로는 오심과 구토이다.

005 정답 ③
해설 환자의 경우 좌측 6번째 늑골 골절로 ABGA 결과 산소 농도와 산소 포화도가 낮아 호흡 장애로 판단된다. 따라서 산소를 투여할 필요가 있어 비강캐뉼라를 이용하여 산소를 공급하도록 한다.

006 정답 ①
해설 [호스피스 간호사의 역할]
- 대상자의 증상을 완화, 증상과 징후를 평가, 필요한 조치를 한다.
- 호스피스 계획의 실행을 돕고, 병원에서의 활동을 점검한다.
- 의사, 간호사, 가족이 환자와 서로 조화를 이루도록 주선한다.
- 퇴원 후 추후간호를 계획, 재입원 환자에게 지속적인 간호를 제공한다.
- 임종이 임박한 대상자의 간호 담당자를 돕고 조언하고 충고한다.
- 사별가족과 긴밀한 관계를 유지한다.
- 대상자와 사별가족의 신체적, 심리적 지지, 감정을 표현하도록 격려한다.
- 입원한 환자의 유가족을 위한 가능성을 연구하고 계획, 발전시키는데 협조한다.
- 병원이나 지역사회 호스피스 간호와 전반적인 호스피스활동을 계획하고 개발에 협조한다.

007　정답 ⑤

해설 [대상포진의 간호중재]
- 신경통증 감소, 경과기간 단축을 위해 corticosteroid를 투여한다.
- 바이러스 확산감소, 치유촉진위해 항바이러스제제를 투여한다.
- 소양감 완화를 위해 항히스타민제를 투여한다.
- 진통제를 투여한다.
- 가피형성과 치유증진, 자극과 통증 완화를 위해 습포를 제공한다.
- 수포형성 시기에 전염 예방을 위해 철저한 손 씻기를 시행한다.
- 조이는 옷은 피하도록 한다.
- 면역이 저하된 사람과 접촉을 주의한다.

008　정답 ①

해설 [목발 보행을 위한 방법]
- 목발 사용 전 상지와 어깨의 근 강화운동을 시행하도록 한다.
- 액와신경총을 압박하여 목발마비를 초래할 수 있어 손목, 손바닥으로 체중을 지지하고 액와에는 체중 지지를 금한다.
- 발 옆 20~25cm, 앞으로 20~25cm 위치에 목발을 두고 디딘다.
- 팔꿈치는 25~30도 굴곡하도록 한다.
- 계단을 내려갈 때는 환측과 목발을 먼저 내리고 계단을 올라갈 때는 건강한 다리를 먼저 올린다.

009　정답 ⑤

해설 간생검은 경피적으로 가는 바늘을 피부에 삽입하여 간 조직의 표본을 채취하는 것이다. 만성간염, 간경화, 간암 등의 진단을 위해 실시한다.

[간생검(liver biopsy) 간호중재]
- 검사 전 동의서를 확인한다.
- 검사 전 6시간 이상 금식한다.
- 검사 전 부분마취를 시행한다는 것을 설명한다.
- 검사 전 혈액응고검사를 시행한다.
- 검사 전·후 필요시 출혈예방을 위해 비타민 K를 투여한다.
- 검사를 위한 자세는 앙와위, 팔을 머리 위로 들어 올리고 움직이지 않도록 한다.
- 검사 시 숨을 힘껏 내쉰 후 바늘 삽입 시 그대로 숨 참도록 한다.
- 바늘 제거 후 생검 부위 압력을 가하도록 한다.
- 검사 후 최소한 2시간 동안 우측으로 눕게 한다.
- 검사 후 활력징후를 측정하고, 12~14시간 침상안정 하도록 한다.

010　정답 ④

해설 [담석증의 임상양상 및 증상]
- 지방음식 섭취 후의 소화불량, 우상복부 불편감, 식후 트림 등이 나타난다.
- 갑작스럽고 강한 담석 산통, 등과 우측 견갑골로 방사하는 통증 나타난다.
- 발한, 오심, 구토, 빈맥 동반한다.
- 총담관 폐색 시 황달, 점토색 대변, 진한 소변색 나타난다.
- 담즙이 피부로 배출되어 소양감이 나타난다.

011　정답 ⑤

해설 [만성췌장염 환자를 위한 효소대체요법]
- 췌장효소는 식사 또는 간식 및 물 한 컵과 함께 복용한다.
- 췌장효소는 제산제, H2 길항제 투여 후 복용하는 것이 가장 효과적이다.
- 구강내 자극을 최소화하기 위해 정제 또는 캡슐을 씹지 말고 삼킨다.
- 효소복용 후 피부자극을 피하기 위해 입술을 닦는다.
- 장용코팅제제는 분쇄하지 않도록 한다.
- 효과 확인을 위해 변 색깔이 회색에서 갈색으로 변하는 것을 확인한다.
- pancrelipase는 요산수치를 증가시킬 수 있으니 추적관리한다.

012　정답 ③

해설 [총비경구적 영양 간호중재]
- 24시간 동안 정해진 일정한 속도로 주입한다.
- 최적의 열량과 전해질을 공급한다.
- 수분 불균형을 확인하기 위해 섭취/배설량을 8시간 마다 측정한다.
- 체중, 활력징후, 기타 혈액검사를 실시한다.
- 총비경구적 용액 투여 전 직사광선 피하고 24시간 안에 사용한다.
- 감염예방을 위해 엄격하게 무균법을 적용한다.
- 정맥튜브의 관과 필터는 24시간 마다 교환한다.
- 손 떨림, 허약감, 배고픔, 식은땀 증상 시 혈당수치를 확인한다.
- 근육 긴장도 유지 위해 신체적으로 가능하면 보행과 활동 격려한다.

013　정답 ②

해설 간염바이러스 검사에서 B형간염 HBsAg(+) 상태는 B형간염 표면항원이 있고, Anti-HBs(-), Anti-HBc IgM(+) 상태는 B형간염 핵항원에 대한 IgM항체가 있고, 급성 HBV로 감염 후 6개월까지 나타나 현재 급성 B형간염 상태를 의미한다.

014 정답 ④

해설 B형간염의 위험군은 약물중독자, 혈액제품 사용자, 수혈자, 동성연애자 등이다.

015 정답 ⑤

해설 [간염환자에서 소양감에 대한 간호중재]
- 전분 목욕을 시행한다.
- 항히스타민제, phenobarbital 약물을 투여한다.
- 중조수 적용한다.
- 미온수 목욕을 한다.
- 침구, 의복은 청결하게 유지한다.
- 손톱을 짧게 유지한다.
- 서늘한 온도를 유지한다.
- 알칼리성 비누나 조이는 옷은 피한다.

016 정답 ②

해설 식도암은 종양의 확산에 의해 후두부 손상으로 쉰 목소리가 나타난다. 환자의 주 증상에 대한 간호진단으로 후두손상에 의한 목소리 변화를 내리고 간호 계획 및 중재를 하도록 한다.

017 정답 ⑤

해설 [위루술 간호중재]
- 위루관을 통한 음식 주입 시기는 일시적 위루술의 경우 수술 후 바로 관을 통해 영양 공급을 하고, 영구적 위루술은 24시간 이후 공급을 시작한다.
- 처음 물과 10% 포도당을 30~60mL 주입 후 점차 양을 증가시킨다.
- 이틀째 누출이 없다면 한 번에 180~240mL를 주입한다.
- 음식물 투여 후 침상머리는 30° 상승하고 1시간 동안 있는다.
- 48시간이 지난 후에 관 삽입 주위 피부는 비누와 물 또는 과산화수소로 닦고 드레싱한다.
- 음식물 주머니와 튜브는 세균감염 최소화를 위해 매 24시간마다 교환한다.

018 정답 ②

해설 크론씨병은 만성 재발성 염증성 질환으로 회장 말단에 빈발하고 장 전체를 침범하는 병변이 국소적, 분산적으로 분포하고 있다. 염증이 장벽 전층을 침범하고 주위 림프샘 장간막까지 침범한다. 장비후와 장내강 협착이 나타난다.

019 정답 ④

해설 [크론씨병 간호중재]
- 위장관 운동감소를 위해 지사제를 투여한다.
- 2차 감염 예방과 염증완화를 위해 항경련제, 항생제를 투여한다.
- 염증치료를 위해 스테로이드제를 투여한다.
- 크론씨병의 효과를 높이기 위해 면역억제제를 투여한다.
- 결장의 휴식을 위해 항콜린제를 투여한다.
- 장이 휴식 취할 수 있도록 총비경구영양(TPN)을 공급한다.
- 고단백, 고열량, 저지방, 저섬유소 식이 조금씩 자주 섭취하도록 한다.
- 설사로 인한 수분 전해질 불균형 조절을 위해 수분과 음식물 충분히 섭취한다.
- 코코아, 초콜릿, 감귤류 주스, 찬 음식, 탄산음료, 견과류, 술, 껍질을 벗기지 않은 곡물과 생과일 등은 피하도록 한다.
- 배변 횟수, 대변 경도관찰, 항문 찰과상은 따뜻한 물로 피부 청결, 건조하게 유지한다.
- 이완요법, 규칙적인 활동과 수면으로 스트레스를 완화한다.
- 통증조절은 항콜린성, 항경련제를 투여하고, 마약성 진통제는 장관의 압력이 증가할 수 있어 사용을 금지한다.
- 천공, 출혈, 폐색, 농양, 누공 등이 있을 때 외과적 수술을 한다.

020 정답 ②

해설 크론씨병은 회장 말단에서 흡수되는 비타민 B_{12} 결핍으로 인하여 빈혈을 초래할 수 있다.

021 정답 ④

해설 만성 신부전 환자의 경우 고칼륨혈증이 발생하므로 칼륨이 많은 식품인 귀리, 바나나, 오렌지, 다시마, 시금치, 자두, 양배추, 토마토, 양파 등은 피하도록 한다.

022 정답 ③

해설 환자의 경우 pH: 7.28로 감소하고, HCO_3^-: 16mEq/L로 감소하여 대사성 산증의 검사결과를 보인다. 이 경우 환자는 보상작용으로 호흡수와 깊이가 증가하면서 과다환기가 나타날 수 있다.

023 정답 ②

해설 [요실금]
소변의 흐름을 조절하지 못해 소변이 저절로 새어 나오는 상태이다.
- 복압성 요실금: 복압 상승으로 인해 불수의적인 소변이 누출된다. 골반지지 근육의 약화로 유발되는 기침, 감기, 큰 웃음 등으로 인해 불수의적인 소변이 노출된다.

- 절박성 요실금: 갑작스런 배뇨 유발로 인해 화장실에 도달하기 전에 소변이 누출된다.
- 범람성 요실금: 방광의 과팽창으로 인해 불수의적인 소변이 누출된다.
- 반사성 요실금: 방광근육 수축 저하나 요도 주변 근육의 기능저하로 인해 불수의적인 소변이 누출된다.

024 정답 ②

해설 [방광경 검사]

목적: 방광의 종양, 결석, 궤양을 확인하거나 종양절제, 결석 제거를 위해 시행한다.

- 검사 전 간호중재
  - 관장을 시행한다.
  - 전신마취 시 금식하고 국소마취 시 아침은 유동식을 섭취한다.
  - 수액을 공급하여 방광을 채운다.
- 검사 후 간호중재
  - 소변배설량을 관찰하고 4시간마다 활력징후를 측정한다.
  - 체위성 저혈압이 발생할 수 있어 서서히 일어나도록 한다.
  - 수분 섭취를 권장한다.
  - 요통, 작열감, 방광경련, 빈뇨 시 더운물 좌욕 또는 통목욕을 한다.
  - 항생제를 1~3일 투여한다.

025 정답 ④

해설 [방광염 간호중재]

- 커피, 알코올, 차 등 방광을 자극하는 종류의 음식은 피한다.
- 통 목욕보다는 샤워를 한다.
- 헐렁하고 부드러운 면 내의를 착용한다.
- 요의를 느끼면 바로 배뇨하도록 한다.
- 배변 후 회음부는 앞에서 뒤로 닦는다.

026 정답 ②

해설 급성사구체신염의 경우 저나트륨식이, 수분제한 식이, 고탄수화물 식이를 하도록 한다.
①③④⑤의 경우 수분 섭취를 권장한다.

027 정답 ⑤

해설 신증후군은 신사구체막이 심한 손상을 입어 혈장단백질이 사구체막을 통해 소변으로 나가는 상태이다. 사구체신염, 당뇨, 상기도 감염 등에 의해 나타난다. 증상을 심한 단백뇨, 저알부민혈증, 부종, 고지혈증, 과응고상태 등이 나타난다.

028 정답 ①

해설 [신증후군 치료]

- 사구체 손상 정도를 감소시키기 위해 스테로이드를 투여한다.
- 면역억제제를 투여한다.
- 부종을 완화시키기 위해 이뇨제를 투여한다.
- 사구체 내부 압력을 낮추기 위해 단백뇨를 조절한다.
- 과응고 또는 혈관 손상을 감소시키기 위해 필요시 헤파린 치료를 한다.

029 정답 ②

해설 척추측만증은 척추가 옆으로 만곡된 상태로 흔히 흉추가 오른쪽으로 볼록해지고 경추와 요추가 왼쪽으로 볼록해지는 것이 특징이다. 불량한 자세로 인한 다리 길이의 차이와 선천적인 기형, 척추체의 변형, 마비에 의해 나타난다.

030 정답 ⑤

해설 통풍은 퓨린의 신진대사 장애로 요산결정체가 관절에 축적되어 염증을 일으키는 전신성 대사장애이다. 식이요법으로 고퓨린식이 제한, 알코올 제한, 다량의 수분섭취, 알칼리성 식품 섭취가 있다.

031 정답 ①

해설 [고관절 치환술 환자 간호중재]

- 고관절 탈구 예방을 위해 고관절 굴곡, 내전, 내회전을 금지한다.
- 수술한 부위로 측위를 금지한다.
- 고괄절을 90도 이상 굴곡을 금지한다.
- 베개를 다리 사이에 적용하여 내전을 금지한다.
- 낮은 의자에 앉아 다리를 꼬지 않는다.
- 지지를 위해 팔걸이 의자를 사용한다.

032 정답 ③

해설 구획증후군은 구획내의 조직압박, 조직허혈에 의해 심혈관계가 손상되는 상태이다. 심한 통증, 창백, 맥박 소실, 냉감, 마비, 감각이상, 움직임 감소 등의 증상이 나타난다. 이를 위해 석고붕대나 압력을 제거하고 등척성 운동을 시행하고 사지를 상승시키고 동맥압 유지를 위해 수액을 공급하고, 냉 적용은 금지한다.

033 정답 ⑤

해설 심도자술은 심장혈관에 도관을 넣어 심장의 구조, 판막, 순환계의 정보를 파악하기 위해 시행한다.

[검사 전 간호중재]
- 검사 전 서면 동의서를 받는다.
- 조영제 알레르기 검사를 한다.
- 검사 전 8~10시간 금식한다.
- 검사 전 흉부X선 검사, 혈액, 소변, 심전도 검사 등을 한다.
- 검사 시간에 대해 1~3시간 소요시간을 안내한다.
- 강심제나 이뇨제 복용하는 환자는 투약을 보류한다.

034 정답 ②

해설 심도자술 검사 후 심도자술 부위의 말초 맥박을 촉지하여 순환 여부를 확인하는 것을 가장 먼저 시행하여야 한다.

035 정답 ⑤

해설 [심도자술 후 간호중재]
- 검사 후 4~6시간 동안 삽입부위를 구부리지 않도록 한다.
- 모래주머니를 이용하여 검사부위 압박하도록 한다.
- 조영제 알레르기를 관찰하고 조영제 배설을 촉진하기 위해 정맥으로 수액을 주입하고 경구로 수분섭취를 권장한다.
- 검사 후 침상안정을 하도록 한다.
- 검사 후 활력징후, 말초 순환, 심전도 관찰을 하도록 한다.

036 정답 ④

해설 심전도상 심장 박동수 측정은 R-R 간격으로 1분당 계산한다. 가장 작은 칸은 0.04초 이고 작은 다섯 칸은 0.2초이다. 분당 심박동수는 R-R 간격이 0.8초 동안 1개로 분당 70~80회 이다.

037 정답 ③

해설 이뇨제 투여 시 칼륨의 배출이 증가하므로 저칼륨혈증을 관찰해야 한다. 저칼륨혈증 예방을 위하여 바나나, 오렌지, 시금치, 멜론, 자두, 복숭아 등의 식품을 섭취한다.

038 정답 ③

해설 급성 폐수종은 폐의 간질조직과 폐포강에 비정상적으로 수액이 축적된 상태이다. 증상으로 초기에는 청진 시 악설음, 객담 동반 기침, 호흡곤란, 저산소증이 나타난다. 야간 수면 시 증상이 악화되면서 급격한 호흡곤란, 질식관련 공포, 불안 등이 나타난다. 손발 차고 축축, 청색증(손톱, 얼굴), 빠르고 약한 맥박이 나타난다. 휴식 시에도 지속되는 호흡곤란 악화, 심한 저산소증, 청진 시 폐수포음이 들린다. 폐모세혈관쐐기압(PCWP)이 25mmHg 이상 증가한다.

039 정답 ③

해설 심근경색증 환자에서 나타나는 심한 흉통 조절을 위하여 마약성 진통제 중에서 모르핀을 사용한다. 이는 중추신경계에 작용하고 말초 저항을 감소시켜 심근의 산소 소모량을 감소시킨다.

040 정답 ②

해설 협심증은 관상동맥이 부분적으로 차단되어 심근의 요구에 대한 충분한 혈액을 공급하지 못하여 허혈상태가 되는 것이다. 이 중 안정형 협심증은 힘든 일을 오래 계속 했을 때 흉부 불편감이 나타나고 흉통은 5~15분 지속되나 휴식이나 니트로글리세린 투여에 의해 완화된다.

041 정답 ④

해설 협심증의 위험요인으로는 죽상 경화증, 고혈압, 당뇨, 비만, 고콜레스테롤혈증, 흡연, 추위, 피로, 과식 등이 있다.

042 정답 ③

해설 [협심증 간호중재]
- 심장평활근 이완과 관상동맥 확장을 위해 니트로글리세린을 투여한다.
- 니트로글리세린은 3회 투여 후에도 통증이 지속되면 즉시 보고한다.
- 발작시작 시 흉통 소멸 시 까지 휴식과 처방된 산소 요법을 시행한다.
- 전신 혈관확장으로 관상동맥 관류 증가를 위해 칼슘차단제를 투여한다.
- 죽상경화증 악화를 방지하고, 급성심근경색 예방을 위해 아스피린을 투여한다.

043 정답 ⑤

해설 심실세동은 심실이 빠르고 비효과적으로 떨리는 상태로 급성 심근경색증 시 나타난다. 의식상실, 맥박소실, 무호흡상태, 혈압이 측정되지 않아 즉시 제세동을 시행하고, 에피네프린, 리토카인, 아미노다론, 마그네슘, 중탄산염 등을 투여하고 심폐소생술을 시행해야 한다.

044 정답 ⑤

해설 세균성 심내막염은 심장내막에 병원균 감염으로 염증이 발생한다.
- 가장 많이 침범하는 부위는 승모판막, 대동맥판막, 삼첨판막 순으로 발생한다.
- 구강수술, 치아의 염증에 의해 발생할 수 있다.
- 세균성 심내막염을 확진할 수 있는 진단방법은 혈액배양 검사이다.
- 급성 심내막염의 합병증으로 심색전증이 올 수 있다.
- 세균성 심내막염은 주로 황색포도상구균에 의해 발생한다.

045 정답 ⑤

해설 대동맥판막 협착증의 증상은 운동성 호흡곤란, 운동 시 실신, 협심증, 피로, 기좌호흡, 발작성 야간 호흡 곤란, 심박출량 감소, 수축기 심잡음이 나타난다.

046 정답 ③

해설 심부정맥혈전증은 심부정맥에 혈전성 정맥염이 온 상태로 합병증으로 폐색전증이 나타날 수 있다.

047 정답 ③

해설 악성 빈혈은 비타민 B_{12} 섭취 부족, 회장에서 흡수가 안 되는 경우 발생할 수 있다. 비타민 B_{12} 섭취 부족 시 경구로 간, 내장, 견과류, 효모 등을 섭취하도록 한다. 비타민 B_{12} 근육주사로 투여한다.

048 정답 ④

해설 [비정상적인 호흡음]
- 악설음 또는 수포음 : 만성폐쇄성폐질환, 심부전
- 천명음 : 천식, 기관지염
- 나음 : 만성 기관지염, 분비물 축적 시
- 늑막 마찰음 : 늑막염, 폐렴, 결핵

049 정답 ⑤

해설 [흉관배액 환자 관리]
흉관배액이 빠지게 되면 늑막강 내로 공기가 유입되어 폐허탈이 발생할 수 있다. 이에 따라 개구부를 막아 방지하고 의사에게 보고한다.

050 정답 ①

해설 기관지천식은 기도의 만성 염증 질환, 기도 과민성의 증가, 가역적인 기도 폐쇄로 발생한다. 증상으로 급성 발작 시 천명음(주로 호기 시), 호흡수 증가, 호흡곤란, 가슴 답답함, 기침, 다량의 점액분비, 보조근육을 이용한 호흡 양상, 술통형 가슴, 저산소혈증으로 의식 수준 변화가 나타난다.

051 정답 ④

해설 [기관지천식 환자 간호중재]
- 기관지 평활근 이완을 위해 기관지 확장제를 투여한다.
- 기도내의 일반적인 염증반응과 알레르기성 염증 반응 감소 작용을 위해 소염제를 투여한다.
- 급성 천식 발작 동안 마스크나 비강캐뉼라를 통해 산소요법을 적용한다.
- 따뜻하고 습한 환경을 제공한다.
- 수분공급을 한다.

052 정답 ④

해설 [폐렴의 간호중재]
- 적절한 항생제를 사용한다.
- 기관지 경련 시 기관지확장제 투여, 진통제를 투여한다.
- 심호흡과 기침 교육을 한다.
- 가스교환증진, 기도개방증진을 위해 수분공급과 산소요법을 제공한다.
- 침상안정 및 휴식을 취한다.
- 고칼로리, 고단백식이를 제공한다.
- 반좌위를 취하고, 체위배액을 한다.
- 분비물을 묽게 하기 위해 수분섭취를 증가한다.
- 폐색전, 무기폐 예방을 위해 체위변경한다.
- 폐렴구균백신 예방접종(65세 이상은 매년 접종), 담배, 감염환자 노출 피할 것, 위생관리(잦은 손 씻기, 무균법), 흡인 및 패혈증 예방 교육을 한다.

053 정답 ④

해설 [코로나바이러스감염증-19 예방수칙]
- 흐르는 물에 비누로 30초 이상 손씻기를 한다.
- 세면대가 없는 곳에서는 알코올 손세정제로 수시로 씻는다.
- 외출 후, 배변 후, 식사 전후, 기저귀교체 전후, 코를 풀거나 기침, 재채기 후 등에는 반드시 손을 씻는다.
- 기침할 때는 휴지나 옷소매 위쪽으로 입과 코를 가리고 한다.
- 씻지 않은 손으로 눈, 코, 입을 만지지 않는다.
- 외출 시 마스크를 착용한다.

054 정답 ②

해설 항결핵 약물요법에서 Ethambutol은 시신경염, 피부발진, 시력감소 부작용이 나타날 수 있다. 이에 따라 주기적인 시력검사. 신질환을 주의해야 한다.

055 정답 ③

해설 [농흉 간호중재]
- 균의 배양과 민감도 검사를 통한 항생제를 투여한다.
- 폐쇄성 또는 개방성 배농법을 실시한다.
- 장측흉막으로부터 두꺼운 섬유성 흉막 제거를 위해 흉막 피질박리술을 시행한다.
- 섬유성 흉곽이나 재발 우려가 있을 경우 흉곽성형술을 시행한다.
- 질병이 있는 쪽으로 눕게 하여 통증 완화 및 감염확산을 방지한다.
- 종격동 변위를 자주 관찰한다.
- 입술을 오므리는 호흡과 복식 호흡 교육을 한다.

056 정답 ①

해설
- 설인신경 : 구토와 연하 반사 생성
- 활차신경 : 안구운동
- 외전신경 : 안구측면운동
- 미주신경 : 인두, 후두, 외이감각, 연하작용
- 삼차신경 : 얼굴감각, 구강, 혀 치아감각, 저작기능

057 정답 ③

해설 [GCS 사정]
- 신경계 사정을 위한 방법이다.
- 최고점수는 15점이고, 3~7점은 혼수이다.
- 관찰 반응으로 눈 뜨는 반응(최고 4점), 언어 반응(최고 5점), 운동 반사 반응(최고 6점)이다.

058 정답 ④

해설 [무의식 환자 피부통합성 유지 간호중재]
- 규칙적인 체위 변경을 시행한다.
- 바른 자세 유지 및 경축 예방을 위해 수동운동을 시행한다.
- 발판을 이용하여 족하수를 예방한다.
- 팔은 외전시키고, 손가락은 가볍게 굴곡, 손바닥은 약간 회외전 시킨다.

059 정답 ②

해설 두개내압이 상승하면서 활력징후의 변화가 나타난다. 수축기 고혈압, 맥압 넓어짐, 서맥, 호흡 변화가 특징적으로 나타난다.

060 정답 ①

해설 [허혈성 뇌질환 환자 약물요법]
- 혈전용해제 : 급성허혈성 뇌졸중에 사용(t-PA)
- 항응고제 : 헤파린(Heparin), 와파린(Wafarin)
- 항혈소판제 : 아스피린(Aspirin), 플라빅스(plavix), 티클로피딘(ticlopidine)

061 정답 ②

해설 [삼차신경통 간호중재]
- 통증 완화를 위해 항경련성 약물(carbamazepine, phenytoin, diazepam) 투여한다.
- 통증 경감을 위해 신경차단, 삼차신경근 절단술, 감압 등 수술 요법을 시행한다.
- 찬바람, 심한 더위, 추위 노출 삼가, 통증 없을 때 걷기 운동을 한다.
- 저작 용이한 음식 소량씩 자주 제공하고 침범되지 않은 쪽으로 저작한다.
- 미지근한 물로 목욕한다.
- 구강 위생은 가볍게 함수한다.
- 각막 감각 상실 시 눈 간호를 시행한다.
- 적절한 방안 온도를 유지한다.
- 3차 신경통은 아주 약한 자극에도 반응하므로 환자의 안위 증진이 가장 중요하여 방문객을 제한한다.
- 바람이 불거나 사람이 많은 곳은 피한다.
- 충치 시 뇌신경 마비를 유발할 수 있어 정기적인 치과 방문을 한다.

062 정답 ③

해설 [중증 근무력증]
- 수의근(골격근)을 침범하는 만성신경근성 자가면역질환, 근육 약화 초래, 악화/완화 반복한다.
- 만성 진행성, 근육 사용 시 악화, 휴식 시 회복된다.
- 증상
- 진행성 근 쇠약(하행성 운동마비, 휴식 시 개선), 피로, 불안정한 자세, 근력은 아침에 가장 강하다.
- 안구 마비, 안검하수, 복시, 눈 감는 기능 저하나 상실이 나타난다.
- 저작, 언어, 연하곤란, 기도흡인 위험이 나타난다.
- 의식변화 없음, 감각상실 없음, 반사 정상, 근 위축 드물다.

063 정답 ⑤

해설 [발작 동안의 간호중재]
- 천을 싼 설압자를 치아 사이에 끼워 넣는다.
- 발작에서 깨어날 때까지 기도를 확보한다.
- 주변의 위험한 물건을 치우고 머리를 보호한다.
- 흡인 예방을 위해 환자를 옆으로 돌려 눕힌다.
- 억제대로 인한 손상 방지를 위해 발작 중에는 억제하지 않는다.
- 옷을 느슨하게 해주고 필요시 흡인한다.

064 정답 ④

해설 혈당이 510mg/dL으로 빠르게 혈당을 낮추기 위하여 저용량 속효성 인슐린인 휴물린 R을 투여한다.

065 정답 ③

해설 당뇨병성 케톤산증은 주로 1형 당뇨에서 발생한다.
인슐린 용량이 현저히 부족하거나 생성되지 않을 때 발생한다.
증상으로 kussmaul 호흡(호흡을 통한 아세톤, 이산화탄소 배출, 빠르고 깊은 호흡), 체위성 저혈압, 당뇨성 혼수, 의식변화, 오심, 구토, 다뇨, 갈증, 흐린 시력 등이 나타난다.
[간호중재]
- 삼투압이 올라가게 되면서 글루코즈가 세포 내에서 세포 외로 수분을 이동시켜 순분 부족 및 탈수가 나타난다. 이에 따라 수액요법을 통해 교정이 필요하다.
- 저용량 속효성 인슐린 요법을 적용한다.
- 산증교정과 전해질 교정을 한다.

066 정답 ③

해설 [말단비대증]
- 성장호르몬 과잉분비로 인한 말단비대증은 말단부위의 뼈나 연조직이 넓고 두껍게 자란다.
- 성대비후로 굵은 목소리를 낸다.
- 코 크기 증가, 피부 주름, 안와상 돌기 돌출, 하악 성장, 연조직 성장의 변화가 나타난다.
- 신체의 장기(심장, 간, 신장, 비장 등)가 비대해 진다.
- 울혈성 심부전, 고혈압, 당뇨병, 폐렴 등을 초래하여 사망 가능성이 높다.

067 정답 ⑤

해설 [뇌하수체 절제술 후 간호중재]
- 침상머리는 30도 상승한다.
- 비강분비물이 목 뒤로 넘어가는 듯한 느낌 시 뇌척수액 누출을 의심한다.
- 봉합선 보호 불편간 감소를 위해 칫솔질은 10일 동안 삼간다.
- 기침이나 재채기 코를 풀지 않도록 주의한다.
- 소변량이 많고 요비중이 낮으면 항이뇨제를 투여한다.

068 정답 ⑤

해설 갈색세포종은 카테콜라민을 분비하는 부신수질의 종양이다.
- 진단검사
- 24시간 소변검사: catecholamine 농도 증가, metanephrine 농도 증가, normetanephrine 농도 증가한다.
- 소변의 vanillyl mandelic acid 증가한다.

069 정답 ③

해설 부갑상샘 저하증은 부갑상샘 호르몬 분비 부족으로 혈청 칼슘의 농도가 저하되고, 인 농도는 상승한다. 증상으로 저칼슘성 테타니인 무감각, 경련, 성대마비, 호흡곤란, 우울, 혼돈, 두통, 저혈압, 복시, 피부건조 등의 나타난다.

070 정답 ④

해설 [백내장 수술 환자 간호중재]
- 수술 후 드레싱 교환은 6시간 후에 가능하다.
- 반좌위나 수술하지 않은 쪽으로 눕도록 한다.
- 절개부위 가려움증 호소 시 차가운 습포를 이용한다.
- 안압 상승을 예방하기 위해 기침, 재채기, 허리굽히기, 무거운 물건 들기 등을 금지한다.
- 수술한 눈에 보호용 안대를 착용하여 눈을 보호한다.

4회차 1교시 — 모성간호학

071   정답 ⑤
해설 [모성간호사의 역할]
- 모성간호사는 가족중심적이고 여성중심의 간호를 제공하며, 여성의 건강 유지 및 증진을 옹호하고 지지하는 역할을 한다.
- 자가간호와 자가검진 교육을 실시하고, 전문직 여성으로서 여성의 역할 모델이 되도록 한다.

072   정답 ⑤
해설 [자궁내 장치]
자궁내 장치는 자궁강에 기구를 삽입하여 수정란의 착상을 방지하고, 정자의 난관이동을 방해하여 피임하는 방법이다.
- 장점: 지속적 피임법, 임신을 원할 때 제거가능
- 부작용: 월경과다, 하복부 불편감, 자궁출혈, 골반염증성 질환, 세균성 질환, 요통, 질 분비물 경험, 자궁천공, 자궁외 임신 등
- 금기: 근종, 자궁암, 자궁의 부정출혈, 임신, 골반염증성 질환

073   정답 ②
해설 [자궁의 구조와 기능]
- 자궁은 연령에 따라 크기가 바뀌게 되는데 유년기에는 경부의 크기가 더 크고, 성숙기에는 체부의 크기가 더 크다.
- 자궁의 증식과 탈락은 월경과 관련된 증상이다.
- 자궁내막의 기저층은 원주상피세포로 구성되며, 알칼리성 분비물을 생성한다.
- 암세포 검사물 채취부위는 자궁경부의 편평원주상피세포 접합부이다.

074   정답 ④
해설 [원발성 월경곤란증]
- 골반의 기질적 병변이 없는 경우, 초경 시작 후 6~12개월 이내에 발생한다.
- 원인으로 프로스타글란딘의 과도한 합성, 자궁협부의 장애, 자궁내막 동맥의 경련 등이 있다.
- 적당한 운동 및 수면, 안정, 국소온열 요법, 저염, 고단백, 비타민식이, 에스트로겐 사용, 자궁수축 용해제 간호를 적용한다.

075   정답 ②
해설 [폐경기 비뇨생식기계의 변화]
- 폐경 시 성교통은 에스트로겐 호르몬의 부족으로 발생한다.
- 성교통에 에스트로겐 질 크림을 사용하여 부부관계 시 도움이 될 수 있다.

076   정답 ①
해설 [자궁근종의 종류]
- 자궁근종은 자궁의 평활근에 발생하는 양성종양으로 자궁근층내 근종이 가장 많은 근종을 차지한다.
- 근층내근종은 가장 많이 발생하는 근종으로 월경과다 증상을 일으킨다.
- 자궁내막 바로 아래에 발생하는 점막하근종은 감염, 출혈, 괴사를 많이 발생시킨다.

077   정답 ④
해설 [모닐리아성 질염의 간호]
- 심한 소양증과 우유 같은 분비물의 증상을 나타내는 질환은 모닐리아성 질염이다.
- 항진균제(fluconazole)를 사용한다.
- 면 속옷 입기, 꽉 끼는 옷 피하기, 회음을 앞에서 뒤로 닦을 수 있도록 한다.
- 임신 시 신생아 아구창 예방을 위해 치료받도록 한다.

078   정답 ⑤
해설 [자궁선근증]
- 자궁내막선이나 간질 등이 자궁근층에 존재하는 질환으로 주로 40대 이상 다산부에게 나타난다.
- 자궁근종과 동반 발생 가능하며, 월경과다, 속발성 월경통, 성교통, 자궁 크기 비대, 배뇨곤란 등의 증상이 있다.
- 치료는 약물요법(경구피임법), 자궁적출술 등이 있다.

079   정답 ②
해설 [자궁내막암의 원인]
- 자궁내막암은 자궁 내 공간을 덮고 있는 조직에 발생하는 악성종양으로 60세 이상 폐경기 여성에게 호발하는 암이다.
- 원인: 장기간 에스트로겐 자극을 받았던 여성, 자궁내막증식증, 비만, 담낭질환, 미산부, 늦은 폐경
- 증상: 혈성대하, 통증, 폐경 후 출혈, 월경과다, 체중 감소
- 진단: 폐경 후 pap smear, 자궁내막생검, 소파술
- 예후는 좋은 편으로 전자궁적출술, 난소난관절제술, 화학요법, 호르몬 요법을 시행할 수 있다.

080 정답 ②

해설 [근치자궁절제술]
복강경 또는 개복을 통해 암조직을 포함하여 자궁, 질의 상부 및 림프절을 광범위하게 절제하는 것이다. 자궁, 양쪽 난소, 난관 절제, 질의 일부, 자궁주위의 림프절, 인대까지 절제한다. 무월경, 불임, 폐경증상, 소변장애 발생 가능성, 주위조직 절제 범위에 따라 다양한 변화를 초래할 수 있다. 성생활은 초기 어려움이 있으나, 질은 탄력이 강하여 확장될 수 있는 기관으로 시도할 수 있다.(6~8주 후)

081 정답 ⑤

해설 [경관점액검사]
경관점액검사는 배란기에 임신에 적합한 점액 상태인지 파악하기 위한 검사이다.

082 정답 ①

해설 [임신선]
- 임신선은 부신피질자극호르몬의 결합조직 분열로 발생한다.
- 붉은색을 띠며 가렵다가 분만 후 은빛을 띠게 된다.

083 정답 ⑤

해설 [다리경련 완화법]
- 다리경련은 자궁의 증대로 인해 신경이 압박되기 때문에 발생하게 된다.
- 완화 방법으로 다리 경련 시 다리 근육을 신전시키고, 칼슘 섭취를 늘린다. 마사지를 하고, 다리를 따뜻하게 해준다

084 정답 ④

해설 [임신 중 위험증상]
- 임신의 위험증상에는 질 출혈, 하복부 통증, 자궁수축, 질에서 흘러 나오는 액체, 얼굴 및 손의 부종, 두통 및 시력장애, 소변량 감소, 급작스러운 태동 감소 및 소실, 오한, 발열 등이 해당된다.
- 움직이면 사라지는 불규칙한 자궁수축은 가진통에 해당되며 정상 반응이다.

085 정답 ②

해설 태아와 태반부속물의 일부만 배출되는 경우는 불완전 유산이다. 출혈과 통증이 있고 경부가 개대되어 있다.

※ 참고
유산 : 재태 기간 20주 이내, 체중 500g 이하의 태아가 생존력이 있기 전 임신이 종결

기준	유산의 종류	특징
임신지속여부	절박유산	• 점적출혈, 복통 경향, 조기 관리로 임신 유지 가능성
	불가피유산	• 절박유산이 진행되어 출혈, 심한 복통, 태아와 태아 부속물의 일부, 또는 전부가 배출
태아, 부속물 배출여부	완전유산	• 태아와 태아의 부속물이 모두 배출
	불완전유산	• 태아와 태아의 부속물이 일부만 배출
기타	패혈유산	• 감염, 패혈이 동반된 유산
	계류유산	• 사망한 태아가 자궁 내 4~8주 이상 머무르는 경우
	습관성 유산	• 명확한 이유 없이 3회 이상 유산

086 정답 ④

해설 [제대탈출]
- 제대탈출은 아두만출 전 제대가 선진부 앞부분으로 밀려 내려와 제대가 눌린 상태로 태아의 저산소증 발생 위험이 크다.
- 산부는 특별한 증상을 느끼지 못하며 가변성 감퇴현상, 태아보다 제대쪽이 먼저 산도에 나타난다.
- 태아의 심음을 사정하며, 제대가 눌리는 것을 방지하기 위해 고골반위, 산소공급을 해준다.

087 정답 ①

해설 [HELLP 증후군]
- HELLP 증후군은 중증 자간전증환자에게 나타나는 합병증으로, 임신 36주 이전에 증상이 나타난다.
- HELLP 증후군의 증상은 적혈구 용혈로 인한 빈혈발생, 저혈소판혈증으로 출혈 위험성 증가, SGOT, SGPT 등의 간효소 증가이다.

088 정답 ③

해설 [양수과다증의 원인]
양수과다증의 태아는 무뇌아, 뇌수종, 식도나 위장계통의 폐쇄아인 경우가 원인이 될 수 있다.

089 정답 ②

해설
- 태세 : 태아의 자세
- 태위 : 태아 장축과 모체 장축과의 관계
- 두정위 : 대횡경선
- 종위 : 태아의 장축과 모체 장축이 평행을 이룸
- 완전굴곡 : 태아의 자세로 정상적인 태세

090 정답 ⑤

해설 [양수의 기능]
- 양수는 투명하고 노르스름한 색깔의 맑은 액체로 pH 7.0~7.5로 약알칼리성을 띠고 있다.
- 정상 양수의 양은 600~1,000cc이다.
- 양수는 노폐물 저장고, 구강액의 근원, 외상으로부터 태아의 보호, 태아의 근골격계 발달 및 체온 유지, 분만 시 분만진행 촉진, 진통 시 가해지는 강한 압박을 방지하는 역할을 한다.
- 양수의 양의 변화는 태아의 변화가 발생했음을 알리고, 양수의 양은 태아의 안녕상태 파악에 용이하다.

091 정답 ②

해설 [자궁저부 위치]
치골결합 상부 : 임신 12주 치골결합~제와 사이 : 임신 16주
[태아건강사정 시기]
- 양수 천자 : 임신 14~20주 이후(양수 양 충분할 때)
- 자궁수축 검사 : 임신 28주 이후
- 융모막 융모생검 : 임신 9~11주
- 태아청각 자극검사: 임신 28주 이후
- 인지질 분석검사(폐성숙도 검사) : 26주 이후

092 정답 ⑤

해설 [분만시작 이론]
- 에스트로겐-프로게스테론 이론은 프로게스테론 감소 시 자궁수축 촉진과 프로스타글란딘의 형성이 증가된다고 본다. 이때 에스트로겐은 프로스타글란딘의 부분적 합성을 증가시킨다.
- 옥시토신 이론은 옥시토신의 영향으로 자궁수축이 증가되어 분만이 시작된다는 이론이다.
- 분만의 시작은 아직 과학적으로 증명되지 않았다.

093 정답 ⑤

해설 [분만 1기 간호중재]
- 분만 1기에는 진통사이 휴식을 취하도록 하고, 정보를 제공하여 두려움과 불안을 감소시켜준다.
- 산모가 원하는 체위를 취할 수 있도록 한다.

094 정답 ④

해설 [ergonovine]
- ergonovine은 자궁수축제로 고혈압, 흉통, 심계항진 등의 부작용이 있어 고혈압 환자, 심장질환 환자에게 사용하지 않는다.
- 태반 만출 후부터 사용 가능한 약물이다.

095 정답 ③

해설 [분만 1기의 간호중재]
- 분만 1기의 특성은 약간의 흥분상태이긴 하지만 비교적 편안해한다.
- 진통을 잘 참고 교육을 잘 따라한다.
- 걷기, 일어서기 등을 통해 분만을 유도할 수 있다.

096 정답 ②

해설 [분만 과정에 따른 4가지 호흡법]
- 분만 제1기 잠재기 호흡(자궁입구 개대 0~3cm)
  - 느린 흉식 호흡으로 임신부의 정상 호흡수(1분에 20회)의 1/2~2/3(1분에 12회)이다.
- 분만 제1기 활동기 호흡(자궁입구 개대 3~7cm)
  - 빠른 흉식 호흡으로 임신부 정상 호흡수(1분에 20회)의 1.5~2배(1분에 30회)로 짧게 1초 들이마시고, 1초 내쉬는 호흡이다.
- 분만 제1기 이행기 호흡(자궁입구 개대 7~8cm부터 완전개대)
  - 개구기 호흡과 같으나 3번에 한 번씩 한숨 쉬는 듯한 호흡이다. 일명 '히~히~후~호흡'이라고 한다.
- 분만 제2기 만출기 호흡(힘주기 호흡, 자궁입구가 열리고 아이가 태어나는 순간까지)
  - 진통이 오면 우선 심호흡을 하여(1회 또는 2회) 크게 숨을 들이마신 후 입을 다물고 항문으로 대변 보듯이 힘을 주어(6초 혹은 8초) 빠르게 내 쉰 후 다시 힘주기를 반복한다. 한 진통에 2~3회 반복한다.

097 정답 ④

해설 [분만1기 중 이행기]
분만 1기 잠재기(자궁경관 3cm), 활동기(자궁경관 4~7cm), 이행기(자궁경관 8cm~ 완전 개대)
- 잠재기에 투여할 경우 자궁수축이 저하되어 분만 진행을 방해한다.
- 효과적인 약물 사용시기는 활동기이다.
- 이행기에 진통제를 투여하게 되면 태아는 호흡중추가 억압되어 태아호흡부전이 발생할 수 있다.

098 정답 ⑤

해설 [경막외 마취]
- 투약시기 : 자궁경관이 4~6cm 개대 시 사용
- 특징 : 분만 동안 산모는 깨어 있고 감각 차단
- 합병증 : 저혈압(중재 : 정맥주입 속도 증가시킴), 오심, 구토, 요정체 유발

099 정답 ③

해설 [정상분만]
임신 20주 이전의 분만은 유산이라고 하며 20~37주(생존력이 있는 태아)까지는 조산, 38~42주까지는 정상분만, 42주 이후의 분만은 과숙분만이다.

100 정답 ⑤

해설 [분만 4기 간호]
- 태아만출 후 1~4시간까지는 분만 4기라고 한다.
- 분만 4기는 임신 전 상태로 적응하는 모체의 생리적 심리적 변화가 일어나는 시기이다.
- 분만 후 자궁저부는 제와부 부위에서 단단하게 만져져야 한다.
- 분만 후 자궁저부가 부드러운 경우 단단해질 때까지 마사지를 하여 혈괴를 배출시켜야 한다.
- 자궁이 우측으로 치우쳐 있을 때는 방광 팽만을 확인해야 한다.

101 정답 ②

해설 [자궁복구부전]
- 정의 : 자궁복구 과정이 지연되거나 불완전한 상태
- 원인 : 자궁근의 탄력성 저하의 요인(양수과다, 쌍태아, 다산부), 태반조직 잔류, 자궁내막염
- 증상 : 산후 자궁촉진시 이완, 양이 많은 적색오로의 지속, 냄새나는 질 분비물, 복통, 요통, 골반의 중압감
- 치료 및 간호 : 자궁근 탄력 저하 → 자궁수축제 투여
  태반조직 잔류, 출혈 지속 → 소파술 시행
  자궁내막염, 골반염 → 항생제 투여
  모유수유 시 자궁수축 촉진
  자궁저부마사지

102 정답 ①

해설 [산후 우울]
- 산후 우울은 산욕부의 대부분이 경험하는 일시적 적응장애의 한 형태로 정상반응이다.
  - 발병 : 보통 산후 3~5일에 발생 → 자연 해소
  - 원인 : 내분비 변화(에스트로겐의 분비 저하)
  - 증상 : 울음, 기분변화, 불면, 고립감, 상실감, 피로, 두통
  - 간호 : 정상 반응임을 설명, 감정표현 격려, 자존감 증진, 가족의 지지, 규칙적 운동

103 정답 ④

해설 [산욕기 월경의 회복]
- 수유부의 경우 수유기간에 따라 월경의 회복에 개인차가 있다.
- 초기 몇 번의 월경은 무배란성인 경우가 많으나, 월경은 시작되지 않았으나 배란이 되는 경우가 있다.
- 비수유부가 수유부보다 월경 회복이 빠르다.
- 월경 중지 시에도 배란으로 임신이 될 수 있으므로 수유부나 비수유부는 첫 성교부터 피임하도록 한다.

104 정답 ⑤

해설 출산 후 방광팽만 시 자궁출혈, 자궁후굴, 요로감염 등의 증상이 나타난다

105 정답 ①

해설 [산후 혈종]
산후혈종의 치료는 기본적으로 통증치료와 감염예방을 하는 것이다.
- 혈종의 크기가 작을때(5cm 미만)
  - 외음부의 냉찜질을 하거나 압박하여 자연스럽게 흡수되도록 한다.
  - 필요시 진통제를 투여한다.
- 혈종이 크거나(5cm 이상) 진행성일 경우
  - 의사에 의하여 절개한 후 혈액을 배액한다.
  - 혈관을 결찰할 필요가 있으면 출혈되는 혈관을 찾아 결찰한다.
  - 항생제를 투여한다.
  - 출혈 및 감염 증상을 확인한다.
  - 유치도뇨관을 삽입한다.

4회차 2교시

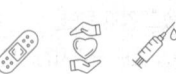

4회차 2교시 — 아동간호학

001 정답 ⑤
해설 [영아사망률]
- 출생한 영아 1,000명에 대한 생후 첫 1년간 사망한 영아의 수
- 한 국가의 대표적 보건복지 수준을 나타내며, 다른 나라와의 건강관리 수준을 비교할 때 활용되는 통계지표
- 2019년 통계기준으로 영아사망의 주원인은 영아돌연사증후군
- 항생제, 백신 등의 개발로 꾸준히 감소 추세
- 양질의 산전간호를 통해 조기분만을 예방하는 것이 필요한 것은 신생아사망률의 감소와 관련
- 1~19세 아동사망의 주원인은 불의의 사고

002 정답 ④
해설 [프로이드의 발달이론]
- 구강기: 영아기, 빠는 즐거움, 양육자는 영아의 욕구를 채워주기 때문에 양육자와 애착이 중요, 만족되지 못하면 과음, 과도한 흡연, 의존적, 유아적 성격
- 항문기: 유아기, 대소변 가리기와 같은 몸의 기능을 다스리는 법을 배움, 만족되지 못하면 인색하거나 결벽증
- 남근기: 학령전기, 성기가 즐거움의 대상. 성에 대한 정체감 형성, 동성부모와의 동일시로 동성의 역할 습득, 오이디푸스(남)/엘렉트라(여) 콤플렉스
- 잠복기: 학령기, 성적인 욕구가 줄어듦. 적절한 성역할을 습득, 사회에 대해서 배움, 또래집단의 영향
- 생식기: 청소년기, 사춘기시작, 이성에 대해 성적인 욕구, 사랑하는 관계를 형성하는 법과 사회적으로 납득될 만한 방법으로 성적 충동을 다루는 방법을 배움

003 정답 ③
해설 [신체사정에 대한 일반적 접근]
- 영아는 신체검진 시 부모와 함께 검진, 불편한 검사는 마지막에 시행
- 유아는 검진하기 힘든 대상으로, 다른 곳에 집중하여 검진이 용이하도록 함, 만일 억제가 필요하면 부모의 협조로 시행
- 학령전기 아동은 스스로 검진에 참여하도록 유도하고, 칭찬함으로써 아동의 흥미를 유발
- 학령기 아동은 아동과 신뢰감을 형성하기 위해 편안한 질문 유도, 수줍어하는 것에 대한 대책이 필요, 머리끝에서 발끝까지 검진
- 청소년은 부모가 없는 상황에서 프라이버시 지킬 수 있도록 함, 솔직하고 정직한 접근

004 정답 ①
해설 [월령별 예방접종]
- DTaP는 2, 4, 6개월에 초기 접종이 이루어짐
- MMR, 수두, 일본뇌염은 12개월에 접종 시작
- polio 추가 접종은 4~6세에 접종

005 정답 ①
해설 [학령기 구강간호]
구강 위생, 올바른 칫솔질(학령기 아동은 스스로 하도록 함), 치실 사용, 불소치약 사용, 식이조절(사탕, 끈적한 음식 섭취 제한)

006 정답 ⑤
해설 [신생아 목욕]
- 목욕 후 로션, 크림, 알칼리성 비누, 오일 사용하지 않음
- 목욕은 더운 날씨엔 매일, 겨울에는 2~3일에 한번 함
- 피부에 자극적이므로 파우더를 사용하지 않음
- 수유 전, 보채지 않을 때가 목욕하기 좋은 시간임

007 정답 ②
해설 [두혈종]
- 두개골과 골막 사이에 형성
- 봉합선 내에서 발생
- 2~3주 지나 흡수됨
- 출산과정 동안 손상으로 인해 발생

008 정답 ⑤

해설 [병리적 황달의 특징]
- 병리적 황달은 24시간 이내에 발생하여 12mg/dL 이상의 빌리루빈 수치가 측정되고, 교환수혈이나 광선치료가 필요하게 됨

009 정답 ③

해설 [신생아 정상소견]
- 횡경막을 이용한 흉식호흡은 호흡곤란의 징후임
- 가성월경, 유방울혈, 마유는 모체 호르몬의 영향에 의해 발생하는 정상적인 반응
- 비립종(좁쌀종): 코, 턱 주위 좁쌀처럼 하얗고 작은 덩어리, 2~3주 내 소실, 모체의 안드로겐 영향
- 중독성 홍반: 가슴, 등, 얼굴, 둔부 등 피부의 구진성 발진, 농포, 원인불명, 자연 소실
- 딸기 혈관종: 이완된 모세혈관 때문에 피부 표면에 솟아오름, 1년까지 커지다가 9세경 소실

010 정답 ②

해설 [대상영속성]
- 까꿍 놀이는 대상영속성을 높이기 위한 놀이이다. 대상영속성은 대상이 눈 앞에서 사라져도 그 대상이 없어진 것이 아니라는 것을 알게 되는 것을 말한다

011 정답 ③

해설 [영아의 운동발달]
- 5개월 : 엎드렸다가 뒤집을 수 있음
- 6개월 : 기어 다니면서 탐색, 등에서 복부로 구를 수 있음
- 8개월 : 도움 없이 혼자 앉고, 손인사, 박수 가능
- 10개월 : 가구 잡고 돌아다님
- 12개월 : 다른 사람의 손을 잡고 걸음

012 정답 ③

해설 [활력징후 측정]
- 체온은 액와체온 < 구강체온 < 직장체온의 순으로 높음
- 7세 미만 아동의 심첨부위는 좌측중앙쇄골선과 4번째 늑간에 위치
- 호흡측정 시 영아는 복부의 움직임을, 유아 이상의 아동은 흉곽의 팽창을 관찰
- 혈압측정 시 상박의 2/3를 덮도록 해야 함
- 커프가 너무 좁다면 커프의 압력이 동맥에 제대로 전달되지 않아서 높게 측정될 수 있으며, 너무 넓다면 압력이 넓은 표면에 불균형하게 분산되어 낮을 수 있음

013 정답 ④

해설 [에릭슨의 사회심리 발달이론]
- 영아기 : 신뢰감 vs 불신감
- 유아기 : 자율감 vs 수치심
- 학령전기 : 솔선감 vs 죄책감
- 학령기 : 근면감 vs 열등감
- 청소년기 : 정체감 대 역할혼돈

014 정답 ④

해설 [유아의 신체발달]
- 대천문은 12~18개월에 닫힘
- 신체 성장속도가 느려짐
- 12개월 두위=흉위, 2세 이후 두위<흉위
- 2세에 출생시 체중의 4배

015 정답 ③

해설 [남근기]
- 남근기에는 동성의 부모와의 동일시를 통해 자신의 성 정체성과 적절한 역할을 습득하고, 오이디푸스 콤플렉스(남아), 엘렉트라 콤플렉스(여아)가 나타난다.

016 정답 ①

해설 [분노발작]
- 자신의 시도가 좌절되거나, 피곤하고 짜증나는 상황에 자신의 감정을 표현하는 방법
- 소리 지르기, 물건 던지기, 자기 몸을 물어 뜯거나 머리를 흔들며 자신의 분노를 표출
- 유아가 진정될 때까지 무관심으로 대하는 것이 가장 좋은 방법

017 정답 ②

해설 [학령전기의 언어발달]
- 언어능력 극적 발달
- 3세 : 짧고 간결한 문장, 혼자 말하거나 상상속의 친구와 대화
- 4세 : 말이 많고 과장, 관심 얻기 위해 공격적인 언어 사용
- 5세 : 2,100단어, 긴 문장 사용, 요일/계절 구분

018 정답 ②

해설 [죽음에 대한 개념]
- 영아기와 유아기(주술적 사고) : 죽음은 피할 수 있으며 되돌아 올 수 있다고 생각
- 학령전기(가역적, 일시적인 것) : 죽음은 떠나는 것, 잠자는 것으로 생각
- 학령기(비가역적, 영구적인 것) : 죽음에 대해 이해, 잠과 죽음을 구별함
- 청소년기: 슬픔은 정상적인 청소년기 발달과제

019 정답 ④

해설 [등교거부증]
- 학교생활의 극심한 정서적 스트레스로 잦은 결석, 학습 부진, 자퇴 등이 나타남
- 정신적 혹은 신체적 증상(복통, 두통, 오심, 구토) 호소
- 신체증상이 학교가 아닌 곳에서는 나타나지 않음
- 학교생활에 대한 정확한 사정이 필요
- 증상이 단순할 경우 부모는 자녀를 신속히 학교로 돌려보냄
- 증상이 심각하다면 일정기간 동안 수업에 부분적으로 참여하거나 등교 방법에 변화를 주면서 지켜봄
- 등교에 대한 긍정적인 강화가 필요, 친구와의 접촉 격려, 교사의 협조 필요, 학교에 대한 긍정적 측면 부각이 도움

020 정답 ④

해설 [청소년의 성장과 발달]
- 청소년기는 급성장하는 시기이다. 아동기에서 성인기로 나아가는 과도기이다.
- 과도기의 청소년은 신체적·인지적·심리사회적·심리성적으로 흥분과 동시에 두려움이 생기기도 하는 극적인 변화를 경험을 한다.
- 신장 최대 성장속도 : 여학생이 남학생 보다 1.5~2년 빠름
- 남성: 테스토스테론 분비로 인한 고환의 성장(가장 먼저 나타나는 변화) → 음경·고환·음낭이 커짐 → 음모 발달 → 목소리 변함(∵후두의 급성장), 땀샘 발달 → 여드름, 수염이 돋기 시작, 사정이 가능
- 여성: 난소 기능의 첫 신호인 유방 봉우리(가장 먼저 나타나는 변화)→ 음모가 나기 시작 → 초경 시작 → 액모, 땀샘 발달, 유두 돌출 → 임신 가능

021 정답 ⑤

해설 [정맥주입 속도]

분당방울수 = 총투여량 × mL당 방울수 / 총주입시간(분)
- 500ml*20gtt /12hr*60min = 13.8

022 정답 ⑤

해설 [고빌리루빈혈증]
- 광선요법 시, 기저귀만 착용하고 옷은 벗긴 채로 시행
- 광선요법 시, 안구손상 예방 위해 안대를 착용함.
- 광선요법 시, 로션이나 오일은 바르지 않음
- 생리적 황달은 간 기능 미숙으로 생후 2~3일에 발생하며 혈청 빌리루빈 5mg/dL 이상일 때를 말함
- 병리적 황달은 출생 후 24시간 이내 발생, 혈청 빌리루빈의 농도가 12mg/dl 이상일 때를 말함

023 정답 ①

해설 [영아돌연사증후군]
- 영아돌연사증후군 예방을 위해 똑바로 뉘어 재우는 것을 권장하고 있음
- 금지 사항 : 부모의 침대에서 함께 잠, 지나치게 폭신한 이불에서 잠, 주위에 장난감이 있음, 흡연환경, 너무 더운 환경 제한 등

024 정답 ①

해설 [유문협착증]
- 유문협착증은 투사성 구토를 하여 구토로 인한 탈수, 대사성 알칼리증 교정이 중요하다.
- 증상: 우상복부 올리브 모양 덩어리, 투사성 구토, 구토 후 배고파서 안절부절 못함, 체중 감소 및 변비, 탈수, 농축된 소변

025 정답 ③

해설 [구순열의 교정시기]
- 모아 결속을 증진하고 수유를 쉽게 하기 위해 구순열의 수술은 생후 3~6개월에 시행하는 것이 좋다.

026 정답 ②

해설 [급성 후두개염의 간호]
- 크룹의 한 종류인 급성 후두개염은 갑자기 발생하여 급격히 호흡곤란으로 진행, 심각한 폐쇄성 염증과정으로 즉각적 응급조치 필요함
- 환자 옆에 기관절개술이나 기관내 삽관을 준비

027 정답 ①

해설 [중이염]
- 유스타키오관이 성인에 비해 짧고 곧은 6개월~2세 호발
- 선행요인 : 상기도감염, 알레르기 비염, 부비동염, 구개열, 면역결핍, 간접흡연, 부적절한 수유방법 등
- 간호중재: 3~4개월 이상 지속되는 만성중이염은 고막절개술 적용, 고열 시 열성 경련 예방 위해 해열제 투여, 영아를 앉힌 자세에서 수유, 감기 시 코 세게 풀지 않도록 하기, 수분공급, 증상 모두 소실 돼도 처방대로 항생제 적용

028 정답 ④

해설 [팔로 4징후(TOF)]
- 청색증형 선천성 심장병 가운데 가장 빈도가 높은 질환
- 심실중격결손, 폐동맥협착, 대동맥 우위, 우심실 비대가 특징인 질환, 울혈성 심부전이 동반되지 않음
- 청색증(주요 증상), 곤봉형 손톱, 웅크린 자세, TET 발작(아침, 울음, 배변, 수유 시)
- 간호중재: 구강위생 청결히(감염성 심내막염 예방), 청색증 발작 시 슬흉위, 모르핀과 산소 투여

029 정답 ④

해설 [혈우병 치료 및 간호]
- 치료: 결핍인자 보충, 얼음팩, 탄력붕대, 진통제, 출혈부위 고정
- 간호: 부딪치는 운동 금지, 안전한 환경제공(외상방지, 통증 시 아동의 안위 도모, 정기 예방접종 시 깊게 주사하지 않음)

030 정답 ①

해설 [급성 천식발작의 치료]
- 일차적 약물: 흡입제 사용은 적은 양으로 강력한 효과를 가짐으로 부작용을 줄임 → 에피네프린, 벤톨린 등
- 기관지 확장제(epinephrine, theophylline, aminophylline)
- 코티코스테로이드 : 천식치료에 반응이 없는 환아에게 사용

031 정답 ②

해설 [선천성 갑상샘 기능저하증]
- 신생아 사정 : 불충분한 수유, 기면, 2달 이상 황달 지속, 변비, 서맥, 쉰 목소리의 울음, 느린 반사, 치료하지 않으면 지능저하, 정신지체 유발할 수 있음
- 부모는 아기가 잠도 잘 자고, 거의 울지 않아 착하고 조용한 아기라고 생각할 수 있다.

032 정답 ⑤

해설 [선천성 고관절 탈구검사]
- Allis 징후 : 아동을 눕히고 무릎을 구부려 세워서 무릎 높이를 확인하여 높이가 다르면 양성
- Trendelenburg 징후 : 탈구가 있는 쪽으로 서고 정상 다리를 들면 정상쪽으로 기울어짐
- Ortolani 징후 : 탈구된 다리를 제 위치에 넣는 정복을 시도하였을 때 느껴지는 마찰음
- Barlow 징후 : 엉덩이 관절을 중립 또는 약간 바깥쪽으로 밀어 탈구를 유도하면 마찰음
- Kernigs 징후: 앙와위에서 무릎을 구부렸다가 펼 때 통증과 경련 발생 → 세균성 뇌막염

033 정답 ②

해설 [간질]
- 기도유지 : 분비물이 흡인되지 않도록 고개를 옆으로, 옷을 느슨하게 풀어줌, 몸을 옆으로 돌림, 발작 동안 아동을 붙잡지 않고 입안에 어떤 것(경구약 등)도 넣지 않음, 자극을 주지 않음
- 외상 방지 : 주위 위험한 물건 치워 둠
- 발작을 일으킬 수 있는 원인 인자가 없음에도 발작이 반복적으로 발생하는 만성적 질환
- 약물을 갑자기 중단하지 않고 완치 때까지 점차 감소, 정확한 시간, 식간 투여, 혈액검사(간기능, 혈중농도)를 관찰하면서 투여

034 정답 ③

해설 [이하선염의 특성]
- 이하선염의 대표적 합병증은 뇌척수막염과 고환염
- 비말, 직접접촉으로 전파됨
- 종창이 가라앉을 때까지 침상안정하며, 감염기간 동안 격리
- 이하선염의 전구 증상 : 고열, 근육통, 두통, 권태감을 들 수 있음
- koplik 반점은 홍역의 전구기에 관찰할 수 있음

035 정답 ③

해설 [신경아세포종의 특징]
- ◆ 신경아세포종(신경모세포종) : 신경관 원세포(배아)에서 기원하는 악성신생물로 부신과 자율신경계(교감신경절)에서 발생
- 원인 및 빈도 : 원인불명, 1세 미만 영아 호발, 원발 부위 복부, 주로 부신으로 전이가 된 이후 발견('침묵의 종양'), 전이가 빠름(뼈와 골수, 간)
- 증상:
  - 중앙선을 넘는 단단하고 불규칙적이며 만져도 아파하지 않는 복부덩어리
  - 고혈압(카테콜라민 상승, 종양에 의한 심혈관계 압박), 고열
  - 전이된 경우 통증
  - 신장, 요관, 방광 압박으로 요정체, 빈뇨, 혈뇨
  - 두개 내 전이 : 두개내압 상승, 안구 돌출, 안와 부위 부종
- ◆ 신아세포종(윌름스 종양) : 소아에서 많이 나타나는 신장의 악성 종양, 유전적 요인
- 증상: 복부 중앙선을 넘지 않는 크고 딱딱한 복부 덩어리, 전이되거나 악화될 때 복통, 기면, 식욕부진, 고열, 혈뇨, 고혈압(과도한 레닌 분비)

4회차 2교시 지역사회간호학

036 정답 ⑤

해설 자유방임형 보건의료체계는 의료서비스의 질적 수준이 가장 높고 의료인과 의료기관을 선택할 수 있는 최대한의 자유가 보장되는 반면 의료비 부담이 크고, 의료의 형평성이 낮으며 의료자원의 지역 간 불균형이 심하고, 비효율적 활용이 나타나는 단점이 있다.

037 정답 ②

해설 봉급제는 수입의 안정으로 진료의 관료화, 형식화가 나타날 수 있으며, 총괄계약제는 진료비 총액의 범위 내에서 진료를 받게 되며 이 때 의료비 지불자는 진료비에 구애를 받지 않고 의료서비스를 이용할 수 있다. 행위별수가제는 양질의 보건의료서비스를 제공할 수 있으며, 인두제는 치료보다는 예방사업에 중점을 두고 이루어진다.

038 정답 ④

해설 [부양비]
① 인구의 사회경제적 구성을 나타내는 지표이다.
② 총부양비가 높을수록 경제적 투자능력이 상대적으로 떨어져서 경제발전에 어려움이 따르는 것으로 본다. 총부양비와 유년부양비는 개발도상국이 높고, 노년부양비는 선진국이 높다.
③ 노년부양비(Old D.R) $= \dfrac{65세이상인구}{15{\sim}64세\ 인구} \times 100$

$= \dfrac{700 + 400}{5{,}000 + 6{,}000} \times 100$

$= 10$

039 정답 ①

해설 보건학상 관리가 가장 어려운 보균자는 건강보균자이며 역학적 관리가 가장 중요하다. 건강보균자는 증상이 없으면서 균을 보유하고 있는 사람이다. (예: 폴리오, 디프테리아, 일본뇌염, B형간염 등)

040 정답 ③

해설 [모자보건사업의 목적과 필요성]
(1) 모자보건사업의 목적
① 지역사회 건강수준을 증진시키기 위해 모성건강을 유지해야 한다.
② 임신과 분만에 수반되는 모든 합병증의 발생위험을 줄인다.
③ 다음 번 임신에 대한 준비를 하도록 한다.
④ 신생아 사망률을 감소시키고 불임증 예방과 치료를 위함이다.

(2) 모자보건사업의 필요성
① 모자보건 대상 인구는 전체 인구의 50~55%로 광범위하다.
② 적은 비용으로 건강증진에 기여하며 영·유아기 건강은 중요하기 때문에 다른 어떠한 보건사업보다 큰 비중을 차지한다.
③ 모성과 아동의 건강은 다음 세대의 인구자질에 영향을 준다.
④ 예방사업으로 얻는 효과가 크다.
⑤ 임산부와 영·유아는 질병에 쉽게 이환되고 이환 시에 후유증도 크다.

041 정답 ⑤

해설 ① 로이의 적응이론: 간호란 개체가 적응반응으로 변화하도록 중재하는 것이다.
② 오렘의 자가간호 이론: 간호란 대상자 스스로 자신의 건강과 안녕을 유지하도록 중재하는 것이다.
③ 호만스의 교환이론: 간호의 대상자는 타인과의 상호작용을 통해 서로 영향을 주고 받으며 계속 변화한다.
④ 뉴만의 건강관리체계이론: 간호는 스트레스원에 대한 대상체계의 반응에 영향을 주는 변수들을 중재하는 것이다.

042 정답 ②

해설 참여관찰은 지역주민에게 영향을 미치는 의식, 행사 등에 직접 참여하여 관찰하는 방법으로 지역사회의 가치, 규범, 신념, 권력구조, 문제해결과정 등에 대한 정보를 수집하는데 적절하다.

043 정답 ④

해설 1) 환경적 영역의 4가지 문제 : 수입, 위생, 주거, 이웃
2) 심리사회적 영역의 12가지 문제 : 지역사회자원과의 의사소통, 사회 접촉, 역할변화, 대인관계, 영적고통, 슬픔, 정신건강, 성욕, 돌봄/양육, 아동/성인 방치, 아동/성인 학대, 성장과 발달
3) 생리적 영역의 18가지 문제 : 청각, 시각, 언어와 말, 구강/치아 건강, 인지, 통증, 의식, 피부, 신경근육 골격, 호흡 순환, 소화와 수분, 배변기능, 배뇨기능, 생식기능, 임신, 산후, 전염성/감염성 상태
4) 건강관련 행위의 8가지 문제 : 영양, 수면과 휴식양상, 신체적 활동, 개인위생, 약물사용, 가족계획, 건강관리 감시, 투약처방

044 정답 ③

해설 지역사회 각각의 특성을 파악하고 문제해결을 위한 공동체가 있는지 평가해야 한다.
- 대면 공동체: 안면이 있는 사람들의 모임
- 소속 공동체: 같은 감정을 가진 사람들의 모임
- 자원 공동체: 문제를 해결할 수 있는 능력을 가진 사람들의 모임
- 지정학적 공동체: 같은 물리적 지역에서 사는 사람들
- 생태학적문제 공동체: 공동의 환경적 문제를 가진 사람들의 모임

045 정답 ③

해설 암검진의 주기 및 대상에 변화가 있었으므로 변경된 내용을 꼼꼼히 숙지하기 바란다. 특히, 간암의 주기가 6개월 간격으로 좁아진 것과 자궁경부암의 대상이 20세로 조정된 것, 폐암 검진이 추가된 것은 반드시 숙지해야 한다.
① 간암의 특성상 검진주기가 1년에서 6개월로 변경되었다.
② 자궁경부암은 검진연령이 30세에서 20세로 하향 변경되었다.
③ 폐암은 2년마다 54세 이상 74세 이하 폐암 발생 고위험군으로 추가되었다.

046 정답 ⑤

해설 [구조적 지역사회]
① 집합체
  ㉠ 집합 그 자체이며 모인 이유와는 상관없다.
  ㉡ 노숙자 집단, 광산촌, 알콜중독자 집단, 미혼모 집단, 국민
② 대면공동체
  ㉠ 서로 얼굴을 대하는 공동체이다.
  ㉡ 소식이 쉽게 전달되어 친근감과 공동의식을 소유한다.
③ 생태학적 문제의 공동체
  ㉠ 지리적 특성, 기후 등과 같은 동일한 생태학적 문제를 내포하고 있는 집단이다.
  ㉡ 산림 파괴 지역, 토양오염, 기후, 환경문제가 있는 지역
④ 지정학적 공동체
  ㉠ 법적·지리적 경계로 정의된 지역사회이다.
  ㉡ 합법적인 지리적 경계를 기준으로 하는 행정적 관할구역 단위의 집단이다.
⑤ 조직
  ㉠ 특정 목표를 추구하며 일정한 환경 속에서 일정한 구조를 가진 사회단위이다.
  ㉡ 병원, 보건소, 학교 등
⑥ 문제해결 공동체
  ㉠ 문제를 확인하고 공유하며 해결할 수 있는 범위 내의 구역을 의미한다.
  ㉡ 문제를 가지고 있는 지역뿐 아니라 문제해결 지지 업무를 갖는 정부기관도 포함된다.

047 정답 ①

해설 [라론드 보고서(Lalonde Report)]
① 1974년 캐나다의 라론드(Lalonde)가 보건의료의 중점을 치료중심의 의학적 모형에서 예방중심의 총체적 모형으로 전환시킨 라론드 보고서를 통해 건강증진의 중요성에 대해 제시하였다.
② 라론드 보고서는 생물학적 요인, 환경적 요인, 생활양식 요인, 보건의료조직 요인을 동등하게 중요시 하는 건강장(Health-field)의 개념을 대중화하였다.
③ 건강 결정요인을 유전적 요인(20%), 물리적 환경 요인(20%), 개인의 생활양식(50%), 보건의료서비스(8%)로 구분하면서 가장 중요한 요인은 생활양식임을 강조하였다.

048 정답 ③

해설 보건복지부장관의 면허 또는 자격인정을 받는 직종의 분류는 다음과 같다.
(1) 면허 : 의사, 치과의사, 한의사, 조산사, 간호사, 임상병리사, 방사선사, 물리치료사, 작업치료사, 치과기공사, 치과위생사
(2) 자격인정 : 전문의, 치과의사전문의, 한의사전문의, 전문간호사, 간호조무사

049 정답 ③

해설 [사업 평가 범주]
㉠ 투입된 자원(노력)에 대한 평가 : 보건교육사업에 투입된 자원으로는 보건교육 담당자를 비롯한 인적 자원과 물적 자원, 사회적 자원을 들 수 있다.
㉡ 사업진행 정도에 대한 평가 : 내용 및 일정을 계획단계에서 마련된 진행계획을 기준으로 평가하는 것이다.
㉢ 사업의 효과성(목표달성)에 대한 평가 : 설정된 목표가 제한된 기간 동안에 어느 정도 달성되었는지 구체적 목표성취 여부를 평가한다. 성취도는 측정가능한 용어나 숫자로 제시하면 편리하다.
㉣ 사업의 효율성에 대한 평가 : 사업의 수행에 투입된 노력, 즉 인적 자원·물적 자원 등을 비용으로 환산하여 그 사업의 단위 목표량에 대한 투입된 비용이 어느 정도인지를 산출하는 것이다.
㉤ 사업의 적합성(적절성)에 대한 평가 : 투입된 노력에 대한 결과로 모든 사업의 실적을 산출하고 그 산출된 자료와 사업대상자의 요구량과의 비율을 계산한다.

050 정답 ①

해설 [인구 피라미드 유형]
(1) 피라미드형(pyramid type)
  저개발국가의 인구구조 유형이며 다산다사형으로 출생률과 사망률이 모두 높다.
(2) 종형(bell type)
  ① 선진국의 인구구조 유형이며 출생률·사망률이 모두 낮다.
  ② 정체인구가 되는 단계로 인구정지형으로 본다.
(3) 항아리형(pot type)
  인구가 감소하는 인구구조 유형으로 출생률이 사망률보다 매우 낮다.
(4) 별형(star type)
  생산연령의 인구 비율이 높은 도시형 인구구조로 유입형이라고도 한다.
(5) 호로형(guitar type)
  생산연령 인구의 유출이 큰 농촌형 인구구조로 유출형이라고도 한다.

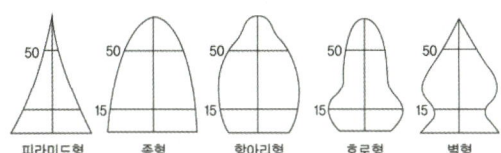

051 정답 ②

해설 성비 = (남자수 / 여자수) × 100 = (9,500 / 10,000) × 100 = 95

[성비의 정의(sex ratio)]
① 성비는 남녀인구의 균형상태를 나타내는 지수
② 보통 여자 100명에 대한 남자의 수로서 표시
③ 100보다 크면 남자의 수가 많은 것을 의미

052 정답 ③

해설 작업환경관리에서 가장 우선순위가 높은 것은 대치이다.
작업환경관리의 기본 원칙 순서 (대치 → 격리 → 환기)
① 대치 : 공정변경, 시설변경, 물질변경, 근본적인 개선방법
  → 효과가 가장 크다.
② 격리 : 작업자와 유해인자 사이에 장벽이 놓여있는 것
  → 이 때의 장벽은 물체, 거리, 시간 격리 저장 / 위험시설의 격리 / 차열(뜨거운 물체를 다루는 공정과정) / 공정과정 격리
③ 환기 : 유해 물질을 빨아 들여 밖으로 배출시키거나 희석시킴
  → 국소환기 / 전체환기
④ 교육 : 관리자와 기술자에게 교육

053 정답 ④

해설 보건의료전달체계의 유형

[J. Fry, 소비자의 의료기관 선택과 의료서비스 제공체계]

유형	특징	장점	단점
자유방임형	① 정부의 통제나 간섭이 최소화 민간부문에 의하여 자율적 운영 ② 소비자 스스로 판단하여 거의 무제한적으로 의료기관을 이용할 수 있는 체계 → 무제도의 제도 ③ 미국을 중심으로 독일, 프랑스, 일본, 한국	① 의사와 의료기관에 대한 국민의 자유선택권 보장 ② 공급자 측의 경쟁에 따른 보건의료서비스 수준의 향상	① 의료수준과 자원의 불균형적인 분포에 따른 의료이용의 차별 ② 의료자원의 비효율적인 활용과 중복에 따른 자원의 낭비
사회보장형	① 개인의 자유를 존중하지만 생활필수품인 보건의료를 국민 전체에게 제공하며 국가가 국민의 건강을 책임지기 위해 의료전달체계를 정부가 주관하는 체계 ② 영국, 호주, 뉴질랜드, 북유럽 국가	① 보건의료서비스의 균등한 이용(혜택) 보장 ② 자유경쟁으로 인한 자원낭비 방지 ③ 예방을 중시하는 경향 ④ 정부주도 하에 보건기획 및 자원의 효율적 활용이 이루어짐	① 의료이용에 대한 자유선택권의 제한에 따른 불만야기 ② 관료주의적 병폐의 발생
사회주의형	① 사회주의 국가가 채택하는 형태로 의료를 매우 중시함. ② 국가 전체 프로그램의 하나로 보건의료를 다룸	① 의료자원의 효율적인 할당 ② 의료체제에 대한 관리와 통제의 용이	① 의료조직이 정부조직의 일부분이므로 이에 따른 경직성 → 관료체계의 병폐 심각 ② 국민의 의료서비스 이용의 자유선택권 박탈

054 정답 ③

해설 [인구의 종류]

① 이론적 인구
인구현상을 연구하기 위해 설정된 인구로서, 보통 통계방법에 의해 계량적으로 표현된다.

종류	내용
폐쇄인구	가장 기본적인 이론적 인구로, 전출과 전입이 없이 출생과 사망에 의해서만 변동되는 인구이다.
안정인구	폐쇄인구의 특수한 경우로, 연령별 사망률과 연령별 증가율이 일정한 인구를 의미한다.
정지인구	안정인구 중 출생률과 사망률이 같아서 자연증가가 전혀 일어나지 않는 경우를 의미한다.
적정인구	인구와 자원과의 관련성에 근거한 이론으로, 인구과잉의 원인을 식량에만 국한하지 않고 생활수준을 둠으로써 주어진 여건 속에서 최대의 생산성을 유지하여 최고의 생활수준을 유지할 수 있는 인구를 말한다.

② 실제적 인구
인구집단을 시간과 지역 등의 속성으로 분류한 것으로, 교통문제, 도시계획 등 정책의 기초자료로 활용된다.

종류	내용
현재인구	어떤 특정한 시점에서 현존하고 있는 인구집단을 모두 그 지역의 인구로 간주하였을 경우의 인구를 뜻한다.
상주인구	특정한 관찰 시각에서 특정한 지역에 거주하고 있는 인구집단을 모두 그 지역의 인구로 간주하는 경우를 뜻한다.
법적인구	특정한 관찰시각에서 어떤 법적 관계에 입각하여 특정한 인간집단을 특정지역에 귀속시킨 인구를 의미한다.「호적법」에 의한 본적지 인구,「선거법」에 의한 유권자 인구,「조세법」에 의한 납세인구 등
종업지인구	어떤 일에 종사하는 장소에 결부시켜 분류한 인구, 산업별 구조와 경제적 특성 파악

055 정답 ③

해설 집단토의는 특정 주제에 대해 10명 내외의 학습자들이 자유롭게 의견을 발표하고, 발표된 의견을 모아 정리함으로써 문제해결이나 변화를 유도하는 토론방법이다. 이때 교육자는 학습자들이 의견을 발표하고 정리하는 과정에서 부족한 부분의 내용을 보충해주고 요약을 해주는 역할을 하게 된다.

056 정답 ①

해설 [인지적 학습 목표 영역(cognitive domain)]
인지적 영역은 지식의 증가와 이를 활용하는 능력을 나타내며, 행동의 복합성에 따라 가장 낮은 수준의 지식 습득부터 이해, 적용, 분석, 종합, 평가의 순서로 이루어진다.

057 정답 ③

해설 [시뮬레이션(Simulation) 교육방법]
① 복잡한 문제를 해석하기 위하여 모델에 의한 실험 또는 사회현상 등을 해결하기 위하여 실제와 비슷한 상태를 수식 등으로 만들어 모의적인 연산을 되풀이하여 그 특성을 파악하는 교육방법이다.
② 보건교사가 초등학생을 대상으로 지진, 홍수, 해일 등 다양한 자연재난상황에서의 대처법을 훈련하고자 할 때 사용하는 방법이다.
③ 학습자에게 실제와 유사한 상황이나 중요한 요소만을 선별, 제공하여 활동을 재현함으로써 쉽게 기억하게 하며, 실제 상황에서 적용할 수 있는 능력을 실러주는 학습방법이다.
④ 학습자는 위험한 활동을 안전하게 수행할 수 있고, 실제와 유사한 조건에서 반복연습이 가능하며, 학습자의 의사결정기술을 향상시킬 수 있는 장점이 있는 반면 일반적으로 시간과 비용이 많이 소요되며, 큰 그룹에서는 활용하기 어렵다.

058 정답 ②

해설 [보건교육 매체]

구분	장점	단점
실물	• 실생활에 즉시 활용할 수 있음 • 흥미 유발	• 구입이 어려움 • 소수에 적합하고 보관 어려움
모형	• 반복학습으로 학습효과 높음 • 크기를 조절하여 실제상황에서 볼 수 없던 부분까지 전달 가능	• 모형 비용이 비쌈 • 학습자의 수가 제한될 수 있음
영화	• 대상자의 높은 집중력 • 긍정적인 태도 형성	• 고비용, 보관의 불편 • 기술적 능력이 필요
대중매체	• 다수의 사람에게 많은 정보를 동시에 신속하게 전달 • 주의 집중이 용이하고 동기부여가 강하게 유발 • 반복적인 축적으로 행동변화가 용이 • 사회적 여론을 조성하는 힘이 강함	• 일방적인 정보의 전달로 학습자의 의견이 무시 될 수 있음 • 정보에 대한 선택성이 높음

059 정답 ①

해설 취약가족의 유형은 어떤 시각에서 바라보느냐에 따라 나눌 수 있다.
① 구조적으로 취약한 가족 : 한부모가족, 이혼가족, 단독가족, 새싹가족, 조손가족 등
② 기능적으로 취약한 가족 : 빈곤 가족, 실업가족, 취업모가족, 만성질환자가족, 장애인가족 등
③ 가족 내 상호작용이 취약한 가족 : 학대부모가족, 비행청소년 가족, 알코올 중독자 가족, 새터민 가족 등
④ 발달단계에서 취약한 가족 : 미혼부모가족, 미숙아 가족 등

060 정답 ①

해설 가족발달이론은 사회체계의 한 단위인 가족 전체를 대상으로 접근하는 방법으로 첫 자녀를 기준으로 생활주기를 분류하고, 과업을 어느 정도 성취하였는가를 중심으로 가족 건강을 평가한다.
가족발달이론에서 생활주기를 분류하기 위해 가장 중요한 질문은 "첫 자녀의 나이는?" 이다.

061 정답 ②

해설 일차보건의료의 핵심적 특성(WHO가 제시한 것)
① 접근성(Accessible) : 지역적·지리적·경제적·사회적으로 지역주민이 이용하는 데 차별이 있어서는 안 되며 개인이나 가족 단위의 모든 주민이 시간적으로나 장소적으로 보건의료서비스를 쉽게 이용할 수 있어야 한다.
② 수용가능성(Acceptable) : 주민이 수용할 수 있는 건강문제 해결을 위한 접근으로 지역사회가 쉽게 받아들일 수 있는 방법으로 사업을 제공하여야 한다.
③ 주민참여(Available) : 일차보건의료는 지역사회개발정책의 일환으로, 이를 위해서는 지역 내의 보건의료 발전을 위한 지역주민의 참여가 무엇보다도 중요하다.
④ 지불부담능력(Affordable) : 보건의료사업은 국가나 지역사회가 재정적으로 부담할 수 있는 방법으로 지역사회의 지불능력에 맞는 보건의료수가로 제공되어야 한다.

062 정답 ②

해설 대응비 (odds)는 특정 요인에서의 발생 확률(Pe)과 비발생 확률(I-Pe)의 비 Pe/(I-Pe)로 산출된다. 교차비 (odds ratio)는 특정 요인 하에서의 대응비 Pe/(I-Pe)와 요인이 없는 사람에서의 대응비 Po/(I-Po)의 비 (ratio)로 산출된다. 즉, 교차비는 {Pe/(I-Pe)}/{Po/(I-po)}={Pe X (I-Po)}/{Po X (I-Pe)}= a X d / b X c

		질병유무	
		유	무
특정요인	있다	a	b
	없다	c	d

063 정답 ①

해설
- 일차 예방은 위험인자에 대한 교육과 홍보가 주된 업무이므로 교육자료 관리, 적절한 영양섭취, 금주교실, 금연교실이 포함된다.
- 이차 예방은 조기 발견사업이 중심이 되므로 집단검진이 이에 해당된다.
- 삼차예방은 지속적인 치료와 관리가 유지되도록 대상자를 등록관리하고 재활을 돕는 사업이 중심이 된다.

064 정답 ①

해설 감염병의 예방 및 관리에 관한 법률 제2조(정의)

2. "제1급감염병"이란 생물테러감염병 또는 치명률이 높거나 집단 발생의 우려가 커서 발생 또는 유행 즉시 신고하여야 하고, 음압격리와 같은 높은 수준의 격리가 필요한 감염병으로서 다음의 감염병을 말한다. 다만, 갑작스러운 국내 유입 또는 유행이 예견되어 긴급한 예방·관리가 필요하여 질병관리청장이 보건복지부장관과 협의하여 지정하는 감염병을 포함한다.

가. 에볼라바이러스병	나. 마버그열
다. 라싸열	라. 크리미안콩고출혈열
마. 남아메리카출혈열	바. 리프트밸리열
사. 두창	아. 페스트
자. 탄저	차. 보툴리눔독소증
카. 야토병	타. 신종감염병증후군
파. 중증급성호흡기증후군(SARS)	하. 중동호흡기증후군(MERS)
거. 동물인플루엔자 인체감염증	너. 신종인플루엔자
더. 디프테리아	

065 정답 ⑤

해설 [가정방문 전 활동]

① 대상자와 가족을 원활히 이해하도록 기록부나 상담일지를 확인하고, 가족에 관한 정보를 알고 있는 기관이나 다른 보건요원들과의 토의를 통해 자료를 수집하며 구체적인 간호계획을 세운다.
② 방문자에게 연락하여 위치를 확인하고 방문 가능한 날짜와 시간을 조정한다.
③ 방문가방을 준비한다(기록지, 기구 및 약품, 검사 및 측정기구, 각종 용품 등).
④ 방문에 필요한 교통수단을 알아보고 방문 행선지와 목적 출발시간 및 돌아올 시간을 다른 보건요원들에게 보고하고 명확히 기재해 둔다.

066 정답 ②

해설 [재가노인복지시설]

재가노인복지시설	방문 요양 서비스	가정에서 일상생활을 영위하고 있는 노인으로서 신체적·정신적 장애로 어려움을 겪고 있는 노인에게 필요한 각종 편의를 제공하여 지역사회 안에서 건전하고 안정된 노후를 영위하도록 하는 서비스
	주·야간 보호 서비스	부득이한 사유로 가족의 보호를 받을 수 없는 심신이 허약한 노인과 장애노인을 주간 또는 야간 동안 보호시설에 입소시켜 필요한 각종 편의를 제공하여 이들의 생활안정과 심신기능의 유지·향상을 도모하고, 그 가족의 신체적·정신적 부담을 덜어주기 위한 서비스
	단기 보호 서비스	부득이한 사유로 가족의 보호를 받을 수 없어 일시적으로 보호가 필요한 심신이 허약한 노인과 장애노인을 보호시설에 단기간 입소시켜 보호함으로써 노인 및 노인가정의 복지증진을 도모하기 위한 서비스
	방문 목욕 서비스	목욕장비를 갖추고 재가노인을 방문하여 목욕을 제공하는 서비스

067 정답 ④

해설 [건강관리실 운영]

(1) 건강관리실의 형태
① 고정 건강관리실 : 보건소의 모자보건실, 영유아실, 가족계획실, 결핵실, 진료실, 예방접종실과 학교의 보건실, 산업장의 건강관리실 등
② 이동 건강관리실 : 배 또는 버스 등을 이용하여 간호서비스를 제공하는 것

(2) 건강관리실 활동의 장·단점
① 장점
  ㉠ 방문활동에 비해 지역사회간호사의 시간과 비용을 절약할 수 있다.
  ㉡ 건강관리실에 비치된 다양한 물품과 기구의 사용이 가능하다.
  ㉢ 한정된 공간에서 건강관리가 이루어지므로 외부환경의 영향을 덜 받는다.
  ㉣ 같은 문제를 가진 대상자들끼리 서로 경험을 나누며 스스로 해결방법을 찾을 수 있다.
  ㉤ 특별한 상담 및 의뢰활동을 즉각적으로 실시할 수 있다.
② 단점
  ㉠ 대상자가 건강관리실 운영 시간 내에 방문하지 못할 가능성이 있다.
  ㉡ 건강관리실을 방문하는 것이 불가능한 대상자들은 혜택을 받지 못한다.
  ㉢ 대상자가 심리적으로 긴장할 경우 자신의 문제를 솔직히 드러내지 않는다.
  ㉣ 대상자와 가족의 실제 현황을 파악하는 것이 어렵고 상황에 맞는 교육과 상담, 시범을 제공하는 데 한계가 있다.

068 정답 ①

해설 [수시건강진단]

① 사업주가 특수건강진단 대상업무로 발생할 수 있는 유해인자에 의한 직업성 천식, 직업성 피부염, 기타 건강장해를 의심할 수 있는 증상을 보이거나 의학적 소견이 있는 근로자에 실시한다.
② 사업주가 비용을 부담하고 특수건강진단의 실시 여부와 관계없이 필요할 때마다 실시하는 건강진단이다.

069 정답 ③

해설 [수은(Hg)중독]
① 대부분 수은증기에 노출되어 기도로 흡입되면서 발생하며, 직업적인 노출이 가장 높은 직종은 수은 광산과 수은 추출작업이다.
② 수은중독의 증상
  ㉠ 구내염(잇몸 붓고 압통), 근육진전(근육경련), 정신증상(불면증, 근심, 걱정, 흥분)
  ㉡ 만성중독 시 뇌조직 침범(시야협착, 청력, 언어장애, 보행장애)
③ 중독 사례 : 미나마타병(Minamata disease, 1953년 일본 미나마타에서 발생)
  ㉠ 미나마타 만에서 잡힌 어패류에 축적되어 있는 메틸수은이 원인물질
  ㉡ 팔다리 마비, 보행장애, 언어장애, 시야협착, 난청 등의 증상
④ 예방
  ㉠ 수은은 밀폐장치 안에서 취급, 작업장 청결유지 및 국소마스크 사용
  ㉡ 외출복과 작업복을 구분하여 입고 작업 후에는 목욕을 한다.
  ㉢ 급성중독 시 우유와 달걀흰자를 먹여 수은과 단백질을 결합시켜 침전시킨다.

070 정답 ③

해설 재난 대비 및 완화 활동은 인구집단의 위험과 재난으로 인한 영향을 줄이기 위한 것으로 간호사는 재난훈련에 참여하여 기여할 수 있다. 인명구조, 중증도, 임시 거주지 제공, 손상과 피해정도 사정은 재난 대응단계에서 이루어지는 활동이다.

4회차 2교시 정신간호학

071 정답 ⑤

해설 에릭슨은 노년기의 발달과업을 자아통합 vs 절망으로 제시했다. 노년기에는 자신의 삶 전체를 돌아보며 통합된 자아를 확립하는 것이 중요하며, 삶의 의미와 가치에 대한 긍정적 평가가 절망감 극복으로 이어진다.
① 자율성 vs 수치심 → 유아기
② 근면성 vs 열등감 → 학령기
③ 주도성 vs 죄책감 → 아동기 전반
④ 자아정체감 vs 역할혼란 → 청소년기

072 정답 ①

해설 전위(displacement)는 표현하기 어려운 감정(예: 분노)을 원인이 아닌 덜 위협적인 대상에게 옮겨 표출하는 방어기제다.
② 억제: 감정을 의식적으로 억누름
③ 주지화: 감정을 지식적으로 분석하여 표현 회피
④ 동일시: 타인의 행동·성격을 자기 것으로 삼음
⑤ 반동형성: 실제 감정과 정반대 행동을 보임

073 정답 ⑤

해설 초기 치료적 관계 형성의 핵심은 대상자의 불안과 방어를 수용하고 안정감을 제공하는 것이다. 정답 ⑤는 대상자의 감정에 공감하며 치료적 대화로 초대하는 적절한 반응이다.
①: 방어적, 신뢰 형성 방해
②: 감정 무시, 관계 단절 유도
③: 간호사의 관심을 의무적 역할로 축소
④: 간호사 중심의 반응으로 비치며 관계 초점 약화

074 정답 ⑤

해설 치료적 의사소통에서 침묵은 대상자의 감정 정리, 자기 탐색, 감정 통제 기회가 될 수 있다. 간호사는 이를 부담 주지 않고 존중하는 태도로 반응해야 한다.
①: 직설적이고 압박감을 줄 수 있음
②: 감정 투사로 대상자에게 불편감 유발
③: 관계의 조기 종료 시사
④: 해석이나 통찰 강요로 느껴질 수 있음

075 정답 ⑤

해설 피해망상은 자신이 누군가에게 해를 입거나 감시당하고 있다고 믿는 비현실적이고 고정된 믿음이다. 조현병 환자에게 가장 흔하게 나타나는 망상의 유형 중 하나이며, 대상자의 불안과 경계를 동반한다.
① 허무망상: 모든 것이 사라지고 자신도 존재하지 않는다는 비현실적 믿음
② 조종망상: 자신의 생각이나 행동이 외부에 의해 조종된다고 믿음
③ 과대망상: 자신이 특별한 능력이나 지위를 가진 존재라고 믿음
④ 관계망상: 주변의 중립적인 사건이나 행동이 자신과 관련 있다고 믿음

076 정답 ④

해설 변연계(limbic system)는 뇌의 중심부에 위치하며, 정서 조절, 기억 저장, 본능적 행동(식욕, 성욕, 공격성)을 담당한다. 주요 구조로는 해마(hippocampus), 편도체(amygdala), 시상하부(hypothalamus) 등이 있다.
① 중뇌: 안구 운동, 청각·시각 반사
② 연수: 호흡, 심박 조절 등 생명 유지 기능
③ 소뇌: 평형감각과 운동 조정
⑤ 대뇌피질: 고차원적 사고, 언어, 판단, 자각

077 정답 ⑤
해설 사회기술훈련(SST)은 대화하기, 감정 표현, 부탁하기, 갈등 해결 등 사회적 상호작용 기술을 반복 연습하고 피드백을 받는 훈련이다. 정신분열증, 조현병, 양극성장애 등의 환자에서 사회적 기능 유지와 재활에 매우 효과적이다.
① 놀이치료 (play therapy): 주로 아동의 감정 표현 및 자기 이해 목적
② 개인심리상담 (individual counseling): 정서적 통찰과 자기이해 중심
③ 바이오피드백 (biofeedback): 생리적 반응(심박, 근육 긴장 등) 조절 훈련
④ 인지행동치료 (CBT): 사고-감정-행동의 연결을 재구조화하는 접근

078 정답 ①
해설 MAO 억제제(MAOI)는 세로토닌, 노르에피네프린, 도파민 분해를 억제하여 우울증을 치료하는 항우울제 계열 약물이다. 티라민(tyramine)이 풍부한 음식과 함께 복용 시 고혈압성 위기(hypertensive crisis)가 발생할 수 있어 식이 제한이 매우 중요하다.
대표적 제한 식품: 치즈, 훈제육, 발효된 음식, 맥주, 와인 등

079 정답 ⑤
해설 자살 고위험군을 신속하게 식별하고, 적절한 중재(심층상담, 정신과 연계 등)로 연결하기 위한 2차 예방의 대표적 예이다.
① 통계는 부수적 목적
② 삶의 질 향상은 장기적 결과
③ 스트레스 해소는 간접적 기대효과
④ 자살 사고 예방은 궁극적 목표이지만, 직접적인 검사 목적은 아님

080 정답 ①
해설 감정 반영(reflection)을 통해 대상자의 표현을 공감하고 수용하는 치료적 의사소통 기법이다. 우울 대상자에게는 위로, 경청, 감정 수용이 우선이며, 성급한 조언이나 일반화는 오히려 방어를 유발할 수 있다.
② 긍정 강요는 감정 억압 유발
③ 일반화는 감정의 진정성을 약화시킴
④ 적절한 표현이지만 ⑤에 비해 감정의 구체적 수용이 부족함
⑤ '왜' 질문은 비난처럼 느껴질 수 있음

081 정답 ⑤
해설 성숙 위기는 예측 가능한 생애주기상의 변화(예: 진학, 결혼, 출산, 퇴직 등)에서 오는 심리적 위기로, 새로운 역할이나 책임에 대한 적응과 자아 정체성의 조정이 필요하다.
⑤는 은퇴 후 정체감 혼란, 소속감 상실 등으로 이어질 수 있어 전형적인 성숙 위기이다.
① 암 진단 → 우발적 위기
② 실직 → 상황적 위기
③ 집 화재 → 우발적(재난성) 위기
④ 자녀 사고사 → 예측 불가능한 상황적 위기

082 정답 ⑤
해설 자살 사고를 표현한 대상자에게는 절대 판단하거나 회피하지 않고, 감정을 수용하고, 개방적으로 표현할 수 있도록 돕는 것이 핵심이다.
⑤는 감정 반영(reflection)과 개방형 질문(open-ended question)을 통해 치료적 관계와 평가 면담 모두에 적절한 반응이다.
①,②: 감정 억압 또는 일반화
③: 정서적 죄책감 유도
④: 문제의 심각성을 간과하고 회피성 위로

083 정답 ②
해설 대상자의 지속적이고 반복되는 부정적 자기표현은 자존감이 만성적으로 저하된 상태를 시사한다. 특히 "쓸모없다", "필요 없다"는 표현은 절망감, 비관적 인식과 연결되며, 자존감 저하 진단의 핵심 근거가 된다.
① 사고과정장애: 망상, 사고 비약, 사고 지리멸렬 등 사고의 흐름 이상
③ 감각지각장애: 환청, 환시 등 지각의 이상
④ 자기돌봄 결핍: 위생, 식사, 옷차림 등의 신체적 자기관리 저하
⑤ 사회적 고립: 접촉 회피, 관계 단절, 대인기피 중심

084 정답 ③
해설 자기돌봄 결핍은 개인위생을 포함한 일상생활 수행 능력이 기능적·정서적 이유로 저하된 경우 적용한다. 우선 간호진단은 생리적 위생 관리와 관련된 항목부터 적용하는 것이 원칙이다.
① 수면박탈: 수면 관련 주관적 표현이 없음
② 지식 부족: 질환·약물·자가관리 교육 요구 시 적용
④ 감각지각장애: 환청, 환시 등 감각 이상일 때
⑤ 사회적 고립: 대인기피, 관계 단절 행동 중심

085 정답 ⑤
해설 조현병 환자가 환각, 망상, 불안 등으로 이탈 행동을 보일 경우, 가장 먼저 할 일은 안전 확보와 자극 차단이다. 간호중재의 우선 순위 원칙(안전 → 신뢰 형성 → 현실 검증)에 부합한다.
① 처방 대기: 의존적, 즉각적 중재 아님
② 사실 설명: 인식 왜곡된 상태에서는 효과 없음
③ 사실 인식시키기: 현실 검증은 신뢰 형성 후
④ 행동 경고: 위협적으로 받아들여질 수 있음

086 정답 ①
해설 망상에 직접 논박하거나 옳고 그름을 따지는 태도는 방어적 반응을 유도할 수 있다. ①은 감정 탐색을 유도하면서도 망상에 동조하거나 반박하지 않는 치료적 의사소통 기법이다. 이는 신뢰 형성과 안전한 대화 분위기 형성에 도움이 된다.
②, ⑤: 망상을 직접 반박 → 방어적 태도 강화
③: 해석 요구 → 불안 유발
④: 비현실에 대한 수용처럼 들릴 수 있어 혼란 초래

087 정답 ⑤

해설 자기돌봄 결핍(self-care deficit)은 대상자가 개인위생, 식사, 배변, 옷 갈아입기 등의 일상생활 활동(ADL)을 스스로 수행하지 못하는 상태를 의미한다. 정답 ⑤는 행동 관찰 기반의 생리적 간호진단으로, 특히 우울로 인해 기본 활동이 저하된 경우 우선 적용된다.
① 무기력: 간호진단 표준 용어 아님 (간호문제는 될 수 있음)
② 자존감 저하: 인지적 자기평가 중심 진단
③ 감정조절 장애: DSM 용어, 간호진단으로 사용되지 않음
④ 사회적 고립: 대인관계 회피, 관계 단절 중심

088 정답 ⑤

해설 우울 환자의 병실 환경은 지나치게 자극이 적어 위축되지 않도록 하면서도, 불안정하거나 과도하게 자극적인 요소를 피해야 한다. 정답 ⑤는 정서적 안정과 회복을 돕는 적절한 균형을 유지한 환경 중재이다.
① 어둡고 조용한 병실 → 감정 위축 심화
② 대인 접촉 제한 → 사회적 고립 유도
③ 활동 제한 → 무기력 악화
④ 활기찬 음악 → 과도한 자극이 되어 부담될 수 있음

089 정답 ③

해설 우울장애는 뇌 내 세로토닌(serotonin)과 노르에피네프린(norepinephrine)의 기능 저하 또는 결핍과 밀접한 관련이 있다. 항우울제(SSRI, SNRI 등)는 이들 신경전달물질의 재흡수 억제를 통해 농도를 증가시켜 증상을 완화한다.
① 도파민: 조현병, 파킨슨병과 관련
② GABA: 불안, 수면장애와 연관
④ 아세틸콜린: 알츠하이머형 치매와 관련
⑤ 글루타메이트: 흥분성 신경전달물질, 조현병 일부 관련

090 정답 ③

해설 조증 환자는 자극에 과민하고 수면 요구가 줄어들며, 밤새 활동을 계속할 수 있다. 가장 먼저 해야 할 간호는 과도한 자극을 최소화한 안정된 환경 제공이며, 이는 수면 유도 및 에너지 소모 방지를 위한 핵심 전략이다.
① 낮잠은 야간 수면 방해 우려
② 격리처럼 느껴져 소외감 유발 가능
④ 강제 대기는 저항감이나 갈등 유발 가능
⑤ 약물 강요는 치료적 관계에 부정적 영향

091 정답 ①

해설 중증 불안(severe anxiety)은 인지 기능과 정서 기능 모두에 현저한 저하가 나타나는 상태이다.
특징: 주의 집중 불가능, 논리적 사고 방해, 신체화 증상(두통, 복통, 심계항진 등), 학습과 문제 해결이 불가능
②,③,⑤: 경증 불안 상태에서 나타날 수 있는 긍정적 요소
④: 중등도 불안의 특징 (주의의 초점이 좁아지나 어느 정도 기능 유지)

092 정답 ⑤

해설 PTSD(Post-Traumatic Stress Disorder)는 심각한 외상 경험 후 나타나는 장애로, 주요 증상은 다음과 같다: 재경험(플래시백, 악몽), 회피 행동, 부정적 인지 및 감정 변화, 각성 증가(과민반응, 집중력 저하)
① 과대망상, ③ 조증 삽화, ④ 관계 망상 → 정신증, 양극성 장애의 주요 증상
② 신체 과잉반응은 관련 있을 수 있지만, 정답으로는 플래시백이 더 대표적

093 정답 ①

해설 체계적 둔감법은 고전적 조건형성 이론에 기반하며, 이완과 자극을 반복하여 불안 반응 소거함. 고소공포증, 비행기 공포증, 동물 공포증 등 특정공포증 치료에 효과적
② 바이오피드백: 자율신경계 반응을 조절
③ 토큰경제: 행동강화 중심
④ 정적 강화: 바람직한 행동 증가 유도
⑤ 통찰 중심 치료: 무의식적 갈등에 대한 인식 중시 (공포 직접 노출 X)

094 정답 ④

해설 전환장애(Conversion Disorder)는 신체적 증상이 있으나 의학적 원인으로 설명되지 않으며, 정신적 갈등이나 스트레스가 무의식적으로 전환된 것이다. 간호사는 환자의 신체 증상을 "거짓"으로 취급하지 않고, 정서적 지지를 통해 감정 표현을 유도하고 현실감을 점진적으로 회복하도록 돕는 태도를 취해야 한다.
①, ②: 증상 자체를 부정하거나 해석하는 태도는 신뢰관계를 해칠 수 있음
③: 비치료적이며 회피적 태도
⑤: 즉시 상담 연결보다 먼저 치료적 관계 형성이 우선

095 정답 ③

해설 해리성 장애(Dissociative Disorder)는 심리적 스트레스나 외상으로부터 자신을 보호하기 위해 감정, 기억, 자아 정체감을 무의식적으로 분리하는 상태이다. 간호중재의 핵심은 안전 보장, 정서적 수용, 감정 표현 격려를 통해 심리적 통합을 도울 수 있는 기반 마련임.
①: 기억 회복은 자연스러운 과정을 통해 유도해야 하며, 강요 금지
②: 감정 억압은 회복에 방해
④: 현실 검증보다 신뢰관계 형성과 감정 표현 유도가 우선
⑤: 환청은 조현병 관련 증상, 해리장애의 핵심 증상과는 다름

096 정답 ③

해설 조현형 성격장애(Schizoid Personality Disorder)는 감정 표현의 둔화, 친밀한 관계에 대한 관심 부족, 사회적 고립 추구가 특징이다. 외부 자극이나 타인의 관심에 무관심하며, 고립된 생활을 선호함.
① 자기중심적 사고 → 자기애성 성격장애
② 지각 장애 → 정신증(조현병)에서 주로 관찰
④ 불신이 심함 → 편집성 성격장애
⑤ 관계를 원하나 부끄러움 → 회피성 성격장애

097 정답 ②

해설 자기애성 성격장애(Narcissistic Personality Disorder)는 자신이 특별하다고 믿으며, 타인의 인정과 칭찬에 집착하지만 비판에 매우 취약하고 민감하게 반응하는 특징이 있다. 공감 능력 결여, 타인을 이용하려는 경향도 함께 나타난다.
① 타인에 대한 두려움 → 회피성 성격장애
③ 순응적 → 의존성 성격장애
④ 계획에 대한 집착 → 강박성 성격장애
⑤ 낮은 자존감, 죄책감 → 우울 장애 또는 회피성, 의존성 성격장애에서 주로 나타남

098 정답 ③

해설 내성(tolerance)은 약물을 반복적으로 사용할수록 같은 용량에서 약효가 줄어들고, 동일한 효과를 얻기 위해 더 많은 양을 필요로 하게 되는 상태이다. 이는 신체가 약물에 적응하는 생리적 변화로, 의존과 금단과 함께 중독의 핵심 개념이다.
① 약물 없이 생활 어려움 → 심리적 의존
② 금단 증상 → 약물 중단 시 생리적 반응
④ 해리 현상 → 일부 환각제나 해리성 약물 사용 시
⑤ 플래시백 → LSD 등 환각제 반복 경험 현상

099 정답 ③

해설 알코올성 치매(알코올 관련 인지장애)는 주로 지속적 음주에 따른 해마 손상과 관련 있으며, 새로운 정보를 기억하거나 저장하는 능력에 지속적인 손상이 나타난다. 대표적 증상은 전진성 기억상실(anterograde amnesia)이며, 이는 최근 사건이나 학습한 내용을 기억하지 못하는 상태를 말한다.
① 언어지연 → 일반적 치매 초기 또는 파킨슨병 관련 가능
② 환각 → 섬망 등 급성 정신증 상태
④ 장기 기억의 과다 → 병적 현상 아님
⑤ 급성 지남력 저하 → 섬망의 특징

100 정답 ④

해설 치매 환자는 인지 기능과 언어 이해 능력의 저하로 인해 복잡하거나 추상적인 표현을 이해하기 어렵다. 간단하고 명확한 표현은 혼란을 줄이고 의사소통의 성공 경험을 높여 자존감을 지킬 수 있다.
① 무반응은 불안과 고립감 초래
② 복잡한 질문은 오히려 혼란을 가중
③ 반복적인 정정은 좌절감을 유발
⑤ 틀린 말을 즉시 바로잡는 건 치료적 관계를 해칠 수 있음

101 정답 ③

해설 신경성 식욕부진증은 체중 증가에 대한 극단적 두려움과 왜곡된 신체상 인식이 특징으로, 치료 초기에는 식사 행동에 대한 구조화와 안정된 분위기 제공이 가장 중요하다. 지지적이고 비비판적인 환경은 대상자의 신뢰 형성과 치료적 동기 유도에 효과적이다.
① 장기계획은 초기보다는 중재가 어느 정도 정착된 이후에 고려
② 체중 공개는 불안과 통제욕 증가 유발 가능성 있음
④ 자율 격려는 아직 식사 거부 방어가 강한 초기에는 부적절
⑤ 강요나 설득은 반발과 치료적 관계 손상을 초래함

102 정답 ②

해설 수면무호흡증(sleep apnea)은 수면 중 기도가 일시적으로 폐쇄되거나 호흡이 멈추는 현상으로, 산소포화도 저하 → 뇌가 각성 → 수면이 자주 중단됨 → 결과적으로 수면의 질이 현저히 떨어지고 낮 동안 졸림, 피로, 집중력 저하가 동반된다.
① 꿈 반복 → 렘(REM) 수면 강조, 질환 아님
③ 다리 움직임 → 하지불안증후군(RLS)
④ 수면 전 공황 → 불면증 또는 공황장애 연관
⑤ 상쾌함 → 수면무호흡증과는 반대 특징

103 정답 ④

해설 물품음란장애는 생명 없는 대상(물건)에 대해 강한 성적 흥분을 느끼며, 그 대상 없이는 성적 기능이 어렵거나, 사회적·직업적 기능에 심각한 지장을 초래하는 경우 진단된다.
① 성적가학장애: 타인에게 고통을 주는 행위에서 성적 흥분
② 성기능부전: 흥분, 오르가즘 등 생리적 기능의 장애
③ 관음장애: 타인의 나체나 성행위를 몰래 보는 행위에 대한 집착
⑤ 복장도착장애: 이성과의 옷 바꿔입기에 성적 흥분을 느끼는 장애

104 정답 ⑤

해설 자폐스펙트럼장애(ASD)의 대표적 특징은 사회적 상호작용 및 의사소통의 결함, 제한적이고 반복적인 행동, 흥미, 활동이다.
①~④는 자폐 아동에게 결여되어 있는 기능을 나타냄 → 오답

105 정답 ③

해설 품행장애(Conduct Disorder)는 아동이나 청소년 시기에 나타나는 행동 장애로, 타인의 권리를 침해하거나 사회적 규범과 규칙을 반복적으로 위반하는 행동이 특징이다. 공격성, 파괴행동, 거짓말, 도둑질, 학교 무단결석, 동물 학대 등 다양한 반사회적 행동을 포함한다.
① 자기 억제력 증가 → 반대 개념
② 또래 의존 → 의존성 장애
④ 수동적 회피 → 회피성 성격장애 관련
⑤ 상상 친구 → 공상적 사고는 조현병 또는 발달장애 감별 필요

4회차 3교시

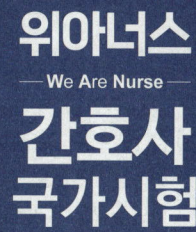

4회차 3교시 | 간호관리학

001 정답 ②

해설 간호는 원시시대의 스스로를 간호하는 자기보호 본능으로부터 시작되어 모성애적인 가족간호를 거쳐 그리스도의 박애정신과 사명감에 의한 여집사단과 중세 수도원 시대의 수녀에 의한 종교 간호를 거쳐 독일의 여집사단인 카이저스베르트 간호사 양성소 이후부터 직업간호로 분류하고 있다.

002 정답 ⑤

해설 3년제 교육과정을 마친 졸업간호사들에게 간호 학사 학위를 취득할 수 있는 기회를 제공하기 위한 특별과정을 신설하였고 대한간호협회 차원에서 3년제 간호학과를 전국적으로 4년제 대학과정으로 승격시켰다.

003 정답 ②

해설 다른 전문직과 차별성을 두는 것은 간호전문성 발전에 도움이 될 수 있으나 독립적인 역할만을 우선적으로 하는 것은 바람직하지 못한 행동이다.

[간호전문직 발전의 장애요인]
(1) 대중의 간호사에 대한 부정적 이미지
(2) 간호단독법의 부재 및 자율성과 파워의 부족
(3) 표준화된 교육체계의 결핍과 올바른 직업관의 부재 등
(4) 건강 관련 분야의 부적절한 리더십
(5) 업무과중으로 인한 높은 이직률 등의 사회적 요인
(6) 임금차별과 기혼간호사의 재취업제도의 부재

004 정답 ④

해설 [간호사의 주요 역할]
1) 조정자(coordinator)
  ① 조정이란 가능한 최대의 유효한 방법으로 대상자의 요구를 충족시키는 최선의 서비스를 조직하고 통합하는 과정을 말한다.
  ② 사례관리자와는 다르게 조정자는 다른 건강관리전문가가 수행한 간호를 계획하지 않는다.
  ③ 조정이 가능한 최대의 유효한 방법으로 다른 요원과 대상자에 대한 정보를 교환한다.
  ④ 필요시 타 영역 서비스 제공자들과 사례집담회를 준비한다.
  ⑤ 지역사회간호사는 대상자 건강관리의 조정자로서 다양한 기능을 수행한다.
    ㉠ 대상자에게 건강관리를 제공할 사람, 중복되는 서비스, 불충분한 서비스가 이루어지고 있는 곳을 결정한다.
    ㉡ 대상자의 상태와 요구에 대해 타 부서의 요원들과 의사소통을 한다.
    ㉢ 간호사, 대상자, 서비스를 제공하는 타 영역의 제공자들과 필요시 사례연구 모임을 준비한다.
2) 교육자(educator)
  ① 대상자의 교육요구를 사정하여 보건교육을 실시한다.
  ② 대상자 스스로를 돌볼 수 있도록 건강에 관련된 습관, 건강증진 행위 등에 필요한 사항을 교육한다.
  ③ 대상자의 건강문제와 관련된 결정에 필요한 지식을 제공하고 질병에 대한 인식을 돕는다.
3) 대변자 / 옹호자(advocator)
  ① 간호대상자가 자신의 이익을 위한 활동을 할 수 있도록 보호한다.
  ② 간호대상자가 좀 더 독립적으로 역할을 수행하도록 대변하거나 옹호한다.
  ③ 개인의 경우 대상자의 요구를 가족이나 다른 의료인 및 의료기관에 설명하여 대상자가 자신의 권리를 주장하도록 돕는 역할을 한다.
  ④ 지역사회의 개인이나 집단의 이익을 위해 행동하거나 그들의 입장에 서서 의견을 제시하는 역할을 수행한다.
  ⑤ 대상자가 마땅히 가져야 할 보건의료 수혜의 권리를 스스로 찾고 가질 수 있게 유용한 보건의료를 충분히 설명하고 안내한다.
4) 지도자(leader)
  ① 활동과 지도력에 대한 요구를 확인하고 지지자들의 지도력의 요구를 사정한다.
  ② 지지자들과 그 상황에 적합한 지도력의 유형을 선정하고 수행한다.
  ③ 조직구성원들의 요구를 파악하고 조직목표 달성을 위한 바람직한 방향으로 나아갈 수 있도록 한다.
5) 연구자(Researcher)
  ① 문제를 발견하고 탐색하며 문제해결을 위한 방법을 제시하고 분석하는 역할을 담당한다.
  ② 연구결과를 실무에 적용, 연구문제 확인, 연구결과를 보급한다.
  ③ 건강관리전달 중심의 역할을 수행한다.

005 　　　　　　　　　　　　　　　　　　　　정답 ⑤

해설 [자율성 존중의 원칙]
1) 인간은 누구나 개인이 스스로 선택한 계획에 따라 행동과정을 결정하는 자율권을 지니며, 그것이 타인에게 피해를 주지 않는 한 어느 누구도 그 권리를 침해받아서는 안 된다는 원칙이다.
2) 의사는 환자에게 치료과정과 방법, 필요한 약품의 효능과 부작용 등을 거짓 없이 상세히 설명하고, 환자는 자신의 치료에 대해 충분한 설명에 근거하여 스스로 치료를 선택하고 치료에 동의해야 한다.

006 　　　　　　　　　　　　　　　　　　　　정답 ③

해설 ③은 의사가 설명 및 동의의무를 하지 않은 것이다.

[간호사의 법적 의무]
(1) 간호사는 간호실무와 관련된 법과 법체계등을 잘 알고 법적 기준을 실무에 통합하는 능력을 갖추어야 한다.
(2) 법은 간호사에게 적법하게 간호업무를 할 수 있도록 하는 법적 권한을 부여한다.
(3) 법은 간호사 면허를 유지하고 적법하게 간호행위를 하는데 필요한 법적 기준을 제시한다.
(4) 법·윤리적 갈등 상황이 발생한 경우 법적 기준을 고려하여 의사결정 하여야 한다.
(5) 간호사의 역할과 책임범위가 계속 확장되고 있으므로 간호실무에 관련된 최신 법과 판례를 숙지하여 법적 책임으로부터 스스로를 보호하여야 한다.

007 　　　　　　　　　　　　　　　　　　　　정답 ③

해설 ①⑤는 대차대조표로 알 수 있고, ②는 현금흐름표로 알 수 있다.

[손익계산서의 개념]
(1) 일정 기간 동안의 비용과 수익을 대응시켜 기업의 성과를 나타내는 보고서이다.
(2) 손익계산서는 현금기준보다는 발생기준에 의해 작성되는데 이는 영업 기간 동안의 비용과 수익을 대응한다는 것을 의미한다.
(3) 손익계산서의 궁극적인 목적은 일정 기간 동안의 경영성과인 순손익을 표시하는 데 있다.
(4) 일정기간 내의 수익과 발생의 비용을 명확히 하여 기업의 경영성과(경영실적)을 나타내는 것이다.

008 　　　　　　　　　　　　　　　　　　　　정답 ④

해설 [효과성과 효율성]
1) 효과성 : 목적에 부합했는가를 보는 것으로 목표 달성의 정도를 나타낸다.
2) 효율성 : 자원을 최소로 활용하여 목표를 달성했는가에 대한 능률성을 나타낸다.
3) 관리자에게는 목표 달성(효과성)이 더 강조되지만, 목표를 달성했다고 해서 언제나 생산성이 높은 것은 아니며 자원을 낭비하지 않고 목표를 달성하는 것이 중요하다.
4) 드러커(Peter Druker) : 효과성은 목적을 달성하기 위해 옳은 일을 하는 것(doing the right thing)이고 효율성은 자원의 이용을 극대화하기 위하여 일을 옳게 하는 것(doing things right)이다.

효과성(effectiveness)	효율성(efficiency)
올바른 일을 함을 의미	일을 올바르게 함을 의미
대외지향적 개념으로 조직과 환경 간의 관계의 질을 측정하는 개념	대내지향적 개념으로 기술의 수행에 관련되는, 업적의 질에 대한 측정치
조직의 목적이 달성되는 정도를 측정하는 개념	최소한의 자원으로 목적을 달성했는지를 보는 개념으로 투입에 대한 산출의 비율
장기적 측정	단기적 측정

009 　　　　　　　　　　　　　　　　　　　　정답 ④

해설 브레인스토밍은 팝콘회의라고도 하며 구성원의 아이디어를 가감 없이 모두 자유롭게 제시하도록 하여 가능한 많은 양의 아이디어를 얻어내는 기법으로 응집력이 높은 집단에서 구성원들 간의 합의에 대한 요구가 지나치게 커서 발생할 수 있는 집단사고를 예방할 수 있는 방법이다.

010 　　　　　　　　　　　　　　　　　　　　정답 ④

해설 [절차]
1) 절차는 진행을 확인하거나 정책을 이행하기 위해 거치는 과정으로 단계적·순서적으로 활동을 기술하여 특정 업무를 수행하는 관계나 방법을 제시하는 것이다.
2) 절차는 정책보다 자세한 업무행위의 지침으로 요구되는 행동의 시행순서를 기술한다.
3) 절차를 잘 설정하면 간호인력의 시간과 비용을 절약할 수 있고, 생산성이 증가한다.

011 　　　　　　　　　　　　　　　　　　　　정답 ②

해설 ①③은 최고관리자의 역할이고, ④⑤는 일선관리자의 역할이다.

[관리자의 계층]
(1) 최고관리자(Top manager)
① 환경과 관련하여 조직의 장기적 목표, 전략 등을 결정한다.
② 조직의 사회적 책임을 맡고 있으며 간호부의 모든 활동을 기획·조직·지휘·통제한다.
③ 조직 전체에 장기적 또는 전반적으로 영향을 미치는 의사결정을 하는 관리자이다.
④ 최고관리자는 궁극적으로 조직의 성공, 실패를 좌우하는 책임을 지닌다.
⑤ 간호부원장, 간호이사, 간호본부장, 간호부장 등
(2) 중간관리자(Middle manager)
① 최고관리자가 설정한 조직의 목표, 전략, 정책을 수용하고 집행을 위한 제반활동을 수행한다.
② 일선관리자가 해야 할 조직의 목표와 계획을 전달하고 일선관리자 지휘에 책임을 진다.
③ 중간관리자는 최고관리자와 일선관리자 상호 간의 관계를 조정하는 역할을 한다.
④ 단기 실천계획 수립, 세부 행동절차 결정, 전술적 목표를 결정한다.
⑤ 간호차장, 간호과장, 간호감독, 간호팀장 등
(3) 일선관리자(First-line manager)
① 아래로 다른 관리자 없이 현장에서 실제로 업무를 수행한다.
② 조직구성원을 직접 지휘 및 감독하는 관리이다.
③ 구성원의 실무적 역할조정, 작업운영 지휘, 현장감독, 운영적 목표를 결정한다.
④ 기술적인 역량을 구성원에게 전달하거나 고객의 기대와 요구를 관련 부서에 전달하는 역할을 한다.
⑤ 병동 수간호사, 책임간호사, 간호 파트장 등

012 정답 ②

해설 목표에 의한 관리(MBO)는 폐쇄체계적 내부관리모형으로 불확실하고 변동이 심한 상황에서는 명확한 목표설정이 어렵고 거시적, 장기적 목표보다 가시적, 단기적 목표에 대한 조직구성원들의 관심을 유도하는데 도움을 준다. 그리고 조직 전체의 관점에서 목표설정 추구보다는 개별단위중심의 목표설정을 추구하고 참여와 상하협조를 통해 수직적 의사소통체계를 개선하는데 유리하다.

013 정답 ④

해설 [탄력성의 원칙(신축성의 원칙)]
① 변화하는 상황에 대처해서 하부 집행기관이 창의력을 발휘할 수 있게 탄력적이어야 한다.
② 유동적인 환경과 상태에 대하여 융통성과 탄력성을 가지고 필요에 따라 수정될 수 있어야 한다.

014 정답 ④

해설 [간호서비스의 특징]
1) 무형성
  ① 서비스는 뚜렷한 실체가 있지 않아 보거나 만질 수 없고, 서비스를 제공받기 전에는 어떤 것인지 실체를 파악하기 어려우며 서비스 상품은 진열하기 곤란하며 커뮤니케이션도 어렵다.
  ② 해결전략
    ㉠ 잘 훈련된 인적자원을 정보제공에 사용하여 고객 접촉빈도를 높인다.
    ㉡ 구매 후에도 커뮤니케이션을 강화하여 입소문 마케팅을 적극적으로 활용한다.
2) 비분리성
  ① 비분리성은 동시성이라고도 하며 생산과 소비가 동시에 일어나는 것을 의미한다.
  ② 서비스가 제공되는 시점에 소비자가 존재해야 제공이 가능하고 서비스 제공자와 상호작용하는 것과 참여 여부의 정도가 서비스의 결과에 큰 영향을 미친다.
  ③ 해결전략
    ㉠ 서비스를 제공하는 조직구성원 선발 및 교육에 중점을 둔다.
    ㉡ 서비스 제공자의 표준화 및 자동화를 강화한다.
    ㉢ 가능한 여러 지역에 서비스망을 구축하고 고객관리에 세심한 관심이 필요하다.
3) 이질성
  ① 이질성은 변화가능성을 의미하는데 동일한 서비스라 하더라도 누가, 언제, 어디서, 어떠한 방법으로 제공하느냐에 따라 매번 달라지기 때문이다. 이로 인해 서비스 표준화와 품질관리가 쉽지 않다.
  ② 해결전략
    ㉠ 서비스 표준화의 설계 및 수행으로 일관성 있는 서비스를 제공한다.
    ㉡ 서비스의 기계화·산업화·맞춤화가 시행되도록 한다.
4) 소멸성
  ① 소멸성은 비분리성에 기본을 두는 개념으로 서비스는 결코 저장될 수 없다는 의미이다.
  ② 예를 들어 연주회, 비행기의 빈 좌석, 병원 입원실의 빈 침상들은 이용해야 하는 시기가 지나면 이용할 기회가 사라진다는 것이다.
  ③ 일반적인 제품처럼 재고라는 의미를 부여할 수 없다. 그러므로 수급 및 제공능력의 동시조절 및 비수기의 수요변동에 대비하여야 한다.

015 정답 ②

해설 조직화의 원리는 계층제의 원리, 통솔범위의 원리, 분업-전문화의 원리, 조정의 원리, 명령통일의 원리, 책임과 권한의 원리로 이루어지며 위의 요인들은 이 중 통솔범위의 원리에 해당이 된다. 통솔범위의 원리는 인간이 가지는 지식과 시간, 능력에는 한계가 있기 때문에 한 사람의 관리자가 직접적이고 효율적으로 지도·감독할 수 있는 부하직원의 수는 일정한 범위를 벗어나서는 안 된다는 원리이다.

[통솔범위에 영향을 주는 요인]
- 통솔자의 능력과 시간
- 피통솔자의 자질 및 의식구조
- 감독할 업무의 성질
- 전문 스태프의 지원 능력
- 조직의 공식화 정도
- 작업장소의 지리적 분산 정도
- 조직의 기획과 통제 능력

016 정답 ①

해설 ② 조직의 규모가 클수록 위임의 정도가 높아진다.
③ 전문적인 지식과 견해가 필요한 것일수록 전문가에게 위임된다.
④ 업무 권한이 위임되지만 전적으로 책임이 전가되는 것은 아니다.
⑤ 하급자의 자질이 낮은 경우 위임되기 어렵다.

[권한위임]
(1) 권한위임의 정의
  권한위임은 상급자가 하급자에게 책임에 상응하는 권한을 넘겨주는 것을 말하며 이것은 관리자들의 효과적인 시간관리를 돕고 부하직원들의 경험과 잠재력을 개발할 수 있다.
(2) 권한위임의 정도
  ① 조직규모 : 조직의 규모가 클수록 권한위임의 정도가 높아진다.
  ② 사안의 중요성 : 의사결정의 내용이 조직의 장래에 미치는 영향이 큰 중요한 업무일수록 의사결정에 대한 권한이 위임되는 정도가 작아진다.
  ③ 과업의 복잡성 : 전문적인 지식과 견해가 필요한 것일수록 전문가에게 위임한다.
  ④ 조직문화 : 조직 분위기가 하급자의 능력을 인정하고 신뢰할 때 조직에서는 권한이 위임되는 정도가 높다.
  ⑤ 하급자의 자질 : 하급자의 자질이 높은 경우 위임되기 쉽다.

017 정답 ④

해설 직무명세서에 대한 내용으로 직무명세서는 직무가 요구하는 특성을 더욱 상세하게 기술한 것이며 특정임무를 효과적으로 수행하는 데 필요한 개인의 여건과 능력에 대한 기록이다.
직무명세서는 직무 수행자의 성격, 경험, 지식, 체력, 교육수준 등 개인적 특성 또는 인적 요건에 대해 구체적으로 계량화하여 명시하고 있다.

018 정답 ③

해설 ① 사례관리의 초점은 개개인 대상자이다.
②, ④는 전인간호방법의 특성에 대한 설명이다.
⑤는 사례방법에 대한 설명이다.

[사례 관리(Case management)]
(1) 질적 간호제공과 의료비용절감이라는 상반된 목적을 달성하기 위해 시작되었다.
(2) 조직차원에서의 서비스전달방법으로 대상자의 다양한 서비스욕구를 충족시키기 위하여 건강을 사정하고 계획하고 서비스를 획득하고 서비스를 전달하고 조정 및 감시하는 것이다.
(3) 특정기간에 수행될 건강관리팀의 의무와 이를 통해 기대되는 환자의 결과를 미리 예상하여 관리하는 건강서비스의 개념을 확대 적용한 방법이다.
(4) 사례관리는 사람에 더 중심을 두고, 매니지드케어는 시스템에 더 중심을 둔다.
(5) 의료비상환제도가 DRG방법으로 바뀌면서 의료비관리가 가장 중요한 이슈로 등장하게 되었다.
(6) 사례관리자의 역할
 - 환자관리의 적절성, 효과, 효율성을 통제, 감시한다.
 - 환자, 의료제공자, 기타 의료팀과 상호협력한다.
 - 돌봄제공자, 조정자, 대변자, 중개인으로 역할을 한다.
(7) 사례관리 일정표(critical pathway, 표준진료지침, CP)
 - 효과적인 사례관리를 위한 환자관리도구의 하나로서 다학제 팀이 특정 환자집단을 위해 개발된 실무지침서
 - 표준진료지침이란 일련의 간호를 수행하기 위하여 환자간호의 비용효과적인 측면을 계획, 사정, 적용, 평가하는 구조화된 간호방법으로 시간 및 활동의 순서가 연속성이 있도록 지도화해 놓은 것
 - CP는 신규간호사나 학생들의 교육을 위한 자료로 활용될 수 있다.

019 정답 ②

해설 ① 서술적 방법은 간호제공자의 경험을 근거로 환자의 유형을 확인하여 간호표준을 설정하고 주관적으로 간호요원의 수와 종류를 결정하는 방법으로 한국이 채택하고 있다.
③ 관리공학적 방법은 환자의 유형에 따라 표준을 정하고, 업무수행 빈도와 난이도 및 중요성을 근거로 간호인력을 수를 결정하는 것이다.

020 정답 ④

해설 ① QI는 단지 기존 설정 기준에 부응하는 것이 목표
② QI에 대한 설명 - 기존 설정 기준보다 상위의 기술적 질향상
③⑤ QA - 결과중심적 질보장으로 결과영향 평가행동패턴에 영향을 주는 것을 말한다. 기준에 못 미치는 문제에만 초점을 둔다.

021 정답 ③

해설 [수당(부가급)]
기본급의 미비함을 보완하려는 것으로서 직무내용, 근무환경, 생활조건 등의 특수성을 고려해서 지급되는 것이다.
1) 정상근무 수당
 ① 직책 수당 : 직무와 관계되는 직무수행상의 난이도와 책임감 등을 고려하여 지급하는 수당으로, 책임 수당, 직무 수당, 관리직 수당과 같은 형태로 지급되는 수당이 모두 직책 수당에 해당한다.
 ② 특수작업 수당 : 표준적인 작업환경보다도 열악한 작업환경에서 근무하는 구성원을 위하여 설정된 수당이다.
 ③ 특수근무 수당 : 주로 야간에 업무를 담당하는 구성원에게 지급되는 것으로, 업무의 내용상 초과근무 수당이나 교대근무 수당으로 반영하기 곤란한 경우에 설정된다.
 ④ 기능 수당 : 조직의 구성원들이 가진 특별한 자격이나 면허에 지급하는 수당을 말한다.
2) 특별근무 수당
 특별근무 수당은 정상적인 근무시간 외에 업무를 수행할 때 지급되는 것으로, 기준 외 임금으로 분류되며 상여금이나 퇴직금의 산정기준에는 포함되지 않는다. 대표적인 것으로는 다음과 같은 수당들이 있다.
 ① 초과근무 수당 : 잔업 수당, 시간 외 수당, 휴일근무 수당, 심야 수당 등으로도 불리며, 정상적인 근무시간 외에 업무를 수행하는 경우에 지급된다. 우리나라 「근로기준법」에서는 초과근무 수당에 대해서는 통상임금의 150% 이상을 지급하도록 규정되어 있다.
 ② 교대근무 수당 : 병원에 근무하는 간호사들과 같이 업무의 특성상 통상적인 근무체제와 달리 교대로 근무하는 경우에 지급되는 수당이다. 이 수당은 주간 근무자보다 야간 근무자가 심신의 피로감이나 가정생활의 불편이 더 크다는 점을 감안하여 제공한다.
3) 상여수당(보너스)
 ① 본래는 업무의 초과달성 시나 근로의욕을 고무할 때 자극제의 일환으로 조직의 성과 향상에 기여한 구성원들에게 성과의 일부를 분배하는 데 목적이 있다. 명절이나 결산기 등에 조직의 업적이나 구성원의 근무성적, 생활사정 등에 따라 상여, 보너스, 하계 수당, 생활 보조금 등의 명칭으로 지급되는 임금을 총칭한다.
 ② 우리나라는 상여금의 산정기준 자체가 조직마다 상이하고 인사고과나 경영성과와는 무관하게 상여금이 지급됨으로써 결과적으로 상여금이 갖는 동기부여적 측면을 상실하였다.
4) 복리후생
 ① 종업원의 생활 안정과 삶의 질 향상을 위해 지급되는 임금 외의 각종 혜택을 말한다.
 ② 건강보험 감면, 연금보험 혜택, 기숙사 및 직원 주택 제공, 주택 구입 및 임차금 지원, 자녀 및 본인 학자금 지원, 출퇴근 버스 제공, 휴가비 및 콘도미니엄 이용 등이 있다.

022 정답 ④

해설 [인적자원관리의 개념적 발전단계]

구분	인사관리(PM)	인적자원관리(HRM)	전략적 인적자원관리(SHRM)
시기	한국 : 1980년대	한국 : 1990년대	한국 : 21세기
배경환경	• 안정적 경제성장 • 노동조합압력, 노동법 정비	• 국내외 경쟁 심화 • 노동시장의 다양화	• 세계화 무한경쟁 • 급격한 환경변화
인사개념	인적자원을 통제하고 감시하는데 들어가는 비용의 관점에서 접근	인적자원을 개발하고 적극적으로 활용하여 조직의 경쟁력 강화를 유도할 자원의 관점에서 접근	세계화와 무한경쟁시대로 들어오면서 효율적인 사람관리를 통한 핵심역량의 강화가 조직체의 경쟁력 확보에 가장 중요한 요소로 간주되고 있음을 의미, 인적자본 개념

| 인사
역할 | • 개별적 인사기능
강화 및 체계화
• 인사부서의 전문화
• 노사관계의 비중
강화 | • 인사부서의 역할강화
• 인적자원의 개발·
활용 강조
• 인사부서 : 독립적
기능 수행 | • 인적자원=경쟁력,
인적자본 개념
• 조직전략과 인사전략
의 상호적합성
• 인사부서 : 사업의
전략적 파트너 |

023 정답 ④

해설 [전제적 리더십]
① 리더가 조직의 모든 목표와 방침 및 작업과제를 혼자서 결정한다.
② 자신의 판단이 최상이라고 판단하여 추종자의 의견을 수렴하지 않는다.
③ 중앙집권화되어 있고, 의사결정의 권한이 낮은 직위의 사람에게 위임되지 않는 조직에서 자주 사용되며 위기상황과 같은 특수상황에서 유용하다.
④ 의사결정권이 리더 자신에게 주어지며 성취지향적, 업무중심적, 권위주의적인 지도성 유형이다.

장점	단점
• 구성원이 지도자의 능력을 절대적으로 신뢰한다. • 구성원의 지식과 경험이 미숙할 때 유용하다. • 예측 가능한 인정된 집단의 활동에 유용하며 혼돈의 완화로생산성이 높아진다. • 위기상황에서 신속한 대응이 가능하다.	• 구성원의 낮은 성장과 낮은 작업 만족도를 보인다. • 조직의 목표 달성에 참여할 기회가 없어 집단의 참여를 저해한다. • 창의성, 동기부여, 자율성이 떨어진다.

024 정답 ③

해설 [2요인론(동기-위생이론)]
1) 위생요인은 직무 환경에 해당되는 것으로 불만족 요인이며 충족된다고 만족스러운 것은 아님, 조직의 정책, 관리, 감독, 보수, 대인관계, 직업조건, 안전, 지위 등이 포함된다.
2) 동기요인은 직무 내용에 해당되는 것으로 만족요인이며 부족하거나 없어도 불만을 갖는 것은 아님. 성취감, 직무자체, 도전, 전문적 성장, 인정과 칭찬, 책임감, 승진 등이 포함된다.

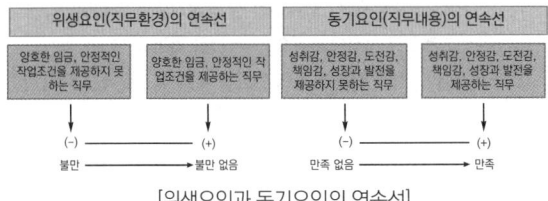

[위생요인과 동기요인의 연속선]

025 정답 ②

해설 [의사전달망에 따른 분류]
1) 연쇄형(사슬형, chain type)
① 조직에 공식적인 권한체계가 명확히 정해져 있어 상사와 부하 간에만 의사전달이 이루어진다.
② 수직적인 전달 형태로 비능률적인 모형이다.

③ 집중성이 강하고 단순문제에 적합하다.
2) Y자형(Y type)
집단의 중심적 인물이나 리더는 아니지만 집단구성원을 대표할 인물이 있는 경우 사람들이 서로 의사소통하는 데 조정자의 역할을 하는 형태이다.
3) 윤형(수레바퀴형, wheel type)
① 구성원끼리 의사소통 없이 정보전달이 리더에 의해 이루어지는 유형이다.
② 집단의 중심적 인물 또는 리더가 존재하여 구성원 간의 의사전달이 중심에 있는 사람에게 집중되는 형태이다.
③ 가장 신속하고 능률적인 모형으로팀에 강력한 중심적 리더가 존재할 때 형성된다.
④ 의사소통이 리더에게 집중된다.
4) 원형(circle type)
집단구성원 간에 서열이나 지위가 확실히 드러나지 않고 거의 동등한 입장에서 의사소통을 하는 경우에 형성되는 의사소통망 형태이다.
5) 개방형(완전연결형, all-channel type)
① 팀에 리더가 없거나 공식적인 구조가 없어 구성원 누구라도 의사소통을 주도할 수 있다.
② 집단의 모든 구성원들이 다른 모든 구성원들과 자유롭게 정보를 교환하는 의사전달 형태이다.

[의사전달망의 특징 비교]

	사슬형 (연쇄형)	Y형	수레바퀴형 (윤형)	원형	완전연결형 (개방형)
권한의 집중	높음	중간	매우 높음	낮음	매우 낮음
구성원 만족도	낮음	중간	낮음	높음	높음
형태	○ ○ ● ○ ○	○ ○ ＼／ ● ｜ ○ ｜ ○	○ ○ ＼／ ● ／＼ ○ ○	⬠	✪

026 정답 ④

해설 간호 인력간의 갈등 시에 간호관리자가 훈육을 할 때는 공개적인 비난 보다 협동자로서 서로 존중하도록 교육해야 한다.
[직원 훈육의 원칙]
① 최선을 다할 것을 예상하는 긍정적인 자세
② 구성원들과 규칙과 규정에 대해 의사소통하여 충분히 이해하도록 한 뒤 적용
③ 신속하고 주의 깊게 비공개적으로 사실을 조사하여 자료를 수집
④ 훈육행위에 앞서 훈육의 규칙과 규정을 명확히 설정
⑤ 직원의 상황을 고려하여 공개적보다는 프라이버시를 지켜주며 훈육
⑥ 사람이 아닌 문제가 된 행위에 초점을 맞춤
⑦ 훈육 후 행동변화의 여부를 확인
⑧ 규칙과 규정을 일관성 있게 적용
⑨ 상황이나 능력에 따라 유연성 있게 대처

027 · 정답 ③

해설 [인적자원의 적정배치 및 이동을 위한 4가지 원칙]
① 적재적소주의:개인이 소유한 능력과 성격 등을 고려하여 최적의 직위에 구성원을 배치하여 최상의 능력을 발휘하게 하는 것을 의미한다.
② 실력주의:능력을 발휘할 수 있는 영역을 제공하며 그 일에 대해서 올바르게 평가하고 평가된 실력과 업적에 대해 만족할 대우를 하는 원칙을 말한다.
③ 인재육성주의:사람을 성장시키면서 사용하는 방법으로 상사에 의한 육성뿐 아니라 본인 자신의 의사와 의욕, 욕망을 중심으로 한 자기 육성의 의욕을 개발하는 것을 뜻한다.
④ 균형주의:배치 및 이동에 있어서 단순히 본인만의 적재적소를 고려할 것이 아니라, 상하좌우의 모든 사람에 대해서 평등한 적재적소와 직장 전체의 적재적소를 고려할 필요가 있다.

028 · 정답 ①

해설 기획예산제도의 절차는 계획을 수립하고, 계획에 따른 사업안을 작성하며, 전체 예산을 편성하고, 계속 관리 통제하는 4단계의 작업을 거친다.

029 · 정답 ②

해설 [런차트(run chart)]
① 런차트는 시간의 경과에 따른 추이를 보기 위한 도표이다.
② 환자의 관점에서 중요하다고 생각되는 질적 요인이나 과정 변수·빈도를 수직선 Y축에 놓고 수평선 X축에 시간을 나타낸다.
③ 각 데이터 값을 점으로 표시한 후 선을 이어서 진행되는 상황을 평가하는 것이다.
④ 각 평균값이나 중앙값을 나타내는 선을 넣으면 그래프의 변화에 따른 특별한 원인을 예측할 수 있다.

030 · 정답 ②

해설 [의료기관 인증 4개 영역]
① 기본가치체계 : 안전보장활동. 지속적인 질향상
② 환자진료체계 : 진료전달체계와 평가, 환자진료, 수술 및 마취진정관리, 의약품관리, 환자권리존중 및 보호
③ 행정관리체계 : 경영 및 조직운영, 인적자원관리, 감염관리, 안전한 시설 및 환경관리, 의료정보/의무기록관리
④ 성과관리체계 : 성과관리

031 · 정답 ②

해설 과실은 실수이며 과오는 환자에게 손해를 입힌 것이다.즉, 간호과오는 환자를 간호하면서 주의의무 태만으로 환자에게 손해를 입히게 된 것을 총칭하는 것이다.

032 · 정답 ⑤

해설 [마약관리]
① 마약은 반드시 이중 잠금장치가 되어 있는 철제 마약장에 보관해야 하고 마약대장을 기록한다.
② 마약장의 열쇠는 각 근무시간대의 담당간호사가 직접 일일 재고 관리 및 인수인계해야한다.
③ 마약 파손시에는 즉시 현장에서 사진을 찍고 조각을 보존해야 하며 파손된 마약을 수거한 후에 관리자가 서명하고 "마약파손 보고서"와 함께 약국으로 보내야 한다.
④ 향정신성의약품의 경우 잠금장치가 있는 곳에 보관하고 냉장보관약의 경우는 냉장고 내에 잠금장치가 부착된 보관함에 보관하도록 한다.
⑤ 사용하지 않은 마약과 사용 후 남은 마약은 반납처방을 써서 곧바로 반납처리하도록 한다.

033 · 정답 ①

해설 [퇴원관리]
① 퇴원관리(퇴원계획)는 환자에게 차후 적절한 수준의 간호나 환자의 정상적인 생활로 조속히 돌아갈 수 있도록 체계적으로 고안된 관리 프로그램을 말한다.
② 퇴원계획이 적절하였을 경우 기대되는 결과 : 입원 시부터 환자의 적절한 퇴원계획을 세우는 것은 입원기간 단축, 재입원율 감소, 서비스 중복 감소, 응급실 입원감소 등의 효과를 가져올 수 있다.
③ 퇴원계획 수립 시 고려해야 할 5가지 변수
  ㉠ 질병/건강의 연속선상에서의 정도
  ㉡ 간호의 기대되는 결과
  ㉢ 요구되는 간호의 기간
  ㉣ 필요로 하는 서비스의 종류
  ㉤ 활용 가능한 자원
④ 퇴원계획의 장점
  ㉠ 질병의 재발을 감소시키고, 병원에 재입원하는 것을 줄여주거나 필요 없이 응급실에 오게 되는 경우를 감소시킨다.
  ㉡ 건강관리 인력자원과 서비스 등을 적절하게 이용하도록 하여 서비스가 중복되는 것을 줄인다.
  ㉢ 환자가 추후 간호관리의 필요성이나 치료에 관한 비용을 이해할 수 있다. 환자와 그 가족이 잘 참여하도록 계획되었다면 그들은 그 계획에 전적으로 동의할 수 있을 것이다.
  ㉣ 퇴원계획은 환자 가족의 필요를 채울 수 있도록 지역사회의 여러 자원을 활용한다.

034 · 정답 ⑤

해설 [구두처방]
① 응급한 상황에서 의사가 환자 옆에 갈 수 없는 경우에만 사용된다.
② 심폐소생술(DNR) 금지는 구두처방이 불가능하다.
③ 우선 구두처방(V/O)표시하고 처방 의사명과 처방받은 간호사명, 의사에게 그 처방을 확인한 간호사명을 기록하고 수행한다.
④ 구두처방 후에는 24시간 이내에 서면처방을 받도록 한다.

035 정답 ④

해설 [일반적인 환자안전의 원칙]

1) 개별 제공자에 초점을 두기보다는 오류를 예방, 발견할 수 있는 시스템을 생성해야 한다.
   ① 체크리스트의 사용, 다시 읽기(read backs) 등을 통한 교차 확인과 중복성 향상 등으로 오류를 예방한다.
   ② 프로세스를 단순화하고 표준화시키는 것도 오류 예방을 위해 중요하다.
   ③ 필요에 따라서는 기능 강제(forcing function)를 구현할 수 있다.

   [기능강제(forcing function)]
   엔지니어링과 접목하여 안전 관련 주요 보조기능을 설치하는 것이다. 예를 들면, 마취 시 잘못된 가스가 흡입되지 않도록 가스 연결 튜브의 접속 모양을 달리하여 정확한 가스가 연결될 수 있도록 하는 경우이다. 또 한 예로는 환자의 알레르기 정보, 체중, 신장 정보가 입력되지 않으면 오더가 완수되지 않도록 하는 경우이다.

2) 의사소통과 팀워크를 향상시키는 것이다.
   ① 개방적인 의사소통을 하며, 표준화된 공통된 언어를 사용하도록 해야 한다.
   ② 체크리스트를 활용하거나 디브리핑(debriefing)을 통해 의사소통을 향상시킬 수 있다.

3) 과거의 실수로부터 학습하는 것이다.
   사망사례 집담회, 적신호사건의 근본원인분석 등의 방법이 활용될 수 있다.

4) 안전한 의료를 제공하기 위한 잘 훈련된 적절한 인력이 확보되어야 한다.
   피로와 스트레스가 오류와 연관될 수 있기 때문에 적절한 휴식을 취할 수 있는 스케쥴링(scheduling)과 스태핑(staffing), 근무지 스트레스 관리가 환자안전을 위해 중요하다.

4회차 3교시 기본간호학

036 정답 ①

해설 [기관 절개관(Tracheostomy) 간호]

1) 목적
   - 위급한 상부기도 폐색 시
   - 장기간 기계적 호흡이 요구될 때
   - 기관 내 삽관의 삽입기간이 길어질 때
   - 무의식 환자의 분비물 흡입방지 위해

2) 기관 절개관 간호
   - 내관 삽입 부위 : 2번째에서 4번째 기관 환(tracheal ring)을 거쳐 외과적 절개 후 삽입
   - 기관절개관의 커프는 기관절개관과 공기 누출을 막음
   - 기도의 괴사 위험을 줄이기 위해 커프를 2~3시간 간격으로 이완 (커프의 압력 15~20mmHg 또는 20~25mmHg 유지)
   - 청색증, 호흡곤란 있는지 자주 관찰 등

037 정답 ③

해설 [부적절한 산소화의 징후]

활력감소, 안절부절 못함, 바르고 얕은 호흡, 빠른 심장박동, 기좌호흡, 과도한 긴장, 졸음, 피부와 손톱의 청색증이 나타난다.

저산소증(hypoxia)
- 조직 내 세포에서 산소화가 부적절한 상태를 의미한다.
- 급성증상 : 호흡곤란, 적은 맥압을 갖는 혈압상승, 호흡과 맥박증가(흉골하 및 늑간의 수축이 보임), 청색증, 불안 등
- 만성증상 : 사고과정의 변화, 두통, 흉통, 심장비대, 식욕부진, 변비, 소변량 감소, 성욕 감소, 사지근육의 허약감, 근육통 등

038 정답 ④

해설 무의식 환자에게 중력을 이용하여 L-tube로 영양액을 공급하는 경우 천천히 주입하며 30cm 이상 높이지 않도록 한다.

039 정답 ③

해설 [부동환자에게 흔히 내려지는 간호진단]
- 활동지속성 장애·운동장애
- 비사용 증후군 위험성
- 기도개방유지불능
- 신체손상위험성
- 피부통합성 장애 및 위험성

040 정답 ⑤

해설 경구섭취가 어려운 경우 위관영양이나 비경구적 영양을 제공한다. 대상자의 독립심을 유지시키며 식사과정에 적극적으로 참여시키고 대상자의 먹는 속도에 맞추어 음식을 떠 넣어준다. 구개반사가 불완전한 경우 위관영양을 실시하고 좌위를 유지하여 준다.

041 정답 ④

해설 체액은 영양과 노폐물의 운반, 전해질과 비전해질의 용매, 체온유지, 혈액량 유지 기능을 한다.

042 정답 ④

해설 저잔여물식이 (=저섬유식이)는 장관의 내용물을 줄이며 대변의 양과 빈도를 줄인다.

043 정답 ②

해설 장기간의 유치도뇨관 삽입이 요도괄약근의 조임과 배뇨근 기능을 약화시켜 요실금이 초래된 경우는 다음과 같은 간호중재를 시행한다.
1) 요의가 없더라도 규칙적으로 배뇨하도록 교육한다.
2) 기저귀의 사용은 요실금을 허용하는 의미이므로 피하도록 한다.

044 정답 ⑤

해설 Kayexalate 관장은 양이온 교환 수지를 투여하여 다른 양이온과 장관 내 칼륨의 교환을 통해 칼륨을 대변으로 배출하게 하는 것으로 고칼륨혈증 시 시행한다.

[고칼륨혈증(Hyperkalemia)]

정의	혈장 내 K⁺ 농도가 5.0mEq/L 이상
원인	• K⁺ 섭취 증가 : 과도한 정맥주입 • 세포외액으로 K⁺ 이동 : 산독증, 조직의 이화작용 • Digitatils 제제 과량 투여 : 심근수축력감소, 심부정맥 유발 • 부신피질 장애 • 신부전
증상	• 설사, 장 경련 • 근쇠약, 무감각, 혼돈 • 심부정맥, 심장마비 → 사망 • 허약감, 지각 이상 • 위장관의 산통 • 불안, 예민함
간호	• 인슐린, 당 주입 • 이뇨제 투여 • 고칼륨 음식 제한 • kayexalated의 양이온 교환수지를 구강, 직장 으로 투여(K⁺ 대변으로 배출) • 구강으로 금식(NPO) • 침상안정 : 칼륨수치 정상 시까지

045 정답 ④

해설 직장검사 시 성인의 경우 좌측위를 취하고 소아의 경우에는 배횡와위를 취하도록 한다.

046 정답 ④

해설 [배출관장]
1) 대상자의 둔부가 간호사 쪽을 향하도록 하여 좌측심스위나 좌측위를 취하게 한다.
2) 글리세린과 물(37.7~40.5℃)을 1:1로 부어 관장액을 준비한다.
3) 직장튜브가 삽입되는 동안 대상자에게 입으로 천천히 숨을 뱉도록 한다.(5~10cm 정도 배꼽을 향해 삽입)
4) 관장액 주입 후 대상자에게 참을 수 있을 만큼 참은 후(10~15분 정도) 화장실에 가도록 한다.

047 정답 ⑤

해설 ⑤ 부동이 심혈관계에 미치는 영향은 체위성 저혈압이다.
호흡기계 : 폐확장 감소
비뇨기계 : 요배설 감소
대사계와 소화기계 : 칼슘 불균형을 초래
근골격계 : 근육층의 감소

048 정답 ⑤

해설 [목발보행]
1) 계단을 오를 때는 건강한 다리가 먼저 오르며, 계단을 내려 올 때는 아픈 다리가 먼저 내려온다.
2) swing through 보행은 상당한 기술과 조정력이 필요하다. 2점 보행은 두 다리에 체중지탱이 가능해야 한다.
3) 의자에 앉을 때는 건강한 다리 쪽 손으로 의자의 팔걸이를 잡는다.

049 정답 ③

해설 발바닥이 신체의 중심 쪽으로 향하는 것은 내번이다.
• 회내 – 손바닥이 아래로 (엎침)
• 회외 – 손바닥이 위로 (뒤침)
• 내번 – 발바닥이 안쪽으로
• 외번 – 발바닥이 밖으로

050 정답 ②

해설 [임종 간호]
1) 호스피스는 죽음을 앞둔 말기 환자와 그 가족을 사랑으로 돌보는 행위이다.
2) 환자가 여생 동안 인간으로서의 존엄성과 높은 삶의 질을 유지하면서 살다가 평안하고 복된 죽음을 맞이하도록 환자와 가족의 신체적, 정서적, 사회경제적, 영적 요구를 충족시키며 사별가족의 고통과 슬픔을 경감시키기 위한 총체적인 돌봄(Holistic care)
3) 간호사는 호스피스 간호 시 임종을 맞는 환자의 가치와 존엄성을 존중하여 위엄 있게 여생을 마치도록 도와주어야 한다.

051 정답 ②

해설 [수면발작(기면증 Narcolepsy)]
1) 수면과 각성을 조정하는 중추신경계의 기능부전, 잠든 후 15분 이내 REM 수면을 보임
2) 수면 발작의 유형
① 수면 마비(Sleep paralysis) : 잠들기 직전이나 깨기 직전에 수분 동안 신체를 움직일 수 없는 현상
② 탈력 발작(Cataplexy) : 분노나 공포와 같은 감정 변화에 의해 유발된 갑작스런 마비
③ 최면 환각 : 자거나 졸면서 꿈과 같은 환청이나 환각 상태 경험, 자동차 사고나 기타 작업장애로 인한 상해 위험 있음

052 정답 ④

해설 냉요법은 울혈 및 부종의 형성을 경감하며 혈관을 수축시켜 지혈을 돕는다.

[냉요법의 생리적 효과]
- 소동맥혈관의 수축(창백하고 푸른 빛을 띤 피부상태를 나타냄)
- 1회 심박출량의 증가
- 호흡수의 감소
- 국소조직의 체온감소
- 모세혈관의 수축(부종방지, 혈관확장에 의해 야기되는 통증 경감)
- 혈액점도의 증가
- 조직대사의 감소
- 모세혈관의 감소
- 염증 반응의 감소

053 정답 ③

해설 [환상통]
수술이나 외상으로 신체부분이 마치 여전히 남아 있는 것 같은 비정상적인 감각이나 느낌을 갖는다. 증상이 심하고 화끈거리는 등 다양하게 나타난다.

054 정답 ②

해설 ① 오른쪽 유방절제술 예정인 환자이기 때문에 반대편 팔인 왼쪽 정맥을 선택해야 한다.
③ 정맥주사 시 대상자에게 편안한 자세를 취하게 하고 팔을 심장보다 낮게 위치하도록 한 다음 정맥의 상태를 확인한다.
④ 소독솜으로 주사부위 중심으로부터 지름이 약 5~8cm이 되도록 바깥을 향해 원을 그리며 이동하는 방법으로 닦아낸다.
⑤ 바늘 사면을 위로 하여 피부면과 15°~30° 각도로 혈류방향을 따라 바늘을 정맥 내로 삽입한다.

055 정답 ①

해설 [의료폐기물 종류]
1) 격리의료폐기물 : 「감염병의 예방 및 관리에 관한 법률」 제2조제1항에 따른 감염병으로부터 타인을 보호하기 위하여 격리된 사람에 대한 의료행위에서 발생한 일체의 폐기물
2) 위해의료폐기물
    ① 조직물류폐기물 : 인체 또는 동물의 조직·장기·기관·신체의 일부, 동물의 사체, 혈액·고름 및 혈액생성물(혈청, 혈장, 혈액제제)
    ② 병리계폐기물 : 시험·검사 등에 사용된 배양액, 배양용기, 보관균주, 폐시험관, 슬라이드, 커버글라스, 폐배지, 폐장갑
    ③ 손상성폐기물 : 주사바늘, 봉합바늘, 수술용 칼날, 한방침, 치과용침, 파손된 유리재질의 시험기구
    ④ 생물·화학폐기물 : 폐백신, 폐항암제, 폐화학치료제
    ⑤ 혈액오염폐기물 : 폐혈액백, 혈액투석 시 사용된 폐기물, 그 밖에 혈액이 유출될 정도로 포함되어 있어 특별한 관리가 필요한 폐기물

056 정답 ⑤

해설 [상처의 치유과정]
1) 응고 및 염증기(=방어기, Coagulation and Inflammation)
    ① 혈소판 응집
        - 조직 손상을 받았을 때 혈액 성분이 유출되며 발생함
        - Growth factor(성장인자) 분비
    ② 섬유소 응괴 형성
        - 혈소판 응집과 혈액응고로 발생됨
        - 상처를 지지하고 안정시키면서 지혈
        - 상피재생의 구조적 기초 골격 제공
    ③ 식균(포식)작용
        - 호중구(Neutrophils) : 세균이나 이물질, 괴사
2) 조직 형성기(증식기, Tissue formation) : 진피가 미성숙하게 재생됨
    - 상피 재생 : 성장인자의 자극에 의해 상처 가장자리의 세포가 섬유소와 Fibronectin matrix를 통해 이동하여 일어남
    - 혈관형성 : 대식구에서 분비된 혈관형성 인자에 의해 발생
    - 섬유아세포의 증식 : 교원섬유(Collagen), 탄력섬유, 기질 등이 합성되어 육아조직 형성
3) 조직 성숙기(재형성기, Tissue remodeling)
    - 상처치유 진행된 지 21일 이후에서 1~2년 지속될 수도 있음
    - 성장인자에 의해 섬유아세포가 액틴(Actin)이 풍부한 Myofibroblast로 전환
    - Matrix의 수축이 일어나 둥근 상처가 별모양이나 사각형모양의 상처로 변함
    - 성숙과정 진행됨에 따라 기질 감소하며, 혈관 제거되어 피부상처가 납작해지면서 붉은 빛을 잃고 원래 살색으로 회복하게 됨

057 정답 ④

해설 [근육주사법]
① 적절한 주사 부위를 선택함
② 피부 소독 후 피부를 팽팽하게 잡음
③ 피부와 90도 각도로 바늘을 찌른 후 내관을 당겨 혈액이 올라오는지 확인
④ 약물을 서서히 주입하고 바늘을 재빨리 제거
⑤ 소독 솜으로 주사부위를 부드럽게 문지름
⑥ 주사부위 불편감 완화
    ㉠ 허용되는 한 가장 작은 게이지의 바늘 사용
    ㉡ 조직을 자극하는 약물의 경우 투여하기 전 주사바늘 교환
    ㉢ 주사 부위 교대함
    ㉣ 주사바늘의 삽입과 제거 시에는 머뭇거리지 않음
    ㉤ 주사바늘 제거 후 마사지하기
    ㉥ 근육을 이완하게 한 다음 주사
    ㉦ 통증이 심한 대상자는 주사 전 피부에 얼음을 적용하여 통증 완화

058 정답 ③

해설 [장갑 보호대]
① 대상자의 신체에 삽입되어 있는 기구나 드레싱 보호가 목적이다.
② 피부 질환 시 긁는 행위를 예방한다.
③ 벙어리장갑 모양의 신체보호대이다.

059 정답 ①

해설 피부반응검사 후 15분 뒤에 주사부위를 관찰하였을 때 10mm 이상의 팽진이나 발적이 보이는 경우는 알레르기 양성반응을 의미하며 수포나 작은 반점 등도 이상증상을 의미한다.

060 정답 ③

해설 근육주사 부위 선택 시 배둔부위는 둔부 4분면에서 위쪽 바깥쪽으로 근육이 커서 투여량을 충분히 흡수하여 주사 후 불편감이 적은 장점이 있으나 주사 부위가 정확하지 않은 경우에는 좌골신경 손상으로 인한 하지마비를 초래하는 단점이 있다.

061 정답 ②

해설 [감염관리 지침]
① 의료인에게 MRSA, VRE 감염 대상자임을 알려 접촉 전파를 예방하도록 함(VRE, MRSA, 로타바이러스, 장티푸스, C.difficile, CRE, 세균성 이질 등)
② 간호행위 전후로 손 씻기를 철저히 한다.
③ 접촉 격리 및 환자 접촉 전에 장갑과 가운을 착용하고 병실 나오기 전 벗는다.
④ 물품관리에 주의 : 혈압계, 청진기, 산소포화도 센서 등은 단독으로 사용한다.
⑤ 기구 및 사용 물품은 소독 시 다른 환자 물품과 별도 분리하여 수거한다.
⑥ 퇴원 시 병실 소독 후에 다른 환자가 사용하도록 한다.
⑦ 1인실 사용하거나 경우에 따라 코호트 격리

062 정답 ②

해설 [정맥주입 속도의 조절방법]
1) 정맥주입속도 조절 방법(정맥주입 펌프 등)
① 수액세트의 drip factor는 10, 15, 20, 60으로 표시(주로 20 사용)
② 1분간 주입 방울 수 = $\dfrac{\text{총주입량(mL)} \times \text{drip factor(20)}}{\text{주입시간(분)}}$

$= \dfrac{1500cc \times 20gtt}{5시간 \times 60분}$

$= 100$

063 정답 ④

해설 응전력은 압력과 마찰이 합쳐진 물리적인 힘으로 몸 표면에 평행의 방향으로 피부에 대하여 가해지는 압력이다. 조직의 한 층이 다른 층 위로 미끄러질 때 발생하므로 머리를 30도 이상 올리는 체위를 하지 않아야 한다.

064 정답 ②

해설 조직손실이 크고, 오염되고 감염된 상처나 이물질이 있는 상처는 느리게 치유된다. 어린이, 충분한 단백질과 열량, 깨끗한 상처 시 상처 회복이 빠르다.

065 정답 ①

해설 감염은 감염성 인자(병원성 미생물), 저장소, 출구, 전파방법, 침입구, 감수성이 있는 숙주의 6단계 회로를 통해 이루어진다.

4회차 3교시 보건의약관계법규

066 정답 ③

해설 의료법 제6조(조산사 면허)
조산사가 되려는 자는 다음의 어느 하나에 해당하는 자로서 조산사 국가시험에 합격한 후 보건복지부장관의 면허를 받아야 한다.
1. 간호사 면허를 가지고 보건복지부장관이 인정하는 의료기관에서 1년간 조산 수습과정을 마친 자
2. 외국의 조산사 면허(보건복지부장관이 정하여 고시하는 인정기준에 해당하는 면허를 말한다)를 받은 자

067 정답 ④

해설 의료법 시행규칙 제1조의 3 별표1 환자의 권리
가. 진료받을 권리
나. 알권리 및 자기결정권
다. 비밀을 보호받을 권리
라. 상담·조정을 신청할 권리

068 정답 ④

해설 의료법 시행규칙 제10조(사망진단서)
법 제17조제1항에 따라 의사·치과의사 또는 한의사가 발급하는 사망진단서 또는 시체검안서는 별지 제6호서식에 따른다.

069 정답 ⑤

해설 의료법 제21조(기록 열람 등) 3항

① 환자는 의료인, 의료기관의 장 및 의료기관 종사자에게 본인에 관한 기록의 전부 또는 일부에 대하여 열람 또는 그 사본의 발급 등 내용의 확인을 요청할 수 있다. 이 경우 의료인, 의료기관의 장 및 의료기관 종사자는 정당한 사유가 없으면 이를 거부하여서는 아니 된다.

② 의료인, 의료기관의 장 및 의료기관 종사자는 환자가 아닌 다른 사람에게 환자에 관한 기록을 열람하게 하거나 그 사본을 내주는 등 내용을 확인할 수 있게 하여서는 아니 된다.

③ 제2항에도 불구하고 의료인, 의료기관의 장 및 의료기관 종사자는 다음 각 호의 어느 하나에 해당하면 그 기록을 열람하게 하거나 그 사본을 교부하는 등 그 내용을 확인할 수 있게 하여야 한다. 다만, 의사·치과의사 또는 한의사가 환자의 진료를 위하여 불가피하다고 인정한 경우에는 그러하지 아니하다.

 1. 환자의 배우자, 직계 존속·비속, 형제·자매(환자의 배우자 및 직계 존속·비속, 배우자의 직계존속이 모두 없는 경우에 한정한다) 또는 배우자의 직계 존속이 환자 본인의 동의서와 친족관계임을 나타내는 증명서 등을 첨부하는 등 보건복지부령으로 정하는 요건을 갖추어 요청한 경우

④ 진료기록을 보관하고 있는 의료기관이나 진료기록이 이관된 보건소에 근무하는 의사·치과의사 또는 한의사는 자신이 직접 진료하지 아니한 환자의 과거 진료 내용의 확인 요청을 받은 경우에는 진료기록을 근거로 하여 사실을 확인하여 줄 수 있다.

제21조의2(진료기록의 송부 등)

② 의료인 또는 의료기관의 장이 응급환자를 다른 의료기관에 이송하는 경우에는 지체 없이 내원 당시 작성된 진료기록의 사본 등을 이송하여야 한다.

070 정답 ⑤

해설 의료법 제8조(결격사유 등)

의료인 결격사유에 해당하는 자는 국가시험에 응시할 수 없다.

 1. 정신질환자.
 2. 마약·대마·향정신성의약품 중독자
 3. 피성년후견인·피한정후견인
 4. 금고 이상의 실형을 선고받고 5년이 지나지 아니한 자
 5. 금고 이상의 형의 집행유예 기간이 지난 후 2년이 안된 자
 6. 금고 이상의 형의 선고유예를 받고 그 유예기간 중에 있는 자

071 정답 ④

해설 의료법 시행규칙 제20조(보수교육)

⑥ 다음에 해당하는 사람에 대하여는 해당 연도의 보수교육을 면제한다.

 1. 전공의
 2. 의과대학·치과대학·한의과대학·간호대학의 대학원 재학생
 3. 영 제8조에 따라 면허증을 발급받은 신규 면허취득자
 4. 보건복지부장관이 보수교육을 받을 필요가 없다고 인정하는 사람

⑦ 다음에 해당하는 사람에 대하여는 해당 연도의 보수교육을 유예할 수 있다.

 1. 해당 연도에 6개월 이상 환자진료 업무에 종사하지 아니한 사람
 2. 보건복지부장관이 보수교육을 받기가 곤란하다고 인정하는 사람

072 정답 ③

해설 감염병의 예방 및 관리에 관한 법 제11조(의사 등의 신고)

① 의사, 치과의사 또는 한의사는 다음 각 호의 어느 하나에 해당하는 사실(표본감시 대상이 되는 제4급감염병으로 인한 경우는 제외)이 있으면 소속 의료기관의 장에게 보고하여야 하고, 해당 환자와 그 동거인에게 질병관리청장이 정하는 감염 방지 방법 등을 지도하여야 한다. 다만, 의료기관에 소속되지 아니한 의사, 치과의사 또는 한의사는 그 사실을 관할 보건소장에게 신고하여야 한다.

 1. 감염병환자등을 진단하거나 그 사체를 검안(檢案)한 경우
 2. 예방접종 후 이상반응자를 진단하거나 그 사체를 검안한 경우
 3. 감염병환자등이 제1급감염병부터 제3급감염병까지에 해당하는 감염병으로 사망한 경우
 4. 감염병환자로 의심되는 사람이 감염병병원체 검사를 거부하는 경우

073 정답 ⑤

해설 감염병의 예방 및 관리에 관한 법 시행령 제13조(역학조사의 시기)

 1. 질병관리청장이 역학조사를 하여야 하는 경우
  가. 둘 이상의 시·도에서 역학조사가 동시에 필요한 경우
  나. 감염병 발생 및 유행 여부 또는 예방접종 후 이상반응에 관한 조사가 긴급히 필요한 경우
  다. 시·도지사의 역학조사가 불충분하였거나 불가능하다고 판단되는 경우
 2. 시·도지사 또는 시장·군수·구청장이 역학조사를 하여야 하는 경우
  가. 관할 지역에서 감염병이 발생하여 유행할 우려가 있는 경우
  나. 관할 지역 밖에서 감염병이 발생하여 유행할 우려가 있는 경우로서 그 감염병이 관할구역과 역학적 연관성이 있다고 의심되는 경우
  다. 관할 지역에서 예방접종 후 이상반응 사례가 발생하여 그 원인 규명을 위한 조사가 필요한 경우

074 정답 ③

해설 검역법 제10조(검역 장소)

① 질병관리청장은 관계 중앙행정기관의 장과 협의하여 검역 장소를 정한다.

② 검역을 받으려는 출입국자 및 운송수단은 검역 장소에 도착하여 검역조사를 받아야 한다. 다만, 검역 장소에서 검역조사를 받기 어렵거나 검역조사가 완료되기 어려운 경우 보건복지부령으로 정하는 검역구역에서 검역조사를 받을 수 있다.

③ 제2항에도 불구하고 다음에 해당하는 경우는 검역소장이 정하는 장소에서 검역조사를 받을 수 있다.

 1. 나포, 귀순, 조난 및 응급환자 발생 등 부득이한 경우
 2. 날씨나 그 밖의 부득이한 사유로 보건복지부령으로 정하는 경우

075 정답 ⑤

해설 후천성면역결핍증 예방법 시행령 제10조의2(관계부처의 협조)

제10조제2항에 따른 외국인의 입국시 검사음성확인서의 소지여부 확인과 미소지자에 대한 검진의 원활한 수행을 위하여 법무부장관은 다음에서 정하는 바에 따라 협조하여야 한다.

1. 제10조제2항에 따른 외국인에 대하여 입국사증 발급의 결정을 통보할 때에는 검사음성확인서를 소지하고 입국하여야 하고 검사음성확인서를 소지하지 아니하고 입국하는 경우에는 입국후 72시간이내에 검진을 받아야 함을 고지한다.
2. 제10조제2항에 따른 외국인에 대하여 입국심사를 할 때, 거류신고를 접수할 때, 체류자격을 변경할 때 또는 상륙허가를 할 때에 검사음성확인서의 소지여부를 확인하고, 이를 소지하지 아니한 자가 있을 경우에는 미소지자의 국적·성명·연령·성별·체류지등을 체류지 관할보건소장에게 통지한다. 다만, 재난상륙허가대상자의 경우에는 관할검역소장에게 통지한다.

076 정답 ③

해설 국민건강증진법 시행령 제10조 별표1 주류광고의 기준

1. 음주행위를 지나치게 미화하는 표현을 하지 않을 것
2. 알코올분 17도 이상의 주류를 방송광고하지 않을 것
3. 주류의 판매촉진을 위해 광고노래를 사용하지 않을 것
4. 다음에 해당하는 방송광고를 하지 않을 것
   가. 「방송법」에 따른 텔레비전방송, 데이터방송, 이동멀티미디어방송 및 「인터넷 멀티미디어 방송사업법」에 따른 인터넷 멀티미디어 방송을 통한 7시부터 22시까지의 방송광고
   나. 「방송법」에 따른 라디오방송을 통한 17시부터 다음 날 8시까지의 방송광고 및 8시부터 17시까지 미성년자를 대상으로 하는 프로그램 전후의 방송광고

077 정답 ③

해설 국민건강증진법 제2조(정의)

2. "보건교육"이라 함은 개인 또는 집단으로 하여금 건강에 유익한 행위를 자발적으로 수행하도록 하는 교육을 말한다.

제11조(보건교육의 관장)
보건복지부장관은 국민의 보건교육에 관하여 관계중앙행정기관의 장과 협의하여 이를 총괄한다.

제12조(보건교육의 실시 등)
① 국가 및 지방자치단체는 모든 국민이 올바른 보건의료의 이용과 건강한 생활습관을 실천할 수 있도록 그 대상이 되는 개인 또는 집단의 특성·건강상태·건강의식 수준등에 따라 적절한 보건교육을 실시한다.
② 국가 또는 지방자치단체는 국민건강증진사업관련 법인 또는 단체 등이 보건교육을 실시할 경우 이에 필요한 지원을 할 수 있다.
③ 보건복지부장관, 시·도지사 및 시장·군수·구청장은 제2항의 규정에 의하여 보건교육을 실시하는 국민건강증진사업관련 법인 또는 단체 등에 대하여 보건교육의 계획 및 그 결과에 관한 자료를 요청할 수 있다.
④ 제1항의 규정에 의한 보건교육의 내용은 대통령령으로 정한다.

078 정답 ①

해설 지역보건법 시행령 제8조(보건소의 추가 설치)

1. 해당 시·군·구의 인구가 30만명을 초과하는 경우
2. 해당 시·군·구의 「보건의료기본법」에 따른 보건의료기관 현황 등 보건의료 여건과 아동·여성·노인·장애인 등 보건의료 취약계층의 보건의료 수요 등을 고려하여 보건소를 추가로 설치 할 필요가있다고 인정되는경우

079 정답 ②

해설 지역보건법 시행령 제5조(지역보건의료계획의 수립 방법 등)

③ 시·도지사 또는 시장·군수·구청장은 지역보건의료계획을 수립하는 경우에 그 주요 내용을 시·도 또는 시·군·구의 홈페이지 등에 2주 이상 공고하여 지역주민의 의견을 수렴하여야 한다.

080 정답 ⑤

해설 마약류 관리에 관한 법 제39조(마약 사용의 금지)

마약류취급의료업자는 마약 중독자에게 그 중독 증상을 완화시키거나 치료하기 위하여 다음 의 어느 하나에 해당하는 행위를 하여서는 아니 된다. 다만, 치료보호기관에서 보건복지부장관 또는 시·도지사의 허가를 받은 경우에는 그러하지 아니하다.
1. 마약을 투약하는 행위
2. 마약을 투약하기 위하여 제공하는 행위
3. 마약을 기재한 처방전을 발급하는 행위

081 정답 ④

해설 응급의료에 관한 법 시행령 제2조(응급환자가 아닌 자에 대한 이송기준 및 절차)

① 의료인은 응급의료기관에 내원한 환자가 응급환자에 해당하지 아니하나 진료가 필요하다고 인정되는 경우에는 본인 또는 법정대리인의 동의를 얻어 응급실이 아닌 의료시설에 진료를 의뢰하거나 다른 의료기관에 이송할 수 있다.
② 의료인은 응급환자에 해당하지 아니하는 환자를 응급실이 아닌 의료시설에 진료를 의뢰하거나 다른 의료기관에 이송하는 경우에는 당해 환자가 응급환자에 해당하지 아니하는 이유를 설명하고, 그에 필요한 진료내용 및 진료과목 등을 추천하여야 한다.
③ 의료기관의 장은 제1항의 규정에 따라 응급환자에 해당하지 아니하는 환자를 다른 의료기관으로 이송한 경우 그 이송받은 의료기관, 환자 또는 그 법정대리인이 진료에 필요한 의무기록을 요구하는 경우에는 이를 즉시 제공하여야 한다.

082 정답 ②

해설 보건의료기본법 주요질병관리체계

제39조(주요질병관리체계의 확립) 보건복지부장관은 국민건강을 크게 위협하는 질병 중에서 국가가 특별히 관리하여야 할 필요가 있다고 인정되는 질병을 선정하고, 이를 관리하기 위하여 필요한 시책을 수립·시행하여야 한다.

제40조(감염병의 예방 및 관리) 국가와 지방자치단체는 감염병의 발생과 유행을 방지하고 감염병환자에 대하여 적절한 보건의료를 제공하고 관리하기 위하여 필요한 시책을 수립·시행하여야 한다.

제41조(만성질환의 예방 및 관리) 국가와 지방자치단체는 암·고혈압 등 주요 만성질환(慢性疾患)의 발생과 증가를 예방하고 말기질환자를 포함한 만성질환자에 대하여 적절한 보건의료의 제공과 관리를 위하여 필요한 시책을 수립·시행하여야 한다.

제42조(정신 보건의료) 국가와 지방자치단체는 정신질환의 예방과 정신질환자의 치료 및 사회복귀 등 국민의 정신건강 증진을 위하여 필요한 시책을 수립·시행하여야 한다.

제43조(구강 보건의료) 국가와 지방자치단체는 구강질환(口腔疾患)의 예방 및 치료와 구강건강에 관한 관리 등 국민의 구강건강 증진을 위하여 필요한 시책을 수립·시행하여야 한다.

083   정답 ②

해설 국민건강증진법 제7조(광고의 금지 등)

② 제1항의 규정에 따라 보건복지부장관이 광고내용의 변경 또는 광고의 금지를 명할 수 있는 광고는 다음과 같다.

1. 삭제
2. 의학 또는 과학적으로 검증되지 아니한 건강비법 또는 심령술의 광고
3. 그 밖에 건강에 관한 잘못된 정보를 전하는 광고로서 대통령령이 정하는 광고

084   정답 ⑤

해설 혈액관리법 제8조 (혈액의 적격여부 검사등)

① 혈액원은 헌혈자로부터 혈액을 채혈한 때에는 지체 없이 그 혈액에 대한 검사를 실시하고, 혈액 및 혈액제제의 적격 여부를 확인하여야 한다.
- 간기능검사 : ALT검사, 수혈용으로 사용되는 혈액만 해당
- 비(B)형간염검사
- 시(C)형간염검사
- 매독검사
- 후천성면역결핍증검사
- 사람T세포림프친화바이러스(HTLV) 검사 : 혈장성분은 제외
- 그 밖에 보건복지부장관이 정하는 검사

다만, 다음에 해당하는 경우로서 별표 1 제2호에 따른 혈액선별검사 중 B형간염바이러스(HBV) · C형간염바이러스(HCV) · 사람면역결핍바이러스(HIV) 핵산증폭검사 및 사람T세포림프친화바이러스(HTLV) 검사를 하는 경우에는 그 결과를 수혈 후에 확인할 수 있다.

1. 섬 지역에서 긴급하게 수혈하지 아니하면 생명이 위태로운 상황 또는 기상악화 등으로 적격 여부가 확인된 혈액·혈액제제를 공급받을 수 없는 경우
2. 성분채혈백혈구 또는 성분채혈백혈구혈소판을 수혈하는 경우

085   정답 ①

해설 호스피스, 완화의료 및 임종과정에 있는 환자의 연명의료 결정에 관한 법 제2조(정의)

6. "호스피스·완화의료"(이하 "호스피스"라 한다)란 다음 각 목의 어느 하나에 해당하는 질환으로 말기환자로 진단을 받은 환자 또는 임종과정에 있는 환자와 그 가족에게 통증과 증상의 완화 등을 포함한 신체적, 심리사회적, 영적 영역에 대한 종합적인 평가와 치료를 목적으로 하는 의료를 말한다.

가. 암
나. 후천성면역결핍증
다. 만성 폐쇄성 호흡기질환
라. 만성 간경화
마. 그 밖에 보건복지부령으로 정하는 질환

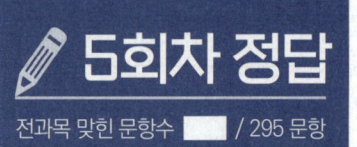

5회차 정답

전과목 맞힌 문항수 ☐ / 295 문항

1교시

성인간호학 맞힌 문항 수: / 70문항

번호	답	번호	답	번호	답	번호	답	번호	답	번호	답	번호	답	번호	답	번호	답	번호	답
001	①	008	④	015	⑤	022	②	029	④	036	④	043	②	050	⑤	057	④	064	④
002	①	009	⑤	016	⑤	023	③	030	②	037	①	044	②	051	①	058	①	065	①
003	③	010	①	017	②	024	①	031	④	038	④	045	⑤	052	①	059	③	066	①
004	④	011	⑤	018	③	025	②	032	④	039	②	046	③	053	④	060	③	067	②
005	④	012	⑤	019	④	026	③	033	①	040	⑤	047	④	054	③	061	④	068	⑤
006	②	013	④	020	⑤	027	④	034	①	041	④	048	④	055	①	062	④	069	②
007	④	014	①	021	②	028	①	035	⑤	042	③	049	②	056	①	063	④	070	⑤

모성간호학 맞힌 문항 수: / 35문항

번호	답	번호	답	번호	답	번호	답	번호	답
071	③	078	⑤	085	④	092	⑤	099	②
072	④	079	④	086	⑤	093	③	100	③
073	③	080	③	087	①	094	②	101	③
074	③	081	④	088	④	095	①	102	①
075	④	082	①	089	②	096	②	103	①
076	②	083	②	090	④	097	③	104	②
077	④	084	③	091	②	098	①	105	⑤

2교시

아동간호학 맞힌 문항 수: / 35문항

번호	답	번호	답	번호	답	번호	답	번호	답
001	③	008	③	015	③	022	①	029	②
002	②	009	⑤	016	②	023	①	030	③
003	④	010	⑤	017	④	024	⑤	031	③
004	⑤	011	①	018	③	025	④	032	④
005	⑤	012	②	019	⑤	026	③	033	②
006	③	013	②	020	③	027	②	034	②
007	②	014	⑤	021	④	028	④	035	⑤

지역사회간호학 맞힌 문항 수: / 35문항

번호	답	번호	답	번호	답	번호	답	번호	답
036	②	043	⑤	050	④	057	④	064	①
037	③	044	④	051	①	058	④	065	⑤
038	⑤	045	④	052	④	059	④	066	⑤
039	⑤	046	①	053	②	060	②	067	④
040	③	047	④	054	②	061	④	068	④
041	③	048	①	055	③	062	⑤	069	①
042	⑤	049	③	056	①	063	③	070	③

정신간호학 맞힌 문항 수: / 35문항

번호	답	번호	답	번호	답	번호	답	번호	답
071	⑤	078	③	085	④	092	②	099	⑤
072	①	079	①	086	①	093	②	100	①
073	③	080	③	087	③	094	⑤	101	②
074	②	081	②	088	③	095	③	102	④
075	③	082	②	089	⑤	096	②	103	③
076	②	083	②	090	①	097	④	104	①
077	③	084	②	091	③	098	①	105	②

3교시

간호관리학 맞힌 문항 수: / 35문항

번호	답	번호	답	번호	답	번호	답	번호	답
001	③	008	③	015	②	022	④	029	③
002	①	009	①	016	④	023	④	030	④
003	④	010	④	017	③	024	④	031	①
004	①	011	③	018	②	025	③	032	②
005	②	012	③	019	③	026	⑤	033	①
006	④	013	④	020	②	027	③	034	③
007	③	014	③	021	②	028	①	035	⑤

기본간호학 맞힌 문항 수: / 30문항

번호	답	번호	답	번호	답	번호	답	번호	답
036	③	042	⑤	048	①	054	②	060	①
037	④	043	③	049	①	055	①	061	①
038	④	044	①	050	②	056	②	062	②
039	③	045	④	051	②	057	②	063	④
040	④	046	④	052	②	058	④	064	①
041	②	047	①	053	③	059	③	065	①

보건의약관계법규 맞힌 문항 수: / 20문항

번호	답	번호	답	번호	답	번호	답	번호	답
066	①	070	②	074	②	078	③	082	⑤
067	③	071	②	075	②	079	①	083	④
068	①	072	①	076	③	080	②	084	③
069	⑤	073	⑤	077	③	081	④	085	②

5회차 1교시

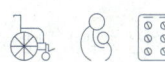

5회차 1교시 — 성인간호학

001 정답 ①
해설 일상생활을 스스로 할 수 있도록 돕는 것이 노인 재활의 목적이다.
②번은 소아 재활의 목적이다.

002 정답 ①
해설 화상으로 스트레스 반응에 의해 점액생산 감소, 위액분비 증가, 설사, 장폐색 등의 증상인 컬링궤양(Curling's ulcer)이 나타날 수 있다. 예방하기 위한 간호로 제산제, 히스타민수용체 차단제 투여한다.

003 정답 ③
해설 항콜린제(부교감신경억제제)는 수술 전 환자의 구강내 타액 분비를 감소하고 기도분비물을 억제하기 위하여 투여된다. 항콜린제 약물은 아트로핀(atropine), 로비눌(robinul)이 있다. 투약 후 활력징후에서 맥박을 확인하고 소변이 정체되는지 환자가 무기력해지는지 확인하여야 한다.

004 정답 ④
해설 응급환자의 경우 생명에 위협이 될 수 있는 문제에 대해 즉시 확인하여야 한다. 활력징후의 변화가 있는지 확인한다. 특히 맥박과 호흡을 상태를 먼저 확인한다.

005 정답 ④
해설 [후천성면역결핍증 환자의 감염 예방]
- 피부 통합성, 호흡기, 소화기 상태의 세심한 평가와 신체사정이 필요하다.
- 건조한 피부는 로션으로 마사지한다.
- 환자의 손톱은 짧게 하여 유지한다.
- 주사바늘 사용 후 캡을 다시 씌우지 않는다.
- 성관계시 콘돔을 사용하도록 교육한다.
- 주사바늘, 면도기, 칫솔은 따로 사용한다.
- 단순한 피부접촉, 가벼운 키스, 포옹은 감염위험 없음을 교육한다. 피임을 권유한다.

006 정답 ②
해설 [통증 사정방법(PQRST)]
- P(position) : 통증의 부위
- Q(quality) : 통증의 특성(무딘, 예리한, 찌르는 듯한, 으스러지는)
- R(relief or aggravation factor) : 통증에 영향을 미치는 요인
- S(severity or intensity) : 통증 강도
- T(time) : 통증의 시작 및 지속 시간

007 정답 ④
해설 [신경 및 감각계 노년기의 변화]
- 뇌세포의 노화로 신경전도, 운동, 감각, 반응시간이 느려진다.
- 기억력과 지능의 감퇴, 지각범위 협소 및 지연이 발생한다.
- 체온조절능력의 감퇴로 열사병, 저체온의 위험성이 증가한다.
- 백내장, 녹내장의 시각장애가 발생한다.
- 노인성 난청이 발생한다.

008 정답 ④
해설 숙면을 취하기 위한 간호를 제공함에 있어 수면장애가 발생하는 원인에 대한 사정을 먼저 시행하고 그에 맞는 간호를 제공하도록 한다.

009 정답 ⑤
해설 대장 내시경검사는 양성, 악성 종양, 궤양, 폴립 등 장의 병변을 진단하기 위한 검사이다.
- 협착 시 출혈과 장천공의 위험으로 이 때는 대장내시경을 하지 않는다.
- 검사 중에는 좌측위를 유지한다.
- 검사 전날 8시간 금식을 유지한다.
- 검사 후 천공, 출혈, 혈관미주신경반응을 사정한다.
- 검사 후 복통, 복부팽만 등의 증상이 있을 때는 장음청진을 한다.

010 정답 ①

해설
- 간경화 초기 증상 : 식욕부진, 소화불량, 고창, 오심, 구토, 둔감하고 무거운 복통, 열, 권태감, 약간의 체중 감소, 간과 비장의 비대, 간 촉진 등이 나타난다.
- 간경화 진행 시 증상 : 복수, 문맥성 고혈압, 저알부민혈증, 빈혈, 혈소판감소증, estrogen 과잉 증상. 출혈경향(PT지연, 혈소판 감소) 등이 나타난다.

011 정답 ⑤

해설 식도암으로 절제술을 시행하면 횡격막 가까이까지 기침 및 호흡곤란 등이 나타날 수 있다 침과 점액에 의한 질식예방을 위해 분비물을 자주 뱉게 하여 기도유지를 실시한다.
식이를 위해서는 식도조영술을 시행하여 협착, 흡인, 문합파열 등을 확인하여 구강섭취 여부를 결정한다.

012 정답 ⑤

해설 식도게실은 선천성, 식도외상, 반흔 조직, 염증 등의 원인으로 식도점막에 주머니가 1개 이상 생기는 질환이다.
임상양상으로 초기에는 기침, 목의 불편감 동반한 연하곤란이 나타난다. 입냄새, 소화 안 된 음식물 역류, 야간에 호흡곤란을 호소한다.

013 정답 ④

해설 위암 진단을 위해 복부 컴퓨터 단층촬영, 내시경적 초음파, 종양표지자 검사 위내시경을 시행한다. 확진을 위해서는 위내시경을 통한 조직생검을 시행한다.

014 정답 ①

해설 위궤양은 담즙의 역류로 점막방어 능력이 감소하고 유문부 무력으로 점액생성이 감소하고 약 70%에서 헬리코박터균에 의해서 발생한다. 50~60세 여성에서 호발 한다.
식 후 30분~1시간 후에 음식에 의해서 좌측 상복부 통증이 나타나고 이후 오심, 구토 증상이 나타난다.
제산제를 복용하여도 통증이 사라지지 않는다.

015 정답 ⑤

해설 [위궤양의 진단하기 위한 검사방법]
- 신체검진
- 정확한 진단을 위해 내시경검사(정확한 진단가능)
- 위액검사
- 헬리코박터균 확인을 위해 요소호흡검사
- 대변의 잠혈검사
- 혈액의 CBC검사

⑤번 바륨검사는 식도게실이 있는 경우 게실의 위치를 확인하기 위하여 시행하는 검사이다.

016 정답 ⑤

해설 [위궤양 치료를 위한 약물]
- 헬리코박터 균 제거를 위한 항생제 투여 : metronidazole(flagyl)
- 산 분비 억제제 :
  - 히스타민수용체 길항제 : cimetidine(tagamet), ranitidine(zantac) Proton Pump Inhibitor – omeprazole(prilosec)
  - 항콜린제(부교감신경 차단제) : 위 운동, 위액분비 감소
- 점막방어벽 보호 : sucralfate, cytotec
- 위산 중화를 위한 제산제 : 알루미늄제(amphogel), 마그네슘

017 정답 ②

해설 십이지장 궤양 환자에서 흑색변은 출혈로 인해 나타난다. 활력징후 결과 저혈량성 쇼크로 즉시 정맥으로 수액을 공급하여 체액량을 유지한다. 하지를 거상하고 의사에게 보고한다.

018 정답 ③

해설 B형간염은 혈액 중 B형간염항원(HBsAg, HBeAg)이나 HBV 있는 경우를 말한다.
- 항원검사 양성 + 무증상은 보균자 상태이다.
- HBsAg(+)는 전에 B형간염 걸렸거나 회복단계 상태, 만성간염 상태이다.
- HBsAg(-), HBsAb(+)는 예방주사로 면역이 형성된 상태이다.
- HBsAg(-), HBsAb(-)는 예방접종이 필요한 상태이다.
- HBeAg(+)는 전염력 강한 상태이다.
- HBcAb IgM (+)는 급성 간염 상태이다.

019 정답 ④

해설 간경화증은 지속적이고 반복적인 간세포 파괴, 만성적 감염증, 간실질 손상으로 간의 섬유화, 결절, 간기능 손상으로 나타난다.
간경화증에서 혈중 알부민 수치가 감소하면서 부종과 복수 증상이 나타난다.

020 정답 ⑤

해설 문맥성 간성 뇌병증은 간기능 저하로 인해 간이 암모니아를 요소로 전화하지 못하여 암모니아가 축적되어 뇌조직에 영향을 미쳐 의식이나 행동 및 성격 변화, 신경계 대사장애 등이 초래하는 질환이다.
단백질 분해산물인 암모니아가 간기능이 떨어지면서 배출과정에서 문제가 생겨 혈중 암모니아수치가 증가하게 된다.
정상수치는 150μg/dL 이하 이다.

021 정답 ②
해설 [유방절제술 환자의 감염, 림프부종 위험성 관리]
- 절개선 긴장 완화를 위해 수술 받은 팔은 24시간 움직이지 않는다.
- 팔운동을 격려하고, 팔꿈치는 심장보다 높게 베개를 대주고, 손은 팔꿈치보다 높게 둔다.
- 탄력붕대나 장갑 착용을 착용한다.
- 팔 마사지를 한다.
- 화상, 찰과상, 절상 등에 의한 감염 가능이 있어 손상에 주의한다.

022 정답 ②
해설 [양성전립선비대증 진단검사]
직장 수지검사, 혈액검사, 소변검사, 신기능검사(BUN, Creatinine), PSA, 방광경검사, 방광조영술, 경정맥 신우조영술, KUB, 잔뇨량 검사 등을 시행한다.

023 정답 ③
해설 [양성전립선비대증에 대한 내과적 간호중재]
- 근이완 및 소변정체 감소를 위해 α-아드레날린 차단제를 투여한다.
- 요정체 개선을 위해 유치도뇨관을 삽입한다.
- 요로감염 예방하기 위해 금기가 아니라면 2L/일 이상의 순분 섭취를 권장한다.
- 소변을 산성으로 유지시켜 방광염을 감소시키기 위해 항생제를 투여한다.
- 방광이 빨리 채워지지 않도록 요의 시 배뇨하도록 한다.

024 정답 ①
해설 급성신부전 시 수분 전해질 불균형 증상이 나타난다. 수액과잉 또는 고갈로 K^+ 상승, Na^+ 감소, Ca^{2+} 감소한다.
혈액내의 Creatinine 상승, BUN상승한다.
검사 결과에서 K^+ 상승은 고칼륨혈증으로 심실조기수축, 심실세동으로 심장마비가 발생할 수 있어 최우선으로 교정하여야 한다.

025 정답 ②
해설 [신장이식술 후 이식거부 반응]
- 초급성 이식거부 반응: 수술 직후에서 수 시간 이내에 순환하는 세포독성 항체가 이식조직을 괴사시키면서 발생하는 것으로 갑작스런 소변량 감소, 신장부위 통증, 기능 감소 증상이 나타난다.
- 급성 이식거부 반응: 수술 후 수일에서 수개월 내에 발생하며, 무뇨, 핍뇨, 발열, 부종, 갑작스런 체중증가, 고혈압, 전신쇠약 등의 증상이 나타난다.
- 만성 이식거부 반응: 수개월 수년 내에 발생하며, 점차적으로 신장기능이 악화되고 단백뇨, 고혈압 등의 증상이 나타난다.

026 정답 ③
해설 [신장이식술 후 이식거부 반응에 대한 간호중재]
- 초급성 이식거부 반응 시 즉시 신장적출술을 실시한다.
- 급성 이식거부 반응 시 고용량의 스테로이드 투여, 단일 항체 면역 억제제를 투여한다.
- 만성 이식거부 반응 시 원인에 맞는 치료를 실시한다.

027 정답 ④
해설 급성사구체 신염은 학령기 아동이나 20세 이하에서 흔하게 발생하며 편도염, 인후염, 피부감염 후 발생한다. 용혈성 연쇄상구균에 의한 감염이 발생한다.
증상으로 혈뇨, 단백뇨, 고혈압, 부종 핍뇨, 얼굴이 녹슨 쇳빛, 복부 통증, 옆구리 통증 등이 있다.

028 정답 ①
해설 [신장생검 후 간호중재]
- 신장생검 후 멸균 압박드레싱을 실시한다.
- 신장생검 후 4시간 동안 편평한 체위로 절대안정 한다.
- 신장생검 후 응고형성 및 소변 정체를 예방하기 위해 2500~3000mL의 수분섭취를 격려한다.
- 신장생검 후 24시간 동안 안정하면서 기침을 하지 않도록 한다.
- 신장생검 후 2주 동안 무거운 물건을 들지 않도록 한다.

029 정답 ④
해설 [석고붕대 환자 간호중재]
- 석고붕대 후 24~72시간 동안 베개 위에 올려놓고 건조시킨다.
- 화상의 우려가 있으므로 히터나 드라이기 사용을 금한다.
- 2~3시간마다 체위를 변경한다.
- 꽉 조이는 석고붕대는 자르거나 반원통으로 자른다.
- 부종을 예방하기 위해 얼음주머니를 적용하고 골절부위 심장보다 높게 상승시킨다.
- 석고붕대 가장자리 피부는 매일 씻고 건조시킨다.
- 소양감이 나타나는 반대부위에 얼음을 적용한다.
- 옷걸이나 연필 등으로 긁지 않는다.

030 정답 ②
해설 골절의 합병증으로 지방색전증, 구획증후군, 감염 및 골수염, 무혈성 골괴저, 석고붕대증후군이 나타날 수 있다.
구획증후군은 구획 내의 조직압박으로 혈류가 감소하고, 조직 허혈로 심혈관계가 손상되어 나타난다.
증상으로는 심한통증(Pain), 창백(pallor), 맥박소실(pulseless), 냉감(poikilothermia), 마비, 움직임감소(paralysis), 감각이상(paresthesia) 등이 있다.

031 정답 ③
해설 골연화증은 비타민 D 결핍으로 인한 칼슘과 인의 대사장애로 골 기질에 무기질 침착이 감소하여 비정상적으로 뼈가 연화되는 것이다. 골 실질의 양은 정상이나 무기질화가 지연 또는 부적절한 상태이다. 척추, 골반, 하지에서 호발 한다.

032 정답 ④
해설 [요통 예방을 위한 간호중재]
- 똑바로 누워 다리를 의자에 올려 골반관절과 무릎관절을 90도로 유지한다.
- 침요 선택 시 단단한 것으로 한다.
- 장시간 서있는 경우에는 발판에 한쪽 발을 올려놓는 자세를 유지한다.
- 몸을 앞으로 기울이는 자세는 금지한다.
- 앉을 때 발바닥이 바닥에 닿도록 지지한다.

033 정답 ①
해설 산재성 혈관내 응고증(disseminated intravascular coagulation, DIC)은 비정상적인 응고가 폭발적으로 일어나 광범위하게 미세혈전이 생기고 확산되어 응고인자, 혈소판 섬유소원을 많이 소비하여 모두 고갈되면서 출혈이 발생한다. 손상된 조직이 혈액내로 순환하면서 발생한다. 출혈성 쇼크, 지방색전, 심한 화상, 심한 감염 시 발생한다. 특징으로 출혈, 국소빈혈로 인한 조직 손상, 적혈구 손상, 용혈로 인한 쇼크, 혈뇨, 의식장애, 발한 등이 발생한다.

034 정답 ①
해설 급성골수성 백혈병(acute myelogenous leukemia, AML)은 15~39세 성인에게 흔하게 호발 된다. 골수세포를 침범하는 악성장애로 미성숙 과립구가 비정상적으로 증대하여 골수에 축적, 조혈과정을 방해한다.
증상으로는 감염, 출혈증상(잇몸출혈, 멍), 허약, 뼈 통증, 피로, 간이나 비장의 비대, 식욕부진, 체중 감소, 빈혈(피로, 숨이 참, 창백) 등이 나타난다.

035 정답 ⑤
해설 급성골수성 백혈병(acute myelogenous leukemia, AML) 치료를 위하여 항암화학요법, 방사선요법, 조혈모세포 이식 방법이 있다.
조혈모세포 이식은 화학요법이나 방사선요법으로 악성 세포를 제거한 뒤 골수 기능이 억압된 대상자에게 건강한 골수를 다시 생착시키는 것이다.

036 정답 ④
해설 [급성골수성 백혈병(acute myelogenous leukemia, AML) 간호중재]
- 활력징후, 혈액검사, 배양검사로 감염증상을 관찰한다.
- 무균술을 적용한다.
- 충분한 영양과 수분을 공급한다.
- 꽃이나 식물을 두지 않는다.
- 생과일, 익히지 않은 채소는 섭취를 제한한다.
- 전기면도기, 부드러운 칫솔을 사용한다.
- 아스피린, 항응고제는 금지한다.

037 정답 ①
해설 재생 불량성 빈혈(aplastic anemia)은 골수의 조혈조직이 감소하고 지방조직으로 대체되어 범혈구(적혈구, 백혈구, 혈소판)감소증이 발생한다.

038 정답 ④
해설
- 혈소판 : 혈소판 수치 10000 이하, 혈소판 감소, 기능이상
- 신선동결혈장 : 혈우병, 산재성 혈관내 응고증, 간질환
- 전혈 : 대량 출혈, 저혈량성 쇼크
- 적혈구 농축액 : 빈혈, 중등도 실혈
- 백혈구 제거 적혈구 : 백혈구 항원에 과민한 경우

039 정답 ②
해설 [림프부종 간호중재]
- 체액정체의 변화와 치료에 대한 효과를 평가하기 위해 사지의 둘레를 측정한다.
- 부종이 있는 사지는 상승시키고, 장시간 서 있는 자세는 피한다.
- 부종이 있는 사지의 피부와 손톱, 발톱의 위생 상태를 유지한다.
- 복압 증가로 인한 림프액 순환 저해의 요인인 비만 방지를 위해 저칼로리 식이를 섭취한다.
- 저염식이를 제공한다.
- 림프배액을 위한 사지 마사지 방법을 교육한다.

040 정답 ⑤
해설 급성동맥폐색은 하지동맥이 모두 혹은 부분적으로 갑자기 폐색되어 사지혈액동맥 차단되면서 심한통증, 괴사를 유발한다.
임상증상으로는 pain(통증), paresthesia(감각이상), poikilothermia(냉감), paralysis(마비), pale(창백), pulselessness(맥박소실)이 있다.

041 정답 ②

해설 [급성 동맥폐색 간호중재]
- 사지를 따뜻하게 유지하나 직접적인 화상의 위험이 있어 온습포, 히터 등의 사용은 금한다.
- 순환 증진을 위해 사지를 심장보다 약간 아래로 유지한다.
- 침상안정을 하도록 하고, 침상안정 시 무릎과 발목부위에 베개를 받치지 않도록 한다.

042 정답 ③

해설 심장수술 후 환자 사정을 위하여 활력징후, ECG 모니터링, 중심정맥압, 산소포화도, ABGA 결과, 흉관 배액량, 수액으로 들어가는 용량, 요배설량, 신경계 반응, 폐동맥압 등을 관찰한다. 사례 환자의 경우 혈압과 중심정맥압이 낮아 저혈량 상태를 확인할 수 있다. 우선적으로 수액량을 증가시키도록 한다. 중심정맥압 정상 수치는 8~10cmH$_2$O 이다.

043 정답 ②

해설 심근경색 환자에게서 좌심부전이 초래되면서 심박출량이 감소하여 혈압이 저하되고 소변량이 감소한다. 우선적인 간호진단으로 심박출량 증가를 위해 심박출량 감소 간호진단을 내리고 중재를 실시한다.

044 정답 ②

해설 동성빈맥은 빠르고 규칙적인 리듬이 100~180회/분 측정된다. 동방결절에서 P파 시작하지만 심박동이 빠르면 T파에 감추어질 수 있다. 교감신경자극, 카페인, 알코올, 흡연, 불안, 통증, 스트레스, 흥분, 운동 등이 원인이다. 증상은 무증상 또는 심계항진이 나타난다.

045 정답 ⑤

해설 [심근경색증 진단을 위한 검사]
- 심전도 : 초기에는 심근허혈로 T파 역전, 급성기에는 심근손상으로 ST분절 상승, 후기에는 심근괴사로 비정상적으로 깊은 Q파
- 혈액검사 : CK, CK-MB, LDH, Troponin I/T, myoglobin, SGOT

046 정답 ③

해설 [경피적 관상 동맥 성형술 간호중재]
- 혈전예방을 위해 헤파린을 투여한다.
- 관상동맥 경련 예방을 위해 NTG투여한다.
- 시술 전 후 양측 족배동맥 맥박을 확인한다.
- 시술 후 심장모니터 통해 합병증 관찰한다.
- 시술 후 6시간 절대안정을 한다.
- 삽입부위 사지 굴곡을 금지한다.
- 출혈 예방을 위해 카테터 삽입부위 모래주머니로 압박한다.
- 조영제 배설을 촉진하기 위해 수분섭취를 권장한다.

047 정답 ④

해설 [강심제 Digitalis(digoxin, digitoxin)]
- 오심, 구토, 설사, 복통, 부정맥, 기면, 시력장애(갈색 시야) 등은 독성 증상이다.
- 투약 전 반드시 심첨맥박 1분간 측정하여 분당 60회 미만 시 중단 후 보고한다. 치료 혈중농도 유지 위해 투약 전과 투약기간 중 혈중 level 측정한다.
- 혈중 전해질(칼륨) 농도 관찰 시 필요시 K$^+$ 제제 섭취 또는 투약한다.

048 정답 ④

해설 [흉곽천자 간호중재]
- 검사 동안은 움직이지 않도록 한다.
- 검사 동안 조용히 숨 쉬고 기침은 하지 않도록 한다.
- 검사 동안 앉은 자세에서 앞으로 테이블을 기댄다.
- 시술 후 심호흡을 권장한다.
- 시술 후 바늘 삽입했던 부위를 위로 가게 하는 제세를 취하도록 한다.

049 정답 ②

해설 기계적 환기 적응증은 고탄산성 호흡부전으로 PaCO$_2$ 50mmHg 이상, pH 7.30 이하, SaO$_2$ 90% 이하일 때 이다.

050 정답 ⑤

해설 만성폐쇄성폐질환 환자를 위한 호흡법으로 세기관지 허탈을 방지하고 효과적으로 공기를 배출하고 불안을 완화하고 이완할 수 있도록 공리를 코로 흡입하고 입을 오므려 길게 내쉬도록 한다.

051 정답 ①

해설 만성폐쇄성폐질환 환자의 약물요법으로 기관지 확장제 아미노필린(amino phyline), 코르티코스테로이드(corticosteroid), 점액용해제, 항생제, 이뇨제 등을 투여한다.

052 정답 ⑤

해설 [항결핵 약물 요법 간호중재]
- 치료 및 전파를 예방하는 가장 효과적인 방법으로 병용 요법을 실시한다.
- 결핵 초기에는 1차 약 투여하고, 초기치료 실패 시 2차 결핵약을 사용한다.
- 약제 간 상승효과와 내성 감소를 위하여 항결핵약은 여러 약을 복합하여 복용한다.
- 1일 1회 복용하며 정해진 시간에 한꺼번에 모두 복용한다.
- 처방에 의하여 6~18개월간 장기간 복용한다.
- 공복 시 투여해야 흡수율이 최대가 된다.
- 간장애 발생할 수 있어 간효소검사를 주기적으로 시행한다.
- 소변, 침, 객담, 눈물, 땀 등 오렌지색으로 변할 수 있음을 교육한다.

053 정답 ④
해설 늑막염 환자의 경우 늑막에 생기는 염증으로 호흡 시 늑막 마찰이 심한 통증이 나타난다. 이에 따라 통증을 우선적으로 사정하여 조절해야 한다. 진통제를 투여하여 통증완화를 한다.

054 정답 ③
해설 긴장성 기흉은 흡기 동안 늑막강 내로 들어온 공기가 호기 동안 밖으로 배출되지 못하는 경우 계속 공기량이 증가되어 늑막내압이 상승하고 대정맥 압박으로 순환장애를 유발하여 응급상황이 발생할 수 있다.
증상으로는 흉곽의 비대칭, 손상된 쪽의 호흡음 소실, 경정맥 확장, 청색증, 손상된 쪽 흉부타진 시 과공명음, 호흡곤란, 심한 흉통, 안절부절 못함, 흥분, 빈맥, 쇼크, 피하기종 등이 나타난다.
흉부 x-ray에서 종격동 편위가 나타난다.

055 정답 ①
해설 폐색전증은 혈전, 종양세포, 공기, 지방 등이 전신 정맥 순환에 유입되어 폐혈관을 폐쇄, 폐포의 관류 저하로 발생한다.
주요원인은 심부정맥 혈전증(DVT)의 혈괴가 골반이나 하지에서 떨어져 나와 대동맥과 우심방을 거쳐 폐의 혈관으로 이동해 폐혈관 막아 발생한다.
증상은 호흡곤란, 흉통, 객혈, 기침, 청색증, 빈맥, 빈호흡, SaO_2 감소, 오심, 구토, 전신권태감 등이 있다.

056 정답 ③
해설 표재성 반사는 자극을 주어 근육수축을 보는 검사이다.
족저반사(babinski reflex)는 발바닥을 발뒤꿈치에서 외측 옆으로 줄을 긋는 것처럼 자극을 주어 발가락을 아래로 구부리면 정상이고. 발가락을 부챗살처럼 펴면 비정상이다.

057 정답 ④
해설 [두개내압 상승 환자에 대한 약물요법]
- 페노바비탈(phenobarbital) 항경련제의 효과 증진
- 바비튜레이트(barbiturate): 다른 치료로도 두개내압 조절되지 않는 경우 의도적 혼수상태 유도
- 코르티코스테로이드(corticosteroid): 혈관부종 감소
- 만니톨(mannitol): 두개강 내의 용액을 혈관내로 이동시켜 이뇨작용
- 아세트아미노펜(acetaminophen): 두통이 나 체온 상승 조절

058 정답 ④
해설 뇌졸중은 뇌의 한 동맥이 손상되면서 그 동맥에서 혈액을 공급받는 뇌조직이 허혈되는 현상으로 뇌기능 손상을 초래한다.
증상으로는 두통, 구토, 경련, 혼수, 발열, 고혈압, 기억손상, 정신변화 등이 있다.
의식수준 변화, 실어증, 지남력 상실 등의 인지변화를 보인다.
마비, 편측부전마비, 사지 부전마비, 운동실조 등의 운동변화를 보인다.
두개내압이 상승한다.

059 정답 ③
해설 수막염은 세균성, 무균성으로 수막이나 뇌와 척수에 있는 막의 염증, 지주막, 연막에서 호발하는 질환이다.
증상으로는 두통, 열, 오한, 백혈구, 수치 상승, 의식상태 변화, 광선공포증, 발적이나 반점이 나타난다.
뇌막자극 증상으로 목을 굴곡시키면 목이 뻣뻣하고 통증을 동반하는 경부 강직이 나타난다.
세균성 내막염시 척수 압력이 상승하고, 포도당 감소, 백혈구 증가, 단백질 증가, 혼탁하다.

060 정답 ③
해설 [척수손상 부위별 장애]
- C1~4 : 사지마비(경부 이하 운동기능 상실), 호흡기능장애가 나타난다.
- C5 : 사지마비, 어깨 이하 기능 상실, 방광, 장 조절 불가능이 타난다.
- C6~8 : 사지마비, 전완과 손 운동 조절 상실, 방광, 장 조절 불가능이 나타난다.
- T1~6 : 하지마비, 가슴 중앙 이하 기능 상실, 어깨, 가슴, 상부, 팔, 손 정상, 방광/장 조절 불가능이 나타난다.
- T7~12 : 하지마비, 허리 이하 운동기능 상실, 어깨, 가슴, 상부, 팔, 손 정상, 방광/장 조절 불가능이 나타난다.
- L1~3 : 하지마비(골반기능 상실), 방광/장 조절 불가능이 나타난다.
- L3~4 : 하지마비, 다리하부, 발목, 발기능 상실이 나타난다.

061 정답 ④
해설 [자율신경증후군]
- 제6흉추부위 이상에서 손상이 발생하여 척수 쇼크 후 발생하는 신경계 응급상황이다.
- 소변이 방광에 가득 찬 경우, 요로감염, 혈관염, 변비, 폐경색 등에 의해 나타난다.
- 우선적으로 원인을 찾아서 제거하는 것이 중요하여 방광팽만 여부를 사정하여 도뇨관이 막히거나 꼬였는지 확인한다.

062 정답 ④
해설 파킨슨병의 임상증상으로 진전, 경직, 운동장애, 자세불안정, 소서증 단조로운 목소리, 체중감소, 안면 홍조, 지루성 두피와 피부 등이 나타난다.

063 정답 ④

해설 [알츠하이머 질환의 인지적 자극을 위한 간호중재]
- 계획된 자극에 의해 주변 환경을 이해하고 인지 기능을 증진한다. 다양한 사람과 접촉하게 하여 환경적 자극 제공, 달력제공, 지나친 자극은 금지한다.
- 조명을 조절하고 소음을 감소하게 하고 휴식을 제공한다.
- 새로운 물건을 제공하기 위해 반복적으로 사용한다.
- 옷 입고 벗기, 음식준비 참여, 가사일 참여 등 일상생활활동의 독립성을 증진한다.
- 가족, 친구의 사진에 이름을 써서 붙여 놓고 과거 기억을 회상하게 한다.
- 정보는 적게 핵심적인 것을 제공한다.

064 정답 ④

해설 뇌하수체후엽에서 분비하는 항이뇨호르몬(ADH)은 원위세뇨관과 집합관에서의 수분 재흡수를 증가시켜 삼투조절과 혈압상승 기능을 한다. 분비 과다에 의해 항이뇨호르몬 부적절분비 증후군(SIADH), 분비 저하로 요붕증(DI)이 나타난다.

065 정답 ①

해설 [당뇨병 운동요법]
- 장시간 운동은 저혈당 위험이 높을 수 있어 1시간 내로 마무리한다.
- 저혈당 예방을 위해 운동 1~3시간 전 식사나 간식을 섭취한다.
- 운동은 혈당농도가 최고인 식사 시작 후 1시간에 실시한다.
- 운동 후 저혈당 예방을 위해 필요시 운동 직후 간식을 섭취한다.
- 적절한 강도의 장기간 유산소 운동(에어로빅, 보행, 수영 등)을 한다.
- 강도가 높은 단기간의 무산소 운동은 금한다.

066 정답 ③

해설 인슐린 투여를 위한 주사가능 부위는 대퇴, 상박, 복부, 요부이다.

067 정답 ②

해설 갑상샘절제술 후 부갑상샘 손상 또는 제거로 저칼슘혈증성 테타니 관찰될 수 있다. 초기 입 주위나 발과 손의 저린 감각 증상이 나타난다. 후기에는 귀 바로 앞부분의 안면신경 타진 시 같은 측의 안면 근육이 수축하는 Chvostek's sign이 나타난다.
팔에 혈압기의 커프를 감고 압력을 올린 후 1~4분가량 그대로 두었을 때 손이 동물의 발톱모양으로 수축하고 손과 발에 경련이 발행하는 Trousseau's sign이 나타난다.

068 정답 ⑤

해설 [쿠싱증후군 환자의 cortisol 약물교육]
- cortisol 투여지침은 2/3는 아침에 일어나면서, 나머지 1/3은 오후 일찍 복용한다.
- 위장관 장애 예방을 위해 식사나 간식과 함께 복용한다.
- 매일 체중을 측정한다.
- 스트레스 증가 시 처방에 따라 용량을 증가한다.
- 갑작스런 약물 중단은 금지한다.
- medical alert 팔찌를 착용한다.
- 균형 잡힌 식사, 운동, 규칙적 생활습관유지, 스트레스 관리를 한다.

069 정답 ②

해설 요붕증은 항이뇨호르몬 결핍으로 다량의 희석된 소변이 배설로 혈장 삼투압이 증가하고 수분 및 전해질 불균형을 초래한다.
임상증상으로는 지속적인 다뇨, 심한 갈증 및 탈수가 있다.
소변량은 2~20L/일, 요비중은 1.005 이하. 요 삼투압 감소, 혈장 삼투압 증가 증상을 보인다.
고삼투압 시 과민반응, 멍함, 혼수, 고열, 혈액량 감소 시 저혈압, 빈맥, 점막건조, 하부 긴장도 저하 등이 나타난다.

070 정답 ⑤

해설 [고막절개술 후 간호중재]
- 수술 후 2~3주간 발대 사용을 금지한다.
- 코 풀 때 입을 벌린 채 한쪽씩 푼다.
- 배변 시 긴장감을 완화시킨다.
- 3주 정도 머리 빨리 돌리기, 흔들기, 숙이지 않도록 한다.
- 귀의 드레싱은 매일 교환하고 6주간 바세린 솜뭉치를 귀에 넣어 건조하게 유지한다.
- 분비물이 많을 경우에는 즉시 의사에게 보고한다.

5회차 1교시 모성간호학

071 정답 ③

해설 [여성건강간호사의 역할]
- 지식과 기술을 전달하는 간호 제공자
- 여성의 건강관리, 즉 유지 및 증진을 지지하고 선택하도록 돕는 옹호자
- 여성이 자신의 건강을 유지하게 할 수 있도록 자가간호와 자가검진을 교육하는 교육자
- 전문가적 입장을 견지함으로 타인이 존경할 수 있는 역할 모델이 됨
- 여성의 건강을 위해 사회적·정치적 역할을 담당하는 사회, 정치가의 역할

072 정답 ④

해설 [피임법의 조건]
- 효과성 : 피임효과의 확실성
- 안정성 : 인체에 무해
- 수용성 : 성교나 성감을 해쳐서는 안 됨
- 간편성 : 사용법이 간단
- 경제성 : 비용이 적게
- 복원성 : 효과가 일시적이며 복원 가능
- 성병 예방효과

073 정답 ③

해설 [성폭력 간호]
성폭행을 당한 여성은 성병 검사를 한다.
- 피해자의 의사결정을 지지하고 적극적으로 청취를 한다.
- 닦지 말고 검사물을 채취할 수 있도록 한다.
- 응급피임약을 72시간 내에 복용한다.
- 신체적, 정신적, 성적, 사회적 간호가 필요하다.

074 정답 ③

해설 [자궁벽의 구조와 기능]
- 자궁내막은 원주상피세포로 구성되어있다.
- 자궁내막은 기저층과 기능층으로 구성되며, 기능층은 월경시 탈락하여 기저층만 남게 된다.
- 자궁근층은 자궁에서 가장 두꺼운 부분이다.
- 자궁벽은 안쪽부터 자궁내막, 자궁근층, 자궁외막으로 구성되어 있다.

075 정답 ④

해설 초경이 시작되고 6~12개월이내 기질적인 병변이 없이 통증을 동반한 월경을 원발성 월경곤란증이라고 한다. 이 때 사용되는 약물은 비스테로이드소염제(NSAID)이다.

076 정답 ③

해설 [골다공증의 예방]
- 폐경은 난소기능의 감소로 에스트로겐 분비가 감소되어 발생하며, 자율신경계, 심혈관계, 골관절계, 비뇨생식기계의 변화가 동반된다.
- 골다공증은 에스트로겐 결핍으로 폐경 후 5~7년 사이 골 소실이 가속화 되어 발생한다.
- 여성, 폐경, 나이, 작은 체격이 골다공증의 위험 인자이다.
- 체중 부하가 있는 유산소운동을 통해 골다공증을 예방할 수 있다.
- 처음부터 약으로 증상을 조절하기보다는 노화의 과정으로 받아들일 수 있도록 간호한다.
- 필요시 호르몬 치료를 위한 상담과 교육을 실시한다.

077 정답 ④

해설 [복식자궁절제술 수술 후 간호]
수술 시 조기이상을 통해 수술 후 합병증을(장유착, 혈전성 정맥염 등) 예방하는 것이 필요하다. 견갑통은 복강경수술에서 발생하는 문제이다. 자세를 편안하게 하여 신체 각 부분에 긴장을 풀도록 해야한다. 상처 부위의 통증과 출혈예방을 위해 진통제와 복부 근육을 지지하기 위해 복대 착용이 필요하며 진통제를 통해 통증간호를 해주는 것이 필요하다.

078 정답 ⑤

해설 자궁내막폴립 치료는 자궁소파술을 시행한다.
※ 참고
- 자궁내막폴립 특성
  - 자궁내막 조직으로 형성되어 하나 또는 여러 개, 크기가 다양
  - 주로 자궁저부와 자궁강에 잘 생김
  - 대부분 2~4cm 크기
  - 50세 이후에 발견
- 증상
  - 거의 없음
  - 2차적 궤양 변화로 인한 중등도의 출혈
- 치료 및 간호
  - 소파수술
  - 수술 후 24시간 동안 지혈이나 압박

079 정답 ④

해설 [급성 골반염증성 질환]
- 급성 골반염증성 질환은 하부 생식기에 침입한 각종 세균이 상행하여 자궁, 난관, 난소에 속발성으로 염증반응을 일으킨다.
- 원인 : 임균, 성병, 자궁내 장치, 산후감염
- 증상 : 골반압통, 복부통증, 38℃ 이상 고열, 오한, 오심, 구토, 비뇨기 감염증상, 허약감
- 간호 : 원인균에 따른 항생제 투여, 적절한 수분공급, 침상안정, 반좌위

080 정답 ③

해설 [자궁경부암의 원인]
- 자궁경부암은 조혼, 다수의 성파트너, 만성경부염의 진전, 포경 안한 남성과의 성교에 의해 발생한다.
- 가장 흔한 원인은 인유두종 바이러스 감염이다.

081 정답 ④

해설 [자궁하수의 구분]
- 자궁하수는 자궁을 지탱하는 근육이나 인대의 손상으로 자궁이 질구 쪽으로 탈출되는 질환이다.
- 노년기, 분만 시 손상, 다산부, 종양, 복수에 의해 자궁하수가 발생한다.
- 1도는 자궁경부가 질구 내 위치, 2도는 질 입구에 위치, 3도는 질 밖에 위치하여 질이 뒤집히는 것을 볼 수 있다.

082 정답 ①

해설 [정상 정액상태]
① 1회 사정양 : 2~5ml/회 이상
② 정자 수 : 1,500만/ml 이상
③ 정상 모양 : 정상 정자 30% 이상
④ 정자 운동성 : 2시간까지 50% 이상 활발
⑤ 실온에서 20~30분 후 액화

083 정답 ②

해설 [임부가 피해야 할 예방접종]
- 바이러스는 태반을 통과하므로 생바이러스를 이용한 예방접종은 임부에게 접종을 피해야 한다.
- 풍진, 이하선염, 홍역, 수두, 소아마비 백신은 피한다.

084 정답 ③

해설 [임신 중 비뇨기계]
- 임신으로 인해 신장의 혈류량이 증가하면서 사구체 여과율은 증가하지만 세뇨관에서 포도당의 재흡수는 부적절하기 때문에 소변에서 당이 배출되는 경우가 있다.
- 임신 중 경미하게 뇨에 당이 배출되는 것은 정상이다

085 정답 ④

해설 [임신 전반기(수정~임신 13주) 증상]
임신 전반기에는 무월경, 오심, 구토(6~12주), 빈뇨, 유방의 민감성 등이 나타날 수 있다. 또한 Chadwick's sign(6~8주), Goodell's sign(6주), Hegar's sign(6주)등 생식기계의 변화가 있고, 임신반응검사 양성(6주 이후)이 나타날 수 있다

086 정답 ⑤

해설 [멜라닌세포자극호르몬]
뇌하수체 전엽의 멜라닌 세포 자극 호르몬의 분비로 임신 8~16주경 흑선, 기미, 유륜 착색의 증상이 나타난다.

087 정답 ①

해설 [임신성 고혈압 간호중재]
- 좌측위로 침상안정
  - 좌측위는 대정맥에 압박을 주지 않으므로 원활한 혈액순환 유도, 혈압 하강 효과가 있음
  - 태아 : 태반관류 증가, 태아 저산소증, 저체중아 문제를 줄이는데 효과적임
  - 신장순환증가 : 신장혈류가 증가되면 angiotensin II 의 수치가 낮아지므로 이뇨작용 & 혈관이완으로 인한 혈압하강 효과가 있음
- 식이조절 : 고단백, 염분제한식이로 부종 완화
- 경련조절 : 억제대 금지, 방안을 어둡게 하고 자극을 줄임, 진정제, 황산마그네슘은 경련 시 호흡 수 관찰하면서 투여
- 혈압조절 : 이완압이 110mmHg이상 시 항고혈압제 투여

088 정답 ④

해설 [태아곤란증(fetal distress)의 증상]
- 태아심박동 120회/분 이하, 160회/분 이상
- 자궁수축이 끝난 후 태아서맥이 30초 이상 지속
- 두정위이면서 태변 배출 시(둔위 시는 정상)
- 자궁수축 지속시간이 90초 이상 지속 시
- 자궁수축 간격이 2분 이하
- 자궁내압이 75mmHg 이상 시

089 정답 ②

해설 [무자극검사(NST)]
- 무자극검사는 태아의 움직임에 대한 태아심박수의 변화를 통해 태아의 건강상태를 평가하기 위해 실시한다.
- 무자극 검사 결과 20분간 태아심음이 기준선보다 15회 이상 상승하지 않았거나, 15초 이상 지속되지 않은 경우 무반응이다.
- 자극 검사 결과 20분간 태아심음이 기준보다 15bpm 이상, 15초 이상 지속이 2회 이상 나타나는 것을 반응이라고 하고, 분만시 건강한 태아를 출산함을 의미한다.

090 정답 ④

해설 태아의 심음은 태아의 등에서 잘 들린다. 왼쪽 후두위의 경우 왼쪽 하복부에서 잘 들린다.
[태아 심음 측정 부위]
- 좌후두전방(LOA), 좌후두후방(LOP) : 좌측하복부(LLQ)
- 우후두전방(ROA), 우후두후방(ROP) : 우측하복부(RLQ)
- 우둔위전방(RSA) : 우측상복부(RUQ)
- 좌둔위전방(LSA) : 좌측상복부(LUQ)

우전방 둔위(RSA)　　　좌전방 둔위(LSA)
우후방 두정위(ROP)　　좌후방 두정위(LOP)
우전방 안면위(RMA)　　좌전방 안면위(LMA)
우전방 두정위(ROA)　　좌전방 두정위(LOA)

091 정답 ②

해설 [shake test]
- shake test는 폐성숙을 확인하기 위해 하는 검사로 양수와 알콜을 섞어 흔들었을 때 거품이 일어나면 L/S 비율이 2.0 이상이라고 표시한다.
- 폐는 임신 36주경에 성숙하게 되며 L/S 2.0 이상이면 폐가 성숙되었다고 한다.

092 정답 ⑤

해설 [LOP : 좌후두후방]
태아의 대천문이 산부의 오른쪽에서 보이므로 좌측 후두이고 대천문이 치골 가까이에서 촉지된다면 태아의 후두골이 후방을 바라봄을 알 수 있다.

093 정답 ③

해설 [산과적결합선]
- 산과적결합선은 골반입구 중 가장 좁은 경선으로 10cm 이상 시 정 상분만이 가능하다.
- 산과적결합선은 치골결합 내면 최대돌출부~천골갑까지의 거리이다.

094 정답 ②

해설 분만 1기는 잠재기, 활동기, 이행기로 나눈다

구분	잠재기(0~3cm)	활동기(4~7cm)	이행기(8~10cm)
수축 강도	약함	중등도	강함
수축 간격	5~30분	3~5분	2~3분
수축 기간	10~30초	30~45초	45~60초
산모의 특성	• 약간 흥분상태 • 진통을 잘 참음 • 교육 시 잘 따라 함	• 심한 요통, 경련 동반 • 걷기 어려움 • 분만에 관심이 집중 • 함께 있어주길원함	• 배변감 • 힘주기 • 불안, 두려움 • 오심, 구토, 발한

095 정답 ①

해설 [관장의 금기증]
분만 전 관장을 시행 할 수 없는 경우는 급속분만, 분만이 빨리 진행되는 경우, 질 출혈 시, 진입되지 않은 두정위나 횡위일 때이다.

096 정답 ②

해설 [양수과다증의 합병증]
- 양수과다증은 양수의 양이 2,000mL 이상인 경우이다.
- 식도나 위장계통의 폐쇄아인 경우 발생하게 된다.
- 합병증으로는 이완성 자궁출혈, 높은 주산기 사망률, 조산, 조기파수, 제대탈출 등이 있다.

097 정답 ③

해설 [만삭 전 조기파막의 간호]
- 만삭 전 조기파막은 임신 37주 이전 파막을 말한다.
- 임신 기간이 연장될 수 있도록 침상안정, 내진 제한, 수분 공급, 태아 상태 관찰을 한다.
- 진행될지 모르는 분만을 대비해 준비해 놓도록 한다.

098 정답 ①

해설 [태반박리 징후]
① 자궁 : 원반형 → 난형
② 질 : 팽만
③ 출혈 : 질에서 소량의 혈액이 분출
④ 자궁저부 : 일시적으로 제와부 이상으로 상승
⑤ 태반 : 질구에서 제대가 늘어지고 치골결합 상부를 약간 눌러도 당겨 올라가지 않음

099 정답 ②

해설 [분만억제제 투여 : 리토드린(Ritodrine)]
※ 리토드린(자궁수축억제제)적응증
절박유산, 조기진통, 임신 유지가 가능할 때, 태아질식, 융모양막염, 태반조기박리, 중증 자간전증 등의 문제가 없을 때
※ 부작용 : 빈맥, 심계항진, 저혈압, 저칼륨혈증, 혈당상승, 변비, 구토

100 정답 ③

해설 [자궁저부의 높이]
분만 직후 자궁저부의 높이는 제와 아래 2cm, 분만 12시간 후에는 제와부위이다.

101 정답 ③

해설 [자궁퇴축간호]
자궁퇴축을 돕는 간호로는 자궁저부 마사지, 정기적 모유수유, 배뇨, 자궁수축제 투여 등이 있다.

102 정답 ①

해설 [혈전성 정맥염]

조기이상, 탄력스타킹의 착용은 정맥염의 예방에 효과적이다.
- 원인 : 혈액응고인자의 상승으로 혈전이 생긴 부위에 염증이 일어나 발생한다.
- 증상 : 오한, 권태, 백고종, 경직, 통증, 부종의 증상이 나타나고, Homan's sign에서 양성반응을 보인다.
- 치료 및 간호
  - 침상안정
  - 침범된 부위의 상승
  - 항응고제, 항생제, 진통제 투여
  - 통증감소 : 냉찜질, 온찜질
  - 모유수유 중단

103 정답 ①

해설 [산욕기 휴식과 수면]
- 분만 후 2~3일은 소극기로 수동적이고 의존적인 특징을 보인다.
- 힘든 분만으로 의존성이 증가하게 되며, 수다스러워진다.
- 충분한 휴식과 수면을 할 수 있도록 한다.

104 정답 ②

해설 [산후통의 특성]
- 산후통은 아이를 낳기 위해 팽창했던 자궁이 원래 크기로 돌아오면서 오는 복통으로 몸이 회복하면서 생기는 자연스러운 현상이다.
- 경산부, 다산부, 쌍태분만, 양수과다증인 경우 심할 수 있으며, 모유수유나 자궁수축제 투여 시 일시적으로 심해질 수 있다.

105 정답 ⑤

해설 [자궁내막염의 간호]
- 태반이나 자궁내막의 세균감염에 의해 자궁내막염이 발생한다.
- 산후 2~3일에 38℃ 이상의 체온 상승, 양 많고 악취 나는 암적색의 화농성 오로, 하복부 통증, 오한 및 권태를 관찰할 수 있다.
- 자궁내막염 발생시 항생제, 자궁수축제를 투여한다.
- 오로 배출이 용이하도록 반좌위를 취해준다.
- 하루 3~4L의 물을 섭취하고, 고단백, 고비타민, 고열량식이를 제공한다.
- 침상 안정한다.

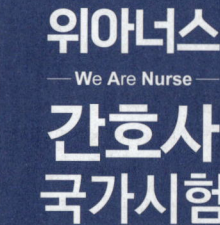

5회차 2교시 — 아동간호학

001 정답 ③
해설 [간호사의 역할]
- 간호사는 간호의 이론적 또는 실무적 문제를 체계적으로 조사함으로써 전문직의 지식체 형성에 기여하므로 연구자의 역할을 수행한다.

002 정답 ②
해설 [타임아웃]
- 타임아웃은 잘못된 행동의 일시중지 방법으로 적정시간 동안 자극이 없는 장소에서 앉아 있게 하고 부모는 관심을 주지 않고 관찰하는 것이다. 타임아웃이 끝난 후 아동의 수준에 맞게 대화하는 것이 효과적이다.

003 정답 ④
해설 [학령기 도덕 단계]
- 콜버그의 학령기 도덕 단계는 인습 수준
- 착한 아이로 인정받고 싶어하는 시기로 다른 사람에게 잘 보이기 위해 착한 행동을 함
- 사회적으로 옳다고 보는 행동이나, 타인을 기쁘게 하는 행동을 옳은 행동이라고 생각하는 시기

004 정답 ⑤
해설 [유아기]
- 저항이 심할 수 있는 시기
- 부모가 아동을 달래서 편안한 분위기를 조성하도록 한다.
- 만일 억제가 필요하면 부모의 도움을 받아서 시행한다.
- 불편한 검사는 나중에 시행한다.
- 아동에게 검진 동안 사용된 물체를 만지도록 허용한다

005 정답 ⑤
해설 [홍역 유행 시 가속접종]
- 생후 6~11개월 MMR접종 가능하나 12개월 이후, 만 4~6세 원래대로 재접종

006 정답 ③
해설 [신생아의 활력징후 측정]
- 활력징후는 아동이 안정되어 있을 때 측정해야 부정확한 측정이 될 가능성이 적기 때문에 자극이 적은 것부터 측정한다.

007 정답 ②
해설 [생리적 황달]
- 생리적 황달은 생후 2~4일경 혈청 빌리루빈이 5mg/dL 이상으로 나타나게 됨
- 신생아의 적혈구 수명이 짧고, 간의 대사가 미숙, 모유수유로 인해 발생
- 병리적 황달은 출생 후 24시간 이내에 발생하고, 황달이 2주 이상 지속

008 정답 ③
해설 [음낭수종]
- 빛이 통과, 탈장이나 덩어리가 있는 경우에는 불빛이 통과하지 않음
- 음낭수종은 대부분 자연흡수

009 정답 ⑤
해설 [영아의 언어 발달]
- 의미를 알고 단어를 사용하는 때는 영아가 12개월 정도의 시기일 때이다.

010 정답 ⑤

해설 [영아의 유스타키오관]
- 영아의 이관은 해부학적으로 짧고 넓고 곧다.

011 정답 ①

해설 [유아의 운동발달]
- 15개월 경에는 도움없이 혼자 걷는다.
- 24개월에는 공을 발로 차고 놀 수 있다.
- 30개월에는 멀리 점프하고, 한발로 잠시 서있을 수 있다.
- 3세에는 계단을 내려올 때 한 계단에 두 발로 내려 올 수 있다.

012 정답 ②

해설 [피아제의 인지발달 단계]
- 감각운동기-전조작기-구체적조작기-형식적 조작기의 순서대로 발달
- 전조작적 사고기는 비논리적으로 자아중심적이고, 물활론, 마술적 사고의 특징을 보임
- 구체적 조작기는 현실과 가상을 구분하고, 보존개념을 갖고 있음
- 형식적 조작기는 추상적인 것을 이해하고, 타인중심적 사고를 함

013 정답 ②

해설 [대소변 가리기 훈련]
- 대소변 훈련은 18~24개월에 시행
- 부모의 인내심이 필요하고, 꾸중보다 칭찬이 효과적
- 신체적, 정신적 준비가 되어야 훈련 가능
- 낮 소변을 먼저 가리게 됨
- 보통 대변을 소변보다 일찍 가리게 됨

014 정답 ⑤

해설 [유아의 분노발작]
- 분노발작은 정상적인 발달과정으로 아동이 자신의 감정을 제대로 표현할 수 없거나, 원하는 것을 가질 수 없을 때, 자신이 하려던 시도가 좌절됐을 때 나타남
- 보통 18개월~3세에 많이 나타나며 가장 좋은 방법은 일관되게 무관심으로 대하는 것
- 앞으로 일어날 일을 미리 설명해 주어 아이가 예상 가능한 스케쥴을 제공하는 것이 좋음

015 정답 ③

해설 [유아의 심리사회적발달]
- 의식화 : 친숙한 물건을 갖고, 행동함으로 자신감과 통제감을 느낌, 같은 컵이나 의자 사용, 자기 전 같은 동화책 읽기

016 정답 ②

해설 [성장통]
- 학령기 아동의 성장통은 급격한 성장으로 나타나며 무릎주위에 통증이 밤에 심하게 나타난다. 이때 휴식을 취하고 마사지를 하는 것이 통증완화에 도움이 된다.

017 정답 ④

해설 [청소년기 신체적 성장]
- 남아의 성장은 여학생보다 늦게 나타남
- 여학생은 지방이, 남학생은 근육량이 많아짐
- 여학생 : 유방조직 발달 후 음모가 나타나는 순서로 발달. 초경과 함께 신체적 성장이 빨라짐

018 정답 ③

해설 [발달단계별 의사소통]
- 영아기는 천천히 접근하고 부드럽고 침착한 목소리를 사용한다.
- 유아기는 발달에 맞는 언어와 놀이를 사용한다.
- 학령전기는 간단한 문장으로 간결하게 말한다.
- 학령기는 한계를 정하고 결과를 설명한다.
- 청소년기는 개인적 요구를 존중하며 논리적, 추상적 사고를 사용한다.

019 정답 ⑤

해설 [미숙아 특징]
1) 얼굴 : 눈 돌출, 귀 연골이 미약하고 부드러움, 눈 사이 가까움, 턱은 들어감
2) 피부 : 피하지방이 적어 피부가 쭈글거림, 손바닥, 발바닥 주름이 거의 없음, 표피와 진피의 결합력 부족 및 각질 층 미성숙으로 손상이 쉽게 나타남.
3) 근골격계 : 관절이완, 늘어진 자세(신전)
   - 굴곡 반응의 증가는 태아가 임신 40주에 도달했다는 것을 의미
   - 스카프 징후 : 앙와위 상태에서 손을 잡고 목을 지나 반대쪽 어깨까지 당길 때 저항이 없음
4) 생식기
   - 여아 : 음핵 돌출, 대음순이 발달되어 있지 않음
   - 남아 : 고환이 서혜부나 복강내에 있음

020 정답 ③

해설 [호흡곤란증후군]
- 미숙아에게 주로 호흡곤란증후군이 나타나며 방사선 소견은 폐가 뿌옇게 나타나는 것이다.
- 증상: 계면활성제 부족 → 무기폐 → 저산소증, 고탄산혈증 → 산혈증
- 호흡곤란, 흉부함몰, 빈호흡, 흡기성 견축, 역설적 시소호흡, 흡기성 비익확장

021 정답 ⑤

해설 [괴사성 대장염 증상]
- 장기 미숙, 면역력 저하, 저산소증 으로 장으로 가는 혈류가 부족
- 증상 : 복부 비대, 소화력 저하, 혈변, 체온 저하, 청색증
- 치료 및 간호 : 즉시 금식, 비위관 흡인으로 감압, 수액공급, 항생제, 장 절제술

022 정답 ①

해설 [설사]
- 증상: 소변량 감소, 입술건조, 식욕부진, 복부 불편감, 체중감소, 전해질 불균형
- 치료 및 간호 : 체액 균형 감시하며 수분 공급(실온으로 공급), 수분전해질 균형, 최소한의 수분섭취(빈번한 수유는 연동운동 유발), 원인균 판명될 때까지 격리, 철저한 손 씻기 및 배설물관리 철저, 금식(장 휴식), 조제유는 낮은 농도로 시작해서 서서히 정상 농도로 조정

023 정답 ①

해설 [기관식도루]
- 식도와 기관이 연결된 기관식도루의 경우는 음식물이 폐로 들어가는 것을 방지하기 위하여 일단 수유를 중지하고 검사를 해야한다.

024 정답 ⑤

해설 [편도선 수술 후 아동의 간호]
- 측위, 반복위, 복위로 배액 분비 촉진
- 인후통 완화 : 얼음목도리, 진통제 투여
- 아세트아미노펜 투여, 침상안정, 연식이나 유동식 공급, 따뜻한 식염수로 함수, 가습기, 해열/진통제 공급
- 출혈 징후 사정 : 가장 주의 깊게 모니터링 → 빈맥, 청색증, 토혈, 과도한 삼키기, 맥박 증가, 혈압 저하, 불안 관찰
- 금지 : 기침, 빨대 사용, 아스피린 복용, 자극적 양념, 지나친 칫솔질 피하기

025 정답 ④

해설 [투베르쿨린 반응검사]
- PPD 시약은 전박 내측에 피내 주사
- 판독은 주사 후 48~72시간에 검사
- 의양성으로 판독된 경우에는 재검사를 시행

026 정답 ③

해설 [폐렴의 치료 및 간호]
- 바이러스성 폐렴 치료 : 대증요법, 바이러스성이지만 세균에 의한 중복감염 시 항생제 사용
- 세균성 폐렴 : 항생제 치료
- 침상안정, 해열제, 산소/수분 공급(∵환기를 최대화, 탈수 예방), 체위변경, 반좌위, 일측성인 경우는 감염된 폐 쪽으로 측위(∵부목효과), 적절한 습도 유지
- 원인균을 확인할 때까지 격리(마스크, 가운)

027 정답 ②

해설 [재생불량성 빈혈]
- 다양한 원인에 의해 범혈구(적혈구, 백혈구, 혈소판 모두) 감소증이 나타나는 조혈 기능의 장애
- 증상 : 출혈(점상, 반상), 빈혈, 감염, 창백, 빈맥, 오심
- 치료 및 간호 : 수혈, 골수이식, 줄기세포이식, 감염예방, 출혈예방

028 정답 ④

해설 [신생아 순환]
- 신생아는 출생 후 폐가 확장되어 폐동맥의 혈류가 증가하여 폐로부터 좌심방으로 혈류가 증가하여 좌심방의 압력이 증가되면 난원공이 닫힌다.

029 정답 ②

해설 [성조숙증]
- 원인: 여아 특발성, 남아 중추신경계의 비정상으로 호발, 외인성 호르몬 노출, 중추신경계 종양이나 감염, 사춘기발달에 대한 가족력
- 치료 및 간호: 발현된 것에 대한 근본적인 원인을 밝혀내는 데 초점
- 투약: 이차 성징의 발달은 정지하거나 쇠퇴, 치료를 중단하면 사춘기는 바로 재개

030 정답 ③

해설 [이분척추]
- 출생 전에 신경관의 융합이 안 되어 붙지 않고 벌어지는 질환
- 원인 : 유전적 소인, 임부의 엽산 결핍, 원인불명, 유해환경
- 부위 : 제2요추나 제1천골의 척추궁 불융합(태아기)
- 간호 : 낭포가 터지지 않도록 복위로 눕힘, 둔부 공기에 노출, 척추 하부에 기저귀 채우지 않도록 함, 하지의 괴사와 기형 예방, 무균적 습윤 드레싱, 압력감소(공기매트), 말단부위 신경계 사정

031 정답 ③

해설 [가와사키병의 간호]
- 심혈관 손상예방하고 울혈성 심부전 증상과 징후 관찰
- 피부통합성 증진 : 청결, 건조, 자극 없이, 부종 부위는 마찰과 지속적인 압력 받지 않도록 함
- 탈수 예방, 체온 유지, 안위와 충분한 휴식, 부드러운 음식 제공
- 부모교육 : 추후관리(심장 상태 주기적 사정, 심초음파 실시), 면역 글로불린 투여 했으므로 수두, MMR접종은 11개월 이후, 피부 낙설 부위는 비누나 로션 피함, 관절 동통 시 병원 방문

032 정답 ④

해설 [뇌성마비]
- 뇌의 운동조절중추와 뇌경로 장애로 비진행성 장애이다.
- 원인: 출생 시 미성숙, 급속분만, 임신중독증, 질식, 외상
- 증상: 원시적 반사의 지속, 대근육 운동발달지연, 성장장애
- 치료 : 수술, 물리치료, 석고붕대 부목
- 간호 : 흡인예방, 적절한 영양, 특수교육, 물리치료, 가족지지

033 정답 ②

해설 [Pavlik harness(파브릭 보장구, 외전장치)]
- 생후 6개월 미만의 영아에게 가장 많이 사용하는 발달성 고관절 이형성증의 일차적 치료 방법이다. 대퇴골두를 관골구 안으로 정복한다.
- 적용 시 주의 사항 : 무릎 굴곡, 고관절 60도 외전 유지, 끈 길이를 함부로 조절하지 않기, 기저귀를 갈 때 보장구를 제거하지 않기, 보장구 안에 면내의 착의, 압박되는 어깨부위에 패드 적용, 로션이나 파우더는 피부가 자극되므로 금지, 피부 상태 자주 관찰

034 정답 ②

해설 [수족구]
- 콕사키 바이러스 감염
- 증상 : 감기 증상, 손바닥, 발바닥 수포성 구진(가려움증은 없음), 구강 내 통증성 궤양, 입 안 통증으로 섭취 곤란
- 간호 : 예방이 최선, 대증요법, 항생제 불필요, 철저한 손씻기, 자가 격리

035 정답 ⑤

해설 [이식편대숙주병]
- 동종 조혈모세포 이식 부작용인 이식편대숙주병은 공여자의 건강한 골수(림프구)가 환자의 신체를 공격하는 반응이다. 생착기간(이식 후 2~6주경)에 가장 주의 요한다. 증상은 발열, 피부 홍반, 혈변, 간 기능 이상, 설사, 범혈구 감소증 등이 있다.

5회차 2교시 지역사회간호학

036 정답 ②

해설 총액계약제는 지불자 측과 진료자측이 진료보수 총액에 대한 계약을 사전에 체결하는 방식으로 의사는 총액범위내에서 진료를 담당하고 지불자는 진료비에 구애받지 않고 서비스를 이용하는 제도이다.

037 정답 ③

해설 국민건강보험제도의 특성은 법률에 의한 강제 가입, 일시적인 사고를 대상으로 하여, 예측 불가능한 질병을 대상으로 하고 보험료율의 분담, 제3자 제불제의 채택, 소득재분배 및 위험 분산기능의 수행, 보험급여의 제한 및 비급여 등이 있다.

038 정답 ⑤

해설 우리나라에 일차보건의료사업은 사회경제적 안정 위에서 건강에 대한 가치가 점점 중심됨에 따라 저소득층에 대한 의료혜택제도를 개선, 확충한다는 방침 아래 도시 영세민이나 농, 어촌 저소득층이 저렴한 비용으로 의료혜택을 받을 수 있는 한국 실정에 맞는 새로운 의료체계의 개발을 위해서 시작되었다.

039 정답 ⑤

해설 [상대위험비(비교위험도, RR ; Relative Risk)]
① 특정 위험요인에 노출된 사람들의 발생률과 노출되지 않은 사람들의 발생률을 비교하는 것으로 비교위험도라고 한다.
② 상대위험비가 클수록 노출되었던 원인이 병인으로 작용할 가능성도 커진다.
③ 상대위험비가 1에 가까울수록 의심되는 위험요인과 질병과의 연관성은 적어진다.
④ 상대위험비는 코호트 연구에 적합하다.

	병에 걸린 자	병에 안 걸린자	합계
폭로	a	b	a+b
비폭로	c	d	c+d
합계	a+c	b+d	a+b+c+d

$$\text{비교위험도}$$
$$= \frac{\text{위험요인에 폭로군에서의 질병발생률}}{\text{비폭로군에서의 질병발생률}} \times 1,000$$
$$= \frac{\frac{a}{(a+b)}}{\frac{c}{(c+d)}} = \frac{a(c+d)}{c(a+b)}$$

040 정답 ③

해설 목표는 기대되는 결과로 진술하며 투입(구조)목표, 과정목표, 결과목표 모두 중요하게 기대되는 목표에 도달하기 위하여 필요한 활동을 구체화해야 한다.

[일반적으로 좋은 목표가 갖추어야 할 기준]

관련성	해결할 문제가 국가 및 지역사회 보건정책과 관련성이 있어야 한다.
실현 가능성	문제의 성격이 해결가능한 것인가와 지역사회 자원의 동원가능성과 제공자의 문제해결능력 여부 등을 확인하여야 한다.
관찰 가능성	사업이나 일의 성취 결과를 명확히 눈으로 확인하고 관찰할 수 있는 것이어야 한다. 따라서 애매한 추상적 표현은 삼가고 명확한 행동용어로 표현하면 효과적이다.
측정 가능성	성취된 결과를 양적으로 수량화하여 숫자로 표현하면 정확하게 판단할 수 있는 객관적인 목표가 된다.

041 정답 ③

해설 [노인장기요양급여의 종류]

① 재가급여
  ㉠ 방문요양 : 장기요양요원이 수급자의 가정 등을 방문하여 신체활동 및 가사활동 등을 지원하는 장기요양급여
  ㉡ 방문목욕 : 장기요양요원이 목욕설비를 갖춘 장비를 이용하여 수급자의 가정 등을 방문하여 목욕을 제공하는 장기요양급여
  ㉢ 방문간호 : 장기요양요원인 간호사 등이 의사, 한의사 또는 치과의사의 방문간호지시서에 따라 수급자의 가정 등을 방문하여 간호, 진료의 보조, 요양에 관한 상담 또는 구강위생 등을 제공하는 장기요양급여
  ㉣ 주·야간보호 : 수급자를 하루 중 일정한 시간 동안 장기요양기관에 보호하여 신체활동 지원 및 심신기능의 유지·향상을 위한 교육·훈련 등을 제공하는 장기요양급여
  ㉤ 단기보호 : 수급자를 보건복지부령으로 정하는 범위 안에서 일정기간 동안 장기요양기관에 보호하여 신체활동 지원 및 심신기능의 유지·향상을 위한 교육·훈련 등을 제공하는 장기요양급여
  ㉥ 기타 재가급여 : 수급자의 일상생활·신체활동 지원에 필요한 용구를 제공하거나 가정을 방문하여 재활에 관한 지원 등을 제공하는 장기요양급여로서 대통령령으로 정하는 것

② 시설급여
장기요양기관이 운영하는 「노인복지법」에 따른 노인의료복지시설 등에 장기간 동안 입소하여 신체활동 지원 및 심신기능의 유지·향상을 위한 교육·훈련 등을 제공하는 장기요양급여, 시설 입소 시 반드시 필요한 것은 장기요양인정서이다.

③ 특별현금급여
  ㉠ 가족요양비(「노인장기요양보험법」 제24조) : 도서·벽지 등 장기요양기관이 현저히 부족한 지역, 천재지변, 수급자의 신체·정신 또는 성격상의 사유로 인하여 가족으로부터 방문요양에 상당한 장기요양급여를 받은 때 지급되는 현금급여를 말한다.
  ㉡ 특례요양비(「노인장기요양보험법」 제25조) : 수급자가 장기요양기관이 아닌 노인요양시설 등의 기관 또는 시설에서 재가급여 또는 시설급여에 상당한 장기요양급여를 받은 경우 수급자에게 지급되는 현금급여를 말한다.
  ㉢ 요양병원간병비(「노인장기요양보험법」 제26조) : 수급자가 요양병원에 입원한 때 지급되는 현금급여를 말한다.

042 정답 ⑤

해설
- 보건의료전달체계의 목적은 양질의 총괄적인 의료를 국민에게 언제, 어디서든지 누구에게나 필요할 때 제공해주는 것이다.
- 보건의료체계는 국가나 사회가 양질의 보건의료를 공급하기 위해 마련하는 보건의료사업에 관한 제도를 총칭하는 것이다. 효과적인 의료전달체계의 확립을 통해 한정된 보건의료 자원으로 양질의 의료를 공급해야 한다.

043 정답 ⑤

해설 사례관리자의 역할은 자원과 서비스를 연계하여 통합적으로 제공함으로써 양질의 의료를 적정하게 제공함은 물론 비용감소의 효과를 추구한다.

044 정답 ④

해설 [보건교사의 직무]

가. 학교보건계획의 수립
나. 학교 환경위생의 유지·관리 및 개선에 관한 사항
다. 학생과 교직원에 대한 건강진단의 준비와 실시에 관한 협조
라. 각종 질병의 예방처치 및 보건지도
마. 학생과 교직원의 건강관찰과 학교의사의 건강상담, 건강평가 등의 실시에 관한 협조
바. 신체가 허약한 학생에 대한 보건지도
사. 보건지도를 위한 학생가정 방문
아. 교사의 보건교육 협조와 필요시의 보건교육
자. 보건실의 시설·설비 및 약품 등의 관리
차. 보건교육자료의 수집·관리
카. 학생건강기록부의 관리
타. 다음의 의료행위(간호사 면허를 가진 사람만 해당한다)
  ① 외상 등 흔히 볼 수 있는 환자의 치료
  ② 응급을 요하는 자에 대한 응급처치
  ③ 부상과 질병의 악화를 방지하기 위한 처치
  ④ 건강진단결과 발견된 질병자의 요양지도 및 관리
  ⑤ ①부터 ④까지의 의료행위에 따르는 의약품 투여
파. 그 밖에 학교의 보건관리

045 정답 ④

해설 릴리안 왈드(Lilian Wald, 1867~1940)은 가난한 이민자들에게 건강관리를 제공하는 가장 효과적인 방법은 '간호사가 그들과 함께 살고 일하는 것'이라는 신념하에 미국 뉴욕시에 헨리가 빈민구호소를 설립하였다.

046 정답 ①

해설 로이의 적응이론에 의하면 인간체계에 영향을 주는 모든 자극은 초점자극, 연관자극, 잔여자극으로 구성되며 이 세가지가 복합되어 있으므로 구분하여 사정해야 한다. 초점자극은 인간이 직접적으로 직면하고 있는 사건 또는 상황변화이고 연관자극은 초점자극에 의해 유발되는 행동과 관련한 모든 자극이며 잔여자극은 인간행동에 간접적으로 영향을 줄 수 있는 요인이다. 위 사례에서 초점자극은 김씨의 전신마비이고 연관자극은 김씨 딸의 간호와 가사 일에 대한 부담과 학업 미성취이다. 딸이 느끼는 이러한 상황에 대한 스트레스는 향후 이 가족의 상황에 영향을 미치게 될 것이므로 이는 잔여자극이라고 볼 수 있다.

047 정답 ④

해설 ① 교환이론은 인간의 행동을 타인과의 '대가(cost)-보수(reward)'의 교환과정으로 취급하는 심리적 이론이다.
② 교환과정 : 물질적 교환과정, 비물질적 교환과정이 있다.
　㉠ 물질적인 교환과정은 상점에서 물건을 살 때에 값을 치르고 그 값에 해당하는 물건을 받는 것이다.
　㉡ 비물질적인 교환과정은 어떤 사람을 보고 웃어줄 때 상대방도 웃어주는 것이다.
교환은 간호과정의 수행 단계에서 가장 많이 일어나며, 지역사회 간호제공과정에서 지역사회 간호사와 대상자와의 사이에서 물질적, 비물질적 교환이 모두 일어난다.

048 정답 ①

해설 질 평가를 위한 Donabedian의 모델에서는 질 평가를 위한 기준으로 구조, 과정, 결과를 제시하였다.
- 구조평가: 보건의료가 제공되는 조건을 구성하는 요소들, 인적, 물적 및 재정적 자원을 의미한다. 전문인력의 조직, 자격기준, 교육훈련 등이 이에 포함된다.
- 과정평가: 서비스 제공자와 대상자 간에 혹은 서비스 제공과정에서 일어나는 행위에 관한 것으로, 질 평가의 주된 관심영역이다.
- 결과평가: 서비스 행위에 의한 현재 혹은 미래의 건강상태를 말하는 것이다. 즉 신체적, 사회적, 심리적 요소와 대상자의 만족도가 포함된다.

049 정답 ③

해설 센터내 안전시설은 투입, 인지기능강화 프로그램 참여는 과정, 타 센터와 비교한 서비스 만족도는 회환, 어르신의 건강유지, 어르신과 가족의 삶의 질 향상은 산출에 대한 설명이다.

050 정답 ④

해설 국가보건의료체계는 5개의 하부요소로 구성되며 구체적인 내용은 다음과 같다.
① 경제적 지원- 공공재원, 지역사회의 기부
② 관리- 지도력, 의사결정
③ 자원의 조직적 배치- 국가보건의료당국, 비정부기관
④ 보건의료의 제공- 일차예방, 이차예방, 삼차예방
⑤ 보건의료자원의 개발- 보건의료인력, 시설, 물자

051 정답 ①

해설 [가정방문활동]
① 가정방문 목적
　㉠ 가족과 원만한 인간관계를 형성함으로써 가족의 포괄적인 건강관리를 도모한다.
　㉡ 가족이 거주하고 있는 실제 환경을 직접 경험하여 가족간호 및 지역사회간호와 관련된 자료를 얻기 때문에 신뢰도가 높고 정확한 진단이 가능하다.
　㉢ 가족이 잠재적으로 가진 장점과 제한점을 확인할 수 있는 기회를 갖는다.
　㉣ 가족 스스로 문제를 해결할 수 있는 능력을 증진시킨다.
② 가정방문활동의 장·단점
　㉠ 대상자의 방문을 통해 전체적인 상황 파악이 가능하며, 각 가족의 상황에 맞는 간호를 제공할 수 있다.
　㉡ 거동이 불편한 대상자에게 서비스 제공의 기회와 접근성을 높일 수 있고 가정의 전반적인 정보를 포괄적으로 수집할 수 있다.
　㉢ 건강관리실에 비해 긴장감이 덜하고, 가정이라는 편안한 분위기에서 서비스를 받을 수 있다.
　㉣ 가족의 자원을 활용하여 시범을 보일 수 있어서 효과적이다.
　㉤ 집집마다 방문해야 하기 때문에 시간과 비용이 많이 든다.

052 정답 ④

해설 VDT 증후군은 하루종일 앉아서 일하는 근로자에게 자주 발생하므로 수시로 예방법을 읽고 실천할 수 있도록 보이는 책상에 스티커를 붙여놓도록 한다.
- 모니터 화면과 눈의 거리는 40cm 이상이 되도록 유지한다.
- 키보드는 높이를 조절하여 작업자 어깨가 올라가지 않도록 한다.
- 의자 깊숙이 앉아 등이 등받이에 충분히 지지되도록 한다.
- 모니터는 작업시 시선이 10~15도 아래로 바라볼 수 있는 위치에 둔다.

053 정답 ②

해설 [국민건강증진사업]
① 제5차 국민건강증진종합계획(Health Plan 2030)
  ㉠ 비전 : 모든 사람이 평생건강을 누리는 사회
  ㉡ 목표 : 건강수명 연장, 건강형평성 제고
  ㉢ 사업분야 : 건강생활 실천, 정신건강 관리, 비감염성질환 예방관리, 감염 및 환경성질환 예방관리, 인구집단별 건강관리, 건강친화적 환경 구축 등 6개 분과 28개 과제를 선정

054 정답 ②

해설 비례사망지수(PMI)란 1년 동안의 전체 사망자수 중에서 50세 이상의 사망자가 차지하는 분율을 나타내는 것으로 보건환경이 양호할수록 영양부족이나 질병예방 및 치료미비로 인한 50세 이전의 사망이 적기 때문에 총 사망자 중 상대적으로 50세 이상 고연령자의 사망비율인 PMI가 높게 나타난다. 반면 PMI가 낮다는 것은 50세 미만의 연령층의 사망에 더욱 관심을 가져야 함을 의미한다.

055 정답 ③

해설 역할극은 교육대상자들이 실제 상황의 한 인물로 등장하여 직접 연기를 하고 이를 통해 실제 그 상황에 처한 사람들의 문제를 분석하여 그 해결방안을 모색하면서 학습목표에 도달하는 방법이다. 학습자 스스로 자신의 가치나 의견을 좀 더 분명히 깨닫게 하고, 사람들이 어떻게 타인의 행동에 영향을 미치는가를 이해하는 데 도움을 준다.

056 정답 ①

해설 인간의 태도, 느낌, 감정 등을 변화시키는 학습목표 설정은 정의적 영역에 해당한다.
정의적 영역은 내면화 정도에 따라 다음과 같이 5단계로 분류한다.

단계	내용
감수	학습자는 단순히 어떤 것에 의식적이거나, 선호하는 자극에 주의를 기울인다.
반응	학습자가 말로 표현하여 외부에서 알 수 있도록 반응을 보인다.
가치화	학습자가 스스로 몰입하며 가치를 갖고 있음을 타인이 확인할 수 있다.
내적 일관성 (조직화)	복합적인 가치를 적절히 분류하고 순서를 매겨 체계화하고 가치들의 관계가 조화롭고 내적으로 일관성을 이루도록 한다. 생활양식을 체계적으로 실행한다.
채택(성격화)	새로운 가치를 생활속으로 통합하여 효과적으로 행동하도록 한다.

057 정답 ④

해설 구성주의 학습의 기본원리는 학습자와 교육자의 역할변화, 협동학습과 상황적 학습방법을 요구한다. 따라서 교육자는 학습자가 복잡한 주제와 환경을 능동적으로 탐색하도록 돕고, 사고할 수 있는 학습자 중심 환경을 설계하고 촉진자로서의 역할을 수행한다. TBL(Team based learning), PBL(Problem based learning), 협동학습 등은 구성주의 학습이론을 근간으로 학습활동이 일어난다.

058 정답 ④

해설 대중매체는 불특정 다수에게 동시에 정보를 전달하는 파급력이 높은 매체이기 때문에 전국민을 대상으로 알려야하는 감염병과 같은 경우에 가장 효과적인 방법이다.

059 정답 ④

해설 [가족연대기(family - life chronology)]
① 가족의 역사 중에서 중요한 사건을 순서대로 열거하여 그러한 사건들이 가족구성원에게 어떤 영향을 미쳤는가를 파악하는 것이다.
② 특히 건강문제가 발생했을 때 사건과의 관련성 파악에 매우 유용하다.

060 정답 ②

해설 [가족간호 관련 이론의 관점 구분]

구조-기능이론의 관점	상징적 상호작용이론의 관점
- 결과중시/객관적 - 개인의 행위를 결정 - 사회, 사회체계, 사회구조 - 사정도구 : 가계도(가족구조도) 사회지도	- 과정중시/주관적 - 개인의 성향결정 - 외부환경 보다는 살아있는 기능적 집합체로 가족을 내부적으로 관찰 - 사정도구 : 가족밀착도

061 정답 ④

해설 [보건진료전담공무원]
보건진료소에 근무하면서 대상자의 질병 예방, 건강증진, 지역사회 개발을 목표로 포괄적인 일차보건의료사업을 제공한다. 체계적이고 과학적인 방법을 적용한 직무 수행, 지역주민의 요구에 부응할 수 있는 적합한 양질의 보건사업 제공, 지역주민의 적극적 참여를 통한 자가건강관리 수준 향상을 목표로 한다.

062 정답 ⑤

해설 [체계이론에 근거한 평가범주]
① 사업목표달성 정도에 대한 평가 – 사업성취도에 따른 평가
② 투입된 노력에 대한 평가 – 간호팀이 사업을 위해 제공한 시간, 가정방문 횟수 등 인적, 물적 자원 소비량
③ 사업진행에 대한 평가 – 수행계획을 기준으로 내용 및 일정에 맞게 수행되었는지 평가
④ 사업의 적합성에 대한 평가 – 투입된 노력에 대한 결과(사업의 실적)로 사업목표달성 정도와 구분하여 숙지!
⑤ 사업효율에 대한 평가 – 사업을 수행하는 데 투입된 노력(인, 물적 자원) 등을 비용으로 환산

063 정답 ③

해설 항아리형은 출생률과 사망률이 모두 낮으면서 출생률이 사망률보다 현저히 낮아 인구가 점차 감소하는 유형으로 유소년층 비율이 낮고 청장년층 비중이 크게 나타나 국가 경쟁력 약화의 우려가 있다.
각각 ① 종형, ② 피라미드형 ③항아리형 ④ 별형 ⑤ 호로형에 대한 설명이다.

064 정답 ①

해설 [일차보건의료의 의의]
① 일차보건의료의 개념
 일차보건의료(PHC, Primary Health Care)는 단순한 일차진료(primary medical care)만을 의미하는 것이 아니라 개인, 가족, 지역사회를 위한 건강증진, 예방, 치료 및 재활 등의 서비스가 통합된 기능이며 제도적으로 지역사회 주민들이 보건의료체계에 처음 접하는 단계이자 예방과 치료가 통합된 포괄적 보건의료를 의미한다.
② 일차보건의료 접근에 대한 필수요소 (4A): 접근성, 주민의 참여, 수용가능, 지불부담능력

065 정답 ⑤

해설 국민건강보험공단은 건강보험의 보험자로서 국민의 질병, 부상에 대한 예방, 진단, 치료, 재활과 출산, 사망 및 건강증진에 대하여 보험급여비용 지급 업무를 수행함으로써 국민건강을 향상시키고 사회보장을 증진시킨다.

066 정답 ⑤

해설 [체계이론(system theory)]
체계이론은 간호이론 개발에 가장 많이 활용되는 것으로, 1952년 버틀란피(Ludwig von Bertalanffy)에 의해 개발되었다. 체계 또는 시스템(system)은 "환경과 상호작용하는 요소들의 집합체(복합체)"로서, 부분의 합보다 크다는 이론이다.
- 자기통제: 체계가 항상성을 유지하는 것
- 개방성: 체계가 환경과 에너지를 교환하는 정도
- 전체성: 부분들의 집합으로서 하나의 통일된 단일체
- 경계: 외부체계로부터 들어오고 외부체계로부터 나가는 에너지의 흐름을 규제하는 것
- 환류: 한 체계의 산출이 환경을 통해 평가되고, 이 평가 결과가 다시 그 체계로 되돌아오는 것

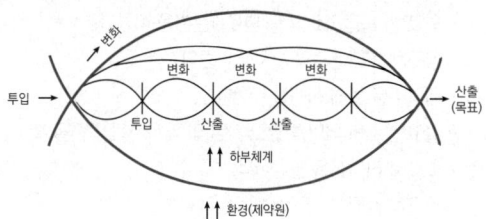

067 정답 ④

해설 [사업 적합성(적절성) 평가]
사업의 적합성은 투입된 노력에 대한 결과, 즉 모든 사업의 실적을 산출하고 그 산출한 자료로 지역사회 요구량과의 비율을 계산한다.
① 사업의 적합성(적절성)에 대한 평가는 "지역진단 결과와 사업목표 달성 수준 간의 비교"라고 표현할 수 있다.
② A지역에서 당뇨병 교육을 실시하였는데, 교육실시 결과 지역 내 당뇨병 교육이 필요한 전체 대상자 중 10%만이 교육을 받았기 때문에 추가적인 교육이 필요한 것으로 평가되었다면 이것은 사업의 적합성에 대한 평가로 볼 수 있다.

068 정답 ④

해설 포도상구균 식중독은 포도상구균이 내는 독소에 의한 식중독이며, 잠복기가 2~4 시간으로 세균성 식중독 중 가장 짧다. 유제품, 도시락, 김밥 등 복합조리식품이 주원인으로, 화농성 질환이나 편도선염을 가진 사람이 음식을 취급했을 때 발생할 수 있다.

069 정답 ①

해설 1단계 : 유입차단
- 국제 동향 적극 감시
- 위험국가 전체 입국자 대상 게이트 검역
- 검역소에서 의심자 신속 격리 관찰

2단계 : 초기 즉각 현장대응
- 24시간 '긴급 상황실'
- 의심환자 발생 시 '즉각대응팀' 출동
- 역학조사관 현장 관리
- 정부·의료기관 간 환자접촉 정보 공유

3단계 : 확산 대응 및 전문적 치료
- 빠른 진단을 위한 진단실험실 확충
- 중앙·권역별 감염병 전문치료병원 지정
- 치료제 등 비축물량 확대

4단계 : 의료환경 개선
- 감염병 환자 분리 진료
- 입원실(병상 수, 거리 등) 구조개선
- 병원 감염관리 전문인력 확충

070 정답 ③

해설 재난간호를 제공함에 있어 지켜야 할 몇 가지 수칙은 다음과 같다.
- 자신의 안전을 최우선으로 한다.
- 대상자의 건강요구의 우선순위를 안다.
- 의료법, 응급의료법 등 의료관련법을 따른다.
- 공조체계 내에서의 지시에 따른다.
- 대다수를 위해 최선을 다한다.
- 경고 신호의 의미를 알고 자신 및 대상자의 안전을 확보한다.
- 필요시 리더십을 발휘한다.
- 필요시 적절한 기관에 의뢰한다.
- 이용 가능한 의료자원과 인력을 이용한다.
- 건강의 위협을 감소시키기 위한 환경과 조직활동의 변화를 관찰해야 한다.

5회차 2교시 ◀ 정신간호학

071 정답 ⑤

해설 에릭슨(Erikson)은 전 생애에 걸친 심리사회적 발달 8단계 이론을 제시하였다. 청소년기(12~18세)의 주요 과업은 자아정체감 형성 vs 역할 혼미이며, 이는 "나는 누구인가"에 대한 탐색과 사회적 정체성 확립을 의미한다.
① 설리번: 대인관계 발달 이론
② 콜버그: 도덕성 발달 이론
③ 피아제: 인지 발달 이론
④ 프로이트: 정신성적 발달 이론

072 정답 ①

해설 부정은 받아들이기 힘든 현실이나 감정을 존재하지 않는 것처럼 인식하거나 거부하는 방어기제이다. 이 예시처럼 상실을 인정하지 못하고 현실을 부인하는 태도는 초기 슬픔 반응에서도 흔히 나타난다.
② 억압: 무의식적으로 감정이나 기억을 눌러둠
③ 승화: 용납되지 않는 충동을 사회적으로 수용 가능한 방식으로 전환
④ 반동형성: 받아들일 수 없는 감정의 반대로 표현
⑤ 신체화: 심리적 갈등이 신체 증상으로 표현됨

073 정답 ③

해설 치료적 관계의 종결 단계에서는 종결에 대한 상실감, 불안, 분노, 거절감이 자연스럽게 나타날 수 있다. 이 시기에는 감정 표현을 촉진하고, 이를 수용하는 태도가 중요하다. ③은 감정을 언어화하고 종결을 건강하게 준비하도록 돕는 치료적 의사소통이다.
①: 종결 경계를 모호하게 하여 불안을 더 유발
②: 감정 없이 단호한 선 그음은 방어 유발
④: 감정 표현을 억제하고, 회피적 반응
⑤: 수용을 강요하며, 공감 부족으로 신뢰 손상

074 정답 ②

해설 ②는 감정을 탐색하고 표현하도록 유도하는 개방형 질문으로, 비판이나 평가 없이 공감적 태도를 유지하는 치료적 의사소통 기법이다. 대상자가 가진 무가치감이나 부정적 자기 개념을 받아들이고, 이유를 스스로 말하게 함으로써 자기이해와 감정 조절을 돕는다.
①: 평가적이고 감정 축소 가능
③: 감정을 무시하며 회피 유도
④: 일반화로 개인의 고통을 약화시킴
⑤: 감정 표현을 억제하는 비치료적 반응

075 정답 ③

해설 병식 결여(insight deficit)란 자신의 질병을 인식하지 못하거나, 필요성을 인정하지 않는 상태를 말하며, 특히 조현병 환자에게 흔하게 나타나는 증상 인식 결여 현상이다. ③은 질환 진단을 들었음에도 현실적으로 부정하며, 치료의 필요성이나 병적 상태에 대한 자각이 없는 전형적인 진술이다.
①, ②, ④, ⑤: 병식이 있는 상태에서 치료의 필요성과 증상 인식을 드러냄

076 정답 ②

해설 추상적 사고(abstract thinking)는 개념을 이해하고, 유추와 비유, 상징 등을 활용하는 능력이다. ②는 단순한 사실 전달이 아닌 개념적·상징적 이해를 필요로 하며, 유사점, 차이점, 속성에 대한 사고를 요구하는 질문이므로 추상적 사고 평가에 적절하다.
①, ⑤: 지남력(orientation) 평가
③: 감정 상태 확인
④: 주의 집중력 또는 계산 능력 평가

077 정답 ③

해설 인지행동치료(CBT)는 비합리적 사고, 인지적 왜곡, 자동적 사고 등을 확인하고 이를 논리적이고 현실적인 사고로 재구성하여 감정과 행동의 긍정적 변화를 이끌어내는 치료법이다. CBT는 현재 문제에 집중하고, 자기 인식을 통해 스스로 변화할 수 있도록 돕는 실용적 접근이다.
① : 감정 억제는 치료 목적 아님
② : 공감 능력은 정서지능 훈련 관련
④ : 정신분석 치료 목표
⑤ : 감정 회상은 심층 정서치료에서 사용

078 정답 ③

해설 리튬은 신장을 통해 배설되며, 수분 부족 시 혈중 농도가 상승해 중독(lithium toxicity) 위험이 커진다. 따라서 탈수를 방지하고 수분을 충분히 섭취하는 것이 가장 중요한 간호중재다.
① 저염식은 리튬 배설 감소 → 독성 위험 증가
② 이뇨제 병용은 전해질 불균형과 리튬 독성 유발
④ 취침 전 복용은 특별히 금기 아님 (복용 시간은 의사의 처방에 따름)
⑤ 고요오드식이는 갑상선 문제와 직접 관련 없음

079 정답 ①

해설 1차 예방은 질병이 발생하기 전, 건강을 증진하고 위험 요인을 줄이는 활동이다. 스트레스 관리 교육, 정신건강 인식 향상, 중독 예방 캠페인, 자가 검진 교육 등은 모두 정신질환의 발생을 줄이고 조기 인식을 도울 목적의 1차 예방 활동이다.
② 2차 예방: 조기 발견 및 치료 (예: 선별검사 후 치료 연계)
③ 3차 예방: 재발 방지, 기능 회복
④ 사회적 중재: 사회 정책적 개입이나 제도 마련
⑤ 재활 치료: 만성 질환 대상자 회복 중심 중재

080 정답 ③

해설 지역사회 정신간호사는 자원 연계자(coordinator)로서, 정신질환자의 회복과 자립을 지원하기 위한 지역자원 활용 및 조정 역할을 수행한다. 간호사는 대상자의 필요에 따라 보건소, 정신건강복지센터, 복지기관, 주거지원시설 등과의 연계를 통해 통합적 돌봄 체계를 마련한다.
① : 간호사는 치료 결정을 대신할 권한이 없다 (의사소통과 조정 역할 중심)
② : 병원 중심이 아닌 지역사회 중심 통합 돌봄이 원칙
④ : 진단 및 약물치료는 의사의 권한
⑤ : 간호사의 핵심은 직접 대상자 돌봄과 서비스 연계

081 정답 ②

해설 성숙(발달) 위기(maturational crisis)는 개인의 생애주기상 예측 가능한 변화에서 오는 위기로, 입학, 진학, 결혼, 출산, 은퇴, 부모 역할 시작 등이 대표적인 예이다. ②는 대학 입학 후 기숙사 생활 적응은 성장과 발달 과정에서 자연스럽게 경험할 수 있는 변화로 성숙 위기에 해당한다.
오답 비교: ①, ③, ④, ⑤는 모두 예측하지 못한 외부 사건으로 인한 상황(우발적) 위기에 해당됨.

082 정답 ②

해설 가정폭력 피해자는 신체적·정서적 위협을 반복적으로 경험하며, 그 결과 만성적인 불안, 두려움, 경계 상태에 놓이게 된다. 특히 공포감(fear)은 트라우마 반응의 핵심 증상이며, 피해자가 위협 상황에서 생명을 지키기 위해 지속적으로 감정을 억제하거나 회피하게 만드는 주요 감정이다.
① 죄책감: 피해자 중 일부가 느낄 수 있지만 핵심 정서는 아님
③ 무감각: 외상 후 반응 중 하나일 수 있으나 가장 흔한 반응은 아님
④ 과대감: 우울 또는 조증과 관련
⑤ 분노 폭발: 외부 표현보다는 공포로 인한 위축이 더 흔함

083 정답 ③

해설 과대망상(grandiose delusion)은 자신이 특별한 능력, 지위, 권력, 정체성을 가졌다고 믿는 비현실적 신념이다. "우주를 조종할 수 있다", "내가 신이다" 등의 표현은 전형적인 과대망상의 예다. 조현병, 조증 삽화 등에서 자주 나타난다.
① 피해망상: 누군가 자신을 해치려 한다는 믿음
② 조종망상: 외부에서 자신의 생각이나 행동을 조종한다고 믿음
④ 관계망상: 중립적인 외부 사건이 자신과 관련 있다고 믿음
⑤ 허무망상: 세계나 자기가 존재하지 않는다고 믿음 (극단적 무의미감)

084 정답 ②

해설 만성적 자존감 저하(chronic low self-esteem)는 대상자가 지속적이고 반복적으로 부정적인 자기 인식을 표현할 때 사용한다. "나는 쓸모없다", "아무도 나를 필요로 하지 않는다"는 표현은 자신의 가치에 대한 인식 저하를 명확히 보여주는 사례이다.
① 사고과정장애: 망상, 지리멸렬 등 사고 흐름의 문제
③ 감정조절 장애: 격한 정서 반응, 충동 조절 실패
④ 자기돌봄 결핍: 개인위생, 식사, 옷 입기 등 ADL 수행 저하
⑤ 대인관계 장애: 관계 형성과 유지의 어려움

085 정답 ④

해설 ④는 대상자의 불안의 원인을 탐색하고 감정을 표현할 수 있게 유도하는 치료적 개방형 질문이다. 조현병 환자가 혼잣말을 하고 불안해할 때는 직접적인 억제보다는 감정 이해와 표현의 기회를 제공하는 것이 치료적이다.
① "조용히 하세요." / ② "혼잣말 멈추세요." → 명령형, 비치료적
③, ⑤ → 판단 유도, 통찰을 요구하여 혼란이나 불안 심화 가능

086 정답 ①

해설 관계망상: 외부의 중립적 자극(예: TV 속 인물)이 자신과 관련 있다고 믿음, 환청: 현실에 없는 소리를 듣고 이에 반응하는 행동(혼잣말, 응시 등) → 이 두 가지는 조현병의 대표적인 양성 증상이다.
②, ③: 감정 표현의 결핍, 언어적 위축 → 음성 증상
④: 사고의 흐름 문제, 충동 조절의 어려움 → 사례와 연결 약함
⑤: 주로 치매, 섬망 등의 인지장애에서 관찰됨

087 정답 ③

해설 자존감 저하(low self-esteem)는 자기 가치에 대한 지속적인 부정, "난 쓸모 없다", "나는 가치가 없다"와 같은 표현이 반복될 때 적용한다. 자살 사고나 계획이 없는 경우, 자살 위험성보다는 자존감 저하가 우선 간호진단이 될 수 있다.
① 무력감: 반복적인 실패 경험 후 나타나는 무기력감 중심일 때
② 자살 위험성: 자살 생각, 계획, 시도 의도가 명확하게 표현될 때
④ 사회적 고립: 대인관계 단절, 접촉 회피 중심일 때
⑤ 자기돌봄 결핍: 개인 위생, 식사, 수면 등 ADL 수행이 부족할 때 적용

088 정답 ③

해설 인지재구성은 우울장애에서 흔히 나타나는 부정적 자동사고, 비합리적 신념을 인식하고 이를 합리적 사고로 바꾸도록 돕는 기법이다. CBT(인지행동치료)의 핵심 전략 중 하나로, 주요우울장애의 대표적 치료 접근이다.
① 홍수법, ⑤ 체계적 탈감작 → 공포증, 불안장애에 사용
② 혐오요법 → 중독, 이상행동 교정 시 사용
④ 바이오피드백 → 자율신경 조절에 활용 (예: 두통, 고혈압, 불안 등)

089 정답 ⑤

해설 산만한 행동 증가는 오히려 조증(조울증의 조증 삽화)에서 흔히 나타나는 양상으로, 우울증과는 반대되는 특징이다. ①~④는 모두 우울증의 대표적인 행동적·생리적 증상이다.

090 정답 ③

해설 조증 환자는 과도한 활동성, 산만함, 집중력 저하로 식사 시간 집중이 어렵고 빠르게 먹으려는 경향이 있음. 손에 들고 간편하게 섭취 가능한 고칼로리 식단은 영양을 보충하면서도 현실적으로 적용 가능함.
① 유동식: 섭취 시간, 주의 집중에 어려움이 많음
② 고섬유질 식단: 소화에 시간 소요, 급식에 부적절
④ 저칼로리 식단: 활동량 대비 에너지 보충 부족
⑤ 채식 위주 식단: 단백질·열량 보충이 제한될 수 있음

091 정답 ③

해설 범불안장애(GAD)는 특정한 원인 자극 없이도 여러 일상 영역에 걸쳐 지속적이고 과도한 걱정과 불안을 느끼는 장애다. 긴장, 안절부절, 수면 문제, 피로감 등의 신체 증상도 흔하다.
① 특정공포증: 특정 대상(예: 동물, 높은 곳 등)에 대한 비합리적 공포
② 광장공포증: 탈출이 어렵거나 당황할 상황에 대한 공포
④ 사회불안장애: 타인의 평가에 대한 두려움, 발표·대인관계 불안
⑤ 강박장애: 반복되는 강박사고 및 강박행동이 특징

092 정답 ②

해설 강박장애(OCD)는 스스로 불합리하다고 인식하면서도 억제할 수 없는 강박사고(obsession)와, 그로 인한 불안을 낮추기 위한 강박행동(compulsion)이 반복되는 것이 특징이다. 예: 오염에 대한 강박사고 → 손을 씻는 강박행동 반복
① 감정 억제는 방어기제의 설명
③ 현실 왜곡은 망상 등에서 나타남
④ 대인관계 회피는 회피성 성격장애와 더 관련
⑤ 반복은 무의식적이고 불수의적이지, 의도적이지 않음

093 정답 ②

해설 인위성 장애는 의도적으로 신체적·심리적 증상을 조작하지만, 외적 보상(예: 금전, 병가 등)을 원하기보다는 '환자 역할'을 통해 관심과 돌봄을 받으려는 심리적 동기가 중심이다. 반면 전환장애는 무의식적 갈등이 감각·운동 증상으로 전환되며, 의도성이 없고 외적 보상도 뚜렷하지 않다.
③ 해리성 기억상실: 스트레스성 사건 이후 기억 상실, 의도성 없음
④ 신체증상장애: 다양한 신체 증상 + 과도한 걱정, 의도성 없음
⑤ 질병불안장애: 실질적 증상 없음, 질병에 대한 과도한 염려

094 정답 ⑤

해설 신체이형장애는 타인이 보기엔 거의 인식되지 않는 경미하거나 존재하지 않는 외모 결점에 대해 과도하게 집착하며, 이로 인해 불안, 우울, 사회적 위축, 반복적 거울 확인, 외모 점검 행동 등을 보인다.
① 실제 이상이 있는 경우에는 해당되지 않음
② 인식은 스스로 왜곡된 방식으로 함
③,④는 증상 특성과 반대됨

095 정답 ②
해설 질병불안장애는 신체적 증상이 거의 없거나 경미한 상태임에도, 중대한 질병에 걸렸다고 지속적으로 걱정하고 불안을 호소하는 장애이다. 반복적인 검사나 진찰에도 불안을 해소하지 못하고, 질병에 대한 과도한 건강 염려가 지속된다.
③은 인위성 장애에 해당하며,
⑤는 망상장애나 조현병에서 나타나는 증상이다.

096 정답 ②
해설 편집성 성격장애는 타인에 대한 극단적인 불신과 의심이 특징으로, 감정적 접근이나 논박은 오히려 방어를 강화할 수 있다.
간호사는 중립적이고 일관된 태도로 예측 가능한 관계를 제공해 신뢰를 형성해야 한다.
①, ⑤: 방어를 자극할 수 있음
③, ④: 과도한 정서적 접근은 불편함 유발 가능

097 정답 ④
해설 경계성 성격장애는 감정 기복이 심하고 대상에 대한 이상화와 평가절하가 반복되며, 자기상해나 충동적 행동이 동반되기 쉽다.
간호사는 중립적이고 일관된 태도를 유지하고, 관계의 명확한 경계 설정을 통해 안정감을 제공해야 한다.
①, ⑤: 감정 억압 및 비판은 방어적 반응을 유발할 수 있음
②, ③: 관계의 경계를 혼란시킬 수 있어 적절치 않음

098 정답 ①
해설 코카인은 중추신경계를 자극하여 흥분, 초조, 안절부절, 피해망상, 불면 등의 증상을 유발한다. 대표적인 CNS 자극제이다.
②~⑤는 모두 중추신경계 억제제(CNS depressant)로, 진통제(모르핀), 항불안제(디아제팜, 알프라졸람), 수면제(페노바비탈) 등에 해당한다.

099 정답 ⑤
해설 ⑤ 베르니케 증후군은 주로 알코올 중독자에게서 나타나는 급성 뇌질환으로, 티아민(B1) 결핍이 직접적 원인이다.
대표 증상: 안구진탕(nystagmus), 운동실조(ataxia), 의식 혼탁(confusion)
조기 진단과 티아민 투여가 중요하다.

100 정답 ③
해설 섬망과 치매는 지남력 저하(disorientation)가 공통적으로 나타나는 인지기능 장애이다.
①, ②는 섬망의 특징 (급성 발병, 가역성)
④, ⑤는 치매의 특징 (만성 진행, 신경퇴행성 변화)

101 정답 ③
해설 섭식장애 대상자와의 치료적 관계 형성에서는 신뢰 구축이 핵심이다. 비난하지 않는 수용적이고 일관된 태도를 통해 정서적 안정감을 제공하는 것이 중요하다.
①, ⑤: 감정 및 인식 표현을 억압하거나 판단하는 태도
②: 치료적 의사소통보다 행동에만 초점
④: 신뢰 형성의 일관성을 해칠 수 있음

102 정답 ④
해설 수면장애 환자에게는 일주기 리듬의 회복과 신체적 피로 유도가 중요하다. 햇빛 노출은 멜라토닌 조절에 도움이 되며, 낮 시간대의 가벼운 운동은 밤의 수면을 촉진한다.
①, ③: 수면을 방해할 수 있는 습관
②: 가벼운 스트레칭은 오히려 긴장 완화에 도움
⑤: 자극적인 뉴스는 긴장 유발

103 정답 ③
해설 성별 불쾌감은 자신의 생물학적 성에 대한 강한 거부감과 다른 성으로 동일시하려는 욕구, 그로 인한 심리적 고통이 핵심이다.
① 성기능부전: 성 반응 주기의 장애
② 관음장애: 타인의 신체를 몰래 보는 데서 성적 흥분
④ 노출장애: 성기를 타인에게 노출
⑤ 성적가학장애: 타인에게 고통을 주며 성적 만족을 얻음

104 정답 ⑤
해설 자폐스펙트럼장애 아동은 사회적 상호작용의 결함으로 인해 이름을 불러도 반응하지 않거나, 눈맞춤 회피, 비언어적 소통의 어려움이 특징이다. 이는 부모가 처음 이상을 감지하는 주요 단서가 된다.
①, ②, ③, ④는 자폐 아동에서 흔하지 않은 반응 또는 상반된 특성이다.

105 정답 ②
해설 ADHD(주의력결핍 과잉행동장애) 아동은 주의 집중의 어려움, 충동적 행동, 과잉활동으로 인해 학교, 가정, 또래 관계 등 다양한 역할 수행에 어려움을 겪는다.
① 수면장애는 동반 가능하나 핵심은 아님
③ 사회적 고립은 이차적 문제
④ 자아정체감 혼란은 청소년기에 더 적절
⑤ 체액불균형은 생리적 문제로 ADHD와 무관

5회차 3교시

위아너스 간호사 국가시험

5회차 3교시 간호관리학

001 정답 ③

해설 ①②③⑤ 간호사업은 비종교적이나 간호사의 신앙은 존중되어야 하며 간호사는 병든 사람을 간호하는 것, 간호는 직업이 아니라 사명이지만 자신을 희생하는 것이 되어서는 안 된다고 생각하였다.
④ 나이팅게일은 형식적인 자격제도가 사명감을 흐리게 한다는 점에서 면허제도에 대해 반대하였다.

002 정답 ①

해설 중세는 사회가 종교에 의해 지배되는 시기로 종교에 의한 민족 간의 분쟁이 잦아 시대의 암흑기라고 하였다.
② 길드는 중세도시의 발전에 기여하였고 유니버시티는 의사들을 양성하였으나 의사들의 잘못된 지식과 미신이 지속되어 점성술을 환자치료에 활용하기도 하였다.
③ 봉건제도에서 영주의 아내가 장원의 병자와 농노를 돌보았고 기사도는 봉사를 하였다.
④ 여집사단은 초대 기독교 시대에 활약하였다.
⑤ 중세 후기에나 나타난 현상이다.

003 정답 ④

해설 ① 간호전문직은 전문성 습득을 위해서 장기간의 교육이 요구된다.
② 간호전문직은 지역사회와의 결속력이 높다.
③ 개인의 인격이 아니라 지식에 근거한 권위가 사회로부터 인정받는다.
⑤ 이직률이 높고 평생 직업으로 이어지는 비율이 높지 않다.

004 정답 ①

해설 간호사가 당뇨병 환자에게 교육을 하는 것은 선행의 원칙에 해당되며 환자가 교육 받은 대로 하지 않고 운동 안하는 것은 자율성의 원칙에 해당된다.
위와 같은 경우 선행의 원칙과 자율성의 원칙 중 무엇을 우선으로 할 것인지 딜레마에 빠지게 된다.

005 정답 ②

해설 간호사의 기본업무는 대상자에게 이익을 주는 것은 물론 해를 입혀서도 안된다. 뿐만 아니라 다른 사람이 대상자의 안전이나 건강에 해를 입히려고 할 때 보호조취를 취하여 해를 입지 않도록 적극적인 옹호자의 역할을 해야한다.

006 정답 ④

해설 [업무상 과실치사상죄]
① 사람의 생명과 신체는 특히 중요한 법익으로서 주의의무를 태만히 하여 사람의 생명과 신체를 침해하는 경우에 형법은 이를 과실치사상의 죄에 의하여 벌하고 있다. (형법 제268조)
② 업무상 과실치사상죄란 업무상의 과실로 인하여 사람을 사망에 이르게 하거나 사람의 신체를 상해하는 것을 내용으로 하는 범죄로서 업무자라는 신분관계로 인하여 형이 가중되는데, 이는 일반적으로 업무자가 결과에 대한 예견 가능성이 크기 때문이다.
③ 업무상과실치사상죄를 인정하려면 다음의 구성요건을 갖추어야 한다.
• 정상적인 상황에서 주의의무 위반
• 행위와 결과 사이에 인과관계
• 업무자라는 신분관계

007 정답 ③

해설 급변하는 사회에서 도덕적 가치관의 변화로 인해 생명윤리에 대한 문제가 중요하게 대두되면서 생물학적 연구결과를 적용하는 사례와 연구대상자들의 권리보장 에 대한 관심이 증가하고 있다.

008 정답 ③

해설 과학적 관리론은 테일러(F. Taylor)에 의해 1890년대에 시작되어 발전되었으며 과학적 관리론의 궁극적인 목적은 생산성과 효율성의 향상이다.

[과학적 관리이론의 특징]
① 근로자의 효율성과 생산성을 향상시키는 방법에 과학적 원칙을 적용했다.
② 직무의 표준화를 주장했으며, 생산율에 따라 보수를 지급하는 제도를 채택했다.
③ 조직 전체의 합리화가 아닌 공장 내부의 합리화를 시도하였다.
④ 공식적 조직(계층제나 분업체계)을 중시하였다.

009 정답 ①

해설 [하위관리자 및 일선관리자]
① 운영기획 및 단기계획과 관련된 업무를 수행한다.
② 확실한 환경 하에서 간호중재가 이루어지며 중기적인 목적 수행과 관련된다.
③ 전술적 기획에 따라 수립된 목표를 수행하고, 계획수립 과정에 참여할 수도 있다.
④ 하위 조직단위의 관리책임을 수행한다. (직접적인 환자간호관리를 위한 일 단위, 주 단위 계획안, 간호단위 예산수립 등)
⑤ 수간호사, 책임간호사, 일반 간호사가 이에 해당하며 직접 환자간호에도 관여한다.

010 정답 ④

해설 계획안의 수행단계에서 인원, 물자, 설비, 예산의 부족 등으로 차질이 생기지 않도록 필요한 제반 요소들이 빠짐없이 포함되도록 기획하는 것은 포괄성의 원칙이다.

011 정답 ③

해설 ①은 대인관계 역할 중 대표자, ②는 지도자 역할이며 ④는 정보관리 역할 중 대변자 역할, ⑤는 모니터 역할이다.

[민츠버그(Mintzberg)의 10가지 관리역할]

구체적	역할	역할 서술
대인관계 역할	대표자	법적이나 사회적으로 요구되는 상징적이고 일상적인 의무의 수행
	지도자	부하직원들을 동기유발시키고 직원의 채용과 훈련을 담당
	섭외자	정보를 제공해주는 사람들과의 네트워크 유지
정보적 역할	모니터	다양하고 특정한 정보를 조직과 환경에서 찾고 받음
	전달자	외부인이나 부하직원으로부터 받은 정보를 조직의 다른 사람에게 전파함
	대변인	외부인에게 조직의 계획, 정책, 활동, 결과 등을 알리며 조직에서 전문가로서 활동함
의사결정 역할	기업가	조직과 환경에서 기회를 찾고 변화를 위한 사업을 추진함
	고충처리자	조직이 기대하지 않았던 어려움에 당면했을 때 올바른 행동을 수행함
	자원분배자	중요한 결정을 내리기 위해 조직의 모든 자원을 할당하는 책임을 가짐
	협상자	중요한 협상에서 조직을 대표함

012 정답 ③

해설 [목표관리(MBO)의 장점]
• 업무의 효율성과 조직의 생산성을 제고한다.
• 자율적 책임을 통한 팀워크 강화와 시기 및 만족도를 강화한다.
• 결과에 대한 객관적인 평가와 효과적인 통제가 가능하다.
• 관료제의 부정적 측면을 제거하여 민주적 관리풍토를 조성할 수 있다.

013 정답 ④

해설 해설 ①,③은 간호단위 목표에 관한 예시, ②는 규칙에 관한 예시, ⑤는 절차에 대한 설명이다.

[정책]
① 정책은 조직의 철학과 목표로부터 도출되며 조직의 목표를 성취하기 위한 방법을 제시하고, 목표를 행동화하기 위한 과정 및 활동범위를 알려주는 포괄적인 지침이다.
② 정책은 암시적인 경우도 있고, 문서화되는 등 직접적으로 표현되는 경우도 있다.
③ 의사결정과 행위의 기초가 되는 계획을 조정하고 업무통제를 도와주며 편람으로 활용 가능하고 적절하게 직원에게 이용되어 일관성 있는 관리를 가능하게 한다.
④ 정책은 조직의 갈등을 방지하고 공평성을 증진시킨다.

014 정답 ③

해설 [제품(Product) 전략]
1) 간호서비스에서의 제품 전략은 간호서비스 자체를 의미하며 질과 양으로 구성된다. 의료서비스의 개선과 특수 클리닉 개설에 따른 간호서비스 개발 등이 포함된다.
2) 의료기관의 서비스 구분
  ① 입원서비스, 외래서비스, 건강증진서비스로 제품을 구분하여 기존 간호서비스를 향상시킬 부문과 개발할 부문, 새로운 간호서비스 개발부문을 각각 확인해야 한다.
  ② 기존 간호서비스 향상 : 간호의 질 평가와 질 보장을 통한 관리를 활용하여 간호단위별, 단계별로 체계적이고 지속적으로 진행·평가하도록 한다.
3) 간호서비스 개발
  ① 최근 질병 추세와 관련된 간호서비스의 정형화 : 만성 퇴행성 질환, 노인질환 간호, 호스피스 간호, 치매노인을 위한 안전간호, 노인요양보호시설의 간호표준화 등
  ② 의료기관 내의 일반환자를 위한 서비스 : 안전간호, 감염간호, 응급환자 간호 등
  ③ 일반인의 건강유지·증진을 위한 서비스 : 종합건강검진센터, 운동처방 및 재활센터, 유전상담센터, 학교보건 간호표준화 모델 등
  ④ 특수 클리닉 개설에 따른 간호서비스 개발 : 심장병센터, 암센터, 재활센터, 노인병센터, 당일 수술병동, 주간치료관리센터, 호스피스센터 등
  ⑤ 전문화된 간호서비스 개발 : 가정전문간호, 호스피스간호, 임상전문간호사와 같은 전문간호사 활용모델, AIDS간호, 통증관리센터 등
  ⑥ 기타 서비스 : 재난간호, 퇴원 후 가정간호연계 프로그램, 영유아 간호표준화 모델, 자살예방 간호 모델 등

015 정답 ②

해설 [직무확대(job enlargement)]
① 직무확대는 분업이나 전문화에 따라 발생될 문제점을 개선하기 위해 여러 가지의 과업을 묶어서 하나의 새롭고 넓은 직무로 결합하는 것을 말한다.
② 수평적 직무확대 또는 직무충실화의 수평적 측면이라고도 하며 흥미롭게 직무를 수행할 수 있도록 여러 가지 과업을 여러 사람이 나누어 하다가 한 사람에게 모두 맡기는 방법이다.

016 정답 ④

해설 [명령통일의 원리]
1) 명령통일의 원리는 조직의 각 구성원이 한 사람의 직속상관으로부터만 명령과 지시를 받고 보고하는 책임을 지는 것으로 명령통일의 원리가 지켜지지 않으면 전체적 안정감이 위협받고 권위가 실추된다.
2) 명령통일의 장점
   ① 직원의 책임소재가 명백하여 부하에 대한 통제가 가능
   ② 조직의 관리자가 전체적 통합과 조정을 가능하게 하며 의사전달의 효용성을 확보하여 의사소통의 혼란을 줄임
   ③ 명령과 보고의 상호 대상이 명백하고 조직 지위의 안정성이 확보
3) 명령통일의 한계점
   ① 기능적 전문가의 영향력이 감소하고 횡적 조직 간의 조정이 어려워짐
   ② 명령통일의 원리를 지나치게 강조하면 조직이 환경변화에 신속하고 융통성 있게 적응하기 어렵게 됨
   ③ 행정의 분권화와 권한위임을 저해하여 행정의 지연 초래
   ④ 의사소통의 과중한 부담 야기

017 정답 ③

해설 [직무 분석의 결과]
작무분석의 결과는 직무기술서와 직무명세서로 나타난다.
① 직무기술서는 직무에 대한 설명서로 직무를 수행하는데 요구되는 다양한 사항들을 계량화하여 구체적으로 서면화한 것이다.
② 직무기술서의 내용으로는 직무명, 근무위치, 직무의 개요, 직무의 내용, 기구와 장비, 물품과 서식, 감독, 근무조건, 위험 등이 있다.
③ 해당 직무에 요구되는 직원의 특성과 직무에 대한 주요 의무 및 책임의 범위 등 직무에 대해 자세히 해설한 것이다.
④ 직무기술서는 직무 평가를 위한 기록자료로 이용되며 직원채용, 급여결정, 승진, 배치 훈련 등 인적자원관리의 기초가 된다.

018 정답 ②

해설 [매슬로우의 5가지 기본욕구]
1) 생리적 욕구
   ① 삶 자체를 유지하기 위한 인간의 가장 기초적인 욕구로서 의식주에 대한 욕구와 같은 것이다.
   ② 조직에서는 적정한 보수체계, 휴식, 휴가제도 등으로 표현된다.

2) 안전·안정에 대한 욕구
   ① 신체적 및 감정적인 위협으로부터 보호되고 안전해지기를 바라는 욕구이다.
   ② 조직에서는 고용·신분의 안전성, 인플레이션에 따른 임금 인상, 연금제도, 작업환경의 안전성(직무안정)에 대한 욕구를 말한다.
3) 소속감과 애정에 대한 욕구
   ① 사회적 존재인 인간은 어디에 소속되거나 친교를 나누고 싶은 욕구를 지닌다.
   ② 조직에서 이들 욕구는 다른 사람들과의 상호관계에 관한 욕구로 표현된다.
4) 자존 욕구(존경의 욕구)
   ① 내적으로 자존과 자율을 성취하려는 욕구 및 외적으로 타인으로부터 주의를 받고 인정을 받으며 집단에서 어떤 지위를 확보하려는 욕구이다.
   ② 조직에서는 직위, 성취의욕, 성과급의 증가, 명예, 지위, 의사결정의 참여, 교육훈련과 평가, 승진의 기회를 포함한다.
5) 자아실현의 욕구
   ① 자신이 이룰 수 있고 될 수 있는 것을 성취하려는 욕구로서 계속적인 자기발전을 통해 성장하고 자신의 잠재력을 극대화하여 자아를 완성하려는 욕구이다.
   ② 조직에서는 개인의 기술향상, 자기발전, 소명의식, 성공과 승진, 조직에 대한 사회적 평가의 제고, 직무충실, 확대, 사명감 고취 등을 포함한다.

019 정답 ④

해설 [원내모집과 원외모집의 비교]
1) 내부 모집 : 간호조직 안에서 특정한 직무를 수행할 적임자를 찾아내는 것

장점	단점
• 직원의 사기와 응집력이 향상됨 • 고과기록을 참고하여 적합한 직원을 적재적소에 배치하는 것 • 직원의 능력개발 강화 • 간편하고 홍보비 등의 비용이 절감됨 • 해당 직위에 적절한 사람 배치 가능	• 모집범위 제한으로 유능한 인재의 영입에 한계가 있어 조직발전의 장애를 초래 • 동창, 친족관계, 동향관 등으로 파벌 조성이 가능 • 급속한 성장기에 다수 인원 채용 시 인력공급 불충분으로 공급부족 현상이 발생할 수 있음 • 창의성이 결여

2) 외부 모집 : 퇴직, 사고, 이직과 같은 자연적인 인력변동과 함께 조직의 성장이나 기술 변화 등으로 인해 내부 모집만으로는 불충분한 경우 조직 밖에서 필요 인력을 모집하는 것이며 연고자에 의한 추천도 외부모집에 해당한다.

장점	단점
• 모집범위가 넓어 유능한 인재 확보 가능 • 경력자를 선발할 경우 인력개발 비용이 절감 • 새로운 정보·지식이 제공되고 조직에 활력 제공 • 조직을 홍보하는 효과가 있음	• 권력에 의해 부적격자를 채용할 가능성이 있음 • 기관 내부에 파벌이나 불화 조성의 우려 • 내부인력의 사기가 저하될 수 있음 • 채용에 따르는 비용이 소요됨 • 채용된 직원의 적응기간이 장기화될 우려

020 정답 ②

해설 강제배분법은 관대화의 오류, 후광효과, 규칙적 오류 등으로 상급자의 점수가 한 곳으로 집중되는 것을 방지하기에 가장 적합한 방법이다.

021 정답 ②

해설 ①③④⑤는 관리자에 대한 설명이다.

리더	• 공식 조직의 부분이 아닐 수 있다. • 위임된 권한은 없지만 소위 영향력과 같은 다른 의미의 권력을 지닌다. • 관리자보다 더 폭넓고 다양한 역할을 지닌다. • 그룹과정, 정보수집, 피드백, 힘 부여하기 등에 초점을 둔다. • 대인관계를 강조한다. • 자발적 추종자를 지휘한다. • 추구하는 목적에 조직의 목적이 반영될 수도 있고 반영되지 않을 수도 있다. • 리더는 "무엇을, 왜"에 관심을 둔다. • 리더는 수평적인 관점을 갖는다. • 리더는 신뢰를 이끌어가고, 혁신을 주도한다.
관리자	• 공식적 조직 내의 지위를 갖는다. • 관리자의 지위에 수반되는 권한에 기인한 합법적 권력을 지닌다. • 특정 기능, 의무, 책임을 수반하도록 기대된다. • 통제, 의사결정, 의사분석, 결과를 강조한다. • 조직의 목적을 성취하기 위해 인간, 환경, 돈, 시간, 다른 자원들을 다룬다. • 자발적 추종자뿐만 아니라 비자발적 추종자도 지휘한다. • 지도보다 합리성과 통제를 위한 더 큰 공적 책임을 지닌다. • 관리자는 "언제, 어떻게"에 관심을 둔다. • 관리자는 수직적 관점을 갖는다. • 관리자는 통제하려고 하고, 책임을 수행한다.

022 정답 ④

해설 "5년간 함께 일했다"라는 것은 능력이 있다라는 뜻으로 볼 수 있고, "매우 협동적으로 일한다"는 구성원의 동기(의지)가 강한 것으로 볼 수 있다. 허쉬와 블랜차드의 상황대응 리더십에서 구성원의 성숙도에 따라 리더십의 유형이 달라진다.

구분	M1 (지시적)	M2 (설득적)	M3 (참여적)	M4 (위임적)
구성원의 능력	없음	없음	있음	있음
구성원의 동기	약함	강함	약함	강함

023 정답 ④

해설 전문적 권력(expert power)은 권력을 가진 사람이 갖고 있는 전문성, 기술, 지식 등에 기반을 둔 권력으로 특정 분야나 상황에 대하여 높은 지식을 가질 때 생기는 것이다. 예를 들어 의사의 지시에 따라 환자가 그대로 믿고 따르는 것을 의미한다.
프렌치와 레이븐의 권력의 유형은 다음과 같이 나뉠 수 있다.
- 조직적 권력:보상적 권력, 강압적 권력, 합법적 권력
- 개인적 권력:준거적 권력, 전문적 권력

024 정답 ④

해설 [아담스의 공정성 이론 – 불공정성 감소 방안]
① 투입의 변경은 업무과다와 급여부족을 느끼면, 생산성을 감소시키거나 업무수행을 증진하는 노력을 하는 것이다.
② 결과의 변경은 임금인상이나 작업조건을 개선하는 경우이다.
③ 비교대상의 변경은 준거인물을 변경하는 것이다.
⑤ 직장이동은 극한 불공정성이 없는 한 조직을 쉽게 떠나지는 않으나 한계에 도달하면 직장을 떠나 다른 곳을 찾는 것이다.

025 정답 ③

해설 [원형(Cycle type)]
권력의 집중이나 지위의 상하가 없이 특정 문제해결을 위해서 구성된 조직에서 발생한다. 즉, 구성원 간의 신분적 서열이 없고 중심인물이 없는 상태에서 나타나는 형태로서 정보의 전달, 문제해결 등이 느리지만 구성원의 만족도가 높다.

026 정답 ⑤

해설 [팀 구축]
1) 팀 구축(team building)의 개념
① 팀 구축이란 팀이 형성되고 발전되는 과정을 자연적인 프로세스에 맡기지 않고 인위적인 개입을 통해 팀의 형성과 발전과정을 도와주고 촉진하는 활동을 말한다.
② 팀 구축에 있어 가장 중요한 것은 팀 구성원으로 하여금 명확한 목적의식을 공유하게 하고, 그 목적을 성취하려는 의욕을 고취시키는 것, 팀의 성공이 개개인의 성공보다 우선시되는 분위기를 조성함으로써 팀원들이 서로 적극적으로 협력하며, 팀 수행을 향상시키는 것이 핵심이다.
2) 팀 구축의 단계
① 팀 사명과 활동 규칙의 설정
팀원이 공유할 수 있는 동일한 목표를 설정하고, 팀의 사명이나 역할, 세부목표와 우선순위를 설정한다. 다음으로 팀의 행동규칙을 정한다.
② 팀원의 역할과 책임을 규정
팀의 효과성을 높이기 위해 팀원의 역할과 책임을 명확하게 정한다. 즉 누가 팀을 이끌지, 각 팀원은 어떤 역할과 과제를 맡을지를 결정한다.

027 정답 ③

해설 [갈등의 기능]
1) 갈등의 순기능
① 건설적 갈등은 조직의 발전과 쇄신을 가져온다.
② 생동감 있는 조직이 되어 잠재적 능력과 재능을 계발하는 계기를 마련해준다.
③ 조직의 생산성과 안정성을 증가시켜 조직운영을 원활하게 해준다.
④ 관리자의 부하에 대한 엄격한 감독을 완화시킬 수 있다.

2) 갈등의 역기능
① 조직의 불안감을 조성하고 쇄신과 발전을 저해한다.
② 구성원의 편협성을 조장한다.
③ 직원의 사기가 저하되어 조직의 위계질서가 흐트러질 수 있다.
④ 행정능률의 향상을 방해하여 조직목표 달성을 저해한다.

028　　　　　　　　　　　　　　　　정답 ①

해설 ① 낙상 발생률은 간호 수행 후 나타나는 건강상태 변화와 환자가 간호서비스를 이용한 결과에 만족하는 정도의 결과물에 대한 평가로 결과적 접근에 해당한다.
②③은 구조적 접근, ④⑤는 과정적 접근이다.

029　　　　　　　　　　　　　　　　정답 ③

해설 ③ 문제에만 초점을 두는 것은 질향상(QI)에 해당한다.
[TQM(Total Quality Management, 총체적 질 관리)]
① 고객의 기대를 능가하려고 지속적으로 질 향상을 추구하는 과정이라고 정의할 수 있으며 CQI는 TQM의 하나의 지원기법으로서 현재 이 두 용어는 동의어로 사용된다.
② 전체 조직 차원에서 지속적으로 상품이나 서비스의 질 향상 노력을 기울이는 체계적 과정이다.
③ 총체적 질 관리는 병원의 모든 구성원들이 참여한다.
④ 문제가 확인되지 않더라도 지속적인 질 향상의 추구가 목적이다.
⑤ 환자를 포함한 모든 고객의 서비스를 개선한다.
⑥ 임상·비임상을 포함한 조직 전반을 대상으로 한다.

030　　　　　　　　　　　　　　　　정답 ④

해설 [오류유형과 영향분석(FMEA)]
1) 오류발생 가능성을 예측하여 개선계획을 전향적으로 검토하는 체계적인 방법이다.
2) 프로세스 내에서 발생할 수 있는 모든 사건 유형을 찾아서, 그 원인과 영향을 분석하여, 이에 따른 위험의 우선순위를 정하고 개선계획을 실행하여 위험을 예방하는 것을 목적으로 한다.
* 근본원인분석(RCA)는 사건의 원인을 밝혀내고자 사건의 발생과 전개를 후향적으로 조사하는 구조화된 접근방법이다.

031　　　　　　　　　　　　　　　　정답 ①

해설 [환자확인 방법]
- 확인 과정의 환자 참여 : 개방형 질문
- 최소한 두 가지 이상의 지표(indicator)사용 – 환자이름, 생년월일, 등록번호 등
- 환자의 병실호수나 위치를 알리는 지표는 환확인 지표로 사용불가함
- 모든 상황과 장소에서 일관된 환자확인 방법을 적용
- 환자가 의식이 없거나 의사표현이 어려운 경우에는 별도의 환자확인 방법적용
- 환자확인 시점: 의약품 투여 전, 혈액제제 투여 전, 검사 시행 전, 진료, 처치 및 시술 전

032　　　　　　　　　　　　　　　　정답 ④

해설 [물품 기준량 설정]
① 비품은 침상 수에 따라, 소모품은 환자 수에 따라 설정한다.
② 환자 수와 환자의 연령, 성별, 질병상태, 간호요구도를 고려한다.
③ 불필요한 물품의 반환할 수 있는 기회를 제공한다.
④ 분실한 물품 및 물품의 가격, 견고성, 물품 청구기간의 간격 등을 고려한다.

033　　　　　　　　　　　　　　　　정답 ①

해설 [감염관리 개념]
① 병원감염은 환자 스스로의 내인성과 의료인에 의한 직접적인 전달 그리고 환경적인 요인과 의료기구에 의해 생길 수 있는 감염을 의미한다.
② 감염은 환자에게 신체적, 정신적 고통은 물론 장기입원으로 인한 경제적 부담과 인명의 손상을 초래할 수 있다.
③ 의료인들은 병원감염 예방을 위해 적극적인 관리를 해야 하며, 감염을 예방할 수 있는 가장 기초적이면서 손쉬운 방법은 손씻기이다.
④ 소독과 멸균
　㉠ 소독 : 오염되어 있는 병원성 미생물을 제거하거나 파괴하여 감염을 방지할 목적으로 원인균을 죽여 질병의 전염을 막는 방법을 말한다.(피부소독, 환경소독, 기구소독 등)
　㉡ 멸균 : 병원성 미생물은 물론 비병원성 미생물과 아포까지를 사멸시키는 것으로 열과 화학적 방법이 있다.

034　　　　　　　　　　　　　　　　정답 ③

해설 [화재발생 시 환자관리]
1) 화재발생 시 조치
① 화재발생 시 연기와 불을 차단하기 위한 자동 방화문이 닫히도록 설치되어 있어야 한다.
② 즉시 "불이야"외쳐서 불이 난 사실을 주변에 알리고 119로 신속히 신고한다.
③ 초동진화조가 도착하기 전까지는 우선 소화기로 진화를 시도한다.
④ 화재발생 시 피난대상 우선순위
　㉠ 화재발생 병실 환자와 화재발생 옆 병실 환자가 1차 피난대상이다.
　㉡ 화재발생 병실에서 가까운 병실의 환자 순서대로 2차로 대피시킨다.
⑤ 환자 유형별 대피방법
　㉠ 경환자부터 중환자 순으로 대피
　㉡ 걸을 수 있는 사람부터 걸을 수 없는 사람 순으로 대피
　㉢ 자력으로 대피 가능한 거동환자 및 보호자, 방문객은 스스로 대피
　㉣ 경환자는 대피요원과 보호자의 도움으로 대피하고, 중환자는 의료진이 동행하여 대피
2) 화재예방지침
① 병동마다 환자의 피난유형별로 정기적인 현황을 확인한다.
② 각 병동마다 소화전 및 소화기의 위치를 파악하고 사용방법을 숙지한다.
③ 비상구는 유도등을 설치하고 직원들에게 비상이동체계를 교육한다.
④ 전기 및 산소사용 안전수칙을 준수하도록 한다.
⑤ 정신과병동은 화재시에 출입문을 바로 열 수 있도록 열쇠를 즉시 사용 가능한 곳에 보관하고 인수인계를 실시하도록 한다.

035 정답 ⑤

해설 [전자의무기록시스템(EMR)]
1) 전자의무기록(EMR)의 개념
   환자의 진료행위를 중심으로 발생한 업무상의 자료나 진료 및 수술·검사 기록을 전산에 기반하여 입력, 정리, 보관하는 시스템
2) 전자의무기록의 핵심적 기능
   ① 건강정보와 자료결과 관리   ② 처방 입력 및 관리
   ③ 의사결정 지원   ④ 환자지원
   ⑤ 전자적 커뮤니케이션과 연결   ⑥ 행정적 과정
   ⑦ 각종보고   ⑧ 인구집단 건강관리
3) 전자의무기록의 효과
   ① 진료의 질적 향상 : 의료정보 접근용이, 의사결정 지원, 진료의 질 평가 용이
   ② 행정관리 효율 향상 : 정보의 신속한 전달과 정확성 향상, 의무기록 분실 방지
   ③ 비용의 혁신적 절감 : 문서비용, 차트관리 비용절감, 진료효율성 극대화
   ④ 임상연구 혁신 : 의료정보의 공유 및 데이터베이스화, 의료정보의 표준화

5회차 3교시 기본간호학

036 정답 ③

해설 [혈압 측정 시 생기는 오류]

연령	정상혈압은 일생을 통해 변하는데 연령증가에 따라 점점 더 높아짐
스트레스	불안, 두려움, 동통, 정서적 스트레스는 교감신경자극으로 심박수를 증가시켜 심박출량이 증가하고, 말초 혈관수축으로 혈관의 저항이 증가되어 혈압이 상승
호르몬	① 사춘기 이후에는 호르몬 변화로 남자가 혈압이 더 높아질 수 있음 ② 폐경기에 도달하면 여자가 남자보다 혈압이 더 높아지는 경향이 있음 ③ 임신 시에는 혈압이 약간 상승함
하루 중 변화	아침에 혈압이 낮고 낮 동안에 올라가다가 늦은 오후에 가장 높으며 밤에는 다시 낮아짐, 수면 중에 낮아짐
흡연	흡연은 혈관수축을 초래하여 혈압을 상승시킴
출혈	혈액량이 줄어들어서 혈압이 하강
신장질환	① 나트륨과 수분의 정체로 인해 혈액량이 증가 ② 레닌이 방출되어 혈압이 상승
인종	흑인이 백인보다 혈압이 높음
운동	운동은 심박출량의 증가를 초래하여 혈압을 상승시킴
전신마취	마취는 뇌간에 있는 혈관운동중추를 억압하여 혈관운동의 긴장을 줄임으로써 혈압을 하강시킴
기타	골격근의 수축, 혈액점도 증가, 순환혈액량 증가, 정맥 환류량 증가 시 혈압을 상승시킴

037 정답 ④

해설
1) 강화 폐활량계 사용은 가능한 똑바로 앉은 자세에서 실시한다.
2) 매시간 10회 정도씩 호흡운동을 하도록 격려한다.
3) 대상자에게 정상적으로 호기하도록 한 후, 입술로 입마개 주변을 단단히 잡도록 한다.
4) 코를 통해 숨을 쉬지 않도록 지도한 후 천천히 가능한 깊이 숨을 들이 마시도록 한다.
5) 이후 호흡을 멈춘 상태에서 셋까지 숫자를 세도록 한다.
6) 환자에게 눈금에 표시된 성취 정도를 확인하도록 한다.

038 정답 ④

해설 ④는 생활 양식에 해당하는 요인이다.

[산소화 요구에 영향을 미치는 요인]
1) 신체적 요인
   - 빈혈, 일산화탄소 흡입, 기도폐쇄, 심한 탈수
   - 발열, 비만, 근골격계 손상, 중추신경계질병, 심폐 질환 등
   - 산소운반력과 대사율 흉곽 팽창 정도
2) 생활양식
   - 영양, 운동, 흡연, 약물남용, 불안
3) 발달적 요인
   - 미숙아, 아동, 노인, 임신

039 정답 ③

해설 [마사지 방법]

기술	설명	방법
경찰법 (effleurage)	문지르기	손으로 마사지할 부위를 둥글게 움직이면서 문지름
유날법 (petrissage)	주무르기	척추를 사이에 두고 피부, 피하조직, 근육을 주무르거나 빠르게 꼬집는 방법
경타법 (tapotement)	두드리기	손의 양쪽 끝을 이용하여 두드림
진동 (vibratin)	진동하기	피부조직이 떨리도록 손바닥을 펴서 피부를 리듬있게 진동시킴
지압법 (friction)	문지르기	엄지손가락과 나머지 손가락을 이용 피부를 반대방향으로 잡아당김

040 정답 ④

해설 [세포외액량 결핍(탈수)]

원인	• 수분, 나트륨 손실 • 불충분한 섭취 : 의식장애, 연하곤란, 금식, 혼수, 갈증 감각의 손상 • 배설 증가 : 위장관(설사, 구토, 흡인), 신장(요농축의 불능으로 과다한 요배설, 요붕증), 폐(과다한 환기, 기관절개술), 피부(과다한 발한, 화상, 고열)

증상	• 갈증, 피부탄력성↓, 안구함몰, 체온상승, 빈맥, 저혈압, 핍뇨, 체중 감소 • 혈청성 삼투압 농도증가(>295mOsm/kg) • 혈청내 Na이 증가하거나 정상(145mEp/L) • BUN의 증가(>25mg/dL) • Hct 상승(>55%)
간호	• V/S 측정, 체중 측정, 섭취/배설량 측정, 의식상태 사정, 전해질 수치 사정 • 수분보충, 저염식이, 피부 간호, 구강 간호

041   정답 ②

해설 [경장영양]
1) 경장영양이란 입을 통해 특수 영양식품을 먹이거나, 급식관을 통해서 위나 소장으로 영양액을 주입하여 영양분을 공급하는 것을 의미한다.
2) 대부분은 급식관을 이용한 영양 공급을 의미하는 경우가 많다.
3) 경장영양은 영양불량이 있거나 영양불량의 위험성이 높은 환자에서 경구 섭취를 할 수 없거나, 경구섭취로 충분한 영양을 공급할 수 없을 때 시행하게 된다.
4) 경장영양은 장점막의 위축 및 탈락을 방지하고, 장의 면역체계를 유지시킴으로써 감염성 합병증을 줄일 수 있는 것으로 알려져 있다.
5) 경장영양은 장을 이용하기 때문에 생리적으로 흡수가 되며, 정맥영양에 비해 비용이 적게 드는 장점이 있다.

042   정답 ⑤

해설 [TPN(Total Pareteral Nutrition) 제공 대상자의 간호]
① 고장액이 너무 빨리 투여될 경우 : 삼투성 이뇨, 탈수가 일어나므로 철저히 관리(infusion pump를 이용)
② 용액이 고농도 포도당이어서 미생물 성장이 용이함
③ 감염예방을 위해 매일 주입용 튜브를 24시간마다 교환
   ⊙ 정맥 천자 부위의 드레싱은 48시간마다 교환
   ⓒ 활력징후, 당뇨 및 아세톤 검사를 시행
④ 약물, 혈액을 TPN 관으로 주입하면 세균오염의 위험이 증가하므로 금기
⑤ 투여 시 용량을 서서히 감량하여 합병증 발생 위험을 최소화
⑥ TPN 투여 대상자의 합병증은 흉막천공(기흉, 혈흉), 공기색전, 상완신경 얼기 및 동맥 손상, 고혈당 및 저혈당, 순환 과잉, 감염 등이다.

043   정답 ③

해설 유치도뇨를 통한 방광세척은 방광을 씻어 내거나 감염을 예방하고 치료하기 위해 소독용액을 방광에 투입하는 것으로 철저한 무균술이 요구된다.
① 소변 검사물을 무균적으로 받아야 하는 경우에는 단순도뇨법을 이용한다.
② 배뇨 후 잔뇨량 측정은 단순 도뇨법을 이용한다.
④ 즉각적인 방광팽만 완화도 단순도뇨에 관한 설명이다.
⑤ 유치도뇨관 제거 후 최소한 8~10시간 동안 섭취와 배설을 관찰한다.

044   정답 ①

해설 변비 및 배변장애의 요인은 불충분한 활동, 수분섭취 감소, 섬유소 섭취 감소, 스트레스 , 진통제 남용, 완화제 투여 등이 있다.
변비로 내원한 대상자에게는 우선적으로 자연 배변을 유도하는 것이 가장 적절하다. 고섬유식이와 매일 2,000~3,000cc 수분섭취, 규칙적인 운동 등을 격려하고 자연배변이 잘 되지 않을 때는 완화제, 관장 등을 고려하도록 한다.

045   정답 ④

해설 대상자가 관장 중에 심한 복통 등의 통증을 호소하는 경우에는 용액 주입을 우선 중단하고 의사에게 보고하도록 한다.

046   정답 ④

해설 ① 정체관장은 관장액을 30~60분간 대장 내에 보유해야 한다.
②⑤ 구풍관장에 대한 설명이다.
③ 역류관장에 대한 설명이다.
[관장(enema)]
1) 구풍관장(Carminative enema)
  • 장내 가스를 배출시켜 가스로 인한 팽만을 완화시킴
  • 50% magnesium sulfate 30cc + glycerine 60cc + 물 90cc 혼합(온도 37.7~43.3℃)
2) 정체관장(Retention enema)
  • 정해진 시간 동안 관장액을 대장 내에 보유하는 관장(보유시간 30~60분)
  • 목적 : 배변, 투약, 체온하강, 수분과 영양소 공급, 구충 효과 등
3) 역류관장(return -flew enema = Harris flush)
  • 목적 : 연동운동을 자극하고 장내 가스를 제거하기 위해 사용

047   정답 ①

해설 [신체선열(body alignment)]
1) 신체선열이란 수평선과 수직선에 의한 신체의 한 부분과 다른 부분과의 관계를 의미한다.
2) 올바른 신체선열은 최적의 근골격계의 균형과 움직임을 가능하게 하고 좋은 신체기능을 증진시킨다.
3) 관절은 약간 굴곡시키고 신전이 오래되지 않도록 함
[측위 (lateral position)]
1) 등마사지, 기관분비물, 배출물의 체위변경 수행 시 적용
2) 머리와 목 아래에 베개를 대줌
3) 상박 아래에 베개를 대주고 전박이 굴곡되어야 편안한 자세가 유지
4) 필요시에는 1~2개의 베개를 서혜부에서 발까지 지지하여 대퇴의 내회전과 내전을 방지
5) 양 어깨는 둔부와 선열을 유지하여 척추의 비틀림을 방지
6) 머리 아래에 작은 베개를 반드시 받쳐 구강 분비물이 배액되지 못하도록 함

048 정답 ①

해설 [부동환자의 운동]
장기간 침상 안정을 취했던 대상자에게 허약감이나 어지러움이 나타날 수 있으므로 보행을 시작할 때는 짧은 거리부터 시작하도록 하고 거리가 길수록 의자를 이용하여 대상자가 쉴 수 있도록 한다.

049 정답 ④

해설 [목발보행 방법]
체중이 액와부에 실리게 되면 액와의 상완신경총이 손상을 받을 수 있으므로 이를 예방하기 위해서 목발이 액와와 떨어져 있어야 한다. 그러므로 체중은 액와부에 실리는 것이 아니라 손목, 손바닥, 팔로 체중을 지탱해야 목발마비(Crutch palsy)를 피할 수 있다.

050 정답 ②

해설 ② 임종환자에게서 비효율적인 호흡 양상이 나타나면 반좌위를 취해야 호흡을 용이하게 할 수 있다.
[임종대상자의 간호중재]
1) 신체적 간호
   ① 근긴장도 상실에 따른 간호 중재
      - 오심을 억제하고 식욕을 자극하기 위해 진토제, 음료 공급, 고칼로리, 고비타민 식이
      - 반유동식, 유동식, 필요시 정맥 영양 공급
      - 변비 발생 : 곡류와 채소 포함 식이, 필요시 하제 투여
      - 요실금 : 홑이불을 자주 갈아주고 피부 간호, 필요시 도뇨관 삽입, 흡수성 있는 패드를 자주 교체
      - 주기적인 체위 변경
   ② 활력징후에 따른 간호 중재
      ㉠ 호흡곤란 완화를 위해 파울러씨 체위 또는 심스 체위, 분비물 제거, 처방에 의한 산소 공급
      ㉡ 구강 건조완화를 위해 구강 간호
2) 정서적 간호
   ① 임종환자에게 고독감, 우울을 경감시키도록 환자의 이야기를 경청하도록 함
   ② 진실만을 이야기하고 현실에 바탕을 둔 정확한 정보 제공
   ③ 대상자의 안정감, 자아신뢰감, 존엄성, 자아가치를 유지할 수 있도록 지지
   ④ 가족이나 의미 있는 사람의 방문을 격려하고 밤에 누군가 곁에 있도록 함
   ⑤ 말없이 함께 있어주는 것도 도움이 됨
3) 영적 간호
   새로운 상황이나 문제에 직면하여 혼란이 오고 건강을 위협받는 인간을 대상으로 내재된 영적 힘을 발휘하여 스스로 문제를 극복하고 회복하도록 돕는 간호

051 정답 ④

해설 성인의 수면량은 다양하지만 20~50세까지는 수면시간이 6~9시간이 되며, REM 수면이 20%, NREM 1~2단계의 얕은 수면이 50~60%, 깊은 3~4단계의 수면이 20%로 구성된다.
[발달단계에 따른 수면의 변화]

발달단계	수면의 변화
신생아와 영아	• 하루 평균 14~18시간 잠을 자며 수면의 50%는 REM 수면 • 1개월 후부터 깨어있는 시간이 증가하고 밤에 더 많이 잠 • REM 수면 시 몸의 움직임이 더 많아지고 얼굴을 찌푸림
유아	• 하루 수면 시간이 10~14시간이 되며 REM 수면이 25% 정도 됨 • 낮잠이 필요함
학령전기 아동	• 하루 수면 시간이 10~11시간이 되며 REM 수면이 20% 정도 됨 • 주변에 대한 호기심의 증가로 수면을 거부하기도 함 • 상상이나 실제의 공포와 악몽을 구별하지 못함
학령기 아동	• 하루 10시간의 수면시간이 필요하며 수면의 양은 아동의 활동과 건강상태와 관련되고 개인 차이가 있음 • 90분의 성인 수면주기가 이 시기에 시작됨
청소년	• 수면과 휴식의 요구가 다양하며 신체적, 정신적 활동에 의해 피로해지게 됨 • 늦게 자고 늦게 일어나기를 좋아하며 하루 수면 시간은 8~9시간이 됨
성인	• 수면량은 다양하지만 20~50세까지는 수면시간이 6~9시간이 되며, REM 수면이 20%, NREM 1~2단계의 얕은 수면이 50~60%, 깊은 3~4단계의 수면이 20%로 구성됨
노인	• NREM 3,4단계 수면감소 • 밤에 자주 깨고 잠드는데 어려움 • 수면의 질 저하, 낮잠 횟수 증가 • 전진수면위상 증후군 : 저녁에 일찍 자고 새벽에 깸 • REM 수면은 짧아지며 전체 수면의 약 20~25%를 차지함 • 인지장애 노인은 일몰증후군(Sundown Syndrome : 지남력 상실 발생) 보임

052 정답 ②

해설 족저굴곡(Plantar flexion) : 발바닥을 향해 발을 구부리는 것
족배굴곡(Dorsiflexion) : 발등을 향해 발을 구부리는 것

053 정답 ③

해설 경구투약 간호에서 기름 종류의 약은 차게 해서 주어야 복용하기 용이하다.

054 정답 ②

해설 디곡신(Digoxin)은 부정맥 치료제로 서맥을 유발 할 수 있으므로 투약 전에 반드시 맥박수를 사정하도록 한다.

055 정답 ①

해설 온습포 적용 시 바셀린으로 바르는 이유는 피부에 직접 뜨거운 물질이 닿아 화상을 입는 것을 방지함에 있다.

056 정답 ②

해설 멸균된 것과 청결한 것이 접촉되면 오염으로 간주한다. 멸균물품은 멸균된 물품과 접촉할 때만 멸균이 유지될 수 있다.

057 정답 ②

해설 [여과법]
1) 공기나 액체 중의 미생물을 열이나 화학약품을 사용하지 않고 여과기를 이용하여 제거하는 방법이다.
2) 가열살균을 할 수 없는 의약품, 혈청, 백신 또는 세균배양기 등에 적용한다.
3) 수술실이나 백혈병 환자를 위한 무균병실의 공기를 무균상태로 만들 때 적용한다.

058 정답 ④

해설 tid po, 처방은 Acetaminophen 2.0g을 1일 3회 경구투약하라는 뜻이다.
1정은 0.25g이므로 2.0g인 경우는 일회 8정씩 투여해야 한다.
1정 : 0.25g = x : 2.0g
$x = 8$

059 정답 ③

해설 유치도뇨관 삽입 시 멸균 유치도뇨관 세트를 준비하여 시행하도록 한다.
[무균법 (무균기술)]
1) 외과적 무균법
 - 장비에 아포를 포함한 미생물이 전혀 없도록 하는 방법
  ① 멸균 유효기간이 지나면 더 이상 멸균된 것으로 간주되지 않음
  ② 멸균 영역 바깥에서 2.5cm 이내의 가장자리는 오염지대로 간주
  ③ 멸균포장이 젖으면 미생물이 침투해서 오염된 것으로 간주함
  ④ 허리선 이하에 있는 멸균품은 철저히 감시되지 못하므로 오염된 것으로 간주 함
  ⑤ 공기에 오랜 시간 동안 노출되면 오염되므로 공기의 흐름을 일으킬 수 있는 활동은 피해야 함
  ⑥ 멸균 영역에서 사용되는 모든 물품은 멸균되어야 함
  ⑦ 피부는 멸균할 수 없으므로 오염으로 간주함
2) 내과적 무균법의 정의
  ① 미생물의 수를 한정하거나 줄이는 방법
  ② 병원체의 수와 전파를 줄일 수 있는 방법
  ③ 손씻기
   ㉠ 병원 감염을 예방하기 위해 가장 중요하고 기본적인 방법
   ㉡ 비누나 세제, 물을 사용하여 10~15초 이상 씻거나 손 소독제만을 이용한 손씻기
   ㉢ 손이 팔꿈치보다 아래로 있게 하며 흐르는 물에 비누를 묻혀 30초 정도 강하게 비비면서 씻음
   ㉣ 기계적 마찰 이용하여 먼지와 유기물 제거

060 정답 ①

해설 홍역은 공기전파의 한 형태로 비말핵전파 방식을 통해 감염된다. 홍역은 동물 전파 매개체가 없고, 오직 사람에게만 감염된다.

061 정답 ①

해설 [상처세척]
대상자가 상처를 입었을 경우 우선적으로 상처를 청결히 유지하여 상처부위의 감염을 예방해야 한다.

062 정답 ②

해설 [수혈절차]
1) 혈액형과 혈액의 종류, 혈액번호, 환자이름, 나이, 등록번호의 일치여부 - 2명의 간호사가 확인하고 서명함.
2) 전혈, RBC, FFP는 1~6°C 냉장고에 보관하고 혈장과 혈소판은 실온에 보관함. 냉장상태에 내보낸 혈액이 20분 이상 경과되면 혈액에 변화가 생긴 것으로 간주하여 저장하지 않음
3) 활력징후 측정(열이 나는 경우 수혈 연기)
4) 18G~20G 혈관카테터로 정맥천자를 시행하여 수혈세트의 Y자 관에 생리식염수를 연결하고 혈액주입을 시작함(생리식염수는 수혈 부작용시 대체 가능)
5) 수혈세트의 hamber는 3/4 정도 채울 것
6) 처음 15분간은 15gtt로 주입하여 부작용 관찰, 부작용이 없다면 주입량 증가하여 4시간 이내에 마치도록 함
7) 첫 1시간 동안은 15분마다 활력 징후 측정, 수혈이 끝날 때까지 30분마다 확인
8) 수혈 중 튜브에 다른 투약은 하지 않도록 함
9) 수혈이 끝나면 수혈세트의 조절기를 잠그고 생리식염수를 연결하여 20~50ml를 주입시켜 튜브에 남은 혈액을 정맥으로 완전히 흘려보냄
10) 수혈시작 시간과 끝난 시간, 혈액량, 혈액번호, 담당간호사 이름을 기록하고 수혈전표를 순서대로 붙임

063 정답 ③

해설 사용 전후 관리가 중요한 대표적인 약은 스테로이드 흡입제다. 스테로이드 흡입제는 약물이 입안에 남게 되면 진균(칸디다) 감염을 일으킬 수 있으므로, 흡입한 후에는 입안을 물로 헹궈야 한다.

064 정답 ④

해설 욕창에 영향을 미치는 요인은 피부 습기/실금, 영양상태, 기동력/활동결여 등이다. 문제에서 환자는 인공고관절전치환술을 받은 후 침상안정을 취하고 있기 때문에 이때 발생할 수 있는 주된 요인은 부동이다.
[욕창 발생의 외부요인]
1) 체위에 따른 피부의 압력 : 압력의 크기보다 압력이 주어진 기간이 욕창발생에 더 중요한 영향을 미침
  ① 30mmHg 이상의 압력은 혈류량을 감소시킴
  ② 70mmHg보다 높은 압력으로 1~2시간 지속
2) 응전력(=전단력, Shearing force) : 압력과 마찰력이 합쳐진 물리적인 힘으로 침상머리 20~30° 높게 하면 가피에 받는 압력은 바로 눕힐 때보다 훨씬 높음
3) 마찰 : 표면 사이에서 서로 반대로 움직이는 힘으로 마찰은 피부의 찰과상을 유발하여 혈관 손상 유발

065 정답 ①

해설 ② 대상자의 신발은 꼭 맞는 것을 선택하여 미끄러지는 기회를 줄이도록 한다.
③ 의자는 바퀴가 없고 팔걸이가 있는 것으로 선택한다.
④ 침대높이는 안전하게 드나들 수 있게 낮춘다.
⑤ 밤 동안 야간등을 키되 눈부신 조명은 피한다.

5회차 3교시 보건의약관계법규

066 정답 ①

해설 의료법 제3조의3(종합병원)
① 종합병원은 다음의 요건을 갖추어야 한다.
  1. 100개 이상의 병상을 갖출 것
  2. 100병상 이상 300병상 이하인 경우에는 내과·외과·소아청소년과·산부인과 중 3개 진료과목, 영상의학과, 마취통증의학과와 진단검사의학과 또는 병리과를 포함한 7개 이상의 진료과목을 갖추고 각 진료과목마다 전속하는 전문의를 둘 것
  3. 300병상을 초과하는 경우에는 내과, 외과, 소아청소년과, 산부인과, 영상의학과, 마취통증의학과, 진단검사의학과 또는 병리과, 정신건강의학과 및 치과를 포함한 9개 이상의 진료과목을 갖추고 각 진료과목마다 전속하는 전문의를 둘 것

067 정답 ③

해설 의료법 제58조의3(의료기관 인증기준 및 방법 등)
① 의료기관 인증기준은 다음의 사항을 포함하여야 한다.
  1. 환자의 권리와 안전
  2. 의료기관의 의료서비스 질 향상 활동
  3. 의료서비스의 제공과정 및 성과
  4. 의료기관의 조직·인력관리 및 운영
  5. 환자 만족도
② 인증등급은 인증, 조건부인증 및 불인증으로 구분한다.
③ 인증의 유효기간은 4년으로 한다. 다만, 조건부인증의 경우에는 유효기간을 1년으로 한다.
④ 조건부인증을 받은 의료기관의 장은 유효기간 내에 보건복지부령으로 정하는 바에 따라 재인증을 받아야 한다.
⑤ 제1항에 따른 인증기준의 세부 내용은 보건복지부장관이 정한다.

068 정답 ①

해설 의료법 시행규칙 제20조 (보수교육)
① 중앙회는 다음의 사항이 포함된 보수교육을 매년 실시해야 한다.
② 의사·치과의사·한의사 또는 조산사는 제1항에 따른 보수교육을 연간 8시간 이상 이수해야 한다.
③ 보건복지부장관은 제1항에 따른 보수교육의 내용을 평가할 수 있다.
④ 각 중앙회장은 제1항에 따른 보수교육을 다음 각 호의 기관으로 하여금 실시하게 할 수 있다. 〈개정 2025.6.20.〉
  1. 지부 또는 중앙회의 정관에 따라 설치된 의학·치의학·한의학 분야별 전문학회 및 전문단체
  2. 의과대학·치과대학·한의과대학·의학전문대학원·치의학전문대학원·한의학전문대학원 및 그 부속병원
  3. 수련병원
  4. 「한국보건복지인력개발원법」에 따른 한국보건복지인력개발원
  5. 다른 법률에 따른 보수교육 실시기관

069 정답 ⑤

해설 의료법 제4조(의료인과 의료기관의 장의 의무)
① 의료인과 의료기관의 장은 의료의 질을 높이고 의료관련감염(의료기관 내에서 환자, 환자의 보호자, 의료인 또는 의료기관 종사자 등에게 발생하는 감염을 말한다.)을 예방하며 의료기술을 발전시키는 등 환자에게 최선의 의료서비스를 제공하기 위하여 노력하여야 한다.
② 의료인은 다른 의료인 또는 의료법인 등의 명의로 의료기관을 개설하거나 운영할 수 없다.
③ 의료기관의 장은 「보건의료기본법」 제6조·제12조 및 제13조에 따른 환자의 권리 등 보건복지부령으로 정하는 사항을 환자가 쉽게 볼 수 있도록 의료기관 내에 게시하여야 한다. 이 경우 게시 방법, 게시 장소 등 게시에 필요한 사항은 보건복지부령으로 정한다.
④ 삭제
⑤ 의료기관의 장은 환자와 보호자가 의료행위를 하는 사람의 신분을 알 수 있도록 의료인, 제27조제1항 각 호 외의 부분 단서에 따라 의료행위를 하는 같은 항 제3호에 따른 학생, 제80조에 따른 간호조무사 및 「의료기사 등에 관한 법률」 제2조에 따른 의료기사에게 의료기관 내에서 대통령령으로 정하는 바에 따라 명찰을 달도록 지시·감독하여야 한다. 다만, 응급의료상황, 수술실 내인 경우, 의료행위를 하지 아니할 때, 그 밖에 대통령령으로 정하는 경우에는 명찰을 달지 아니하도록 할 수 있다.
⑥ 의료인은 일회용 의료기기(한 번 사용할 목적으로 제작되거나 한 번의 의료행위에서 한 환자에게 사용하여야 하는 의료기기로서 보건복지부령으로 정하는 의료기기를 말한다. 이하 같다)를 한 번 사용한 후 다시 사용하여서는 아니 된다.

070 정답 ②

해설 의료법 제17조(진단서 등)
① 의료업에 종사하고 직접 진찰하거나 검안(檢案)한 의사[이하 이 항에서는 검안서에 한하여 검시(檢屍)업무를 담당하는 국가기관에 종사하는 의사를 포함한다], 치과의사, 한의사가 아니면 진단서·검안서·증명서를 작성하여 환자(환자가 사망하거나 의식이 없는 경우에는 직계존속·비속, 배우자 또는 배우자의 직계존속을 말하며, 환자가 사망하거나 의식이 없는 경우로서 환자의 직계존속·비속, 배우자 및 배우자의 직계존속이 모두 없는 경우에는 형제자매를 말한다) 또는 검시(檢屍)를 하는 지방검찰청검사(검안

서에 한한다)에게 교부하지 못한다. 다만, 진료 중이던 환자가 최종 진료 시부터 48시간 이내에 사망한 경우에는 다시 진료하지 아니하더라도 진단서나 증명서를 내줄 수 있으며, 환자 또는 사망자를 직접 진찰하거나 검안한 의사·치과의사 또는 한의사가 부득이한 사유로 진단서·검안서 또는 증명서를 내줄 수 없으면 같은 의료기관에 종사하는 다른 의사·치과의사 또는 한의사가 환자의 진료기록부 등에 따라 내줄 수 있다.

② 의료업에 종사하고 직접 조산한 의사·한의사 또는 조산사가 아니면 출생·사망 또는 사산 증명서를 내주지 못한다. 다만, 직접 조산한 의사·한의사 또는 조산사가 부득이한 사유로 증명서를 내줄 수 없으면 같은 의료기관에 종사하는 다른 의사·한의사 또는 조산사가 진료기록부 등에 따라 증명서를 내줄 수 있다.

071 정답 ②

해설 의료법 제65조(면허 취소와 재교부)

① 보건복지부장관은 의료인이 다음의 어느 하나에 해당할 경우에는 그 면허를 취소할 수 있다. 다만, 제1호·제8호의 경우에는 면허를 반드시 취소하여야 한다.
  1. 제8조 다음에 해당하게 된 경우.
    - 정신질환자.
    - 마약·대마·향정신성의약품 중독자
    - 피성년후견인·피한정후견인
  2. 자격 정지 처분 기간 중에 의료행위를 하거나 3회 이상 자격 정지 처분을 받은 경우
  2의2. 제2항에 따라 면허를 재교부받은 사람이 제66조(자격정지 등) 제1항 각 호의 어느 하나에 해당하는 경우
  3. 면허 조건을 이행하지 아니한 경우
  4. 면허를 대여한 경우
  5. 삭제 〈2016.12.20.〉
  6. 제4조제6항을 위반하여 사람의 생명 또는 신체에 중대한 위해를 발생하게 한 경우
  7. 제27조제5항을 위반하여 사람의 생명 또는 신체에 중대한 위해를 발생하게 할 우려가 있는 수술, 수혈, 전신마취를 의료인 아닌 자에게 하게 하거나 의료인에게 면허 사항 외로 하게 한 경우
  8. 거짓이나 그 밖의 부정한 방법으로 의료인 면허 발급 요건을 취득하거나 제9조에 따른 국가시험에 합격한 경우

072 정답 ①

해설 감염병의 예방 및 관리에 관한 법 제2조(정의)

구분	질환	신고 주기
제2급감염병	결핵(結核), 수두(水痘), 홍역(紅疫), 콜레라, 장티푸스, 파라티푸스, 세균성이질, 장출혈성대장균감염증, A형간염, 백일해(百日咳), 유행성이하선염(流行性耳下腺炎), 풍진(風疹), 폴리오, 수막구균 감염증, b형헤모필루스인플루엔자, 폐렴구균 감염증, 한센병, 성홍열, 반코마이신내성황색포도알균(VRSA) 감염증, 카바페넴내성장내세균속균종(CRE) 감염증, E형간염	발생 또는 유행 시 24시간 이내 신고, 격리

073 정답 ⑤

해설 감염병의 예방 및 관리에 관한 법 제11조(의사 등의 신고)

③ 제1항 및 제2항에 따라 보고를 받은 의료기관의 장 및 제16조의2에 따른 감염병병원체 확인기관의 장은 제1급감염병의 경우에는 즉시, 제2급감염병 및 제3급감염병의 경우에는 24시간 이내에, 제4급감염병의 경우에는 7일 이내에 질병관리청장 또는 관할 보건소장에게 신고하여야 한다.

감염병의 예방 및 관리에 관한 법 제2조(정의)

5. "제4급감염병"이란 제1급감염병부터 제3급감염병까지의 감염병 외에 유행 여부를 조사하기 위하여 표본감시 활동이 필요한 다음의 감염병을 말한다.
가. 인플루엔자   나. 삭제   다. 회충증
라. 편충증   마. 요충증   바. 간흡충증
사. 폐흡충증   아. 장흡충증   자. 수족구병
차. 임질   카. 클라미디아감염증   타. 연성하감
파. 성기단순포진   하. 첨규콘딜롬
거. 반코마이신내성장알균(VRE) 감염증
너. 메티실린내성황색포도알균(MRSA) 감염증
더. 다제내성녹농균(MRPA) 감염증
러. 다제내성아시네토박터바우마니균(MRAB) 감염증
머. 장관감염증
버. 급성호흡기감염증
서. 해외유입기생충감염증
어. 엔테로바이러스감염증
저. 사람유두종바이러스 감염증

074 정답 ②

해설 검역법 제2조(정의)

3. "검역감염병 환자"란 검역감염병 병원체가 인체에 침입하여 증상을 나타내는 사람으로서 의사, 치과의사 또는 한의사의 진단 및 검사를 통하여 확인된 사람을 말한다.
4. "검역감염병 의사환자"란 검역감염병 병원체가 인체에 침입한 것으로 의심되나 검역감염병 환자로 확인되기 전 단계에 있는 사람을 말한다.
5. "검역감염병 접촉자"란 검역감염병 환자, 검역감염병 의사환자 및 병원체 보유자(이하 "검역감염병 환자등"이라 한다)와 접촉하거나 접촉이 의심되는 사람을 말한다.
6. "감염병 매개체"란 공중보건에 위해한 감염성 병원체를 전파할 수 있는 설치류나 해충으로서 보건복지부령으로 정하는 것을 말한다.

075 정답 ②

해설 후천성면역결핍증 예방법 제5조(의사 또는 의료기관 등의 신고)

① 감염인을 진단하거나 감염인의 사체를 검안한 의사 또는 의료기관은 보건복지부령으로 정하는 바에 따라 24시간 이내에 진단·검안 사실을 관할 보건소장에게 신고하고, 감염인과 그 배우자(사실혼 관계에 있는 사람을 포함) 및 성 접촉자에게 후천성면역결핍증의 전파 방지에 필요한 사항을 알리고 이를 준수하도록 지도하여야 한다. 이 경우 가능하면 감염인의 의사(意思)를 참고하여야 한다.

076 정답 ③

해설 국민건강보험법 제42조 (요양기관)

① 요양급여(간호와 이송은 제외한다)는 다음의 요양기관에서 실시한다. 이 경우 보건복지부장관은 공익이나 국가정책에 비추어 요양기관으로 적합하지 아니한 대통령령으로 정하는 의료기관 등은 요양기관에서 제외할 수 있다.
1. 「의료법」에 따라 개설된 의료기관
2. 「약사법」에 따라 등록된 약국
3. 「약사법」 제91조에 따라 설립된 한국희귀·필수의약품센터
4. 「지역보건법」에 따른 보건소·보건의료원 및 보건지소
5. 「농어촌 등 보건의료를 위한 특별조치법」에 따라 설치된 보건진료소

077 정답 ③

해설 국민건강보험법 제110조(실업자에 대한 특례)

① 사용관계가 끝난 사람 중 직장가입자로서의 자격을 유지한 기간이 보건복지부령으로 정하는 기간 동안 통산 1년 이상인 사람은 지역가입자가 된 이후 최초로 제79조에 따라 지역가입자 보험료를 고지받은 날부터 그 납부기한에서 2개월이 지나기 이전까지 공단에 직장가입자로서의 자격을 유지할 것을 신청할 수 있다.

② 제1항에 따라 공단에 신청한 가입자(이하 "임의계속가입자"라 한다)는 제9조에도 불구하고 대통령령으로 정하는 기간 동안 직장가입자의 자격을 유지한다. 다만, 제1항에 따른 신청 후 최초로 내야 할 직장가입자 보험료를 그 납부기한부터 2개월이 지난 날까지 내지 아니한 경우에는 그 자격을 유지할 수 없다.

078 정답 ③

해설 지역보건법 제12조 (보건의료원)

보건소 중 「의료법」에 따른 병원의 요건을 갖춘 보건소는 보건의료원이라는 명칭을 사용할 수 있다.

079 정답 ①

해설 지역보건법 제10조(보건소의 설치)

② 동일한 시·군·구에 2개 이상의 보건소가 설치되어 있는 경우 해당 지방자치단체의 조례로 정하는 바에 따라 업무를 총괄하는 보건소를 지정하여 운영할 수 있다.

080 정답 ②

해설 마약류 관리에 관한 법 제40조(마약류 중독자의 치료보호)

① 보건복지부장관 또는 시·도지사는 마약류 사용자의 마약류 중독 여부를 판별하거나 마약류 중독자로 판명된 사람을 치료보호하기 위하여 치료보호기관을 설치·운영하거나 지정할 수 있다.

081 정답 ④

해설 응급의료에 관한 법 제25조 (중앙응급의료센터)

① 보건복지부장관은 응급의료에 관한 업무를 수행하게 하기 위하여 중앙응급의료센터를 설치·운영할 수 있다.

082 정답 ③

해설 보건의료기본법 제5조(보건의료인의 책임)

② 보건의료인은 보건의료서비스의 제공을 요구받으면 정당한 이유없이 이를 거부하지 못한다.

083 정답 ④

해설 응급의료에 관한 법 제14조(구조 및 응급처치에 관한 교육)

① 보건복지부장관 또는 시·도지사는 응급의료종사자가 아닌 사람 중에서 다음에 해당하는 사람에게 구조 및 응급처치에 관한 교육을 받도록 명할 수 있다.
1. 구급차등의 운전자
1의2. 시설 등에서 의료·구호 또는 안전에 관한 업무에 종사하는 사람
2. 「여객자동차 운수사업법」 제3조제1항에 따른 여객자동차운송사업용 자동차의 운전자
3. 「학교보건법」 제15조에 따른 보건교사
4. 도로교통안전업무에 종사하는 사람으로서 「도로교통법」 제5조에 규정된 경찰공무원등
5. 「산업안전보건법」 제32조제1항 각 호 외의 부분 본문에 따른 안전보건교육의 대상자
6. 「체육시설의 설치·이용에 관한 법률」 제5조 및 제10조에 따른 체육시설에서 의료·구호 또는 안전에 관한 업무에 종사하는 사람
7. 「유선 및 도선 사업법」 제22조에 따른 인명구조요원
8. 「관광진흥법」 제3조제1항제2호부터 제6호까지의 규정에 따른 관광사업에 종사하는 사람 중 의료·구호 또는 안전에 관한 업무에 종사하는 사람
9. 「항공안전법」 제2조제14호 및 제17호에 따른 항공종사자 또는 객실승무원 중 의료·구호 또는 안전에 관한 업무에 종사하는 사람
10. 「철도안전법」 제2조제10호가목부터 라목까지의 규정에 따른 철도종사자 중 의료·구호 또는 안전에 관한 업무에 종사하는 사람
11. 「선원법」 제2조제1호에 따른 선원 중 의료·구호 또는 안전에 관한 업무에 종사하는 사람
12. 「화재예방, 소방시설 설치·유지 및 안전관리에 관한 법률」 제20조에 따른 소방안전관리자 중 대통령령으로 정하는 사람
13. 「국민체육진흥법」 제2조제6호에 따른 체육지도자
14. 「유아교육법」 제22조제2항에 따른 교사
15. 「영유아보육법」 제21조제2항에 따른 보육교사

084 정답 ③

해설 혈액관리법 시행규칙 제2조의 2 별표1의2 채혈금지대상자
3. 약물 또는 예방접종 관련 요인
   나. 예방접종
   1) 콜레라, 디프테리아, 인플루엔자, A형간염, B형간염, 주사용 장티푸스, 주사용 소아마비, 파상풍, 백일해, 일본뇌염, 신증후군출혈열(유행성출혈열), 탄저, 공수병 예방접종을 받은 후 24시간이 경과하지 않은 사람
   2) 홍역, 유행성이하선염, 황열, 경구용 소아마비, 경구용 장티푸스 예방접종을 받은 날부터 2주가 경과하지 않은 사람
   3) 풍진, 수두 예방접종 또는 BCG 접종을 받은 날부터 4주가 경과하지 않은 사람

085 정답 ②

해설 호스피스·완화의료 및 임종과정에 있는 환자의 연명의료결정에 관한 법 제8조(국가호스피스연명의료위원회)
① 보건복지부는 종합계획 및 시행계획을 심의하기 위하여 보건복지부장관 소속으로 국가호스피스연명의료위원회를 둔다.

위아너스
간호사 국가시험 실전대비 모의고사

1판 1쇄   2021년 10월 12일
5판 1쇄   2024년 09월 05일
6판 1쇄   2025년 11월 01일
6판 2쇄   2025년 12월 24일
편저자   김명애, 이경주 외 위아너스 편집위원회
발행처   도서출판 IMRN
등 록   제406-2020-000116호
주 소   서울시 용산구 후암로 97-2, 3층

이 책은 저작권법에 따라 보호받는 저작물이므로 무단전재와 무단복제를 금지하며 책 내용의 전부 또는 일부를 이용하려면 반드시 저작권자와 IMRN의 서면동의를 받아야 합니다.